ਚਾਈਲਡ ਹੈਲਥ ਨਰਸਿੰਗ
(Child Health Nursing)

(As Per the Latest Syllabus of INC)

ਚਾਈਲਡ ਹੈਲਥ ਨਰਸਿੰਗ
(Child Health Nursing)

(As Per the Latest Syllabus of INC)

Priyanka Randhir (BSc Nursing)
Nursing Tutor
Khalsa College of Nursing
Amritsar, Punjab, India

Jasmeet Kaur (BSc Nursing)
Nursing Tutor
Khalsa College of Nursing
Amritsar, Punjab, India

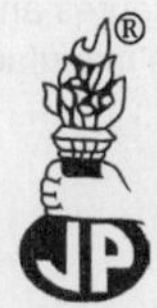

JAYPEE BROTHERS MEDICAL PUBLISHERS (P) LTD

New Delhi • Panama City • London • Dhaka • Kathmandu

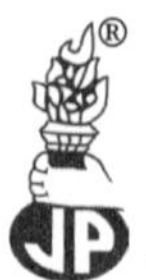

Jaypee Brothers Medical Publishers (P) Ltd.

Headquarter
Jaypee Brothers Medical Publishers (P) Ltd
4838/24, Ansari Road, Daryaganj
New Delhi 110 002, India
Phone: +91-11-43574357
Fax: +91-11-43574314
Email: jaypee@jaypeebrothers.com

Overseas Offices

J.P. Medical Ltd
83, Victoria Street London
SW1H 0HW (UK)
Phone: +44-2031708910
Fax: +02-03-0086180
Email: info@jpmedpub.com

Jaypee-Highlights Medical Publishers Inc.
City of Knowledge, Bld. 237, Clayton
Panama City, Panama
Phone: + 507-301-0496
Fax: +507-301-0499
Email: cservice@jphmedical.com

Jaypee Brothers Medical Publishers (P) Ltd
17/1-B Babar Road, Block-B, Shaymali
Mohammadpur, Dhaka-1207
Bangladesh
Mobile: +08801912003485
Email: jaypeedhaka@gmail.com

Jaypee Brothers Medical Publishers (P) Ltd
Shorakhute, Kathmandu
Nepal
Phone: +00977-9841528578
Email: jaypee.nepal@gmail.com

Website: www.jaypeebrothers.com
Website: www.jaypeedigital.com

ਚਾਈਲਡ ਹੈਲਥ ਨਰਸਿੰਗ (Child Health Nursing)

First Edition: 2013, Reprint: 2024

ISBN 978-93-5090-293-6

Printed in India

PREFACE

This book contains a variety of special features that will make the studying a better experience. Our experience in the classroom has taught us that students are facing problem in searching the subject matter as per their syllabus. They have to sit in library or surf internet for long hours in search of a single topic which seems to be uneconomical both in terms of energy and time. For conserving the precious time of students, which they can devote in learning and practicing rather than searching, we have written this book strictly according to the INC guidelines. The subject matter is presented under 7 chapters. Each chapter has the key terms preceding the unit. At the end of each chapter review questions are provided. This brings to the notice of the students the aspects they need to focus and it too acts as an evaluation tool for them. There are questions which are purely of information recall type; there are questions which need analytical thinking to answer and hence test true understanding.

It explains the basic growth and development of children along with the important milestones at different age groups. Special emphasis is made on the nutritional requirements for children of different age groups. It enables the readers to learn about care to be provided during illness to sick children. It also includes rights related to children and school health program. This book comes forth with the concepts like health education to promote maternal and child health. It is reader friendly as it comes in the language familiar (Punjabi) to the readers.

The main purpose was to make sure that this book makes midwifery interesting for students and also help teachers in their settings. We welcome the suggestions and criticisms.

Priyanka Randhir
Jasmeet Kaur

ACKNOWLEDGMENTS

"Trust in Lord with all your heart and lean not on your own understanding"

–Proverb 3:5

Nothing is possible without the blessings of Almighty. So, firstly we would like to thank God for showering His blessing on us and for being with us through our thick and thin.

We strongly believe that intelligence win games but teamwork wins championships, therefore we grab this opportunity to thank our team that includes our students and colleagues without whose support this challenging task would not be able to bear a lawful prize. We are indebted to our family for their support.

We are deeply grateful to entire staff of M/s Jaypee Brothers Medical Publishers (P) Ltd, New Delhi, India, especially Mr Bhupesh Arora (General Manager Publishing) for believing in us and inspiring us to reach such great heights. Also Ms Preeti Parashar for her valuable support and I would like to thank Mr Brij Bhushan (*Typesetter*). We feel proud to have had our name associated with this publication, which we regard as a real contribution to the world of medical science.

CONTENTS

INC SYLLABUS

Theory - 75 hours

Demonstration - 110 hours

Total - 185 hours

Learning objectives:

On completion of the course the student will be able to:

1. Assess growth and development of a child at different ages.
2. Describe nutritional needs of different age groups of children.
3. Provide care to sick children during their common illness.
4. Describe school health programme.
5. Describe 'Rights' of children.
6. Educate mothers and family member as per need of their children.

Unit	Time (Hrs.)		Expected outcomes	Contents	Teaching-learning activities
	Th.	Demo			
1.	20	20	• Assess growth and development in infants and children. • Maintain 'road to health' chart. • Explain the needs of a child. • Describe the care of a normal child. • State the common accidents in children and their protection.	**Growth and development** • Introduction to Growth and development. • Factors affecting growth and development. • Growth and development in infants and children: Assessment. • Physical, psychological and social development of children. • Monitoring and recording of growth and development of infants and children. • Care of infants and children - play, hygiene, emotional needs training for bowel and urination. • Accidents: causes, precautions and prevention. • Congenital anomalies.	• Lecture discussion. • Demonstration. • Explain using road to health chart. • Health education. • Visit a school.
2.	10	10	• Explain the importance of breast feeding. • Educate mothers regarding breast feeding. • Explain complimentary feeding. • Educate for nutrition of children according to age.	**Nutrition of infants and children** • Exclusive breast feeding. • Nutritional requirements. • Complementary feeding. • Problems of feeding. • Breast feeding counselling. • Infant feeding and HIV. • Baby friendly hospital initiative.	• Lecture discussion. • Demonstration.

Cont....

Cont....

3.	5	10	• Describe the rights of children. • State the steps for prevention of child labour and child abuse.	**Children's Rights** • Convention of rights of the child. • Prevention of child labour. • Abuse and legal protection. • Special care of girl child. • Female infanticide.	• Lecture discussion. • Survey the areas where child labour is used in the community.
4.	10	35	• Provide care to the sick children. • Identify the signs and symptoms of common childhood disorders. • Identify signs of high risk in case of ARI and Diarrhoea. • Educate mother and family members regarding prevention of illness.	**Care of the sick child** • Common childhood disorders: • Signs, symptoms and management. • Vaccine for preventable diseases. • Acute respiratory tract infections. • Diarrhoea vomiting, constipation. • Tonsillitis and mumps. • Ear infections. • Worm infestations. • Accidents and injuries. • Skin infections • Fever-malaria, measles. • IMNCI strategy.	• Lecture discussion. • Explain using charts. • Preparation of ORS at clinic/home. • Demonstration. • Explain using slide. • IMNCI protocols.
5.	15	20	• Assess the school child. • Need based counselling of children, teacher and parents.	**Care of school children.** • School health: Objectives, problems and programmes. • Environment of school. • Assessment of general health of school children. • Dental and eye problems. • Nutritional deficiencies. • School health education for children. • Need based sharing of health information with teachers/parents/children. • Records and reports.	• Lecture discussion. • Demonstration. • Health education.
6.	5	5	• Explain the various changes in the adolescents.	**Care of adolescents** • Physical growth during adolescence. • Emotional and behavioural changes in girls and boys. • Special needs of adolescents. • Sex education for adolescents. • Counselling.	• Lecture discussion. • Demonstration. • Explain using charts and models.
7.	10	10	• Discuss the special needs of girl child. • Explain the effect girl child discrimination in the family and community. • Counsel mother and community on need for care of a girl child.	**Care of adolescent girls** • Menstruation and menstrual hygiene. • Special nutritional needs. • Early marriage and its affects. • Adolescent girls: pregnancy and abortion. • Preparing for family life- pre marital counseling. • Role of ANM/female health worker.	• Lecture discussion. • Explain using charts. • Health education.

Cont....

Suggested Activities for Evaluation

- Case studies
  - Breast feeding techniques
  - Preparation of ORS
  - Preparation of complementary feeds
  - Assessment of growth and development of children
  - Assessment of common childhood illnesses in infant, children and adolescent
  - Poster on:
    - Growth and development
    - Prevention of common accidents in children
    - Menstrual cycle.
    - Physical changes in adolescence.

CHAPTER 1

ਵ੍ਰਿਧੀ ਅਤੇ ਵਿਕਾਸ
(Growth and Development)

ਸ਼ਬਦਾਵਲੀ (Key Terms)

- **ਮੈਟਾਬਾਇਜ਼ਮ :** ਆਹਾਰ-ਪਾਚਣ ਕਿਰਿਆ।
- **ਕਰੈਟਿਨਿਜ਼ਮ :** ਇਹ ਥਾਈਰੋਏਡ ਹਾਰਮੋਨ ਦੀ ਬੱਚੇ ਵਿੱਚ ਜਮਾਂਦਰੂ ਕਮੀ ਨਾਲ ਹੁੰਦਾ ਹੈ ਜਿਸ ਨਾਲ ਬੱਚੇ ਦਾ ਮਾਨਸਿਕ ਅਤੇ ਸਰੀਰਕ ਵਿਕਾਸ ਘੱਟ ਜਾਂਦਾ ਹੈ ਜਾ ਰੁੱਕ ਜਾਂਦਾ ਹੈ।
- **ਸਕੈਨਡਰੀ ਸੈਕਸ ਕਰੈਕਟਰਸ :** ਜਦੋਂ ਯੌਨ ਅਵਸਥਾ (ਪਿਊਬਰਟੀ) ਆਉਂਦੀ ਹੈ ਤਾਂ ਹਾਰਮੋਨ ਦੇ ਬਦਲਾਵ ਕਰਕੇ ਕੁੱਝ ਇਹੋ ਜਿਹੇ ਸਰੀਰਕ ਬਦਲਾਵ ਆਉਂਦੇ ਹਨ ਜਿਹੜੇ ਔਰਤ ਨੂੰ ਆਦਮੀਆਂ ਤੋਂ ਵੱਖਰਾ ਕਰਦੇ ਹਨ।
- **ਟਰਨਰ ਸਿੰਡਰੋਮ :** ਕਰੋਮੋਜ਼ੋਮਜ਼ ਦੀ ਖਰਾਬੀ ਨਾਲ ਲੜਕੀਆਂ ਵਿੱਚ ਇਹ ਬਿਮਾਰੀ ਹੁੰਦੀ ਜਿਸ ਨਾਲ ਕੁੜੀਆਂ ਵਿਚ ਮਾਹਵਾਰੀ ਚੱਕਰ ਬੰਦ ਹੋ ਜਾਂਦਾ ਹੈ, ਬਾਂਝਪਨ, ਛੋਟਾ ਕੱਦ ਅਤੇ ਯੌਨ ਵਿਕਾਸ ਵੀ ਠੀਕ ਤਰ੍ਹਾਂ ਨਹੀਂ ਹੋ ਪਾਉਂਦਾ।
- **ਸਿਸਟਿਕ ਫ਼ਾਈਬਰੋਸਿਸ :** ਇਹ ਇੱਕ ਵਿਰਸੇ ਵਿੱਚ ਮਿਲਣ ਵਾਲੀ ਐਕਜ਼ੋਕਰਾਈਨ ਗ੍ਰੰਥੀਆਂ ਦੀ ਬਿਮਾਰੀ ਹੈ ਜਿਹੜੀ ਸਾਹ ਪ੍ਰਣਾਲੀ, ਲੁੱਬਾ (ਪੈਨਕ੍ਰੀਆਜ਼) ਅਤੇ ਆਂਤੜੀਆ ਨੂੰ ਪ੍ਰਭਾਵਿਤ ਕਰਦੀ ਹੈ।
- **ਡਾਊਨ ਸਿੰਡਰੋਮ :** ਇਹ ਇੱਕ ਜਮਾਂਦਰੂ ਨੁਕਸ ਹੈ (Trisomy) ਜਿਸ ਵਿੱਚ ਮਾਨਸਿਕ ਵਾਧਾ, (ਮੈਨਟਲ ਰਿਟਾਰਡੇਸ਼ਨ) ਕੰਕਾਲ ਅਵਿਵਸਥਾ ਅਤੇ ਅੱਖਾਂ ਦੀ ਆਈਰਸ ਦੇ ਕਿਨਾਰੇ ਹਲਕੇ ਪੀਲੇ ਧੱਬੇ ਪੈ ਜਾਂਦੇ ਹਨ।
- **ਕਲਿਨ ਫ਼ਿਲਟਰਜ਼ ਸਿੰਡਰੋਮ :** ਇਸ ਵਿੱਚ XXY ਕਰੋਮੋਜ਼ੋਮਜ਼ ਹੁੰਦੇ ਹਨ ਅਤੇ ਇਹ ਬਿਮਾਰੀ ਆਦਮੀਆਂ ਵਿੱਚ ਹੁੰਦੀ ਹੈ ਜਿਸ ਨਾਲ ਆਦਮੀਆਂ ਵਿੱਚ ਔਰਤਾਂ ਵਰਗੀ ਛਾਤੀ, ਲੰਮਾ ਕੱਦ, ਘੱਟ ਬੁੱਧੀ ਅਤੇ ਛੋਟਾ, ਸਖ਼ਤ ਅੰਡਕੋਸ਼ ਹੋ ਜਾਂਦਾ ਹੈ।
- **ਫ਼ਿਨਾਈਲ ਕੀਟੋਨ ਯੂਰੀਆ :** ਇਹ ਇੱਕ ਕਰੋਮੋਜ਼ੋਮਲ ਡਿਸਔਡਰ ਹੈ ਜਿਸ ਵਿੱਚ ਖਰਾਬ ਐਨਜਾਇਮ ਕਰਕੇ ਫ਼ਿਨਾਈਲ-ਐਲਾਨਾਈਨ ਨਾ ਦਾ ਰਸਾਇਣ ਟਾਈਰੋਸਿਨ ਰਸਾਇਣ ਵਿੱਚ ਨਹੀਂ ਬਦਲਦਾ ਜਿਸ ਦਾ ਕਰਕੇ ਦਿਮਾਗ ਨੂੰ ਨੁਕਸਾਨ ਪਹੁੰਚਦਾ ਹੈ।
- **ਥੈਲਸੀਮਿਆ :** ਖੂਨ ਵਿੱਚ ਅਸਾਧਾਰਨ ਹੀਮੋਗਲੋਬਿਨ ਦੇ ਬਣਨ ਨਾਲ ਹੋਣ ਵਾਲੀ ਪੀੜੀ ਦਰ ਪੀੜੀ ਚਲਣ ਵਾਲੀ ਬਿਮਾਰੀ ਹੈ ਜਿਸ ਵਿੱਚ ਜੀਵਨ ਭਰ ਖੂਨ ਚੜਵਾਉਣਾ ਪੈਂਦਾ ਹੈ।
- **ਹਿਮੋਫ਼ਿਲਿਆ :** ਇਹ ਰੋਗ ਵੀ ਪੀੜੀ ਦਰ ਪੀੜੀ ਚਲੁਦਾ ਹੈ ਅਤੇ ਇਸ ਵਿੱਚ ਖੂਨ ਜਮਾਉਣ ਵਾਲੇ ਕਾਰਕਾਂ (8th ਅਤੇ 9th) ਦੀ ਕਮੀ ਹੋ ਜਾਂਦੀ ਹੈ ਜਿਸ ਦਾ ਕਰਕੇ ਨਿੱਕੀ ਜਿਹੀ ਸੱਟ ਨਾਲ ਵੀ ਕਾਫ਼ੀ ਦੇਰ ਲਈ ਖੂਨ ਵਹਿੰਦਾ ਰਹਿੰਦਾ ਹੈ।
- **ਸਪਾਈਨਾ ਬਾਇਫ਼ਿਡਾ :** ਇਹ ਇੱਕ ਤੰਤੂ ਪ੍ਰਣਾਲੀ ਦੀ ਜਮਾਂਦਰੂ ਬਿਮਾਰੀ ਹੈ ਜਿਹੜੀ ਗਰਭ ਦੌਰਾਨ Follic Acid ਨਾਮ ਦੇ ਤੱਤ ਦੀ ਕਮੀ ਕਰਕੇ ਹੋ ਜਾਂਦੀ ਹੈ।
- **ਈਸੋਫ਼ੇਗੀਅਲ ਅੱਟਰੀਜ਼ੀਆ :** ਇਹ ਇੱਕ ਜਮਾਂਦਰੂ ਨੁਕਸ ਹੈ ਜਿਸ ਵਿੱਚ ਈਸੋਫ਼ੇਗਸ (ਖਾਣ ਵਾਲੀ ਨਾਲੀ) ਬਣਦੀ ਨਹੀਂ ਹੈ ਜਾ ਬੰਦ ਹੁੰਦੀ ਹੈ।
- **ਪਾਈਲੋਰਿਕ ਸਟੀਨੋਸਿਸ :** ਕਿਸੇ ਵੀ ਕਾਰਨ (ਪੇਟ ਵਿੱਚ ਛਾਲੇ, ਪੇਟ ਦੇ ਥੱਲ੍ਹੇ ਦੇ ਹਿੱਸੇ ਦੀ ਮਾਸਪੇਸ਼ੀਆਂ ਖ਼ਰਾਬ ਹੋਣ ਨਾਲ ਆਦਿ) ਜੇਕਰ ਪਾਈਲੋਰਸ (ਪੇਟ ਦਾ ਅਖੀਰਲਾ ਹਿੱਸਾ) ਸੁੰਗੜ ਜਾਂਦਾ ਹੈ ਉਸ ਨੂੰ ਪਾਈਲੋਰਿਕ ਸਟੀਨੋਸਿਸ ਕਹਿੰਦੇ ਹਨ।
- **ਮੈਗਾ ਕੋਲਨ :** ਅਸਾਧਾਰਨ ਤਰੀਕੇ ਨਾਲ ਵਧਿਆ ਕੋਲਨ (ਵੱਡੀ ਆਂਤ ਦੇ ਥੱਲ੍ਹੇ ਦਾ ਹਿੱਸਾ)
- **ਟ੍ਰੇਕਿਓਈਸੋਫ਼ੇਜੀਅਲ ਫ਼ਿਸਟੂਲਾ :** ਇਹ ਖਾਣ ਦੀ ਨਾਲੀ ਅਤੇ ਸਾਹ ਦੀ ਨਾਲੀ ਵਿੱਚ ਇੱਕ ਅਸਾਧਾਰਨ ਰਸਤਾ ਹੈ।

1.1 ਇਨਟਰੋਡਕਸ਼ਨ ਟੂ ਗਰੋਥ ਐਂਡ ਡਵੈਲਪਮੈਂਟ

ਵ੍ਰਿਧੀ ਅਤੇ ਵਿਕਾਸ (ਗਰੋਥ ਅਤੇ ਡਵੈਲਪਮੈਂਟ) ਇੱਕੋ ਹੀ ਸਿੱਕੇ ਦੇ ਦੋ ਪਹਿਲੂ ਹਨ ਅਤੇ ਇਹ ਜੀਵਨ ਭਰ ਲਗਾਤਾਰ ਚਲ਼ਦੇ ਰਹਿੰਦੇ ਹਨ। ਵ੍ਰਿਧੀ ਚਾਰ ਤਰ੍ਹਾਂ ਨਾਲ ਹੁੰਦੀ ਹੈ : ਮਾਨਸਿਕ, ਸਰੀਰਕ, ਸੰਵੇਦਾਤਮਕ ਅਤੇ ਸਮਾਜਿਕ।

ਜਦੋਂ ਬੱਚੇ ਦਾ ਸੰਪੂਰਨ ਵ੍ਰਿਧੀ ਅਤੇ ਵਿਕਾਸ ਹੋ ਜਾਂਦਾ ਹੈ ਤਾਂ ਹੋਰ ਵਾਧਾ ਅਤੇ ਵਿਕਾਸ ਹੋਣਾ ਬੰਦ ਹੋ ਜਾਂਦਾ ਹੈ।

- **ਵ੍ਰਿਧੀ :** ਵ੍ਰਿਧੀ ਤੋਂ ਭਾਵ ਹੈ ਸਰੀਰਕ ਵਾਧਾ ਜਿਸ ਨੂੰ ਇੰਚਾਂ, ਸੈਂਟੀਮੀਟਰ, ਕਿਲੋਗ੍ਰਾਮਾਂ ਅਤੇ ਪੌਂਡਾਂ ਵਿੱਚ ਮਿਣਿਆ ਜਾ ਸਕੇ, ਜਿਵੇਂ ਭਾਰ, ਕੱਦ ਆਦਿ। ਇਹ "ਕਵਾਨਟਿਟੇਟਿਵ" ਬਦਲਾਵ ਹੈ।
- **ਵਿਕਾਸ :** ਵਿਕਾਸ ਤੋਂ ਭਾਵ ਹੈ ਮਨੁੱਖ ਦਾ ਮਾਨਸਿਕ ਵਾਧਾ ਜਿਵੇਂ ਯੋਗਤਾ ਦਾ ਵਾਧਾ, ਹੁਨਰ ਦਾ ਵਾਧਾ ਆਦਿ। ਇਹ ਬਦਲਾਵ "ਕਵਾਲਿਟੇਟਿਵ" ਹੁੰਦਾ ਹੈ। ਇਸ ਨੂੰ ਅਸੀ "ਮੈਚਿਓਰੇਸ਼ਨ" ਵੀ ਕਹਿੰਦੇ ਹਨ।

1.2 ਵ੍ਰਿਧੀ ਅਤੇ ਵਿਕਾਸ ਤੇ ਪ੍ਰਭਾਵ ਪਾਉਣ ਵਾਲੇ ਕਾਰਕ (ਫੈਕਟਰਸ ਅਫ਼ੈਕਟਿੰਗ ਗਰੋਥ ਐਂਡ ਡਵੈਲਪਮੈਂਟ)

ਵ੍ਰਿਧੀ ਅਤੇ ਵਿਕਾਸ ਤੇ ਕਈ ਤਰ੍ਹਾਂ ਦੇ ਕਾਰਕ ਆਪਣਾ ਪ੍ਰਭਾਵ ਪਾਉਂਦੇ ਹਨ ਜਿਸ ਨਾਲ ਵ੍ਰਿਧੀ ਅਤੇ ਵਿਕਾਸ ਵਿੱਚ ਵਾਧਾ ਵੀ ਹੋ ਸਕਦਾ ਹੈ ਅਤੇ ਕੁੱਝ ਕਾਰਕਾਂ ਨਾਲ ਵ੍ਰਿਧੀ ਅਤੇ ਵਿਕਾਸ ਘੱਟ ਵੀ ਜਾਂਦਾ ਹੈ ਜਾ ਹੌਲੀ ਹੋ ਜਾਂਦਾ ਹੈ।

ਮੁੱਖ ਤੌਰ ਤੇ ਅਸੀ ਇਨ੍ਹਾਂ ਕਾਰਕਾਂ ਨੂੰ ਚਾਰ ਵਿੱਚ ਵੰਡਿਆ ਹੈ :

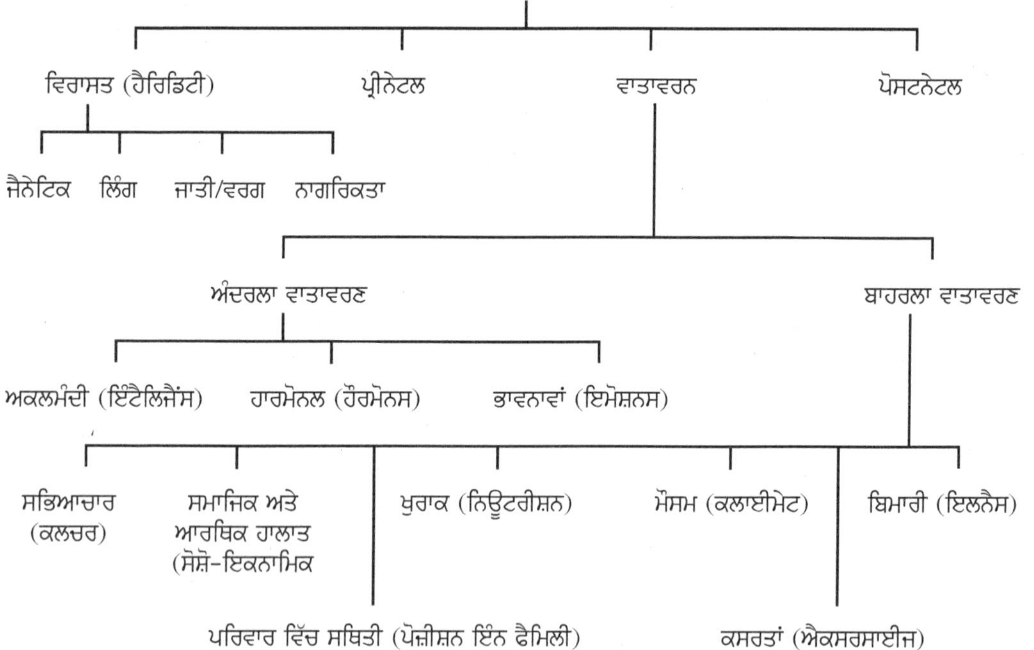

A. ਵਿਰਾਸਤ (ਹੈਰਿਡਿਟੀ)

ਜਿਹੜੀਆਂ ਵਿਸ਼ੇਸ਼ਤਾਵਾਂ ਸਾਨੂੰ ਆਪਣੇ ਮਾਤਾ ਪਿਤਾ ਤੋਂ ਵਿਰਾਸਤ ਵਿੱਚ ਜੀਨਜ਼ ਰਾਹੀ ਮਿਲਦਿਆਂ ਹਨ ਉਸ ਨੂੰ ਹੈਰਿਡਿਟੀ ਕਹਿੰਦੇ ਹਨ ਜਿਵੇਂ ਰੰਗ, ਕੱਦ, ਬੁੱਧੀਮਤਾ ਆਦਿ। ਇਹ ਪੀੜੀ ਦਰ ਪੀੜੀ ਚਲ਼ਦੀਆਂ ਹਨ।

1. **ਜੈਨੇਟਿਕ :** ਜੀਨਜ਼ ਰਾਹੀ ਵਿਰਾਸਤ ਵਿੱਚ ਜੇਕਰ ਬੱਚੇ ਨੂੰ ਚੰਗੀਆਂ ਵਿਸ਼ੇਸ਼ਤਾਵਾਂ ਮਿਲਦੀਆਂ ਹਨ ਤਾਂ ਬੱਚੇ ਦਾ ਵਾਧਾ ਅਤੇ ਵਿਕਾਸ ਚੰਗਾ ਹੁੰਦਾ ਹੈ।
   ਉਦਾਹਰਣ ਦੇ ਤੌਰ ਤੇ ਜੇਕਰ ਮਾਤਾ-ਪਿਤਾ ਲੰਬੇ ਹਨ ਤਾਂ ਬੱਚੇ ਦਾ ਕੱਦ ਵੀ ਲੰਮਾ ਅਤੇ ਉੱਚਾ ਹੋਵੇਗਾ ਪਰ ਜੇਕਰ ਮਾਤਾ-ਪਿਤਾ ਮਦਰੇ ਹਨ ਤਾਂ ਬੱਚੇ ਦਾ ਵਾਧਾ ਵੀ ਘੱਟ ਹੋਵੇਗਾ।
2. **ਲਿੰਗ :** ਵ੍ਰਿਧੀ ਤੇ ਵਿਕਾਸ ਲਿੰਗ ਤੇ ਵੀ ਨਿਰਭਰ ਕਰਦਾ ਹੈ। ਜਨਮ ਤੋਂ ਬਾਅਦ ਲੜਕੇ ਲੰਬੇ ਅਤੇ ਭਾਰੇ ਹੁੰਦੇ ਹਨ ਅਤੇ ਲੜਕੀਆਂ ਉਨ੍ਹਾਂ ਦੇ ਮੁਕਾਬਲੇ ਘੱਟ ਲੰਮੀਆਂ ਅਤੇ ਘੱਟ ਭਾਰੀਆਂ ਹੁੰਦੀਆਂ ਹਨ। 11 ਸਾਲਾਂ ਦੀ ਉਮਰ ਤੱਕ ਲੜਕੇ ਇੱਕ ਤਰ੍ਹਾਂ ਹੀ ਵੱਧਦੇ ਹਨ ਪਰ ਲੜਕੀਆਂ ਦਾ ਵਿਕਾਸ ਲੜਕਿਆਂ ਨਾਲੋਂ ਤੇਜ਼ੀ ਨਾਲ ਹੁੰਦਾ ਹੈ ਅਤੇ ਲੜਕੀਆਂ ਪਹਿਲਾਂ ਮੈਚਿਓਰ ਹੁੰਦੀਆ ਹਨ। ਪਰੰਤੂ ਯੌਨ ਅਵਸਥਾ ਵਿਚ ਦੁਬਾਰਾ ਲੜਕਿਆਂ ਦਾ ਵਾਧਾ ਅਤੇ ਵਿਕਾਸ ਲੜਕੀਆਂ ਨਾਲੋਂ ਤੇਜ਼ ਹੋਣ ਲੱਗਦਾ ਹੈ।
3. **ਜਾਤੀ/ਵਰਗ ਜਾਂ ਰੇਸ :** ਵੱਖ ਵੱਖ ਜਾਤੀਆਂ ਵਿੱਚ ਅਲੱਗ ਅਲੱਗ ਤਰ੍ਹਾਂ ਨਾਲ ਵ੍ਰਿਧੀ ਅਤੇ ਵਿਕਾਸ ਹੁੰਦਾ ਹੈ, ਜਿਵੇਂ ਅਫ਼ਰੀਕੀ ਲੋਕਾਂ ਦਾ ਸਰੀਰਕ ਵਿਕਾਸ ਚੀਨੀ ਲੋਕਾਂ ਨਾਲੋਂ ਵੱਧ ਹੁੰਦਾ ਹੈ।
4. **ਨਾਗਰਿਕਤਾ (ਨੈਸ਼ਨੈਲੇਟੀ) :** ਵੇਖਿਆ ਗਿਆ ਹੈ ਕਿ ਮਨੁੱਖ ਦੀ ਨਾਗਰਿਕਤਾ ਉਸ ਦੇ ਵਾਧੇ ਅਤੇ ਵਿਕਾਸ ਨੂੰ ਬਹੁਤ ਪ੍ਰਭਾਵਿਤ ਕਰਦੀ ਹੈ ਜਿਵੇਂ ਉਹ ਬੱਚੇ ਜਿਨ੍ਹਾਂ ਦੇ ਪੜ੍ਹਦਾਦੇ ਸਕੈਨਡੀਨੇਵੀਅਨ ਦੇਸ਼ ਤੋਂ ਸੀ ਉਹ ਵੱਡੇ ਹੁੰਦੇ ਹਨ ਅਤੇ ਉਨ੍ਹਾਂ ਦਾ ਵਿਕਾਸ ਅਤੇ ਵ੍ਰਿਧੀ ਵਧੀਆ ਹੁੰਦੀ ਹੈ ਜਦਕਿ ਜਿਨ੍ਹਾਂ ਦੇ ਪੜਦਾਦੇ ਸਿਸਿਲਿਅਨ ਦੇਸ਼ ਦੇ ਹਨ ਉਹ ਇੱਕ ਔਸਤਨ ਅਮਰੀਕੀ ਨਾਲੋਂ ਛੋਟੇ ਹੁੰਦੇ ਹਨ ਕਿਉਂਕਿ ਉਨ੍ਹਾਂ ਦਾ ਵਿਕਾਸ ਅਤੇ ਵ੍ਰਿਧੀ ਘੱਟ ਹੁੰਦੀ ਹੈ।

B. **ਵਾਤਾਵਰਣ (ਐਨਵਾਇਰਮੈਂਟ)**

ਜਨਮ ਦੇ ਸਮੇਂ ਜੀਨਸ ਹੀ ਬੱਚੇ ਦੀ ਸਰੀਰਕ, ਮਾਨਸਿਕ ਅਤੇ ਰਸਾਈਣਕ ਕਿਰਿਆਵਾਂ ਨੂੰ ਨਿਰੰਤਰਿਤ ਕਰਦੀਆਂ ਹਨ ਪਰੰਤੂ ਉਹ ਆਪਣੀ ਚਰਮ ਸੀਮਾ ਤੱਕ ਨਹੀਂ ਪਹੁੰਚ ਪਾਉਂਦੀਆਂ ਕਿਉਂਕਿ ਵਾਤਾਵਰਨ ਦਾ ਪ੍ਰਭਾਵ ਜੀਨਸ ਦੇ ਪ੍ਰਭਾਵ ਨੂੰ ਘਟਾ ਦਿੰਦਾ ਹੈ।

ਇਸ ਦਾ ਸਭ ਤੋਂ ਵਧੀਆ ਉਦਾਹਰਨ ਇੱਕ ਰਿਸਰਚ (ਸ਼ੋਧ) ਵਿੱਚ ਵੇਖਿਆ ਗਿਆ ਕਿ ਕਈ ਜਪਾਨੀਆਂ ਦੇ ਬੱਚੇ ਉਨ੍ਹਾਂ ਤੋਂ ਲੰਮੇ ਸੀ ਕਿਉਂਕਿ ਉਨ੍ਹਾਂ ਨੂੰ ਸਭ ਤੋਂ ਚੰਗੇ ਵਾਤਾਵਰਣ ਵਿਚ ਰੱਖਿਆ ਗਿਆ ਸੀ ਜੋ ਕਿ ਉਨ੍ਹਾਂ ਦੇ ਮਾਤਾ-ਪਿਤਾ ਨੂੰ ਨਹੀਂ ਮਿਲਿਆ ਸੀ (ਚੰਗੇ ਵਾਤਾਵਰਣ ਤੋਂ ਭਾਵ ਹੈ ਚੰਗਾ ਖਾਣਾ/ਖੁਰਾਕ ਅਤੇ ਚੰਗੇ ਹਲਾਤ)।

ਜਦ ਕਿ ਦੂਜੇ ਪਾਸੇ ਇਹ ਵੀ ਵੇਖਿਆ ਗਿਆ ਕਿ ਜਿਨ੍ਹਾਂ ਬੱਚਿਆਂ ਨੂੰ ਚੰਗਾ ਵਾਤਾਵਰਣ ਨਹੀਂ ਸੀ ਮਿਲਿਆ ਉਹ ਆਪਣੇ ਮਾਂ ਪਿਓ ਤੋਂ ਘੱਟ ਵੱਧੇ। ਇਹ ਉਨ੍ਹਾ ਬੱਚਿਆਂ ਵਿੱਚ ਜ਼ਿਆਦਾ ਵੇਖਿਆ ਗਿਆ ਜਿਹੜੇ ਹੜ੍ਹ ਜਾ ਸੋਖੇ ਵਾਲੇ ਇਲਾਕਿਆਂ ਵਿੱਚ ਰਹਿੰਦੇ ਸਨ। ਕਹਿਣ ਤੋਂ ਭਾਵ ਇਹ ਹੈ ਕਿ ਜੇਕਰ ਰਹਿਣ (ਲਿਵਿੰਗ) ਦੇ ਹਾਲਾਤ ਚੰਗੇ ਹਨ ਅਤੇ ਖਾਣ-ਪੀਣ ਚੰਗਾ ਹੋਵੇ ਤਾਂ ਵ੍ਰਿਧੀ ਅਤੇ ਵਿਕਾਸ ਵੱਧ ਹੁੰਦਾ ਹੈ।

I. **ਅੰਦਰਲਾ ਵਾਤਾਵਰਨ**

ਇਸ ਵਿੱਚ ਮਨੁੱਖ ਦੇ ਅੰਦਰਲੇ ਵਾਤਾਵਰਣ ਬਾਰੇ ਅਸੀ ਪੜ੍ਹਾਂਗੇ।

1. **ਅਕਲਮੰਦੀ (ਇੰਟੈਲਿਜੈਂਸ) :** ਵੇਖਿਆ ਗਿਆ ਹੈ ਕਿ ਅਕਲਮੰਦੀ, ਸਰੀਰਕ ਵਿਕਾਸ ਦੇ ਨਾਲ ਸੰਬੰਧਿਤ ਹੈ। ਜ਼ਿਆਦਾ ਅਕਲਮੰਦ ਬੱਚੇ ਲੰਬੇ ਅਤੇ ਵਧੀਆਂ ਢੰਗ ਨਾਲ ਵਿਕਸਤ ਹੁੰਦੇ ਹਨ ਜਦਕਿ ਘੱਟ ਇੰਟੈਲਿਜੈਂਟ ਬੱਚਿਆ ਦਾ ਸਰੀਰਕ ਵਿਕਾਸ ਵੀ ਘੱਟ ਹੁੰਦਾ ਹੈ।

   ਜਿਨ੍ਹਾਂ ਬੱਚਿਆਂ ਨੂੰ ਵਿਰਾਸਤ ਵਿੱਚ ਅਕਲਮੰਦੀ ਮਿਲੀ ਹੋਵੇ ਪਰੰਤੂ ਉਨ੍ਹਾਂ ਨੂੰ ਚੰਗਾ ਵਾਤਾਵਰਣ ਨਾ ਮਿਲੇ ਤਾਂ ਉਹ ਇੰਟੈਲਿਜੈਂਟ ਨਹੀਂ ਹੋ ਪਾਉਂਦੇ ਅਤੇ ਜੇਕਰ ਬੱਚਿਆਂ ਨੂੰ ਵਿਰਾਸਤ ਵਿੱਚ ਅਕਲਮੰਦੀ ਨਹੀਂ ਮਿਲੀ ਪਰੰਤੂ ਉਨ੍ਹਾਂ ਨੂੰ ਚੰਗਾ ਵਾਤਾਵਰਣ ਮਿਲ ਜਾਵੇ ਤਾਂ ਉਹ ਵੀ ਅਕਲਮੰਦ ਬਣ ਜਾਂਦੇ ਹਨ।

2. **ਹਾਰਮੋਨਲ :** ਸਾਡੇ ਸਰੀਰ ਵਿੱਚ ਸਾਰੇ ਹੀ ਹਾਰਮੋਨ ਕਿਸੇ ਨਾ ਕਿਸੇ ਤਰੀਕੇ ਨਾਲ ਸਰੀਰ ਦੇ ਵਾਧੇ ਅਤੇ ਵਿਕਾਸ ਨੂੰ ਪ੍ਰਭਾਵਿਤ ਕਰਦਾ ਹੈ ਪਰ ਤਿੰਨ ਹਾਰਮੋਨ ਅਜਿਹੇ ਹਨ ਜਿਹੜੇ ਸਰੀਰਕ ਵਿਕਾਸ ਅਤੇ ਵਾਧੇ ਨੂੰ ਸਭ ਤੋਂ ਵੱਧ ਪ੍ਰਭਾਵਿਤ ਕਰਦੇ ਹਨ। ਇਹ ਹੇਠ ਲਿੱਖੇ ਹਨ :

ਸੋਮੈਟੋਟ੍ਰੋਪਿੱਕ ਹਾਰਮੋਨ	ਥਾਈਰੋਇਡ ਹਾਰਮੋਨ	ਹਾਰਮੋਨ ਜਿਹੜੇ ਗੋਨਾਡਸ ਨੂੰ ਉਤੇਜਿੱਤ ਕਰਦੇ ਹਨ ACTH
↓	↓	↓
• ਇਹ ਲੰਬਾਈ ਵਧਾਉਣ ਵਿੱਚ ਕੰਮ ਆਉਂਦਾ ਹੈ।	• ਥਾਈਰੋਇਡ ਹਾਰਮੋਨ ਸਰੀਰ ਦੇ ਮੈਟਾਬਾਲਿਜ਼ਮ ਨੂੰ ਨਿਰੰਤਰਿਤ ਕਰਦਾ ਹੈ।	• ACTH ਗੋਨਾਡੋਟ੍ਰੋਪਿਨ ਹਾਰਮੋਨ ਬਣਾਉਣ ਵਿੱਚ ਮਦਦ ਕਰਦਾ ਹੈ ਜਿਸ ਨਾਲ ਮੇਲ ਅੰਡਕੋਸ਼ ਉੱਤੇਜਿੱਤ ਹੁੰਦਾ ਹੈ ਅਤੇ ਟੈਸਟੋਸਟੀਰੋਨ ਹਾਰਮੋਨ ਬਣਾਉਂਦਾ ਹੈ।
• ਜੇਕਰ ਇਸ ਹਾਰਮੋਨ ਦੀ ਮਾਤਰਾ ਘੱਟ ਜਾਵੇ ਤਾਂ ਇਹ "ਡਵਾਰਫਿਜ਼ਮ" (ਬੌਣਾਪਣ) ਨਾਂ ਦੀ ਬਿਮਾਰੀ ਕਰ ਦਿੰਦਾ ਹੈ ਅਤੇ ਬੱਚਾ ਬੌਣਾ ਹੀ ਰਹਿ ਜਾਂਦਾ ਹੈ।	• ਜੇਕਰ ਇਹ ਵੱਧ ਜਾਵੇ ਤਾਂ ਇਹ ਵੀ ਅਸਾਧਾਰਨ ਤਰੀਕੇ ਨਾਲ ਹੱਡੀਆਂ ਵਧਾ ਕੇ ਅਸਾਧਾਰਨ ਲੰਬਾਈ ਦਾ ਕਾਰਨ ਬਣਦਾ ਹੈ।	• ਗੋਨਾਰੋਟ੍ਰੋਪਿਨ ਹਾਰਮੋਨ ਔਰਤਾਂ ਦੇ ਅੰਡਕੋਸ਼ ਨੂੰ ਵੀ ਉਤੇਜਿੱਤ ਕਰਦਾ ਹੈ ਤਾਕਿ ਉਹ ਈਸਟ੍ਰੋਜਨ ਬਣਾਏ।
• ਜੇਕਰ ਇਸ ਹਾਰਮੋਨ ਦੀ ਮਾਤਰਾ ਸਰੀਰ ਵਿੱਚ ਵੱਧ ਜਾਵੇ ਤਾਂ ਇਹ "ਜਾਇਨਟਿਜ਼ਮ" ਨਾਂ ਦੀ ਬਿਮਾਰੀ ਕਰ ਦਿੰਦਾ ਹੈ ਜਿਸ ਨਾਲ ਅਸਾਧਾਰਨ ਤਰੀਕੇ ਨਾਲ ਹੱਡੀਆਂ ਵੱਧ ਜਾਂਦੀਆਂ ਹਨ।	• ਜੇਕਰ ਇਹ ਘੱਟ ਮਾਤਰਾ ਵਿੱਚ ਸਰੀਰ ਵਿੱਚ ਹੋਵੇ ਤਾਂ ਇਸ ਨਾਲ ਵਿਕਾਸ ਅਤੇ ਵ੍ਰਿਧੀ ਰੁੱਕ ਜਾਂਦੀ ਹੈ ਜਿਸ ਨਾਲ "ਕਰੈਟਿਨਿਜ਼ਮ" ਜਾਂ "ਮੈਨਟਲ ਰਿਟਾਰਡੇਸ਼ਨ" ਹੋ ਜਾਂਦੀ ਹੈ।	• ਟੈਸਟੋਸਟੀਰੋਨ ਅਤੇ ਈਸਟਰੋਜਨ ਸਕੈਂਡਰੀ ਸੈਕਸ ਕਰੈਕਟਰਸ ਬਣਾਉਂਦਾ ਹੈ।
		• ਜਦੋਂ ਈਸਟ੍ਰੋਜਨ ਅਤੇ ਟੈਸਟੋਸਟੀਰੋਨ ਜਿਆਦਾ ਹੋ ਜਾਣ ਤਾਂ ਯੌਨ ਅਵਸਥਾ ਪਹਿਲਾਂ ਆ ਜਾਂਦੀ ਹੈ ਅਤੇ ਜਦੋਂ ਇੱਹ ਘੱਟ ਜਾਣ ਤਾਂ ਯੌਨ ਅਵਸਥਾ ਦੇਰੀ ਨਾਲ ਆਉਂਦੀ ਹੈ।

3. **ਭਾਵਨਾਵਾਂ (ਇਮੋਸ਼ਨਸ) :** ਬੱਚੇ ਦੀ ਸਿਰਫ਼ ਸਰੀਰਕ ਵ੍ਰਿਧੀ ਜ਼ਰੂਰੀ ਨਹੀਂ ਹੈ, ਉਸ ਦੀ ਮਾਨਸਿਕ ਅਤੇ ਭਾਵਨਾਤਮਕ ਵ੍ਰਿਧੀ ਹੋਣੀ ਵੀ ਜ਼ਰੂਰੀ ਹੈ। ਬੱਚੇ ਦੇ ਜੀਵਨ ਵਿਚ ਉਸ ਦੀ ਮਾਂ ਅਤੇ ਪਰਿਵਾਰ ਦੇ ਬਾਕੀ ਮੈਂਬਰ ਉਸ ਦੀ ਭਾਵਨਾਤਮਿਕ ਵ੍ਰਿਧੀ ਵਿੱਚ ਸਹਾਇਤਾ ਕਰਦੇ ਹਨ। ਜੇਕਰ ਬੱਚੇ ਨੂੰ ਲੋੜ ਅਨੁਸਾਰ ਪਿਆਰ ਅਤੇ ਦੇਖਭਾਲ ਨਾ ਮਿਲੇ ਤਾਂ ਉਸ ਦੇ ਵੱਧਣ-ਫੁੱਲਣ ਤੇ ਪ੍ਰਭਾਵ ਪੈਂਦਾ ਹੈ ਅਤੇ ਵਿਕਾਸ ਅਤੇ ਵ੍ਰਿਧੀ ਘੱਟ ਜਾਂਦੀ ਹੈ।

II. ਬਾਹਰਲਾ ਵਾਤਾਵਰਣ

ਉਹ ਸਾਰੇ ਕਾਰਕ (ਫੈਕਟਰਸ) ਜਿਹੜੇ ਵ੍ਰਿਧੀ ਅਤੇ ਵਿਕਾਸ ਨੂੰ ਬਾਹਰੋਂ ਪ੍ਰਭਾਵਿਤ ਕਰਦੇ ਹਨ ਉਨ੍ਹਾਂ ਨੂੰ ਅਸੀ ਬਾਹਰਲੇ ਵਾਤਾਵਰਣ ਵਿਚ ਪੜ੍ਹਾਂਗੇ।

1. **ਸਭਿਆਚਾਰ (ਕਲਚਰ) :** ਬਚਪਨ ਵਿੱਚ ਬੱਚਾ ਆਪਣੇ ਪਰਿਵਾਰ ਵਿਚ ਮੰਨੇ ਜਾ ਰਹੇ ਸਭਿਆਚਾਰ ਵਿੱਚ ਹੀ ਵੱਧਦਾ ਹੈ। ਬੱਚੇ ਦਾ ਖਾਣਾ, ਕੱਪੜੇ, ਬੋਲੀ, ਸਿਹਤ ਸੰਬੰਧਿਤ ਦੇਖਭਾਲ ਆਦਿ, ਸਾਰੀਆਂ ਸਭਿਆਚਾਰ ਦੇ ਅਨੁਸਾਰ ਹੁੰਦੀਆਂ ਹਨ। ਬੱਚੇ ਵਿੱਚ ਸੰਸਕਾਰ, ਆਦਤਾਂ, ਗੁੱਸਾ, ਇਮਾਨਦਾਰੀ ਆਦਿ ਸਭ ਸਭਿਆਚਾਰ ਦੇ ਅਨੁਸਾਰ ਹੀ ਹੁੰਦੀਆਂ ਹਨ। ਇਸ ਤੋਂ ਇਲਾਵਾ ਵੱਡਿਆ ਦਾ ਸਤਿਕਾਰ ਕਰਨਾ, ਦੂਜੇ ਧਰਮ ਅਤੇ ਸਭਿਆਚਾਰ ਦਾ ਸਤਿਕਾਰ ਕਰਨਾ ਵੀ ਸਭਿਆਵਾਰ ਰਾਹੀ ਸਿੱਖਣ ਨੂੰ ਮਿਲਦਾ ਹੈ। ਜਿਹੜੇ ਬੱਚਿਆਂ ਨੂੰ ਪਰਿਵਾਰ ਦਾ ਪਿਆਰ ਅਤੇ ਸਭਿਆਚਾਰ ਦੀ ਜੜ੍ਹਾਂ ਤੋਂ ਦੂਰ ਰੱਖਿਆ ਜਾਂਦਾ ਹੈ ਉਨ੍ਹਾਂ ਬੱਚਿਆਂ ਦੀ ਵ੍ਰਿਧੀ ਅਤੇ ਵਿਕਾਸ ਸਹੀ ਤਰੀਕੇ ਨਾਲ ਨਹੀਂ ਹੁੰਦਾ।
2. **ਸਮਾਜਿਸ ਅਤੇ ਆਰਥਿਕ ਹਲਾਤ :** ਬੱਚੇ ਦੀ ਵ੍ਰਿਧੀ ਅਤੇ ਵਿਕਾਸ ਪਰਿਵਾਰ ਦੀ ਸਮਾਜਿਕ ਅਤੇ ਆਰਥਿਕ ਹਾਲਾਤ ਤੇ ਵੀ ਨਿਰਭਰ ਕਰਦਾ ਹੈ। ਜਿਹੜੇ ਪਰਿਵਾਰਾਂ ਦੀ ਆਰਥਿਕ ਸਥਿਤੀ ਕਮਜ਼ੋਰ ਹੁੰਦੀ ਹੈ ਉਨ੍ਹਾਂ ਨੂੰ ਆਧੁਨਿਕ ਤਰੀਕੇ

ਨਾਲ ਬੱਚਿਆਂ ਦੀ ਦੇਖਭਾਲ ਕਰਨ ਦਾ ਤਰੀਕਾ ਸਮਝਾਉਣਾ ਔਖਾ ਹੁੰਦਾ ਹੈ ਕਿਉਂਕਿ ਆਧੁਨਿਕ ਸਹੂਲਤਾਂ ਲੈਣ ਲਈ ਉਨ੍ਹਾਂ ਕੋਲ ਪੈਸੇ ਨਹੀਂ ਹੁੰਦੇ, ਨਾ ਹੀ ਉਨ੍ਹਾਂ ਕੋਲ ਸਿਹਤ ਸੇਵਾਵਾਂ ਸੰਬੰਧੀ ਜਾਣਕਾਰੀ ਹੁੰਦੀ ਹੈ ਜਿਸ ਦਾ ਕਰਕੇ ਉਨ੍ਹਾਂ ਦੇ ਬੱਚੇ ਦਾ ਵਿਕਾਸ ਠੀਕ ਤਰ੍ਹਾਂ ਨਹੀਂ ਹੁੰਦਾ।

3. **ਪਰਿਵਾਰ ਵਿੱਚ ਸਥਿਤੀ :** ਘਰ ਵਿੱਚ ਬੱਚੇ ਦੀ ਸਥਿਤੀ ਤੋਂ ਭਾਵ ਹੈ ਕਿ ਉਹ ਪਹਿਲਾ, ਦੂਜਾ ਜਾਂ ਤੀਜਾ ਬੱਚਾ ਹੈ ਕਿਉਂਕਿ ਵੇਖਿਆ ਗਿਆ ਹੈ ਕਿ ਮਾਤਾ ਪਿਤਾ ਦਾ ਨਜ਼ਰੀਆ ਬੱਚਿਆਂ ਦੀ ਸਥਿਤੀ ਦੇ ਅਨੁਸਾਰ ਬਦਲਦਾ ਹੈ।

   ਪਹਿਲੇ ਬੱਚੇ ਤੇ ਮਾਤਾ-ਪਿਤਾ ਸਭ ਤੋਂ ਵੱਧ ਧਿਆਨ ਦਿੰਦੇ ਹਨ ਜਿਸ ਦਾ ਕਰਕੇ ਉਹ ਬੱਚਾ ਹਰ ਕੰਮ ਲਗਨ ਅਤੇ ਧਿਆਨ ਨਾਲ ਕਰਦਾ ਹੈ, ਉਹ ਜ਼ਿਆਦਾ ਅਕਲਮੰਦ ਹੁੰਦਾ ਹੈ ਅਤੇ ਉਸਨੂੰ ਪਤਾ ਹੁੰਦਾ ਹੈ ਕਿ ਉਸ ਨੂੰ ਅੱਗੇ ਜਾਕੇ ਜੀਵਨ ਵਿੱਚ ਕੀ ਅਤੇ ਕਿਵੇਂ ਹਾਸਲ ਕਰਨਾ ਹੈ।

   ਵਿੱਚਕਾਰਲੇ ਬੱਚੇ ਸ਼ੁਰੂ ਤੋਂ ਹੀ ਆਪਣੇ ਵੱਡੇ ਅਤੇ ਛੋਟੇ ਭੈਣ-ਭਰਾਵਾਂ ਨਾਲ ਐਡਜਸਟਮੈਂਟ ਕਰਨਾ ਸਿੱਖਦੇ ਹਨ ਜਿਸ ਦਾ ਪ੍ਰਭਾਵ ਵੱਡੇ ਹੋਣ ਤੱਕ ਉਨ੍ਹਾਂ ਤੇ ਰਹਿੰਦਾ ਹੈ। ਵੇਖਿਆ ਗਿਆ ਹੈ ਕਿ ਇਹੋ ਜਿਹੇ ਬੱਚੇ ਵੱਡੇ ਹੋ ਕੇ ਸਾਰੀ ਪਰੇਸ਼ਾਨੀਆਂ ਅਸਾਨੀ ਨਾਲ ਸੁਲਝਾ ਲੈਂਦੇ ਹਨ ਕਿਉਂਕਿ ਉਨ੍ਹਾਂ ਦੇ ਵਿਕਾਸ ਅਤੇ ਵ੍ਰਿਧੀ ਦੇ ਸਮੇਂ ਤੋਂ ਹੀ ਉਨ੍ਹਾਂ ਨੇ ਇਹ ਗੁਣ ਅਪਣਾ ਲਿਆ ਸੀ।

   ਸਭ ਤੋਂ ਛੋਟੇ ਬੱਚੇ ਜ਼ਿਆਦਾ ਲਾਡ-ਪਿਆਰ ਨਾਲ ਪਲਦੇ ਹਨ ਇਸਲਈ ਉਹ ਜ਼ਿਆਦਾ ਸ਼ਰਾਰਤੀ, ਖੇਡਾਂ ਵਿੱਚ ਜ਼ਿਆਦਾ ਧਿਆਨ ਦੇਣ ਵਾਲੇ ਅਤੇ ਪੜ੍ਹਾਈ ਵਿੱਚ ਘੱਟ ਰੁਚੀ ਰੱਖਣ ਵਾਲੇ ਹੁੰਦੇ ਹਨ। ਇਹ ਬੱਚੇ ਸਾਰਿਆਂ ਦਾ ਧਿਆਨ ਆਕਰਸ਼ਿਤ ਕਰਨ ਵਿੱਚ ਵੀ ਸਭ ਤੋਂ ਅੱਗੇ ਹੁੰਦੇ ਹਨ ਅਤੇ ਇਨ੍ਹਾਂ ਨੂੰ ਯਾਰਾ ਦੋਸਤਾਂ ਨਾਲ ਰਹਿਣਾ ਜ਼ਿਆਦਾ ਪਸੰਦ ਹੁੰਦਾ ਹੈ ਅਤੇ ਇਹ ਜੀਵਨ ਵਿੱਚ ਕੀ ਕਰਣਗੇ ਇਹ ਪਹਿਲਾਂ ਤੋਂ ਸੋਚ ਕੇ ਨਹੀਂ ਰੱਖਦੇ।

4. **ਖੁਰਾਕ (ਨਿਊਟਰੀਸ਼ਨ) :** ਬੱਚੇ ਦੀ ਖੁਰਾਕ ਕਿੰਨੀ ਅਤੇ ਕਿਹੋ ਜਿਹੀ ਹੋਣੀ ਚਾਹੀਦੀ ਹੈ ਇਹ ਬੱਚੇ ਦੀ ਉਮਰ, ਉਸ ਦਾ ਲਿੰਗ, ਉਸ ਦੀ ਵੱਧਣ ਦੀ ਗਤੀ ਅਤੇ ਉਹ ਕਿੰਨ੍ਹੀ ਭੱਜ ਦੌੜ ਕਰਦਾ ਹੈ ਤੇ ਨਿਰਭਰ ਕਰਦੀ ਹੈ। ਜੇਕਰ ਬੱਚੇ ਨੂੰ ਉਸ ਦੀ ਵੱਧਣ ਦੀ ਉਮਰ ਵਿੱਚ ਸੰਪੂਰਨ ਆਹਾਰ ਮਿਲੇ ਤਾਂ ਉਹ ਤੇਜ਼ੀ ਅਤੇ ਵਧੀਆ ਤਰੀਕੇ ਨਾਲ ਵੱਧਦਾ ਹੈ ਪਰੰਤੂ ਜੇਕਰ ਚੰਗਾ ਆਹਾਰ ਨਹੀਂ ਮਿਲਦਾ (ਜਿਸ ਵਿਚ ਸਾਰੇ ਗੁਣਕਾਰੀ ਤੱਤ ਹੋਣ) ਜਾਂ ਬੱਚੇ ਨੂੰ ਕੋਈ ਇਹੋ ਜਿਹੀ ਬਿਮਾਰੀ ਹੈ ਜਿਸ ਦਾ ਕਰਕੇ ਉਹ ਖਾਣਾ ਪਚਾ ਨਹੀਂ ਪਾਉਂਦਾ ਜਾਂ ਸੋਖਦਾ ਤਾਂ ਉਸ ਦੀ ਵ੍ਰਿਧੀ ਤੇ ਵਿਕਾਸ ਘੱਟ ਜਾਂਦਾ ਹੈ।

5. **ਮੌਸਮ (ਕਲਾਈਮੇਟ) :** ਮੌਸਮ ਨਾਲ ਵੀ ਬੱਚੇ ਦਾ ਵ੍ਰਿਧੀ ਅਤੇ ਵਿਕਾਸ ਪ੍ਰਭਾਵਿਤ ਹੁੰਦੇ ਹਨ। ਬਸੰਤ ਅਤੇ ਸ਼ੁਰੂਆਤੀ ਗਰਮੀਆਂ ਵਿੱਚ ਬੱਚਿਆਂ ਦਾ ਭਾਰ ਘੱਟ ਵੱਧਦਾ ਹੈ ਅਤੇ ਗਰਮੀਆਂ ਦੇ ਅਖੀਰਲੇ ਦਿਨਾਂ ਵਿੱਚ ਅਤੇ ਪੱਤਝੜ ਦੇ ਮੌਸਮ ਵਿੱਚ ਭਾਰ ਸਭ ਤੋਂ ਵੱਧ ਵੱਧਦਾ ਹੈ।

6. **ਕਸਰਤਾਂ :** ਕਸਰਤ ਕਰਨ ਨਾਲ ਸਰੀਰ ਦਾ ਲਹੂ ਗੇੜ ਵੱਧਦਾ ਹੈ, ਸਰੀਰ ਦੀ ਕੰਮ ਕਰਨ ਦੀ ਸ਼ਮਤਾ ਵੱਧਦੀ ਹੈ ਅਤੇ ਮਾਸਪੇਸ਼ੀਆਂ ਉੱਤੇਜਿਤ ਹੁੰਦੀਆਂ ਹਨ ਅਤੇ ਹੋਰ ਵਿਕਸਿਤ ਹੁੰਦੀਆਂ ਹਨ। ਇਸਲਈ ਬੱਚਿਆਂ ਨੂੰ ਕਸਰਤਾਂ ਕਰਵਾਉਣੀਆਂ ਚਾਹੀਦੀਆਂ ਹਨ ਤਾਕਿ ਉਨ੍ਹਾਂ ਦਾ ਵਿਕਾਸ ਅਤੇ ਵ੍ਰਿਧੀ ਚੰਗੀ ਹੋਵੇ।

7. **ਬਿਮਾਰੀ :** ਇਹ ਬਿਮਾਰੀਆਂ ਉੱਤਪਤੀ ਸੰਬੰਧੀ ਜਾਂ ਜਮਾਂਦਰੂ (ਕਨਜੈਨਿਟਲ) ਹੁੰਦੀਆਂ ਹਨ ਜਿਹੜੀਆਂ ਬੱਚੇ ਦੇ ਕੱਦ, ਵਿਕਾਸ ਅਤੇ ਵ੍ਰਿਧੀ ਨੂੰ ਵਧਾ ਜਾਂ ਘਟਾ ਸਕਦੀਆਂ ਹਨ ਜਿਵੇਂ ਟਰਨਰ ਸਿੰਡਰੋਮ, ਸਿਸਟਿਕ ਫਾਈਬਰੋਸਿਸ ਆਦਿ।

C. **ਪ੍ਰੀਨੇਟਲ**

ਪ੍ਰੀਨੇਟਲ ਤੋਂ ਭਾਵ ਹੈ ਗਰਭ ਦੌਰਾਨ ਜਾਂ ਬੱਚੇ ਦੇ ਜਨਮ ਤੋਂ ਪਹਿਲਾਂ ਦਾ ਸਮਾਂ। ਬੱਚੇ ਦਾ ਵਿਕਾਸ ਗਰਭ ਅਵਸਥਾ ਤੋਂ ਹੀ ਸ਼ੁਰੂ ਹੋ ਜਾਂਦਾ ਹੈ ਅਤੇ ਜੇਕਰ ਪ੍ਰੀਨੇਟਲ ਸਮੇਂ ਵਿੱਚ ਕੋਈ ਕਮੀ ਰਹਿ ਜਾਵੇ ਤਾਂ ਬੱਚਾ ਚੰਗੀ ਤਰ੍ਹਾਂ ਨਹੀਂ ਵੱਧਦਾ। ਪ੍ਰੀਨੇਟਲ ਸਮੇਂ ਵਿੱਚ ਜੇਕਰ ਹੇਠ ਲਿਖੇ ਕਾਰਕ ਹਨ ਤਾਂ ਵ੍ਰਿਧੀ ਅਤੇ ਵਿਕਾਸ ਘੱਟ ਸੱਕਦਾ ਹੈ : (ਮਾਂ ਵਿੱਚ)

1. ਸਹੀ ਖੁਰਾਕ ਦੀ ਕਮੀ

2. ਬੱਚੇਦਾਨੀ ਦੀ ਸਥਿਤੀ ਸਹੀ ਨਾ ਹੋਣੀ
3. ਮੈਟਾਬਾਲਿਕ ਸਮੱਸਿਆਵਾਂ
4. ਐਂਨਡੋਕ੍ਰਾਈਨ ਸੰਬੰਧਿਤ ਸਮੱਸਿਆਵਾਂ
5. ਰੇਡੀਏਸ਼ਨਸ ਅਤੇ ਦਵਾਈਆਂ ਦੀ ਜ਼ਿਆਦਾ ਵਰਤੋ
6. ਲਾਗ ਦੀ ਬਿਮਾਰੀਆਂ ਜਿਵੇਂ ਰੁਬੈਲਾ, ਸਿਫ਼ਲਸ ਆਦਿ
7. ਆਰ.ਐਚ. ਇਨਕੰਮਪੈਟੇਬਿਲਿਟੀ
8. ਪਲਾਸੈਂਟਾ ਜਾਂ ਔਲ ਦੀ ਸਹੀ ਸਥਿਤੀ ਨਾ ਹੋਣਾ
9. ਮਾਂ ਦਾ ਸਿਗਰਟ ਜਾਂ ਸ਼ਰਾਬ ਪੀਣਾ
10. ਕਿਸੇ ਵੀ ਨਸ਼ੇ ਦਾ ਸੇਵਨ ਜੇਕਰ ਮਾਂ ਕਰਦੀ ਹੈ।

D. **ਪੋਸਟਨੇਟਲ**

ਬੱਚੇ ਦੇ ਜਨਮ ਤੋਂ ਬਾਅਦ ਵਾਲਾ ਸਮਾਂ ਪੋਸਟਨੇਟਲ ਸਮਾਂ ਹੁੰਦਾ ਹੈ। ਜੇਕਰ ਉਸ ਦੌਰਾਨ ਬੱਚੇ ਨੂੰ ਚੰਗਾ ਵਾਤਾਵਰਣ ਮਿਲੇ ਅਤੇ ਚੰਗਾ ਅਨੁਭਵ ਮਿਲੇ ਤਾਂ ਉਸ ਦੀ ਵ੍ਰਿਧੀ ਅਤੇ ਵਿਕਾਸ ਚੰਗਾ ਹੁੰਦਾ ਹੈ।

1.3 **ਬੱਚਿਆਂ ਵਿੱਚ ਵ੍ਰਿਧੀ ਅਤੇ ਵਿਕਾਸ ਦਾ ਨਿਰੀਖਣ (ਗਰੋਥ ਐਂਡ ਡਵੈਲਪਮੈਂਟ ਇਨ ਇਨਫੈਂਟ ਐਂਡ ਚਿਲਡਰਨ)**

ਬੱਚਿਆਂ ਵਿੱਚ ਵ੍ਰਿਧੀ ਅਤੇ ਵਿਕਾਸ ਸਹੀ ਤਰ੍ਹਾਂ ਹੋ ਰਿਹਾ ਹੈ ਜਾ ਨਹੀਂ ਇਹ ਜਾਣਨਾ ਬਹੁਤ ਜ਼ਰੂਰੀ ਹੈ ਤਾਕਿ ਸਮੇਂ ਰਹਿੰਦੇ ਕਿਸੇ ਵੀ ਬਿਮਾਰੀ ਜਾਂ ਵਿਕਾਰ ਦਾ ਪਤਾ ਲਗਾਇਆ ਜਾ ਸਕੇ ਅਤੇ ਸਮੇਂ ਤੇ ਉਸ ਦਾ ਇਲਾਜ ਕੀਤਾ ਜਾਵੇ। ਇਸ ਲਈ ਬਹੁਤ ਜ਼ਰੂਰੀ ਹੈ ਕਿ ਬੱਚੇ ਦੇ ਵ੍ਰਿਧੀ ਅਤੇ ਵਿਕਾਸ ਦੀ ਸਮੇਂ ਸਮੇਂ ਤੇ ਜਾਂਚ ਕੀਤੀ ਜਾਵੇ।

ਵ੍ਰਿਧੀ ਅਤੇ ਵਿਕਾਸ ਦੇ ਨਿਰੀਖਣ ਲਈ ਹੇਠ ਲਿੱਖੇ ਸੰਕੇਤਕ (ਇਨਡੀਕੇਟਰਸ) ਹਨ :

1. ਵਜਨ ਜਾਂ ਭਾਰ
2. ਲੰਬਾਈ
3. ਛਾਤੀ ਦਾ ਪਰਿਮਾਪ (ਸਰਕਮਫਰੈਂਸ)
4. ਸਿਰ ਦਾ ਪਰਿਮਾਪ
5. ਸਰੀਰ ਅਨੁਪਾਤ (ਬਾੱਡੀ ਰੇਸ਼ੋ)

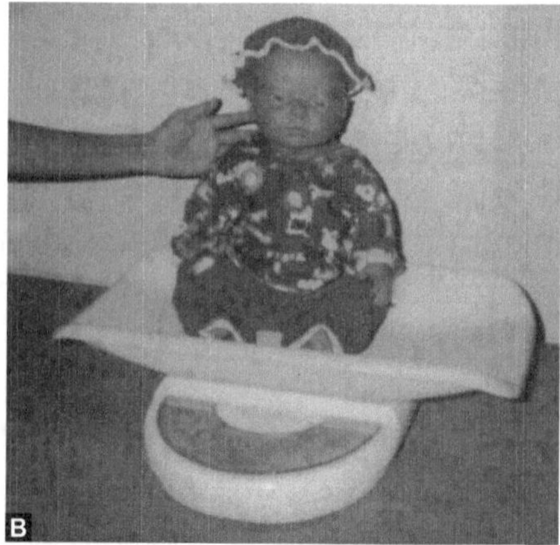

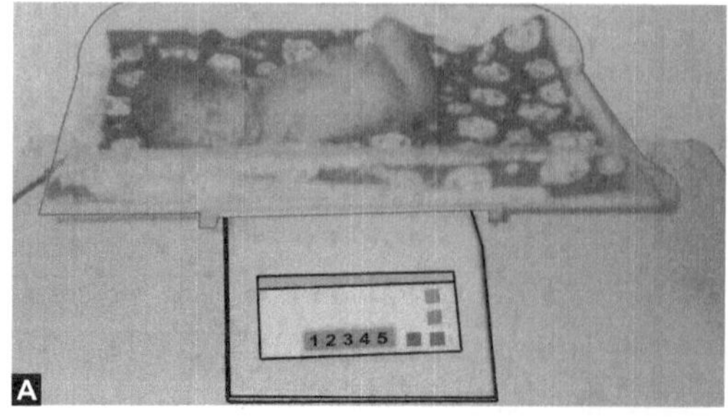

Figs 1.1A and B: ਬੱਚਿਆਂ ਦਾ ਭਾਰ ਅਤੇ ਲੰਬਾਈ ਮਾਪਣਾ

1. **ਭਾਰ :** ਭਾਰ ਨਾਲ ਸਾਨੂੰ ਸਰੀਰ ਵਿੱਚ ਪੋਸ਼ਣ ਦੇ ਪੱਧਰ ਦਾ ਪਤਾ ਲੱਗਦਾ ਹੈ। ਆਮਤੌਰ ਤੇ ਜਨਮ ਤੋਂ ਲੈ ਕੇ ਦੱਸਵੇ ਦਿਨ ਤੱਕ ਬੱਚੇ ਦਾ ਭਾਰ ਘੱਟਦਾ ਹੈ ਅਤੇ ਦਸਵੇਂ ਦਿਨ ਤੋਂ ਬਾਅਦ ਬੱਚੇ ਦਾ ਭਾਰ ਉਸ ਦੇ ਜਨਮ ਦੇ ਭਾਰ ਦੇ ਬਰਾਬਰ ਹੋ ਜਾਂਦਾ ਹੈ ਅਤੇ ਉਸ ਤੋਂ ਬਾਅਦ ਸ਼ੁਰੂ ਦੇ ਤਿੰਨ ਮਹੀਨਿਆਂ ਤੱਕ 25-30 ਗ੍ਰਾਮ ਪ੍ਰਤਿਦਿਨ ਦੇ ਹਿਸਾਬ ਨਾਲ ਵੱਧਦਾ ਹੈ।

- ਤਿੰਨ ਮਹੀਨੇ ਤੋਂ ਇੱਕ ਸਾਲ ਤੱਕ ਬੱਚੇ ਦਾ ਭਾਰ 400 ਗ੍ਰਾਮ ਪ੍ਰਤਿ ਮਹੀਨੇ ਦੇ ਹਿਸਾਬ ਨਾਲ ਵੱਧਦਾ ਹੈ।
- ਬੱਚੇ ਦਾ ਭਾਰ ਹੇਠ ਲਿਖੇ ਅਨੁਸਾਰ ਵੱਧਦਾ ਅਤੇ ਘੱਟਦਾ ਹੈ :

  ਜਨਮ ਤੇ → 2.5-3.0 ਕਿਲੋਗ੍ਰਾਮ

  ਪੰਜ ਮਹੀਨੇ ਤੱਕ → ਦੋ ਗੁਣਾ

  ਇੱਕ ਸਾਲ ਤੱਕ → ਜਨਮ ਦੇ ਭਾਰ ਤੋਂ ਤਿੰਨ ਗੁਣਾ

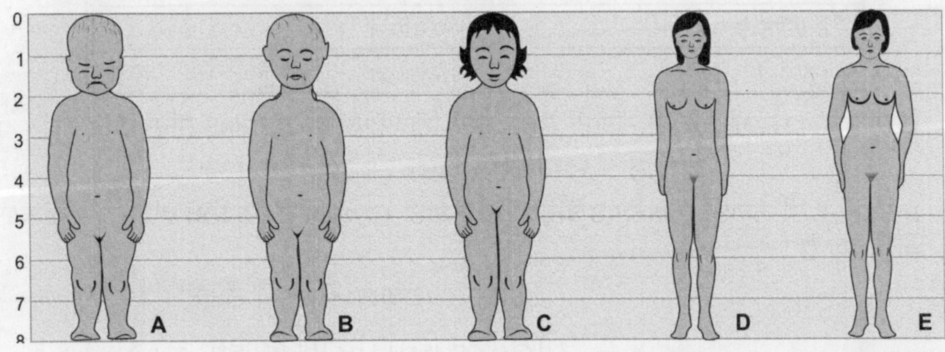

Figs 1.2A to E: ਬੱਚਿਆਂ ਦਾ ਵੱਖ-ਵੱਖ ਪੜਾਵਾਂ ਤੇ ਵਿਕਾਸ

  ਦੋ ਸਾਲ ਤੱਕ → ਚਾਰ ਗੁਣਾ

  ਤਿੰਨ ਸਾਲ ਤੱਕ → ਪੰਜ ਗੁਣਾ

  ਪੰਜ ਸਾਲ ਤੱਕ → ਛੇ ਗੁਣਾ

  ਸੱਤ ਸਾਲ ਤੱਕ → ਸੱਤ ਗੁਣਾ

  ਦੱਸ ਸਾਲ ਤੱਕ → ਦੱਸ ਗੁਣਾ

- ਬੱਚੇ ਦੇ ਭਾਰ ਨੂੰ ਅਸੀ ਹੇਠ ਲਿਖੇ ਫਾਰਮੂਲਾਂ ਨਾਲ ਵੀ ਮਾਪ ਸੱਕਦੇ ਹਨ :

  (a) ਤਿੰਨ ਮਹੀਨੇ ਤੋਂ 12 ਮਹੀਨੇ ਤੱਕ = $\frac{\text{ਉਮਰ (ਮਹੀਨੇ ਵਿੱਚ)} + 9}{2}$ ਕਿਲੋਗ੍ਰਾਮ

  (b) 1 ਸਾਲ ਤੋਂ 6 ਸਾਲ ਤੱਕ = [ਉਮਰ (ਸਾਲਾਂ ਵਿੱਚ 2] + 8 ਕਿਲੋਗ੍ਰਾਮ

  (c) 6 ਸਾਲ ਤੋਂ 12 ਸਾਲਾਂ ਤੱਕ = $\frac{[\text{ਉਮਰ (ਸਾਲਾਂ ਵਿੱਚ)} \times 7] - 5}{2}$ ਕਿਲੋਗ੍ਰਾਮ

2. **ਲੰਬਾਈ :** ਵ੍ਰਿਧੀ ਦਾ ਅਨੁਮਾਨ ਲਗਾਉਣ ਦਾ ਸਭ ਤੋਂ ਵਧੀਆਂ ਤਰੀਕਾ ਲੰਬਾਈ ਮਾਪਣਾ ਹੈ। ਇੱਕ ਸਾਲ ਤੋਂ ਘੱਟ ਬੱਚੇ ਦੀ ਲੰਬਾਈ "ਇੰਟਫੈਨਟੋਮੀਟਰ" ਨਾਲ ਮਾਪੀ ਜਾਂਦੀ ਹੈ। ਇੱਕ ਸਾਲ ਤੋਂ ਵੱਡੇ ਬੱਚੇ ਦੀ ਲੰਬਾਈ ਉਸ ਨੂੰ ਸਿੱਧਾ ਖੜਾ ਕਰ ਕੇ ਮਾਪੀ ਜਾਂਦੀ ਹੈ।

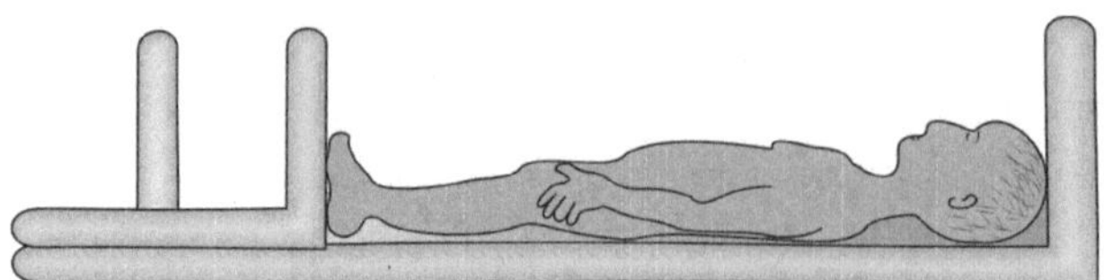

Fig. 1.3: ਇਨਫੈਨਟੋਮੀਟਰ

ਉਮਰ	ਲੰਬਾਈ
• ਜਨਮ ਦੇ ਸਮੇਂ	50 ਸੈਂਟੀਮੀਟਰ
• ਤਿੰਨ ਮਹੀਨੇ ਤੇ	60 ਸੈਂਟੀਮੀਟਰ
• ਛੇ ਮਹੀਨੇ ਤੇ	65 ਸੈਂਟੀਮੀਟਰ
• ਨੌ ਮਹੀਨੇ ਤੇ	70 ਸੈਂਟੀਮੀਟਰ
• 1 ਸਾਲ ਤੇ	75 ਸੈਂਟੀਮੀਟਰ

– ਦੋ ਸਾਲ ਤੋਂ 12 ਸਾਲਾਂ ਤੱਕ ਦੀ ਲੰਬਾਈ ਕੱਢਣ ਲਈ ਇੱਕ ਫਾਰਮੂਲਾ ਵਰਤਿਆ ਜਾਂਦਾ ਹੈ।

$$\text{ਫਾਰਮੂਲਾ} = \text{ਉਮਰ (ਸਾਲ ਵਿੱਚ)} \times 6 + 77 \text{ ਸੈਂਟੀਮੀਟਰ}$$

– ਮਾਤਾ ਪਿਤਾ ਦੀ ਲੰਬਾਈ ਦੇ ਅਨੁਸਾਰ ਬੱਚਿਆਂ ਦੀ ਲੰਬਾਈ ਦਾ ਅਨੁਮਾਨ ਹੇਠ ਲਿਖੇ ਫਾਰਮੂਲੇ ਨਾਲ ਲਗਾਇਆ ਜਾ ਸਕਦਾ ਹੈ :

$$\text{ਲੜਕੇ ਦੀ ਲੰਬਾਈ (ਸੈਂਟੀਮੀਟਰ ਵਿੱਚ)} = \frac{\begin{array}{c}\text{ਪਿਤਾ ਦੀ ਲੰਬਾਈ + ਮਾਂ ਦੀ ਲੰਬਾਈ}\\ \text{(ਸੈਂਟੀਮੀਟਰ ਵਿੱਚ) (ਸੈਂਟੀਮੀਟਰ ਵਿੱਚ)} + 6.5\end{array}}{2}$$

$$\text{ਲੜਕੀ ਦੀ ਲੰਬਾਈ (ਸੈਂਟੀਮੀਟਰ ਵਿੱਚ)} = \frac{\begin{array}{c}\text{ਪਿਤਾ ਦੀ ਲੰਬਾਈ + ਮਾਂ ਦੀ ਲੰਬਾਈ}\\ \text{(ਸੈਂਟੀਮੀਟਰ ਵਿੱਚ) (ਸੈਂਟੀਮੀਟਰ ਵਿੱਚ)} - 6.5\end{array}}{2}$$

3. **ਛਾਤੀ ਦਾ ਪਰਿਮਾਪ (ਚੈਸਟ ਸਰਕਮਫਰੈਨਸ)** : ਛਾਤੀ ਦਾ ਪਰਿਮਾਪ ਕੁਪੋਸ਼ਣ ਨੂੰ ਦਰਸਾਉਂਦਾ ਹੈ। ਛਾਤੀ ਦਾ ਮਾਪ ਹੇਠਲੇ ਤਰੀਕੇ ਨਾਲ ਵੱਧਦਾ ਹੈ :
   - ਜਨਮ ਤੇ → ਸਿਰ ਦੇ ਪਰਿਮਾਪ ਨਾਲ ਤਿੰਨ ਸੈਂਟੀਮੀਟਰ ਘੱਟ
   - ਇੱਕ ਸਾਲ ਤੇ → ਸਿਰ ਦੇ ਪਰਿਮਾਪ ਜਿਨ੍ਹਾ
   - ਪੰਜ ਸਾਲ ਤੇ → ਸਿਰ ਦੇ ਪਰਿਮਾਪ ਤੋਂ ਚਾਰ ਗੁਣਾ
4. **ਸਿਰ ਦਾ ਪਰਿਮਾਪ (ਹੈਡ ਸਰਕਮਫਰੈਨਸ)** : ਸਿਰ ਦੇ ਪਰਿਮਾਪ ਤੋਂ ਪਤਾ ਚੱਲਦਾ ਹੈ ਕਿ ਦਿਮਾਗ ਕਿੰਨ੍ਹਾਂ ਵਿਕਸਿਤ ਹੋਇਆ ਹੈ। ਇਹ ਹੇਠ ਲਿਖੇ ਪ੍ਰਕਾਰ ਹੈ :
   - ਜਨਮ ਤੇ → 33-35 ਸੈਂਟੀਮੀਟਰ
   - ਤਿੰਨ ਸਾਲ ਤੱਕ → 2 ਸੈਂਟੀਮੀਟਰ ਪ੍ਰਤਿ ਮਹੀਨਾ ਵੱਧਦਾ ਹੈ

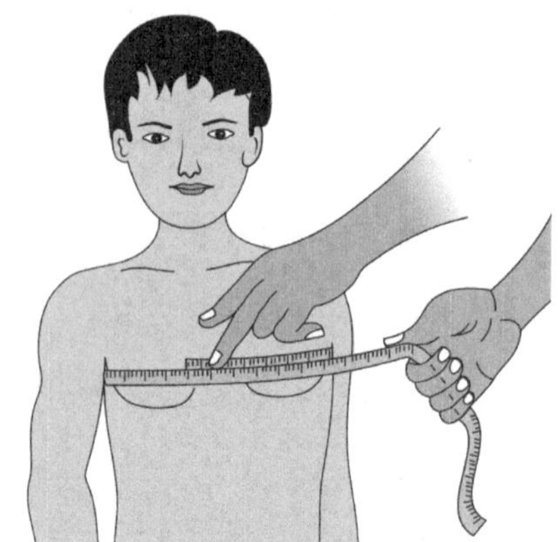

Fig. 1.4: ਛਾਤੀ ਦਾ ਪਰਿਮਾਪ ਲੈਣਾ

- ਤਿੰਨ ਮਹੀਨੇ ਤੋਂ ਛੇ ਸਾਲ ਤੱਕ → 1 ਸੈਂਟੀਮੀਟਰ ਪ੍ਰਤੀ ਮਹੀਨੇ ਦੇ ਹਿਸਾਬ ਨਾਲ
- ਛੇ ਮਹੀਨੇ ਤੋਂ ਇੱਕ ਸਾਲ ਤੱਕ → 0.5 ਸੈਂਟੀਮੀਟਰ ਪ੍ਰਤੀ ਮਹੀਨਾ
- ਇੱਕ ਸਾਲ ਤੱਕ → 47 ਸੈਂਟੀਮੀਟਰ
- ਦੋ ਸਾਲ ਤੇ → 49 ਸੈਂਟੀਮੀਟਰ
- ਤਿੰਨ ਸਾਲ ਤੇ → 50.0 ਸੈਂਟੀਮੀਟਰ
- ਚਾਰ ਸਾਲ ਤੇ → 50.4 ਸੈਂਟੀਮੀਟਰ
- ਪੰਜ ਸਾਲ ਤੇ → 50.8 ਸੈਂਟੀਮੀਟਰ
- 12 ਸਾਲ ਤੇ → 52 ਸੈਂਟੀਮੀਟਰ

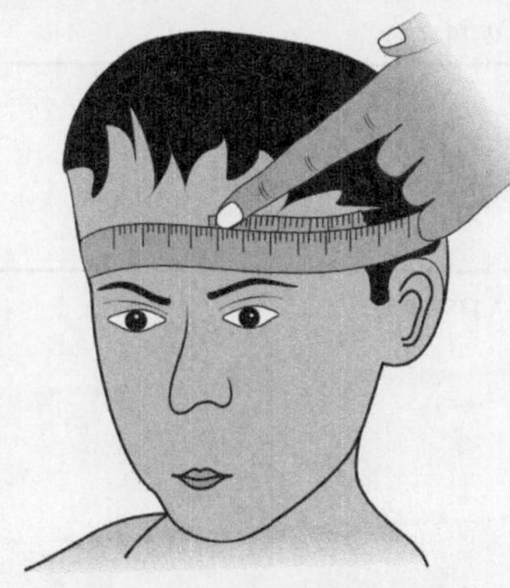

Fig. 1.5: ਸਿਰ ਦਾ ਪਰਿਮਾਪ ਲੈਣਾ

5. **ਸਰੀਰ ਅਨੁਪਾਤ (ਬਾਡੀ ਰੇਸ਼ੋ)** : ਜਿਵੇਂ ਜਿਵੇਂ ਬੱਚਾ ਵੱਧਦਾ ਜਾਂਦਾ ਹੈ, ਉਸ ਦਾ ਸਰੀਰ ਅਨੁਪਾਤ ਬਦਲਦਾ ਰਹਿੰਦਾ ਹੈ।

ਸਮਾ	**ਸਿਰ ਅਤੇ ਧੜ : ਪੈਰਾਂ ਦੀ ਲੰਬਾਈ**
• ਜਨਮ ਤੇ	1.7 : 1
• 16 ਸਾਲ ਤੇ	1 : 1

1.4 ਬੱਚਿਆਂ ਦਾ ਸਰੀਰਕ, ਮਾਨਸਿਕ ਅਤੇ ਸਮਾਜਿਕ ਵਿਕਾਸ (ਫਿਜ਼ੀਕਲ, ਸਾਈਕਾਲੀਜੀਕਲ ਅਤੇ ਸੋਸ਼ਲ ਡਵੈਲਪਮੈਂਟ ਆਫ਼ ਚਿਲਡਰਨ

ਬੱਚੇ ਦਾ ਵਿਕਾਸ ਉਸ ਦੀ ਸਰੀਰਕ, ਮਾਨਸਿਕ ਅਤੇ ਸਮਾਜਿਕ ਤਬਦੀਲੀਆਂ ਦੇ ਅਨੁਸਾਰ ਹੁੰਦਾ ਹੈ ਅਤੇ ਇਨ੍ਹਾਂ ਤਬਦੀਲੀਆਂ ਨੂੰ ਅਸੀ ਉਪਲੱਪਦੀ ਥੱਮ (ਮਾਈਲ ਸਟੋਨਸ) ਕਹਿੰਦੇ ਹਨ।

ਮਾਈਲਸਟੋਨਸ

ਸਮਾਂ	**ਸਰੀਰਕ ਵਿਕਾਸ**	**ਮਾਨਸਿਕ ਅਤੇ ਸਮਾਜਿਕ ਵਿਕਾਸ**
1 ਮਹੀਨੇ ਤੇ	• ਹੱਥ ਦੀ ਮੁੱਠੀਆਂ ਬੰਦ ਰਹਿੰਦੀਆਂ ਹਨ। • ਲੱਤਾਂ ਸਿੰਗੋੜ ਕੇ ਰੱਖਦਾ ਹੈ। • ਬਿਠਾਉਣ ਤੇ ਬੱਚਾ ਸਿਰ ਪਿੱਛੇ ਨੂੰ ਲਟਕਾ ਲੈਂਦਾ ਹੈ।	• ਤੇਜ ਅਵਾਜ ਨੂੰ ਸੁਣ ਕੇ ਉਸ ਵੱਲ ਮੁੜਦਾ ਹੈ। • ਮੋਰੋ ਅਤੇ ਰੂਟਿੰਗ ਰਿਫ਼ਲੈਕਸ ਦਿਖਦੇ ਹਨ। • ਭੁੱਖ ਲੱਗਣ ਤੇ ਬੱਚਾ ਰੋਂਦਾ ਹੈ। • ਦੁੱਧ ਪੀ ਕੇ ਅਤੇ ਗੋਦ ਵਿੱਚ ਖਿਲਾਉਣ ਨਾਲ ਬੱਚੇ ਨੂੰ ਸੰਤੁਸ਼ਟੀ ਮਿਲਦੀ ਹੈ। • ਮਾੜਾ ਜਿਹਾ ਮੁਸਕੁਰਾਉਂਦਾ ਹੈ।
2 ਮਹੀਨੇ ਤੇ	• ਸਿਰ ਨੂੰ ਬਿਸਤਰ ਤੋਂ ਉੱਤੇ ਚੁੱਕਣ ਦੀ ਕੋਸ਼ਿਸ਼ ਕਰਦਾ ਰਹਿੰਦਾ ਹੈ। • ਲੱਤਾਂ ਹੁਣ ਘੱਟ ਸਿੰਗੁੜੀਆ ਹੁੰਦੀਆਂ ਹਨ। • ਬਿਠਾਉਣ ਤੇ ਬੱਚਾ ਸਿਰ ਪਿੱਛੇ ਨੂੰ ਲਟਕਾ ਲੈਂਦਾ ਹੈ।	• ਨੇੜੇ ਆਉਣ ਤੇ ਸਭ ਨੂੰ ਪਹਿਚਾਨਣ ਦੀ ਕੋਸ਼ਿਸ਼ ਕਰਦਾ ਹੈ। • ਮੋਰੋ ਰਿਫਲੈਕਸ ਹੁੰਦਾ ਹੈ। • ਮਾਂ ਦੀ ਅਵਾਜ ਪਹਿਚਾਨਣ ਦੀ ਕੋਸ਼ਿਸ਼ ਕਰਦਾ ਹੈ।

Contd....

Contd....

		• ਸਮਾਜਿਕ ਮੁਸਕਾਨ • ਦੁੱਧ ਪਿਲਾਉਣ ਅਤੇ ਜੇ ਬੱਚੇ ਨੂੰ ਖਿਡਾਇਆ ਜਾਵੇ ਤਾਂ ਉਸ ਨੂੰ ਸੰਤੁਸ਼ਟੀ ਮਿਲਦੀ ਹੈ। • ਬੱਚਾ ਰੋਸ਼ਨੀ ਦੇ ਵੱਲ ਸਿਰ ਘੁਮਾਉਂਦਾ ਹੈ।
3 ਸਾਲ ਤੇ	• ਮੁੱਠੀਆਂ ਖੋਲ ਲੈਂਦਾ ਹੈ। • ਸਿਰ ਸੰਭਾਲਣ ਦੀ ਕੋਸ਼ਿਸ਼ ਕਰਦਾ ਹੈ। • ਪੇਟ ਦੇ ਭਾਰ ਲੇਟਣ ਤੇ ਬੱਚਾ ਆਪਣਾ ਸਿਰ 45 ਤੋਂ 90 ਤੱਕ ਉਠਾਉਣ ਦੀ ਕੋਸ਼ਿਸ਼ ਕਰਦਾ ਹੈ।	• ਮੋਰੋ ਰਿਫਲੈਕਸ ਘੱਟ ਜਾਂਦਾ ਹੈ। • ਬੱਚਾ ਬਾਹਰ ਤੇ ਵਾਤਾਵਰਨ ਵਿੱਚ ਰੁਚੀ ਲੈਣਾ ਸ਼ੁਰੂ ਕਰ ਦਿੰਦਾ ਹੈ। • ਬੱਚੇ ਅਪਣੇ ਆਪ ਅਵਾਜ ਕੱਢਦੇ ਹਨ ਜਿਸਨੂੰ ਕੂਇੰਗ ਕਹਿੰਦੇ ਹਨ। • ਸਿਰ ਅਵਾਜ ਦੇ, ਵੱਲ ਘੁੰਮਾਉਂਦਾ ਹੈ। • ਬੱਚਾ ਮਾਂ ਨੂੰ ਪਹਿਚਾਣਦਾ ਹੈ ਅਤੇ ਮਾਂ ਦੇ ਨੇੜੇ ਆਉਂਦੇ ਹੀ ਉਹ ਚੁੱਪ ਹੋ ਜਾਂਦਾ ਹੈ।
4 ਮਹੀਨੇ ਤੇ	• ਸਹਾਰੇ ਨਾਲ ਬੈਠ ਜਾਂਦਾ ਹੈ ਅਤੇ ਸਿਰ ਨੂੰ ਸੰਭਾਲ ਲੈਂਦਾ ਹੈ। • ਪੁੱਠਾ ਲਿਟਾਉਣ ਤੇ ਸਿੱਧਾ ਹੋਣ ਦੀ ਕੋਸ਼ਿਸ਼ ਕਰਦਾ ਹੈ। • ਚੀਜਾਂ ਨੂੰ ਹੱਥ ਵਿੱਚ ਫੜ ਕੇ ਮੂੰਹ ਵੱਲ ਲੈ ਕੇ ਆਉਂਦਾ ਹੈ।	• ਮੋਰੋ ਰਿਫਲੈਕਸ ਖ਼ਤਮ ਹੋ ਜਾਂਦਾ ਹੈ। • ਕੱਲਾ ਛੱਡਣ ਤੇ ਬੱਚਾ ਰੋਂਦਾ ਹੈ। • ਅਣਜਾਣ ਬੰਦਿਆਂ ਨੂੰ ਪਹਿਚਾਨਣ ਦੀ ਕੋਸ਼ਿਸ਼ ਕਰਦਾ ਹੈ। • ਅਵਾਜਾਂ ਕੱਢਦਾ ਹੈ। • ਜੋਰ ਜੋਰ ਦੀ ਹੱਸਦਾ ਹੈ। • ਮਾਂ ਨੂੰ ਪਹਿਚਾਣਦਾ ਹੈ ਬੱਚਾ ਅਤੇ ਕੋਲ ਆਉਂਣ ਤੇ ਜਾਂ ਖਿਡੌਣ ਤੇ ਮੁਸਕੁਰਾਉਂਦਾ ਹੈ।
5 ਮਹੀਨੇ ਤੇ	• ਸਹਾਰਾ ਦੇਣ ਤੇ ਬੈਠ ਜਾਂਦਾ ਹੈ। • ਪੇਟ ਦੇ ਭਾਰ ਲਿਟੌਣ ਤੇ ਬੱਚਾ ਪਿੱਠ ਵੱਲ ਨੂੰ ਘੁੰਮਦਾ ਹੈ। • ਚੀਜ਼ਾ ਨੂੰ ਫੜਨ ਦੀ ਕੋਸ਼ਿਸ਼।	• ਸ਼ੀਸ਼ੇ ਵਿੱਚ ਖ਼ੁੱਦ ਨੂੰ ਵੇਖ ਕੇ ਬੱਚਾ ਮੁਸਕੁਰਾਉਂਦਾ ਹੈ। • ਖੇਡਣ ਵਿੱਚ ਜ਼ਿਆਦਾ ਉਤਸਾਹ ਵਿਖਾਉਂਦਾ ਹੈ।

Contd....

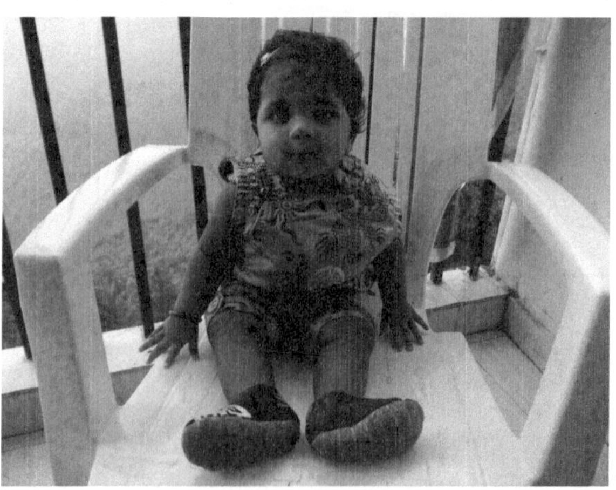

Fig. 1.6: 6-ਮਹੀਨੇ ਦਾ ਸਿਹਤਮੰਦ ਬੱਚਾ

Contd....

6 ਮਹੀਨੇ ਤੇ	• ਬਿਨਾ ਸਹਾਰੇ ਦੇ ਬੈਠ ਜਾਂਦਾ ਹੈ। • ਚੀਜ਼ਾਂ ਨੂੰ ਚੰਗੀ ਤਰ੍ਹਾਂ ਫੜ ਲੈਂਦਾ ਹੈ ਅਤੇ ਇੱਕ ਹੱਥ ਤੋਂ ਦੂਜੇ ਵੱਲ ਫੜਾ ਵੀ ਸਕਦਾ ਹੈ।	• ਜੇਕਰ ਕੁੱਝ ਗਵਾਚ ਜਾਵੇ ਤਾਂ ਉਸ ਨੂੰ ਲੱਭਣ ਦੀ ਕੋਸ਼ਿਸ਼ ਕਰਦਾ ਹੈ। • "ਮਾਂ" ਜਾ "ਬਾ" ਦੀ ਅਵਾਜ ਕੱਢਦਾ ਹੈ। • ਹਸਾਉਣ ਤੇ ਹੱਸਦਾ ਹੈ। • ਸ਼ੀਸ਼ੇ ਵਿੱਚ ਖੁਦ ਨੂੰ ਵੇਖ ਕੇ ਹੱਸਦਾ ਅਤੇ ਖੇਡਦਾ ਹੈ। • ਹੱਥੋ ਖਿਡੌਣਾ ਖੋਹਣਾ। • ਮਾਂ ਅਤੇ ਅਜਨਬੀਆਂ ਵਿੱਚ ਭੇਦ ਕਰਨਾ।
7 ਮਹੀਨੇ ਤੇ	• ਬਿਨਾ ਸਹਾਰੇ ਲੰਬੇ ਸਮੇਂ ਲਈ ਬੈਠਣਾ। • ਚੀਜ਼ਾ ਨੂੰ ਮਜਬੂਤੀ ਨਾਲ ਫੱੜ ਕੇ ਇੱਕ ਤੋਂ ਦੂੱਜੇ ਹੱਥ ਨੂੰ ਫੜਾਉਣਾ। • ਸਿੱਧਾ ਲੇਟੇ ਹੋਏ ਆਪਣੇ ਪੈਰਾਂ ਨਾਲ ਖੇਡਣਾ ਅਤੇ ਪੈਰ ਦੇ ਅੰਗੂਠੇ ਨੂੰ ਮੂੰਹ ਵਿੱਚ ਪਾਉਣਾ। • ਚੀਜ਼ਾਂ ਨੂੰ ਚੁੱਕਦਾ ਅਤੇ ਸੁੱਟਦਾ ਹੈ।	• ਖਿਡੌਣੇ ਜਾਂ ਦੂਰ ਪਈ ਹੋਈ ਚੀਜ਼ ਨੂੰ ਲੱਭਣਾ। • "ਦਾ", "ਮਾਂ", "ਬਾ" ਜਿਹੇ ਅੱਖਰ ਬੋਲਣਾ। • ਜੇਕਰ ਮਾਂ ਕੋਲ ਨਾ ਹੋਵੇ ਜਾਂ ਕੋਈ ਅਣਜਾਣ ਮਨੁੱਖ ਨੂੰ ਵੇਖ ਕੇ ਰੋਣਾ। • ਚੀਜ਼ਾਂ ਨੂੰ ਪਸੰਦ ਜਾਂ ਨਾਪਸੰਦ ਕਰਨਾ।
8 ਮਹੀਨੇ ਤੇ	• ਇਕੱਲਾ ਬਿਨਾ ਸਹਾਰੇ ਵੱਧ ਸਮੇਂ ਲਈ ਬੈਠਦਾ ਹੈ। • ਜਦੋਂ ਬੱਚੇ ਨੂੰ ਪੁੱਠਾ ਲਿਟਾ ਦਿੱਤਾ ਜਾਵੇ ਉਹ ਤੱਕ ਵੀ ਕਿਸੇ ਵੀ ਚੀਜ਼ ਤੱਕ ਪਹੁੰਚ ਸਕਦਾ ਹੈ।	• "ਦਾਦਾ", "ਮਾਮਾ", "ਬਾਬਾ" ਜਿਹੇ ਸ਼ਬਦਾਂ ਦੀ ਵਰਤੋ ਕਰਦਾ ਹੈ। • ਜਿਹੜੇ ਸ਼ਬਦ ਅਤੇ ਅਵਾਜਾਂ ਨੂੰ ਬੱਚਾ ਪਹਿਚਾਣਦਾ ਹੈ ਉਹ ਸੁਣ ਕੇ ਬੱਚਾ ਪ੍ਰਤੀਕਿਰਿਆ ਦਿੰਦਾ ਹੈ। • ਆਪਣੇ ਨਾਂ ਦੀ ਵੀ ਪਹਿਚਾਣ ਹੋ ਜਾਂਦੀ ਹੈ। • ਅਣਜਾਣ ਲੋਕਾਂ ਨਾਲ ਉਦਾਸ ਅਤੇ ਮਾਂ ਨੂੰ ਵੇਖ ਕੇ ਖੁਸ਼ ਹੁੰਦਾ ਹੈ।
9 ਮਹੀਨੇ ਤੇ	• ਕਿਸੇ ਸਹਾਰੇ ਨੂੰ ਫੱੜ ਕੇ ਖੜੇ ਹੋਣ ਦੀ ਕੋਸ਼ਿਸ਼ ਕਰਦਾ ਹੈ। • ਲੇਟੇ ਲੇਟੇ ਆਪਣੇ ਆਪ ਬੈਠ ਜਾਂਦਾ ਹੈ। • ਕਿਸੇ ਵੀ ਚੀਜ਼ ਨੂੰ ਅੰਗੂਠੇ ਅਤੇ ਉਂਗਲੀਆਂ ਵਿਚ ਫੜਦਾ ਹੈ। • ਗੋਡਿਆਂ ਭਾਰ ਚਲਣਾ। • ਖਿਡੌਣੇ ਅਤੇ ਕਿਸੇ ਵੀ ਚੀਜ ਨੂੰ ਥੱਲੇ ਸੁੱਟਣਾ।	• "ਦਾਦਾ", "ਮਾਮਾ", "ਬਾਬਾ" ਜਿਹੇ ਸ਼ਬਦ ਬੋਲਦਾ ਹੈ। • ਬੱਚੇ ਨੂੰ ਜੇ ਗੁੱਸਾ ਕਰੀਏ ਤਾਂ ਉਹ ਰੋਣ ਲੱਗਦਾ ਹੈ। • ਬਾਏ-ਬਾਏ ਅਤੇ ਨਮਸਤੇ ਕਰਨਾ ਸਿੱਖਦਾ ਹੈ। • ਮਾਂ ਅਤੇ ਪਰਿਵਾਰ ਦੇ ਦੂਜੇ ਮੈਂਬਰਾਂ ਨਾਲ ਖੇਡਦਾ ਹੈ।
10 ਮਹੀਨੇ ਤੇ	• ਕਿਸੇ ਵੀ ਚੀਜ਼ ਨੂੰ ਫੱੜ ਕੇ ਖੜੇ ਹੋਣ ਦੀ ਕੋਸ਼ਿਸ਼ ਕਰਦਾ ਹੈ। • ਜਦੋਂ ਨੀਂਦ ਆਵੇ ਤਾਂ ਹੀ ਲੇਟਦਾ ਹੈ, ਨਹੀਂ ਤਾਂ ਲੇਟਣਾ ਪਸੰਦ ਨਹੀਂ ਕਰਦਾ।	• ਕਿਤਾਬ ਵਿੱਚ ਤਸਵੀਰਾਂ ਵੇਖਦਾ ਹੈ। • ਨਕਲ ਕਰਨ ਦੀ ਕੋਸ਼ਿਸ ਕਰਦਾ ਹੈ ਅਤੇ ਰੀਸ ਲਾਉਂਦਾ ਹੈ। • ਖੇਡਣ ਵਿੱਚ ਜ਼ਿਆਦਾ ਧਿਆਨ ਰਹਿੰਦਾ ਹੈ। • ਖਿਡੌਣਿਆ ਵਿੱਚ ਪਸੰਦ ਨਾ ਪਸੰਦ ਵਿਖਾਉਂਦੇ ਹਨ।

Contd....

Contd....

11 ਮਹੀਨੇ ਤੇ	• ਸਹਾਰੇ ਨਾਲ ਖੜੇ ਹੋ ਕੇ ਉਸ ਦੇ ਆਲੇ ਦੁਆਲੇ ਚਲਦਾ ਹੈ। • ਫੜਣ ਦੀ ਕਿਰਿਆ ਮਜਬੂਤ ਹੋ ਜਾਂਦੀ ਹੈ ਤੇ ਹੁਣ ਬੱਚਾ ਹੋਰ ਮਜਬੂਤੀ ਨਾਲ ਚੀਜ਼ਾ ਨੂੰ ਫੜਦਾ ਹੈ ਜਿਵੇਂ ਚਮਚਾ ਜਾਂ ਪੈਨ।	• ਨਵੀਂ ਨਵੀਂ ਚੀਜ਼ਾ ਵੱਲ ਜਾਂਦਾ ਹੈ ਅਤੇ ਉਨ੍ਹਾਂ ਨੂੰ ਜਾਣਨ ਦੀ ਕੋਸ਼ਿਸ਼ ਕਰਦਾ ਹੈ। • ਸ਼ਬਦ ਅਤੇ ਹਰਕਤਾਂ ਦੀ ਰੀਸ ਕਰਦਾ ਹੈ। • ਖੇਡਣ ਤੇ ਖੁਸ਼ ਅਤੇ ਰੋਕਣ ਤੇ ਨਿਰਾਸ਼ ਹੋ ਜਾਂਦਾ ਹੈ।
12 ਮਹੀਨੇ ਤੇ	• ਬਿਨਾ ਸਹਾਰੇ ਖੜੇ ਹੋਣਾ। • ਚਮਚੇ ਤੋਂ ਨਾਲ ਖਾਣਾ ਖਾਉਣ ਦੀ ਕੋਸ਼ਿਸ਼ ਕਰਨਾ। • ਕਿਤਾਬ ਦੇ ਪੇਜ ਪਲਟ ਸਕਦਾ ਹੈ। • ਜੁਰਾਬ ਅਤੇ ਜੁੱਤੇ ਪਾਉਣ ਦੀ ਕੋਸ਼ਿਸ਼ ਕਰਦਾ ਹੈ।	• ਰੀਸ ਕਰਦਾ ਹੈ। • "ਮਾਮਾ", "ਬਾਬਾ" ਤੋਂ ਅਲਾਵਾ ਹੋਰ ਵੀ ਸ਼ਬਦ ਬੋਲਦਾ ਹੈ ਅਤੇ ਸ਼ਬਦਾਂ ਦਾ ਮਤਲਬ ਸਮੱਝਦਾ ਹੈ। • ਹੁਣ ਬੱਚਾ ਡਰ, ਪਿਆਰ ਨਰਾਜਗੀ, ਜਲਨ ਆਦਿ ਜਿਹੇ ਭਾਵਾਂ ਵਿੱਚ ਅੰਤਰ ਕਰ ਸੱਕਦਾ ਹੈ। • ਗੇਂਦ ਅਤੇ ਖਿਡੌਣਿਆਂ ਨਾਲ ਖੇਡਦਾ ਹੈ।
12-15 ਮਹੀਨੇ ਤੱਕ	• ਬਿਨਾ ਸਹਾਰੇ ਚੱਲਦਾ ਹੈ।	• ਜ਼ਿਆਦਾ ਸ਼ਬਦਾਂ ਅਤੇ ਲਾਈਨਾਂ ਨੂੰ ਸਮਝਦਾ ਹੈ। • ਪੈਂਸਲ ਨਾਲ ਟੇਢੀ-ਮੇਢੀ ਲਾਈਨਾਂ ਜਾਂ ਲਕੀਰਾਂ ਖਿੱਚ ਲੈਂਦਾ ਹੈ। • ਕੱਪੜੇ ਗਿੱਲੇ ਹੋਣ ਤੇ ਪਤਾ ਲੱਗ ਜਾਂਦਾ ਹੈ।
15-18 ਮਹੀਨੇ ਤੱਕ	• ਦੌੜਦਾ ਹੈ। • 8-10 ਸ਼ਬਦ ਬੋਲ ਲੈਂਦਾ ਹੈ। • ਦੋਵੇਂ ਪੈਰਾਂ ਨਾਲ ਟੱਪਦਾ ਹੈ।	• ਪਿੱਛੇ ਅਤੇ ਸਾਈਡ ਤੇ ਚੱਲਣ ਦੀ ਕੋਸ਼ਿਸ਼ ਕਰਦਾ ਹੈ। • ਪੌੜੀਆਂ ਚੜ੍ਹਨ ਦੀ ਕੋਸ਼ਿਸ਼ ਕਰਦਾ ਹੈ। • ਪੁੱਛਣ ਤੇ ਸਰੀਰ ਦੇ ਅੰਗਾਂ ਵੱਲ ਇਸ਼ਾਰਾ ਕਰਦਾ ਹੈ।
3 ਸਾਲ ਤੇ	• ਪੌੜੀਆਂ ਚੱੜ੍ਹ ਸੱਕਦਾ ਹੈ।	• ਸ਼ਬਦਾਂ ਨੂੰ ਸਮਝ ਕਰ ਵਾਕ ਬਣਾਉਂਦਾ ਹੈ। • ਸਿੱਧੀ ਲਾਈਨ ਬਣਾਉਂਦਾ ਹੈ। • ਰਿਸ਼ਤਿਆਂ ਨੂੰ ਸਮਝਦਾ ਹੈ। • ਕਿਤਾਬ ਦੇ ਪੇਜ ਇੱਕ ਇੱਕ ਕਰਕੇ ਪਲਟਾ ਸਕਦਾ ਹੈ। • ਕਹਾਣੀਆਂ ਸੁਣਦਾ ਹੈ। • ਟੱਟੀ-ਪਿਸ਼ਾਬ ਤਿਆਗਣ ਦੀ ਕਿਰਿਆ ਤੇ ਨਿਰੰਤਰਣ (ਕੰਨਟ੍ਰੋਲ) ਸ਼ੁਰੂ ਹੋ ਜਾਂਦਾ ਹੈ।
3 ਸਾਲ ਤੇ	• ਤਿੰਨ ਪਹਿਏ ਦੀ ਸਾਈਕਲ ਚਲਾ ਸਕਦਾ ਹੈ। • ਇੱਕ ਪੈਰ ਤੇ ਖੜ੍ਹਾ ਹੋ ਸੱਕਦਾ ਹੈ।	• ਗੋਲਾ (ਸਰਕਲ) ਪੇਜ ਤੇ ਬਣਾ ਸਕਦਾ ਹੈ। • ਕੱਪੜੇ ਪਾਉਣ ਦੀ ਕੋਸ਼ਿਸ਼ ਕਰਦਾ ਹੈ। • ਆਪਣੇ ਲਿੰਗ ਦੇ ਬਾਰੇ ਪਹਿਚਾਣਦਾ ਹੈ। • ਕਹਾਣੀ ਕਹਿੰਦਾ ਹੈ ਜਾ ਸੁਣਾਉਂਦਾ ਹੈ।
4 ਸਾਲ ਤੇ	• ਪੌੜੀਆਂ ਉਤਰ ਸਕਦਾ ਹੈ। • ਰੱਸੀ ਟੱਪਦਾ ਹੈ। • ਇੱਕ ਲੱਤ ਤੇ ਟੱਪਦਾ ਹੈ।	• ਕੱਪੜੇ ਆਪ ਹੀ ਪਾ ਲੈਂਦਾ ਹੈ। • ਕਰਾਸ ਜਾਂ ਤਿਕੋਣ (× ਜਾ Δ) ਬਣਾ ਸਕਦਾ ਹੈ।
5 ਸਾਲ ਤੇ	• ਦੋਵੇਂ ਲੱਤਾਂ ਨਾਲ ਟੱਪਦਾ ਹੈ। • ਮਿਤੱਰਾਂ ਨਾਲ ਖੇਡਦਾ ਹੈ।	• ਟੇਢਾ ਕਰਾਸ, ਸਕੇਅਰ ਅਤੇ ਪਿਰਾਮਿਡ ਬਣਾ ਸਕਦਾ ਹੈ। • ਜੁੱਤੀ ਦੇ ਤਸਮੇ ਬੰਨ੍ਹ ਸਕਦਾ ਹੈ।

1.5 ਬੱਚਿਆਂ ਵਿੱਚ ਵ੍ਰਿਧੀ ਅਤੇ ਵਿਕਾਸ ਦੀ ਜਾਂਚ ਅਤੇ ਰਿਕਾਰਡ (ਮੌਨਿਟਰਿੰਗ ਐਂਡ ਰਿਕੌਰਡਿੰਗ ਆਫ਼ ਗਰੋਥ ਐਂਡ ਡਵੈਲਪਮੈਂਟ ਆਫ਼ ਇਨਫੈਂਟਸ ਐਂਡ ਚਿਲਡਰਨ)

ਬੱਚਿਆਂ ਦਾ ਵ੍ਰਿਧੀ ਅਤੇ ਵਿਕਾਸ ਇੱਕ ਖਾਸ ਪ੍ਰਕਾਰ ਨਾਲ ਹੁੰਦਾ ਹੈ। ਕਾਫ਼ੀ ਬੱਚਿਆਂ ਤੇ ਸ਼ੋਧ ਕਰਨ ਤੋਂ ਬਾਅਦ ਇਹ ਪਤਾ ਲਗਾਇਆ ਗਿਆ ਹੈ ਕਿ ਆਮਤੌਰ ਤੇ ਬੱਚਿਆਂ ਦਾ ਵਿਕਾਸ ਕਿਵੇਂ ਹੁੰਦਾ ਹੈ।

- ਜਨਮ ਤੋਂ 5 ਸਾਲ ਦੀ ਉਮਰ ਤੱਕ, ਬੱਚੇ ਦਾ ਵਜਨ ਜਾਂ ਭਾਰ ਉਸ ਦੀ ਵ੍ਰਿਧੀ ਨੂੰ ਮਾਪਣ ਦਾ ਸਭ ਤੋਂ ਵਧੀਆ ਤਰੀਕਾ ਹੁੰਦਾ ਹੈ।
- ਮਾਈਲਸਟੋਨਸ (ਉਪਲਬਧੀ ਥੰਮ) ਦੇ ਅਧਾਰ ਤੇ ਜਨਮ ਤੋਂ ਪੰਜ ਸਾਲ ਦੇ ਬੱਚੇ ਦਾ ਭਾਰ ਗਰਾਫ਼ ਤੇ ਦਰਸਾਇਆ ਜਾਂਦਾ ਹੈ। ਇਸ ਨੂੰ "ਗਰੋਥ ਚਾਰਟ" ਕਹਿੰਦੇ ਹਨ।

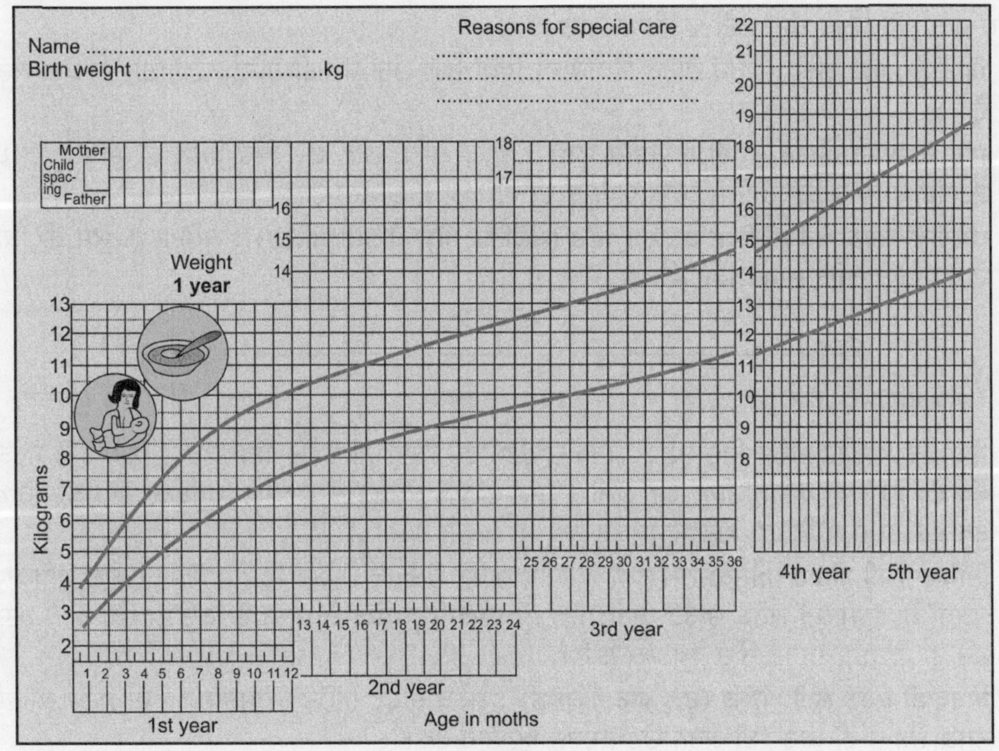

Fig. 1.7: ਗਰੋਥ ਚਾਰਟ

1.5.1 ਗਰੋਥ ਚਾਰਟ ਜਾਂ ਰੋਡ ਟੂ ਹੈਲਥ ਚਾਰਟ

ਇਸ ਚਾਰਟ ਵਿੱਚ ਦੋ ਲਕੀਰਾਂ ਹੁੰਦੀਆਂ ਹਨ। ਉੱਤੇ ਦੀ ਲਕੀਰ ਨਾਰਮਲ ਤੋਂ ਵੱਧ ਭਾਰ ਨੂੰ ਅਤੇ ਥੱਲ੍ਹੇ ਦੀ ਲਕੀਰ ਨਾਰਮਲ ਤੋਂ ਘੱਟ ਭਾਰ ਨੂੰ ਦਰਸਾਉਦੀ ਹੈ। ਬੱਚੇ ਦੀ ਵ੍ਰਿਧੀ ਲਕੀਰ ਦੋਵਾਂ ਦੇ ਵਿਚਕਾਰ ਹੋਣੀ ਚਾਹੀਦੀ ਹੈ। ਜੇਕਰ ਬੱਚੇ ਦੀ ਵ੍ਰਿਧੀ ਲਕੀਰ ਥੱਲ੍ਹੇ ਵਾਲੀ ਲਕੀਰ ਤੋਂ ਵੀ ਥੱਲ੍ਹੇ ਆਉਂਦੀ ਹੈ ਤਾਂ ਇਸ ਦਾ ਮਤਲਬ ਹੈ ਕਿ ਬੱਚੇ ਦੀ ਵ੍ਰਿਧੀ ਘੱਟ ਹੈ ਅਤੇ ਇਹ ਕਮੀ ਜਾਂ ਘਾਟ ਪੱਕੀ (ਪਰਮਾਨੈਂਟ) ਵੀ ਹੋ ਸਕਦੀ ਹੈ ਅਤੇ ਜੇਕਰ ਵ੍ਰਿਧੀ ਲਕੀਰ 3-4 ਮਹੀਨੇਆਂ ਤੱਕ ਵੀ ਨਾਰਮਲ ਤੋਂ

ਥੱਲ੍ਹੇ ਵਾਲੀ ਲਕੀਰ ਤੋਂ ਥੱਲ੍ਹੇ ਰਹਿੰਦੀ ਹੈ ਤਾਂ ਇਹ ਚਿੰਤਾ ਦਾ ਵਿਸ਼ਾ ਹੈ। ਜੇਕਰ ਇਹ ਸਥਿਤੀ ਆਉਂਦੀ ਹੈ ਤਾਂ ਛੇਤੀ ਹੀ ਡਾਕਟਰੀ ਸਲਾਹ ਲਈ ਜਾਣਾ ਚਾਹੀਦਾ ਹੈ।

ਇਸੇ ਤਰ੍ਹਾਂ ਬੱਚੇ ਦਾ ਭਾਰ, ਲੰਬਾਈ, ਸਿਰ ਦਾ ਪਰਿਮਾਪ, ਛਾਤੀ ਦਾ ਪਰਿਮਾਪ ਮਿਲ ਕਰ ਉਸ ਦੇ ਉਮਰ ਅਨੁਸਾਰ ਉਸ ਦੀ ਵ੍ਰਿਧੀ ਦਾ ਪਤਾ ਲਗਾਇਆ ਜਾ ਸਕਦਾ ਹੈ। ਇਸੇ ਤਰ੍ਹਾਂ ਬੱਚੇ ਦੇ ਵਿਕਾਸ ਦਾ ਅਨੁਮਾਨ ਸਮੇਂ ਸਮੇਂ ਤੇ ਬੱਚੇ ਦੇ ਉਪਲਬਦੀ ਥੰਮ ਉਸ ਦੀ ਹੀ ਉਮਰ ਦੇ ਸਧਾਰਨ ਬੱਚਿਆਂ ਦੇ ਉਪਲਬਦੀ ਥੰਮਾਂ ਨਾਲ ਮਿਲਾ ਕੇ ਕਿੱਤਾ ਜਾ ਸੱਕਦਾ ਹੈ।

- ਜੇਕਰ ਬੱਚਾ ਉਪਲਬਦੀ ਥੰਮਾਂ ਦੇ ਅਨੁਸਾਰ ਨਾ ਵਧੇ ਤਾਂ ਇਸ ਤੋਂ ਭਾਵ ਹੈ ਕਿ ਬੱਚੇ ਦੇ ਵਿਕਾਸ ਅਤੇ ਵ੍ਰਿਧੀ ਵਿੱਚ ਕਮੀ ਹੈ ਅਤੇ ਬੱਚੇ ਨੂੰ ਡਾਕਟਰ ਦੀ ਲੋੜ ਹੈ।

1.5.2 **ਗਰੋਥ ਚਾਰਟ ਦੀ ਵਰਤੋ**

ਗਰੋਥ ਚਾਰਟ ਹੇਠ ਲਿੱਖੇ ਕੰਮਾਂ ਲਈ ਵਰਤਿਆ ਜਾਂਦਾ ਹੈ :

1. **ਵ੍ਰਿਧੀ ਨੂੰ ਮਾਪਣ ਲਈ :** ਗਰੋਥ ਚਾਰਟ ਤੋਂ ਬੱਚੇ ਦੀ ਵ੍ਰਿਧੀ ਚੰਗੀ ਤਰ੍ਹਾਂ ਹੋ ਰਹੀ ਹੈ ਜਾਂ ਨਹੀਂ ਇਸ ਦਾ ਪਤਾ ਲੱਗਦਾ ਹੈ।
2. **ਜਾਂਚ ਕਰਨ ਦਾ ਔਜ਼ਾਰ (ਡਾਈਗਨਾਸਨਿਕ ਟੂਲ) :** ਗਰੋਥ ਚਾਰਟ ਨਾਲ ਬੱਚੇ ਵਿੱਚ ਪੋਸ਼ਣ ਦੀ ਸਥਿਤੀ ਦਾ ਪਤਾ ਲਗਾਇਆ ਜਾ ਸਕਦਾ ਹੈ ਜਿਸ ਕਰਕੇ ਕੁਪੋਸ਼ਣ ਦਾ ਵੀ ਪਤਾ ਲੱਗ ਜਾਂਦਾ ਹੈ।
3. **ਯੋਜਨਾਵਾਂ ਕਰਨ ਅਤੇ ਨੀਤੀਆਂ ਬਣਾਉਣ ਵਿੱਚ (ਪਲੈਨਿੰਗ ਐਂਡ ਪੌਲਿਸੀ ਮੇਕਿੰਗ) :** ਕੁਪੋਸ਼ਣ ਨੂੰ ਉਸ ਦੀ ਕਿਸਮ ਦੇ ਅਧਾਰ ਤੇ ਗਰੋਥ ਚਾਰਟ ਵਿੱਚ ਵੰਡਿਆ ਜਾਂਦਾ ਹੈ ਜਿਵੇਂ :

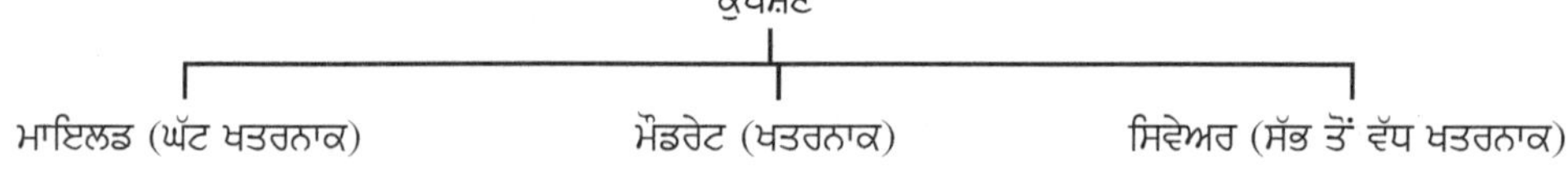

ਇਹ ਵੰਡ ਖਾਸਕਰ ਭਾਰਤ ਵਿੱਚ ਬਣਾਏ ਗਰੋਥ ਚਾਰਟਾਂ ਵਿੱਚ ਕਿਤੀ ਜਾਂਦੀ ਹੈ। ਇਸੇ ਵੰਡ ਦੇ ਆਧਾਰ ਤੇ ਸਰਕਾਰ ਵੱਖ ਵੱਖ ਯੋਜਨਾਵਾਂ ਅਤੇ ਨੀਤੀਆਂ ਬਣਾਉਂਦੀ ਹੈ ਜਿਸ ਦੇ ਨਾਲ ਕੁਪੋਸ਼ਣ ਤੋਂ ਛੁੱਟਕਾਰਾ ਪਾਇਆ ਜਾ ਸਕਦਾ ਹੈ ਅਤੇ ਹਰ ਬੱਚੇ ਦਾ ਚੰਗਾ ਵਿਕਾਸ ਅਤੇ ਵ੍ਰਿਧੀ ਕਰਵਾਈ ਜਾ ਸਕਦੀ ਹੈ।

4. **ਸਿੱਖਿਆ ਲਈ ਔਜ਼ਾਰ (ਐਜੁਕੇਸ਼ਨਲ ਟੂਲ) :** ਗਰੋਥ ਚਾਰਟ ਉੱਤੇ ਵ੍ਰਿਧੀ ਅਤੇ ਵਿਕਾਸ ਅਸਾਨੀ ਨਾਲ ਵੇਖਿਆ ਜਾ ਸਕਦਾ ਹੈ, ਇਸਲਈ ਗਰੋਥ ਚਾਰਟ ਰਾਹੀ ਮਾਂਵਾ ਨੂੰ ਸਮਝਾਉਣਾ ਸੌਖਾ ਹੋ ਜਾਂਦਾ ਹੈ ਕਿਉਂਕਿ ਉਹ ਆਪ ਆਪਣੇ ਬੱਚੇ ਦਾ ਵਿਕਾਸ, ਚਾਰਟ ਉੱਤੇ ਵੇਖ ਸੱਕਦੀ ਹੈ।
5. **ਕਾਰਵਾਈ ਕਰਨ ਲਈ ਔਜ਼ਾਰ (ਟੂਲ ਫ਼ਾਰ ਐਕਸ਼ਨ) :** ਗਰੋਥ ਚਾਰਟ ਸਿਹਤ ਕਰਮਚਾਰੀਆਂ ਦੀ ਮਦਦ ਕਰਦਾ ਹੈ ਤਾਕਿ ਉਹ ਜੋ ਵੀ ਕਾਰਵਾਈ ਕਰਨ ਉਹ ਜ਼ਰੂਰਤ ਅਨੁਸਾਰ ਹੋਵੇ।
6. **ਮੁਲਾਂਕਣ (ਇਵੈਲੂਏਸ਼ਨ) :** ਸਰਕਾਰ ਦੀ ਬਣਾਈ ਯੋਜਨਾਵਾਂ ਅਤੇ ਨੀਤੀਆਂ ਕਿੰਨੀਆਂ ਸਫ਼ਲ ਰਹੀਆਂ ਹਨ, ਇਸ ਦਾ ਪਤਾ ਵੀ ਗਰੋਥ ਚਾਰਟ ਨਾਲ ਲਗਾਇਆ ਜਾ ਸਕਦਾ ਹੈ ਜੇਕਰ ਸਿਹਤ ਸੇਵਾਵਾਂ ਚੰਗੀਆਂ ਹੋਣਗੀਆਂ ਤਾਂ ਘੱਟ ਬੱਚੇ ਹੀ ਗਰੋਥ ਚਾਰਟ ਵਿੱਚ ਥੱਲ੍ਹੇ ਵਾਲੀ ਲਕੀਰ ਤੋਂ ਥੱਲ੍ਹੇ ਹੋਣਗੇ ਅਤੇ ਵੱਧ ਤੋਂ ਵੱਧ ਬੱਚੇ ਦੋਵਾਂ ਲਕੀਰਾਂ ਦੇ ਵਿੱਚਕਾਰ ਹੋਣਗੇ (ਨਾਰਮਲ)।

1.6 ਖੇਡ, ਸਰੀਰਕ ਸਾਫ਼ ਸਫ਼ਾਈ ਅਤੇ ਭਾਵਨਾਤਮਕ ਜ਼ਰੂਰਤਾਂ ਦੇ ਅਧਾਰ ਤੇ ਟੱਟੀ-ਪਿਸ਼ਾਬ ਤਿਆਗਣ ਦੀ ਸਿੱਖਿਆ ਦੌਰਾਨ ਬੱਚਿਆਂ ਦੀ ਦੇਖਭਾਲ (ਕੇਅਰ ਆਫ਼ ਇਨਫੈਂਟਸ ਐਂਡ ਚਿਲਡਰਨ-ਪਲੇ, ਹਾਈਜੀਨ, ਇਮੋਸ਼ਨਲ ਨੀਡਸ ਟ੍ਰੇਨਿੰਗ ਫੌਰ ਬਾਵਲ ਐਂਡ ਯੂਰੀਨੇਸ਼ਨ)

ਜਿਵੇਂ ਜਿਵੇਂ ਬੱਚਾ ਵੱਧਦਾ ਜਾਂਦਾ ਹੈ, ਉਸ ਦੀਆਂ ਜ਼ਰੂਰਤਾਂ ਵੀ ਵੱਧਦੀਆਂ ਹਨ ਅਤੇ ਜ਼ਿੰਦਗੀ ਦੇ ਹਰ ਪੜਾਅ ਵਿੱਚ ਮਾਤਾ-ਪਿਤਾ ਜਾਂ ਪਰਿਵਾਰ ਦੇ ਲਈ ਵੱਖ ਵੱਖ ਤਰੀਕਿਆਂ ਨਾਲ ਬੱਚੇ ਦੀ ਦੇਖਭਾਲ ਕਰਨੀ ਜ਼ਰੂਰੀ ਹੋ ਜਾਂਦੀ ਹੈ। ਬੱਚਿਆਂ ਦੇ ਪੜਾਵਾਂ ਅਨੁਸਾਰ ਉਨ੍ਹਾਂ ਦੀ ਲੋੜਾਂ ਅਤੇ ਮਾਤਾ-ਪਿਤਾ ਰਾਹੀ ਉਨ੍ਹਾਂ ਦੀ ਕਿਵੇਂ ਦੇਖਭਾਲ ਹੋਣੀ ਚਾਹੀਦੀ ਹੈ ਬਾਰੇ ਅਸੀ ਹੁਣ ਪੜ੍ਹਾਂਗੇ।

1.6.1 ਖੇਡਾਂ ਵਿੱਚ ਬੱਚਿਆਂ ਦੀ ਦੇਖਭਾਲ

ਖੇਡ ਬੱਚਿਆਂ ਦਾ ਮਾਨਸਿਕ ਅਤੇ ਸਰੀਰਕ ਵਿਕਾਸ ਕਰਦਾ ਹੈ ਜਿਸ ਨਾਲ ਬੱਚੇ ਦੀ ਵ੍ਰਿਧੀ ਅਤੇ ਵਿਕਾਸ ਵਧਿਆ ਹੁੰਦਾ ਹੈ। ਖੇਡ ਦਾ ਤਾਂ ਬੱਚੇ ਦੇ ਜੀਵਨ ਵਿੱਚ ਮਹੱਤਵ ਹੈ ਹੀ ਪਰੰਤੂ ਸਹੀ ਖੇਡ ਅਤੇ ਸਹੀ ਖਿਡੌਣਿਆ ਦੀ ਚੋਣ ਉਸ ਤੋਂ ਵੀ ਵੱਧ ਮਹੱਤਵਪੂਣ ਹੈ।

ਖੇਡਾਂ ਦੀ ਮਹੱਤਵਤਾ

1. ਖੇਡ ਬੱਚੇ ਦਾ ਸੰਪੂਰਨ ਵਿਕਾਸ ਕਰਦਾ ਹੈ (ਮਾਨਸਿਕ, ਸਰੀਰਕ, ਸਮਾਜਿਕ, ਭਾਵਨਾਤਮਿਕ ਆਦਿ)
2. ਖੇਡਾਂ ਨਾਲ ਬੱਚੇ ਵਿੱਚ ਨਵੀਆਂ ਨਵੀਆਂ ਗੱਲਾਂ ਸਿੱਖਣ ਦਾ ਸ਼ੌਕ ਵਿਕਸਤ ਹੁੰਦਾ ਹੈ।
3. ਖੇਡਾਂ ਨਾਲ ਬੱਚੇ ਵਿੱਚ ਆਤਮਵਿਸ਼ਵਾਸ ਆਉਂਦਾ ਹੈ।
4. ਖੇਡਾਂ ਤੋਂ ਚੀਜ਼ਾਂ ਦਾ ਰੰਗ, ਆਕਾਰ, ਨਾਂ, ਗਿਣਤੀ ਅਤੇ ਸਮੇਂ ਤੇ ਸਥਿਤੀ ਬਾਰੇ ਵੀ ਬੱਚੇ ਨੂੰ ਜਾਣਕਾਰੀ ਮਿਲਦੀ ਹੈ।

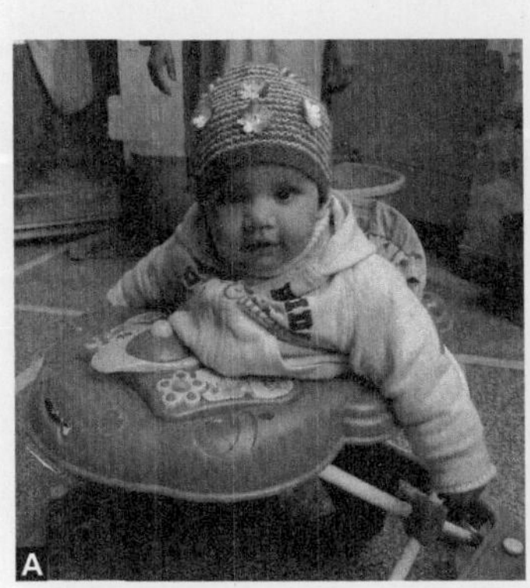

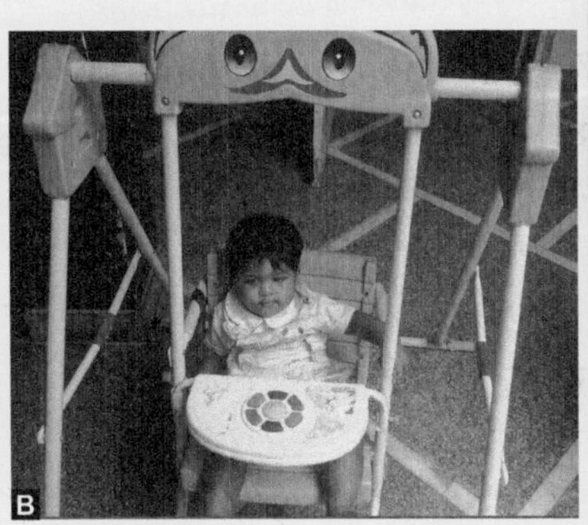

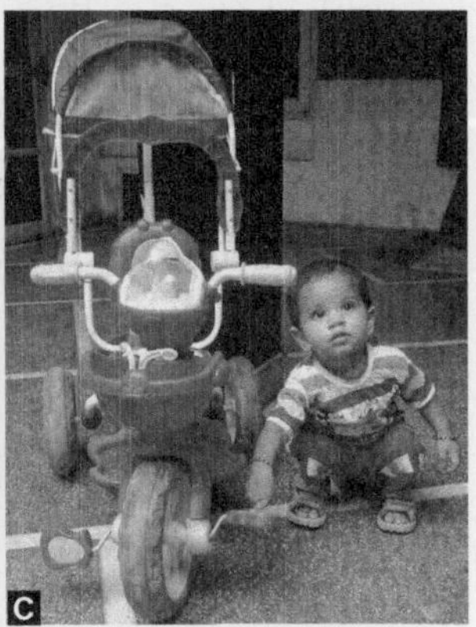

Figs 1.8A to C: ਖੇਡ ਅਤੇ ਬੱਚੇ

5. ਸਮਾਜਿਕ ਤੌਰ ਤੇ ਵੀ ਬੱਚਾ ਕਾਫ਼ੀ ਕੁੱਝ ਸਿੱਖਦਾ ਹੈ ਜਿਵੇਂ ਦੂਜਿਆਂ ਦੇ ਨਾਲ ਪਿਆਰ ਨਾਲ ਰਹਿਣਾ, ਕਠਿਨਾਈਆਂ ਦਾ ਸਾਮਣਾ ਕਰਨਾ, ਸਥਿਤੀ ਅਨੁਸਾਰ ਪ੍ਰਤੀਕਿਰਿਆ ਦੇਣੀ, ਪਰੇਸ਼ਾਨੀਆਂ ਤੋਂ ਬਾਹਰ ਆਉਣ ਦਾ ਤਰੀਕਾ ਸਿੱਖਣਾ ਆਦਿ।
6. ਖੇਡ ਨਾਲ ਬੱਚਾ ਕਾਲਪਨਿਕ ਅਤੇ ਅਸਲ ਸਥਿਤਿਆਂ ਦਾ ਭੇਦ ਕਰਨਾ ਸਿੱਖਦਾ ਹੈ।

7. ਖੇਡ ਦੇ ਨਾਲ ਬੱਚਾ ਸਰੀਰਕ ਅਤੇ ਮਾਨਸਿਕ ਕਿਰਿਆਵਾਂ ਦੀ ਇੱਕੋ ਸਮੇਂ ਤੇ ਵਰਤੋਂ ਕਰਦਾ ਹੈ ਜਿਸ ਨਾਲ ਉਸ ਦੀ ਵ੍ਰਿਧੀ ਅਤੇ ਵਿਕਾਸ ਛੇਤੀ ਹੁੰਦਾ ਹੈ।

ਖਿਡੌਣਿਆਂ ਦੀ ਚੋਣ

ਬੱਚੇ ਦੇ ਸਹੀ ਵਿਕਾਸ ਲਈ ਸਹੀ ਖਿਡੌਣੇ ਦੀ ਚੋਣ ਜ਼ਰੂਰੀ ਹੈ, ਇਸਲਈ ਖਿਡੌਣੇ ਕਿਹੋ ਜਿਹੇ ਹੋਣੇ ਚਾਹੀਦੇ ਹਨ ਬਾਰੇ ਅਸੀ ਪੜ੍ਹਾਂਗੇ :

1. ਖਿਡੌਣੇ ਬੱਚੇ ਦੀ ਉਮਰ ਦੇ ਅਨੁਸਾਰ ਹੋਣੇ ਚਾਹੀਦੇ ਹਨ।
2. ਖਿਡੌਣੇ ਜ਼ਿਆਦਾ ਭਾਰੀ ਨਹੀਂ ਹੋਣੇ ਚਾਹੀਦੇ।
3. ਬੱਚਿਆਂ ਦੇ ਮਾਨਸਿਕ ਵਿਕਾਸ ਲਈ ਖਿਡੌਣੇ ਆਵਾਜ ਕਰਨ ਵਾਲੇ ਅਤੇ ਰੰਗ ਬਿਰੰਗੇ ਹੋਣੇ ਚਾਹੀਦੇ ਹਨ।
4. ਖਿਡੌਣੇ ਚੰਗੇ ਪਲਾਸਟਿਕ ਦੇ ਬਣੇ ਹੋਣੇ ਚਾਹੀਦੇ ਹਨ।
5. ਖਿਡੌਣਿਆ ਵਿੱਚ ਕੋਈ ਹਾਨੀਕਾਰਕ ਤੱਤ ਜਿਵੇਂ ਲੈਡ ਧਾਤੂ ਦੀ ਵਰਤੋਂ ਨਹੀਂ ਹੋਣੀ ਚਾਹੀਦੀ।
6. ਖਿਡੌਣਿਆ ਦੀਆਂ ਨੁਕਰਾਂ ਗੋਲ ਹੋਣੀ ਚਾਹੀਦੀਆਂ ਹਨ।
7. ਕੱਚ ਦੇ ਖਡੌਣੇ ਨਹੀਂ ਹੋਣੇ ਚਾਹੀਦੇ।
8. ਖਿਡੌਣੇ ਅਸਾਨੀ ਨਾਲ ਧੋਤੇ ਜਾ ਸੱਕਣ, ਇਸ ਚੀਜ਼ ਦਾ ਵੀ ਧਿਆਨ ਰੱਖਣਾ ਜ਼ਰੂਰੀ ਹੈ।
9. ਖਿਡੌਣੇ ਫਰ ਜਾਂ ਵਾਲਾਂ ਵਾਲੇ ਨਹੀਂ ਹੋਣੇ ਚਾਹੀਦੇ ਕਿਉਂਕਿ ਨਿੱਕੇ ਬੱਚਿਆਂ ਦੇ ਨੱਕ ਵਿੱਚ ਰੇਸ਼ੇ ਜਾ ਸਕਦੇ ਹਨ ਜਿਸ ਨਾਲ ਬੱਚੇ ਨੂੰ ਸਾਹ ਲੈਣ ਵਿੱਚ ਔਖ ਹੋਵੇਗੀ।
10. ਖਿਡੌਣੇ ਨਾ ਜ਼ਿਆਦਾ ਵੱਡੇ ਹੋਣੇ ਚਾਹੀਦੇ ਹਨ ਅਤੇ ਨਾ ਜ਼ਿਆਦਾ ਛੋਟੇ। ਵੱਡੇ ਖਡੌਣਿਆਂ ਨਾਲ ਬੱਚੇ ਦਾ ਸਾਹ ਘੁੱਟ ਸਕਦਾ ਹੈ ਅਤੇ ਛੋਟੀ ਖਡੌਣੇ ਬੱਚਾ ਮੂੰਹ, ਨੱਕ ਜਾਂ ਕੰਨ ਵਿੱਚ ਫਸਾ ਸਕਦਾ ਹੈ।

ਖੇਡਾਂ ਦੌਰਾਨ ਬੱਚਿਆਂ ਦੀ ਦੇਖਭਾਲ

1. ਵੱਡਿਆ ਨੂੰ ਚਾਹੀਦਾ ਹੈ ਕਿ ਬੱਚਿਆਂ ਦੇ ਖੇਡਣ ਤੋਂ ਬਾਅਦ ਖਿਡੌਣਿਆਂ ਨੂੰ ਉਨ੍ਹਾਂ ਦੀ ਥਾਂ ਤੇ ਵਾਪਸ ਰੱਖ ਦੇਣ ਤਾਕਿ ਅਗਲੀ ਵਾਰੀ ਲੱਭਣ ਵਿੱਚ ਪਰੇਸ਼ਾਨੀ ਨਾ ਹੋਵੇ।
2. ਸਮੇਂ ਸਮੇਂ ਤੇ ਖਿਡੌਣਿਆਂ ਦੀ ਸਫ਼ਾਈ ਰੱਖਣੀ ਜ਼ਰੂਰੀ ਹੈ।
3. ਛੋਟੇ ਬੱਚਿਆਂ ਨੂੰ ਖੇਡ ਹਮੇਸ਼ਾ ਵੱਡਿਆਂ ਦੀ ਨਿਗਰਾਨੀ ਵਿੱਚ ਖੇਡਣਾ ਚਾਹਿਦਾ ਹੈ।
4. ਜੇਕਰ ਬੱਚੇ ਤੋਂ ਖਿਡੌਣਾ ਟੁੱਟ ਜਾਵੇ ਤਾਂ ਉਸ ਨੂੰ ਡਾਂਟਣਾ ਨਹੀਂ ਚਾਹੀਦਾ।
5. ਬੱਚਿਆਂ ਨੂੰ ਖਿਡੌਣਿਆਂ ਦਾ ਸਹੀ ਉਪਯੋਗ ਕਰਨਾ ਦੱਸੋ।
6. ਬੱਚਿਆਂ ਨੂੰ ਖੇਡਾਂ ਦੇ ਨਿਯਮਾਂ ਬਾਰੇ ਦੱਸੋ।
7. ਬੱਚਿਆਂ ਨੂੰ ਸਮਝਾਓ ਕਿ ਖੇਡ ਹਮੇਸ਼ਾ ਖੇਡ ਦੀ ਭਾਵਨਾ ਨਾਲ ਹੀ ਖੇਡੇ ਜਾਣੇ ਚਾਹੀਦੇ ਹਨ।
8. ਧਿਆਨ ਰੱਖੋ ਕਿ ਖਿਡੌਣੇ ਜੇਕਰ ਟੁੱਟੇ ਹਨ ਤਾਂ ਬੱਚੇ ਨੂੰ ਨਾ ਦਿਓ ਅਤੇ ਉਨ੍ਹਾਂ ਨੂੰ ਜਲਦ ਤੋਂ ਜਲਦ ਠੀਕ ਕਰਵਾਓ।
9. ਬੱਚਿਆਂ ਨੂੰ ਪੌੜੀਆਂ, ਉੱਚੇ ਸਥਾਨ, ਸੜਕ, ਸਵਿਮਿੰਗ ਪੂਲ ਜਾਂ ਕਿਸੇ ਵੀ ਖਤਰਨਾਕ ਥਾਂ ਤੇ ਖੇਡਣ ਨਹੀਂ ਦੇਣਾ ਚਾਹੀਦਾ।
10. ਬੱਚਿਆਂ ਦਾ ਖੇਡਣ ਦਾ ਸਮੇਂ ਉਹਨਾਂ ਦੀ ਬਾਕੀ ਜ਼ਰੂਰਤਾਂ ਦੇ ਅਨੁਸਾਰ ਬਣਾਉਣਾ ਚਾਹੀਦਾ ਹੈ।

1.6.2 ਬੱਚਿਆਂ ਦੀ ਸਰੀਰਕ ਸਫ਼ਾਈ ਅਤੇ ਸਿਹਤ ਵਿਗਿਆਨ ਵਿੱਚ ਦੇਖਭਾਲ (ਕੇਅਰ ਆਫ਼ ਚਿਲਡਰਨ ਇੰਨ ਮੇਨਟੇਨਿੰਗ ਹਾਈਜੀਨ)

ਸਰੀਰ ਅਤੇ ਮਨ ਦੋਵਾਂ ਦਾ ਨਿਰਮਲ ਹੋਣਾ ਬਹੁਤ ਜ਼ਰੂਰੀ ਹੈ। WHO ਦੇ ਅਨੁਸਾਰ ਸਿਹਤ ਤੋਂ ਭਾਵ ਹੈ ਮਨੁੱਖ ਦਾ ਸਰੀਰਕ, ਮਾਨਸਿਕ, ਸਮਾਜਿਕ ਅਤੇ ਅਧਿਆਤਮਿਕ ਤੌਰ ਤੇ ਸਿਹਤਮੰਦ ਹੋਣਾ।

ਬੱਚਿਆ ਨੂੰ ਸਿਹਤਮੰਦ ਰੱਖਣ ਲਈ ਸ਼ੁਰੂ ਤੋਂ ਹੀ (ਜਨਮ ਤੋਂ) ਉਨ੍ਹਾਂ ਦੇ ਪਾਲਣ-ਪੋਸ਼ਣ ਦਾ, ਪੋਸ਼ਕ ਅਤੇ ਸੰਤੁਲਿਤ ਆਹਾਰ, ਸਹੀ ਦਿਸ਼ਾ ਵਿੱਚ ਵ੍ਰਿਧੀ ਅਤੇ ਵਿਕਾਸ, ਰੋਗਾਂ ਦਾ ਸਮੇ ਤੇ ਨਿਵਾਰਣ ਅਤੇ ਇਲਾਜ, ਚੰਗੀ ਆਦਤਾਂ, ਸਰੀਰਕ ਦੇਖਭਾਲ ਕਰਨ ਦਾ ਗਿਆਨ, ਨਿਰਮਲ ਵਾਤਾਵਰਨ ਅਤੇ ਮਾਨਸਿਕ ਸੰਤੁਲਨ ਜ਼ਰੂਰੀ ਹੈ।

ਮਾਤਾ-ਪਿਤਾ ਨੂੰ ਚਾਹੀਦਾ ਹੈ ਕਿ ਬੱਚਿਆ ਨੂੰ ਹੇਠ ਲਿਖੇ ਤਰੀਕਿਆਂ ਨਾਲ ਜੀਵਨ ਜੀਉਣ ਦੀ ਪ੍ਰੇਰਣਾ ਦੇਣ :

- ਪੋਸ਼ਕ ਅਤੇ ਸੰਤੁਲਿਤ ਆਹਾਰ
- ਨਿਯਮਪੂਰਣ ਸਰੀਰਕ ਕਸਰਤ
- ਸੰਪੂਰਣ ਨੀਂਦ ਅਤੇ ਆਰਾਮ
- ਚੰਗੀ ਆਦਤਾਂ
- ਸਰੀਰਕ ਸਫ਼ਾਈ
- ਸਮਾਜਿਕ ਸਫ਼ਾਈ

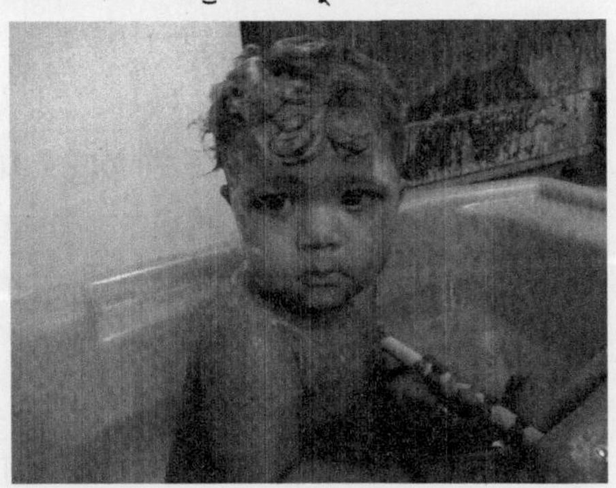

Fig. 1.9: ਸਰੀਰਕ ਸਫ਼ਾਈ

1. **ਪੋਸ਼ਕ ਅਤੇ ਸੰਤੁਲਿਤ ਆਹਾਰ :** ਬੱਚਿਆਂ ਲਈ ਸੰਤੁਲਿਤ ਆਹਾਰ ਬਹੁਤ ਜ਼ਰੂਰੀ ਹੈ ਤਾਕਿ ਵ੍ਰਿਧੀ ਅਤੇ ਵਿਕਾਸ ਵਿੱਚ ਕੋਈ ਕਮੀ ਨਾ ਰਹਿ ਜਾਵੇ। ਵ੍ਰਿਧੀ ਦੇ ਵੱਖ ਵੱਖ ਪੜਾਵਾਂ ਵਿੱਚ ਬੱਚਿਆ ਨੂੰ ਉਮਰ ਦੇ ਅਨੁਸਾਰ ਆਹਾਰ ਦੀ ਲੋੜ ਪੈਂਦੀ ਹੈ ਜਿਵੇਂ ਬੱਚੇ ਪਹਿਲੇ ਇੱਕ ਸਾਲ ਵਿੱਚ ਜ਼ਿਆਦਾ ਵੱਧਦੇ ਹਨ ਇਸਲਈ ਉਸ ਸਮੇਂ ਉਨ੍ਹਾਂ ਨੂੰ ਸੱਭ ਤੋਂ ਚੰਗੇ ਅਤੇ ਵੱਧ ਆਹਾਰ ਦੀ ਲੋੜ ਹੁੰਦੀ ਹੈ। ਜਿਵੇਂ ਜਿਵੇਂ ਬੱਚਾ ਵੱਧਦਾ ਹੈ ਉਸ ਨੂੰ ਅਦੁੱਤੀ (ਯੂਨੀਕ) ਆਹਾਰ ਦੀ ਲੋੜ ਹੁੰਦੀ ਹੈ ਅਤੇ ਇਹ ਲੋੜ ਉਨ੍ਹਾਂ ਦੀ ਜੁਆਨੀ ਤੱਕ ਪੂਰੀ ਹੋਣੀ ਚਾਹੀਦੀ ਹੈ ਕਿਉਂਕਿ ਜਨਮ ਤੋਂ ਲੈ ਕੇ ਜੁਵਾਨੀ ਤੱਕ ਸੱਭ ਤੋਂ ਵੱਧ ਵਿਕਾਸ ਅਤੇ ਵ੍ਰਿਧੀ ਹੁੰਦੀ ਹੈ।

   ਪੋਸ਼ਕ ਆਹਾਰ ਮੁੱਖ ਤੌਰ ਦੇ ਬੱਚਿਆਂ ਨੂੰ ਉਨ੍ਹਾਂ ਦੇ ਵਿਕਾਸ ਦੇ ਦੌਰ ਵਿੱਚ ਬਿਮਾਰੀਆਂ ਤੋਂ ਬਚਾਉਂਦਾ ਹੈ, ਉਨ੍ਹਾਂ ਵਿੱਚ ਸਰੀਰਕ ਅਤੇ ਮਾਨਸਿਕ ਸਮਰਥਾ ਪੈਦਾ ਕਰਦਾ ਹੈ ਅਤੇ ਤਨਾਓ ਤੋਂ ਮੁਕਤ ਰੱਖਦਾ ਹੈ। ਇੱਕ ਸੰਪੂਰਣ ਆਹਾਰ ਵਿੱਚ ਉਹ ਸਾਰੇ ਤੱਤ ਹੋਣੇ ਚਾਹੀਦੇ ਹਨ ਜਿਹੜੇ ਬੱਚੇ ਦੀ ਵ੍ਰਿਧੀ ਅਤੇ ਵਿਕਾਸ ਵਿੱਚ ਸਹਾਇਤਾ ਕਰਨ ਜਿਵੇਂ ਕਾਰ-ਬੋਹਾਈਡਰੇਟ, ਫੈਟ, ਪ੍ਰੋਟੀਨ, ਵਿਟਾਮਿਨ ਅਤੇ ਮਿਨਿਰਲਸ।

2. **ਨਿਯਮਪੂਰਣ ਸਰੀਰਕ ਕਸਰਤ :** ਸਰੀਰਕ ਅਤੇ ਮਾਨਸਿਕ ਵਿਕਾਸ ਲਈ ਰੋਜਾਨਾ ਕਸਰਤ ਕਰਨਾ ਬਹੁਤ ਲਾਭਕਾਰੀ ਅਤੇ ਜ਼ਰੂਰੀ ਹੁੰਦਾ ਹੈ। ਕਸਰਤ ਕਰਨ ਨਾਲ ਸਰੀਰ ਚੁਸਤ ਰਹਿੰਦਾ ਹੈ ਅਤੇ ਸਰੀਰ ਵਿੱਚ ਊਰਜਾ ਪੈਦਾ ਹੁੰਦੀ ਹੈ ਅਤੇ ਸਰੀਰ ਦੇ ਜ਼ਹਿਰੀਲੇ ਪਦਾਰਥ ਸਰੀਰ ਵਿੱਚੋਂ ਬਾਹਰ ਨਿਕਲ ਜਾਂਦੇ ਹਨ। ਕਸਰਤ ਨਾਲ ਸਰੀਰ ਅਤੇ ਮਨ ਦੋਵੇਂ ਨਿਰਮਲ ਰਹਿੰਦੇ ਹਨ।

3. **ਸੰਪੂਰਣ ਨੀਂਦ ਅਤੇ ਆਰਾਮ :** ਸਿਹਤ ਵਿਗਿਆਨ (ਹਾਈਜੀਨ) ਦੀ ਸੰਪੂਰਣ ਪ੍ਰਾਪਤੀ ਲਈ ਸਰੀਰ ਅਤੇ ਮਨ ਦੋਵੇ ਸਥਿਰ ਹੋਣੇ ਚਾਹੀਦੇ ਹਨ। ਦੋਵਾਂ ਨੂੰ ਸਥਿਰ ਰੱਖਣ ਲਈ ਭਰਪੂਰ ਨੀਂਦਰ ਅਤੇ ਆਰਾਮ ਲੈਣਾ ਬਹੁਤ ਜ਼ਰੂਰੀ ਹੈ। ਚੰਗੀ ਨੀਂਦ ਨਾਲ ਸਰੀਰ ਦੀ ਕੰਮ ਕਰਨ ਦੀ ਤਾਕਤ ਵੱਧਦੀ ਹੈ ਅਤੇ ਮਨ ਵੀ ਸ਼ਾਂਤ ਰਹਿ ਕਰ ਤੇਜ਼ ਹੁੰਦਾ ਹੈ। ਨਰਸ ਨੂੰ ਉਨ੍ਹਾਂ ਸਾਰੀਆਂ ਗੱਲਾਂ ਅਤੇ ਸਥਿਤਿਆਂ ਦਾ ਧਿਆਨ ਰੱਖਣਾ ਚਾਹੀਦਾ ਹੈ ਜਿਹੜੀਆਂ ਸੰਪੂਰਣ ਨੀਂਦਰ ਪ੍ਰਾਪਤ ਕਰਨ

ਵਿੱਚ ਰੁਕਾਵਟ ਪੈਦਾ ਕਰਦੀਆਂ ਹਨ ਜਿਵੇਂ ਬੱਚੇ ਦਾ ਡਾਈਪਰ ਗਿੱਲਾ ਹੈ, ਬਿਸਤਰ ਸਾਫ਼ ਨਹੀਂ ਹੈ, ਬਹੁਤ ਰੌਲਾ ਹੈ, ਕਮਰਾ ਹਵਾਦਾਰ ਨਹੀਂ ਹੈ, ਕਮਰੇ ਵਿੱਚ ਬਦਬੂ ਹੈ, ਬੱਚਾ ਭੁੱਖਾ ਹੈ ਆਦਿ। ਇਨ੍ਹਾਂ ਸਾਰੀਆਂ ਮੁਸ਼ਕਲਾਂ ਨੂੰ ਦੂਰ ਕਰਕੇ ਨਰਸ ਬੱਚੇ ਨੂੰ ਚੰਗੀ ਨੀਂਦ ਦਵਾ ਸਕਦੀ ਹੈ।

4. **ਚੰਗੀ ਆਦਤਾਂ :** ਬੱਚੇ ਨੂੰ ਚੰਗੀ ਆਦਤਾਂ ਸਿਖਾਉਣਾ ਹਰ ਇੱਕ ਮਾਤਾ-ਪਿਤਾ ਦਾ ਫਰਜ਼ ਹੈ। ਚੰਗੀ ਆਦਤਾਂ ਬੱਚੇ ਦੇ ਵਿਅਕਤੀਗਤ ਜੀਵਨ ਦੇ ਨਾਲ ਨਾਲ ਉਸ ਦੇ ਸਮਾਜਿਕ ਜੀਵਨ ਨੂੰ ਵੀ ਸਵਾਰਦੀਆਂ ਹਨ। ਬੱਚੇ ਨੂੰ ਹੇਠ ਆਦਤਾਂ ਸਿਖਾਉਣੀ ਚਾਹਿਦੀਆਂ ਹਨ :
   - ਸਵੇਰੇ ਛੇਤੀ ਉੱਠਣਾ।
   - ਸਵੇਰੇ ਉੱਠਣ ਤੋਂ ਬਾਅਦ ਪਾਣੀ ਪੀ ਕੇ ਟਾਇਲੇਟ ਜਾਣਾ (ਇਸ ਨਾਲ ਪੇਟ ਸਾਫ਼ ਰਹਿੰਦਾ ਹੈ)।
   - ਹਰ ਰੋਜ਼ ਇਸ਼ਨਾਨ ਕਰਨਾ।
   - ਹਰ ਰੋਜ਼ ਦੰਦ ਸਾਫ਼ ਕਰਨੇ।
   - ਬੱਚਿਆਂ ਨੂੰ ਜੁੱਤੀ ਪਾਉਣ ਦੀ ਆਦਤ ਪਾਓ ਤਾਕਿ ਉਹ ਨੰਗੇ ਪੈਰੀ ਨਾ ਚਲਣ।
   - ਬੱਚਿਆਂ ਨੂੰ ਵੱਡਿਆਂ ਦਾ ਆਦਰ ਕਰਨਾ ਸਿਖਾਓ।
   - ਮਿੱਟੀ ਜਾਂ ਥੱਲਿਓ ਚੁੱਕੀ ਕੋਈ ਵੀ ਚੀਜ ਮੂੰਹ ਵਿੱਚ ਨਾ ਪਾਣ ਦਿਓ।
   - ਖਾਣਾ ਖਾਣ ਤੋਂ ਪਹਿਲਾਂ ਅਤੇ ਟਾਇਲੇਟ ਜਾਣ ਤੋਂ ਬਾਅਦ ਹਮੇਸ਼ਾ ਹੱਥ ਧੋਣਾ ਜ਼ਰੂਰੀ ਹੈ ਇਹ ਸਿਖਾਓ।
   - ਬੱਚਿਆਂ ਨੂੰ ਨਹੁੰ ਚੱਬਣ ਤੋਂ ਰੋਕੋ।
   - ਬੱਚਿਆਂ ਦਾ ਪੜ੍ਹਣ ਅਤੇ ਖੇਡਣ ਦੀ ਸਮਾਂ ਸਾਰਣੀ ਬਣਾਓ ਅਤੇ ਉਸੇ ਦੇ ਅਨੁਸਾਰ ਬੱਚਿਆਂ ਨੂੰ ਕੰਮ ਕਰਣ ਦੀ ਆਦਤ ਪਾਓ।
5. **ਸਰੀਰਕ ਸਫ਼ਾਈ :** ਸਰੀਰ ਦੇ ਹਰ ਇੱਕ ਅੰਗ ਦੀ ਸਫ਼ਾਈ ਰੱਖਣਾ ਬਹੁਤ ਜ਼ਰੂਰੀ ਹੈ। ਇਸ ਵਿੱਚ ਖਾਸ ਤੌਰ ਤੇ ਚਮੜੀ ਦੀ ਸਫ਼ਾਈ, ਦੰਦਾਂ ਦੀ ਸਫ਼ਾਈ, ਅੱਖਾਂ ਦੀ ਸਫ਼ਾਈ, ਨਹੁੰਆਂ ਦੀ ਸਫ਼ਾਈ, ਵਾਲਾਂ ਦੀ ਸਫ਼ਾਈ, ਅੰਦਰੂਨੀ ਸਫ਼ਾਈ (ਟੀਕਾਕਰਣ ਨਾਲ) ਆਉਂਦੇ ਹਨ।
6. **ਸਮਾਜਿਕ ਸਫ਼ਾਈ :** ਹਰ ਇੱਕ ਮਨੁੱਖ ਦੇ ਮਨ ਵਿੱਚ ਜਨ ਸਫ਼ਾਈ ਦੀ ਭਾਵਨਾ ਹੋਣੀ ਚਾਹਿਦੀ ਹੈ। ਸਮਾਜਿਕ ਸਫ਼ਾਈ ਲਈ ਹੇਠ ਲਿਖੀਆਂ ਗੱਲ੍ਹਾਂ ਯਾਦ ਰੱਖੋ :
   - ਘਰ ਦੇ ਕੂੜੇ-ਕਬਾੜ ਨੂੰ ਵਿਸ਼ੇਸ਼ (ਉਚਿੱਤ) ਸਥਾਨ ਤੇ ਸੁੱਟੋ ਜਿਸ ਨਾਲ ਕਿਸੇ ਹੋਰ ਨੂੰ ਪਰੇਸ਼ਾਨੀ ਨਾ ਹੋਵੇ।
   - ਨਾਲੀਆਂ ਅਤੇ ਗੱਡਿਆਂ ਵਿੱਚ ਪਾਣੀ ਨਾ ਖੜ੍ਹਾ ਹੋਣ ਦਿਓ।
   - ਆਪਣੇ ਘਰ ਅਤੇ ਗਆਂਢ ਨੂੰ ਸਾਫ਼ ਰੱਖੋ।
   - ਜਨ ਸਿਹਤ ਸੰਬੰਧੀ ਨਿਯਮਾਂ ਦਾ ਪਾਲਨ ਕਰੋ।

1.6.3 ਟੱਟੀ-ਪਿਸ਼ਾਬ ਤਿਆਗਣ ਦੀ ਕਿਰਿਆ ਵਿੱਚ ਬੱਚਿਆਂ ਦੀ ਦੇਖਭਾਲ (ਕੇਅਰ ਆਫ਼ ਚਿਲਡਰਨ ਇੰਨ ਟ੍ਰੇਨਿੰਗ ਫ਼ਾਰ ਬਾਵਲ ਐਂਡ ਯੂਰੀਨੇਸ਼ਨ)

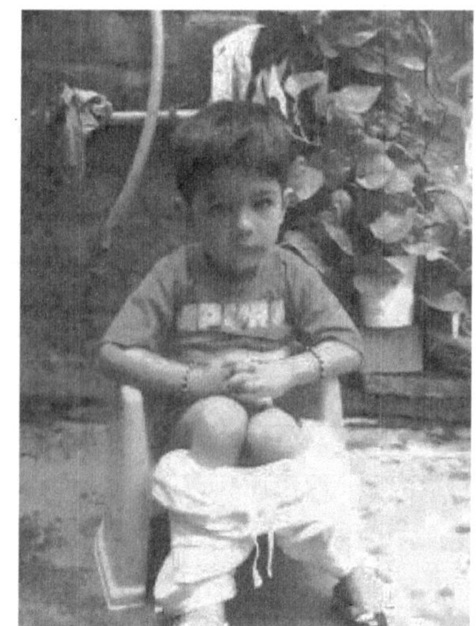
Fig. 1.10: ਟਾਇਲੇਟ ਟ੍ਰੇਨਿੰਗ

ਨਵਜਾਤ ਬੱਚੇ ਵਿੱਚ ਟੱਟੀ-ਪਿਸ਼ਾਬ ਤਿਆਗਣ ਦੀ ਕਿਰਿਆ ਵਿਕਸਤ ਨਹੀਂ ਹੁੰਦੀ। ਜਿਵੇਂ ਜਿਵੇਂ ਬੱਚੇ ਦਾ ਵਿਕਾਸ ਹੁੰਦਾ ਹੈ, ਉਸ ਦੇ ਦਿਮਾਗ

ਦੀ ਕਿਰਿਆ ਵੀ ਵਿਕਸਤ ਹੁੰਦੀ ਹੈ ਜਿਸ ਨਾਲ ਬੱਚੇ ਦੀ ਟੱਟੀ-ਪਿਸ਼ਾਬ ਤਿਆਗਣ ਦੀ ਕਿਰਿਆ ਦਿਮਾਗ ਦੇ ਨਿਯੰਤਰਣ ਵਿੱਚ ਆ ਜਾਂਦੀ ਹੈ। ਹੌਲੀ-ਹੌਲੀ ਬੱਚਾ ਇਸੇ ਨਿਯੰਤਰਣ ਦੀ ਵਰਤੋਂ ਕਰਕੇ ਆਪਣੇ ਆਪ ਟਾਇਲੇਟ ਵਿੱਚ ਟੱਟੀ-ਪਿਸ਼ਾਬ ਤਿਆਗਣ ਜਾਂਣਾ ਸ਼ੁਰੂ ਕਰ ਦਿੰਦਾ ਹੈ।

ਡੇਢ ਤੋਂ ਦੋ ਸਾਲ ਦੀ ਉਮਰ ਤੱਕ ਬੱਚਿਆ ਵਿੱਚ ਟੱਟੀ-ਪਿਸ਼ਾਬ ਤਿਆਗਣ ਦੀ ਕਿਰਿਆ ਦਾ ਨਿਯੰਤਰਣ ਹੋਣਾ ਸ਼ੁਰੂ ਹੋ ਜਾਂਦਾ ਹੈ ਜਿਸਨੂੰ ਬੱਚੇ ਸੰਕੇਤਾਂ ਰਾਹੀ ਅਨੁਭਵ ਕਰਦੇ ਹਨ। ਮਾਤਾ-ਪਿਤਾ ਨੂੰ ਇਨ੍ਹਾਂ ਸੰਕੇਤਾਂ ਵੱਲ ਧਿਆਨ ਦੇਣਾ ਚਾਹਿਦਾ ਹੈ ਅਤੇ ਸਹਿ ਸਮੇਂ ਤੇ ਟਾਇਲੇਟ ਟ੍ਰੇਨਿੰਗ ਦੇਣੀ ਚਾਹਿਦੀ ਹੈ ਅਤੇ ਟਾਇਲੇਟ ਵਿੱਚ ਹੀ ਬੱਚੇ ਨੂੰ ਟੱਟੀ-ਪਿਸ਼ਾਬ ਕਰਵਾਓ ਜੇਕਰ ਪੰਜ ਸਾਲ ਦੀ ਉਮਰ ਵਿੱਚ ਵੀ ਬੱਚਾ ਇਸ ਕਿਰਿਆ ਤੇ ਨਿਯੰਤਰਨ ਨਹੀਂ ਬਣਾ ਸੱਕਦਾ ਤਾਂ ਉਸਨੂੰ ਡਾਕਟਰੀ ਸਲਾਹ ਦੀ ਲੋੜ ਹੈ। ਮਾਤਾ-ਪਿਤਾ ਨੂੰ ਬੱਚੇ ਨੂੰ ਡਾਂਟਨਾ ਨਹੀਂ ਚਾਹਿਦਾ ਅਤੇ ਧੀਰਜ ਨਾਲ ਬੱਚੇ ਨੂੰ ਟਾਇਲੇਟ ਟ੍ਰੇਨਿੰਗ ਦੇਣੀ ਚਾਹਿਦੀ ਹੈ।

1.7 ਦੁਰਘਟਨਾ : ਕਾਰਨ, ਸਾਵਧਾਨੀ ਅਤੇ ਰੋਕ (ਐਕਸੀਡੈਨਟਸ : ਕੌਜ਼ਿਜ, ਪ੍ਰਿਕੌਸ਼ਨ ਐਂਡ ਪ੍ਰਿਵੈਨਸ਼ਨ)

ਦੁਰਘਟਨਾ ਕਦੇ ਵੀ ਦੱਸ ਕੇ ਨਹੀਂ ਆਉਂਦੀਆਂ। ਦੁਰਘਟਨਾ ਛੋਟੀ ਹੋ ਜਾਂ ਵੱਡੀ, ਖਤਰਨਾਕ ਸਾਬਿਤ ਹੁੰਦੀਆ ਹਨ ਜੇਕਰ ਦਿਹ ਬੱਚਿਆਂ ਨਾਲ ਸੰਬੰਧਿਤ ਹੋਣ। ਬੱਚਿਆਂ ਨੂੰ ਇੱਕੋ ਥਾਂ ਤੇ ਬੈਠਣਾ ਚੰਗਾ ਨਹੀਂ ਲੱਗਦਾ ਅਤੇ ਉਨ੍ਹਾਂ ਨੂੰ ਨਵੀਆਂ ਚੀਜ਼ਾ ਸਿੱਖਣ ਵਿੱਚ ਬੜੀ ਰੁਚੀ ਹੁੰਦੀ ਹੈ। ਜੇਕਰ ਬੱਚਿਆਂ ਨੂੰ ਰੋਕਿਆ ਜਾਵੇ ਤਾਂ ਉਨ੍ਹਾਂ ਦੀ ਵ੍ਰਿਧੀ ਅਤੇ ਵਿਕਾਸ ਪੂਰੀ ਤਰ੍ਹਾਂ ਨਹੀਂ ਹੁੰਦਾ। ਇਸਲਈ ਮਾਤਾ-ਪਿਤਾ ਨੂੰ ਬੱਚੇ ਨੂੰ ਰੋਕਣ ਦੀ ਥਾਂ ਉਨ੍ਹਾਂ ਦਾ ਧਿਆਨ ਰੱਖਣਾ ਚਾਹਿਦਾ ਹੈ ਅਤੇ ਕੁੱਝ ਸਾਵਧਾਨੀਆ ਵਰਤਣੀਆਂ ਚਾਹਿਦੀਆਂ ਹਨ ਜਿਨ੍ਹਾਂ ਨਾਲ ਉਹ ਬੱਚਿਆ ਨੂੰ ਸੁਰੱਖਿਅਤ ਰੱਖ ਸਕਣ।

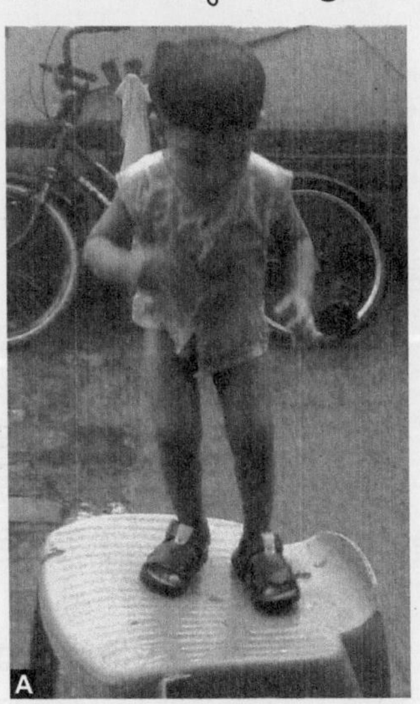

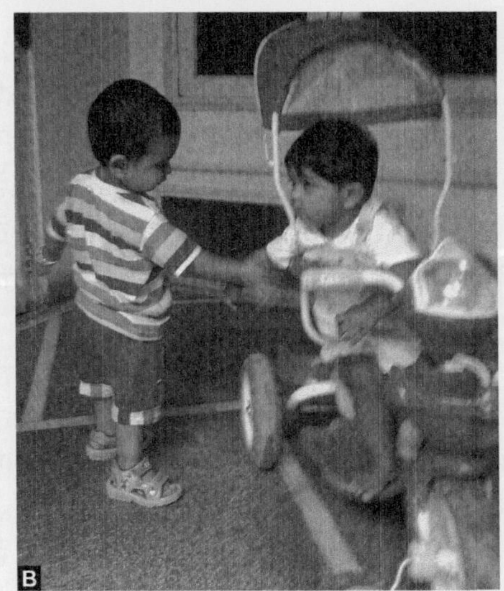

Figs 1.11A and B: ਦੁਰਘਟਨਾ : ਵੱਡਿਆਂ ਦੀ ਦੇਖ ਰੇਖ ਵਿੱਚ ਨਾ ਖੇਡਣਾ

1.7.1 ਦੁਰਘਟਨਾ ਦੇ ਕਾਰਨ

ਦੁਰਘਟਨਾ ਕਿਸੇ ਵੀ ਤਰ੍ਹਾਂ ਹੋ ਸਕਦੀ ਹੈ, ਕਿਸੇ ਵੀ ਸਥਿਤੀ ਵਿੱਚ ਹੋ ਸਕਦੀ ਹੈ, ਇਸਲਈ ਪੱਕੇ ਕਾਰਨ ਦੱਸਣਾ ਔਖਾ ਹੈ। ਬੱਚਿਆ ਵਿੱਚ ਆਮਤੌਰ ਤੇ ਦੁਰਘਟਨਾ ਘਰ ਵਿੱਚ, ਸਕੂਲ ਤੋਂ ਆਉਂਦੇ ਜਾ ਜਾਂਦੇ, ਖੇਡ ਦੇ ਮੈਦਾਨ ਵਿੱਚ ਆਦਿ ਹੋ ਸਕਦੀਆਂ ਹਨ। ਦੁਰਘਟਨਾ ਦੇ ਹੇਠ ਲਿੱਖੇ ਕਾਰਨ ਹਨ :

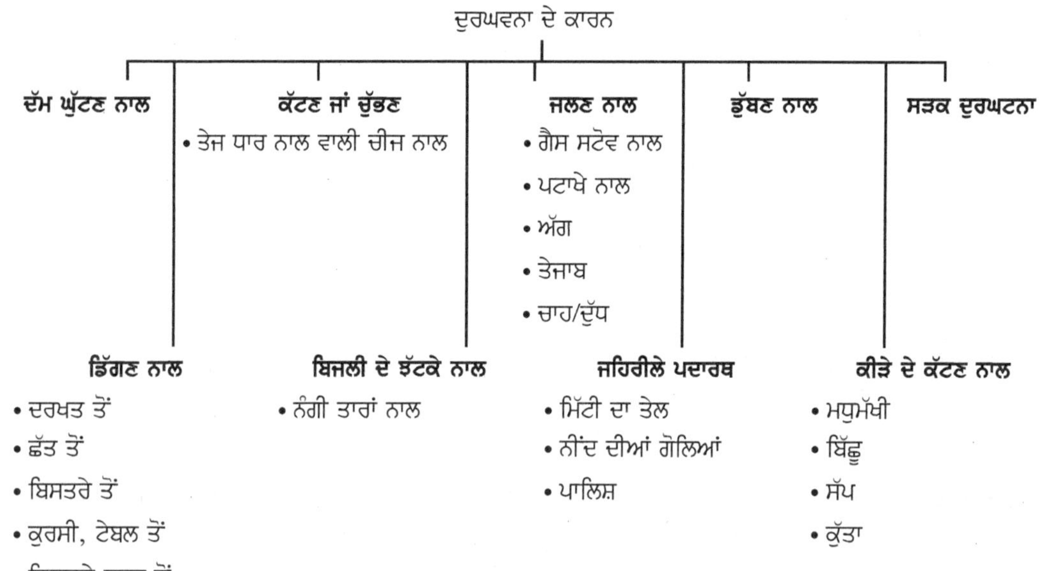

1.7.2 ਦੁਰਘਟਨਾ ਦੀ ਰੋਕ

ਅੰਗਰੇਜੀ ਵਿੱਚ ਇੱਕ ਅਖਾਣ ਹੈ "ਪ੍ਰਿਵੈਨਸ਼ਨ ਇਜ਼ ਬੈਟਰ ਦੈਨ ਕਿਓਰ", ਕਹਿਣ ਤੋਂ ਭਾਵ ਹੈ ਇਲਾਜ ਤੋਂ ਚੰਗੀ ਰੋਕਥਾਮ ਹੈ। ਦੁਰਘਟਨਾ ਨੂੰ ਰੋਕਣ ਲਈ ਹੇਠ ਲਿੱਖਿਆ ਗੱਲ੍ਹਾਂ ਧਿਆਨ ਵਿੱਚ ਰੱਖੋ :

1. **ਬੱਚਿਆਂ ਦੇ ਖਿਡੌਣੇ :** ਬੱਚਿਆ ਦੇ ਖਿਡੌਣੇ ਉਮਰ ਦੇ ਅਨੁਸਾਰ ਹੋਣੇ ਚਾਹੀਦੇ ਹਨ ਅਤੇ ਉਹ ਬੈਟਰੀ ਨਾਲ ਚਲਣ ਵਾਲੇ, ਨਾ ਜਲਣ ਵਾਲੇ, ਬਿਨਾ ਮੋਰੀਆਂ ਦੇ ਅਤੇ ਗੋਲ ਨੁਕਰ ਵਾਲੇ ਹੋਣੇ ਚਾਹੀਦੇ ਹਨ।
2. **ਬੱਚਿਆਂ ਦੀ ਪਹੁੰਚ :** ਛੋਟੇ ਬੱਚਿਆ ਨੂੰ ਰਸੋਈ ਘਰ ਤੋਂ ਦੂਰ ਰੱਖੋ। ਉਨ੍ਹਾਂ ਨੂੰ ਬੱਲਦੀ ਮੋਮਬੱਤੀ, ਸਟੋਵ, ਸਲੈਂਡਰ ਅਤੇ ਦਵਾਈਆਂ ਤੋਂ ਵੀ ਦੂਰ ਰੱਖੋ।
3. **ਬੱਚਿਆਂ ਦੇ ਖੇਡ :** ਬੱਚਿਆਂ ਨੂੰ ਵੱਡਿਆ ਦੀ ਨਿਗਰਾਨੀ ਵਿੱਚ ਹੀ ਖਿਡਾਓ। ਖਾਸਤੌਰ ਤੇ ਗੁੱਡੀ ਉਡਾਉਂਦੇ ਸਮੇਂ ਵਿਸ਼ੇਸ਼ ਨਿਗਰਾਨੀ ਦੀ ਲੋੜ ਹੈ ਜੇਕਰ ਬੱਚਾ ਕੋਠੇ ਤੇ ਗੁੱਡੀ ਉਡਾ ਰਿਹਾ ਹੈ। ਇਹ ਵੀ ਧਿਆਨ ਦੇਣ ਦੀ ਲੋੜ ਹੈ ਕਿ ਬੱਚਾ ਖੇਡਦੇ-ਖੇਡਦੇ ਕਿਸੇ ਖੁੱਲ੍ਹੀ ਬਾਰੀ ਜਾਂ ਦਰਖਤ ਤੇ ਨਾ ਚੜ੍ਹ ਜਾਵੇ। ਬੱਚਿਆਂ ਨੂੰ ਹਨੇਰੀ ਸੜਕਾਂ ਅਤੇ ਬਹੁਤ ਟ੍ਰੈਫਿਕ ਵਾਲੀ ਸੜਕ ਤੇ ਨਾ ਖੇਡਣ ਦਿਓ।
4. **ਬੱਚਿਆਂ ਦੇ ਕੱਪੜੇ :** ਬੱਚਿਆਂ ਨੂੰ ਸਿਨਥੈਟਿਕ ਜਾ ਨਾਈਲੌਨ ਦੇ ਕੱਪੜੇ ਨਾ ਪਵਾਓ ਕਿਉਕਿ ਇਹ ਛੇਤੀ ਅੱਗ ਫੱੜਦੇ ਹਨ। ਬੱਚਿਆਂ ਨੂੰ ਨਾ ਬਹੁਤੇ ਢਿੱਲੇ ਕੱਪੜੇ ਪਵਾਓ ਅਤੇ ਨਾ ਬਹੁਤੇ ਖੁੱਲੇ ਕਿਉਂਕਿ ਦੋਵਾਂ ਵਿੱਚ ਉਹ ਡਿੱਗ ਸਕਦਾ ਹੈ।
5. **ਬੱਚਿਆਂ ਦਾ ਖਾਣਾ :** ਬੱਚਿਆਂ ਨੂੰ ਨਾ ਬਹੁਤਾ ਠੰਡਾ ਖਾਣਾ ਦਵੋ ਅਤੇ ਨਾ ਬਹੁਤਾ ਗਰਮ। ਠੰਡੇ ਖਾਣੇ ਨਾਲ ਬੱਚੇ ਦਾ ਢਿੱਡ ਪੀੜ ਹੋ ਸਕਦਾ ਹੈ ਅਤੇ ਗਰਮ ਖਾਣੇ ਨਾਲ ਉਸ ਦਾ ਮੂੰਹ ਸੜ ਸਕਦਾ ਹੈ। ਇਹ ਵੀ ਧਿਆਨ ਰੱਖੋ ਕਿ ਬੱਚਾ ਹਰ ਚੀਜ਼ ਮੂੰਹ ਵਿੱਚ ਨਾ ਪਾਵੇ ਖਾਸਕਰ ਜ਼ਮੀਨ ਤੋਂ ਉੱਠਾ ਕਰ। ਬੱਚਿਆਂ ਨੂੰ ਖਾਣਾ ਖਵਾਉਂਦੇ ਨਾ ਤੇ ਹਸਾਓ ਨਾ ਹੀ ਉਸ ਨਾਲ ਗੱਲਾਂ ਕਰੋ। ਦੋ ਸਾਲ ਤੋਂ ਘੱਟ ਦੇ ਬੱਚਿਆਂ ਨੂੰ ਮਟਰ ਦੇ ਦਾਣੇ ਜਾ ਸੁੱਕੇ ਮੇਵੇ ਨਾ ਦਿਓ।
6. **ਬੱਚਿਆਂ ਦਾ ਵਾਤਾਵਰਨ (ਆਲਾ-ਦੁਆਲਾ) :** ਬੱਚਿਆਂ ਨੂੰ ਕਦੇ ਵੀ ਇਕੱਲਾ ਨਾ ਛੱਡੋ। ਉਸ ਦੇ ਆਲੇ-ਦੁਆਲੇ ਕੋਈ ਖਤਰਨਾਕ ਵਾਤਾਵਰਨ ਨਹੀਂ ਹੋਣਾ ਚਾਹੀਦਾ ਜਿਵੇਂ ਬੱਚੇ ਨੂੰ ਇਕੱਲਾ ਬੈਡ ਤੇ ਨਾ ਪਾਓ, ਬਿਜਲੀ ਦੀਆਂ ਤਾਰਾਂ ਅਤੇ

ਸਵਿਚਾਂ ਤੋਂ ਦੂਰ ਰੱਖੋ, ਬਾਥਰੂਮ ਵਿੱਚ ਟੱਬ ਖਾਲੀ ਰੱਖੋ ਅਤੇ ਫਰਸ਼ ਚੰਗੀ ਤਰ੍ਹਾਂ ਸਾਫ਼ ਕਰੋ ਤਾਕਿ ਬੱਚਾ ਫ਼ਿਸਲ ਨਾ ਜਾਵੇ, ਬੱਚੇ ਨੂੰ ਤਲਾਬ ਜਾਂ ਖੂੰਹ ਦੇ ਕੋਲ ਨਾ ਜਾਣ ਦਿਓ ਆਦਿ।

1.8 ਜਮਾਂਦਰੂ ਅਵਿਵਸਥਾ (ਕੰਨਜੈਨਿਟਲ ਅਨੌਮਲੀਜ਼)

ਜਮਾਂਦਰੂ ਅਵਿਵਸਥਾ ਤੋਂ ਭਾਵ ਹੈ ਬੱਚੇ ਦੇ ਜਨਮ ਤੋਂ ਹੀ ਉਸ ਵਿੱਚ ਕੋਈ ਕਮੀ ਹੋਣੀ। ਇਹ ਕਮੀ ਸਰੀਰਕ ਬਣਤਰ ਵਿੱਚ ਹੋ ਸਕਦੀ ਹੈ ਜਾਂ ਸਰੀਰ ਦੇ ਕਾਰਜ ਸੰਬੰਧੀ ਹੋ ਸਕਦੀ ਹੈ। ਇਨ੍ਹਾਂ ਕਮੀਆਂ ਦੀ ਪਹਿਚਾਣ ਜਨਮ ਤੋਂ ਬਾਅਦ ਦੇ ਸ਼ੁਰੂਆਤੀ ਦੌਰ ਵਿੱਚ ਕੀਤੀ ਜਾ ਸਕਦੀ ਹੈ।

1.8.1 ਜਮਾਂਦਰੂ ਅਵਿਵਸਥਾ ਦੇ ਕਾਰਨ

ਜਮਾਂਦਰੂ ਅਵਿਵਸਥਾ ਦੇ ਮੁੱਖ ਰੂਪ ਨਾਲ ਦੋ ਕਾਰਨ ਹਨ :

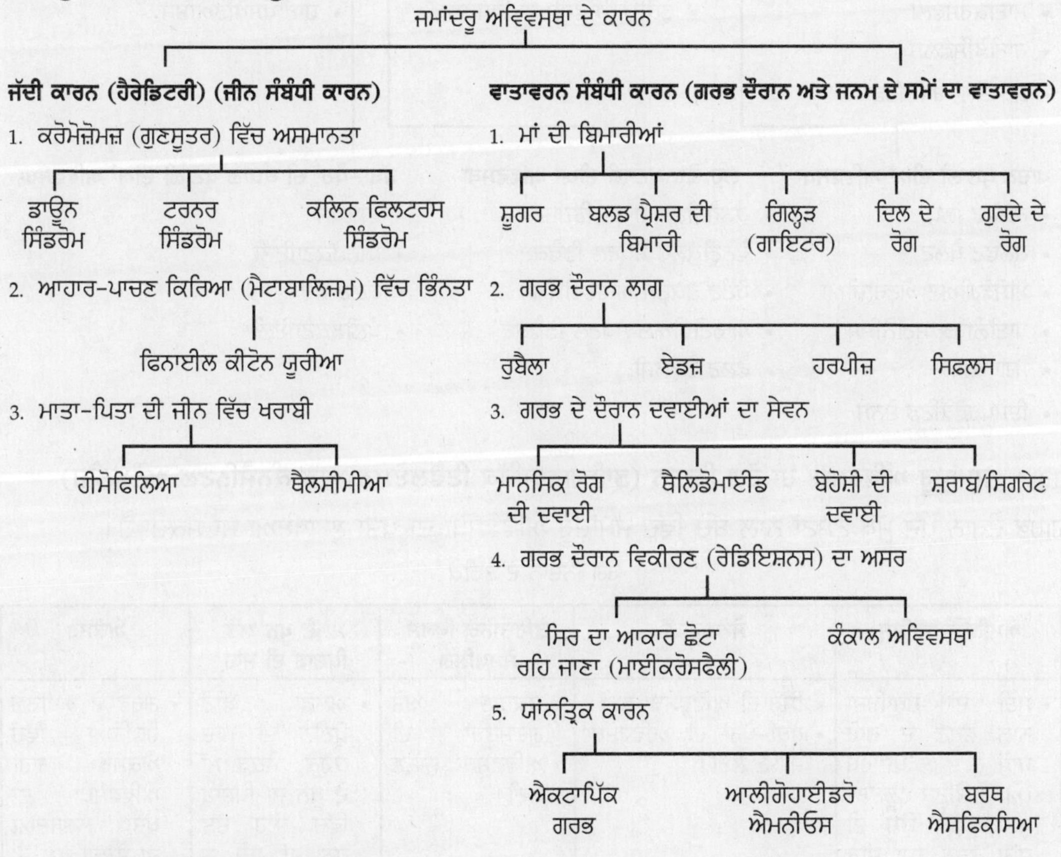

1.8.2 ਜੋਖਿਮ ਕਾਰਕ (ਰਿਸਕ ਫੈਕਟਰਸ)

ਹੇਠ ਲਿਖੀਆਂ ਸਥਿਤੀਆਂ ਨਾਲ ਜਮਾਂਦਰੂ ਅਵਿਵਸਥਾ ਹੋਣ ਦਾ ਖਤਰਾ ਹੋਰ ਵੱਧ ਜਾਂਦਾ ਹੈ :

1. ਕੰਨਸੈਂਗੁਅਸ ਵਿਆਹ (ਕਰੀਬੀ ਰਿਸ਼ਤੇਦਾਰਾਂ ਵਿੱਚ ਵਿਆਹ)

2. ਗਰਭ ਦੌਰਾਨ ਮਾਂ ਦੀ ਉਮਰ 40-45 ਸਾਲ ਦੀ ਹੋਵੇ
3. ਮਾਨਸਿਕ ਅਵਰੋਧ (ਸਾਈਕੌਲਾਜੀਕਲ ਹੈਨਡੀਕੈਪ)
4. ਮਾਂ ਵਿੱਚ ਖਾਸ ਤੱਤਾਂ ਦੀ ਕਮੀ ਜਿਵੇਂ ਲੋਹਾ ਤੱਤ।

1.8.3 **ਅਕਸਰ ਹੋਣ ਵਾਲੇ ਜਮਾਂਦਰੂ ਅਵਿਵਸਥਾ (ਕਾਮਨ ਕੰਨਜੈਨਿਟਲ ਅਨੌਮਿਲੀਸ)**

ਆਮਤੌਰ ਤੇ ਹੋਣ ਵਾਲੀਆਂ ਜਮਾਂਦਰੂ ਅਵਿਵਸਥਾ ਨੂੰ ਅਸੀ 6 ਤਰ੍ਹਾਂ ਨਾਲ ਵੰਡਿਆ ਹੈ :

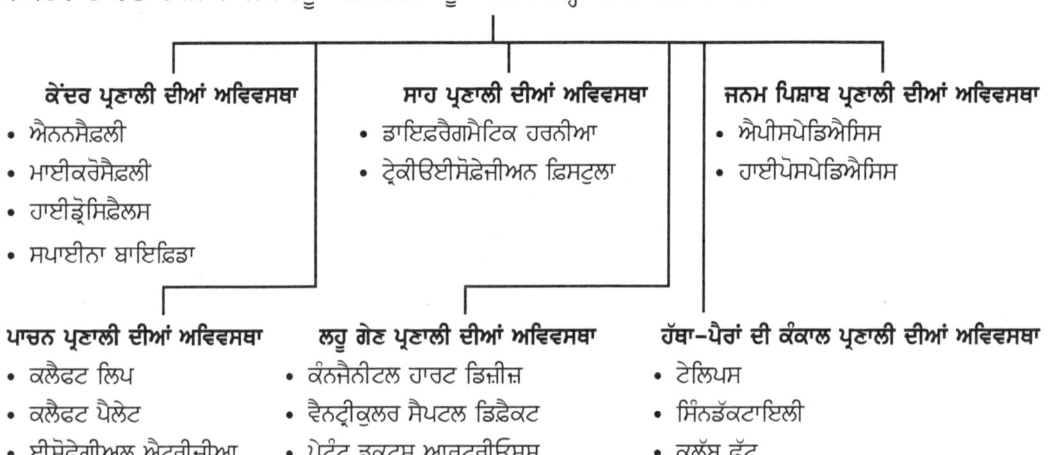

1.8.4 **ਜਮਾਂਦਰੂ ਅਵਿਵਸਥਾ ਦਾ ਰੋਗ ਨਿਦਾਨ (ਡਾਇਗਨਾਸਟਿੱਕ ਇਵੈਲੁਏਸ਼ਨ ਆਫ਼ ਕੰਨਜੈਨਿਟਲ ਅਨੌਮਲੀਜ਼)**

ਗਰਭ ਦੌਰਾਨ ਪੰਜ ਮੁੱਖ ਟੈਸਟਾਂ ਨਾਲ ਬੱਚੇ ਵਿੱਚ ਜਮਾਂਦਰੂ ਅਵਿਵਸਥਾ ਦਾ ਪਤਾ ਲਗਾਇਆ ਜਾ ਸੱਕਦਾ ਹੈ।

ਰੋਗ ਨਿਦਾਨ ਦੇ ਤਰੀਕੇ

ਐਮਨਿਓਸੈਨਟਸਿਸ	**ਸੋਨੋਗਰਾਫ਼ੀ**	**ਕੋਰਿਓਨਿਕ ਵਿਲਸ ਸੈਮਪਲਿੰਗ**	**ਮਾਂ ਦੇ ਖ਼ੂਨ ਅਤੇ ਪਿਸ਼ਾਬ ਦੀ ਜਾਂਚ**	**ਐਕਸਰੇ**
• ਸੂਈ ਦੀ ਸਹਾਇਤਾ ਨਾਲ ਭਰੂਣ ਦੇ ਚਾਰੋ ਪਾਸੇ ਦੇ ਤਰਲ ਪਦਾਰਥ (ਐਮਨਿਓਟਿਕ ਫਲੂਏਡ) ਨੂੰ ਕੱਢ ਕੇ ਉਸ ਦੀ ਜਾਂਚ ਕਰਨ ਨਾਲ ਜੀਨ ਅਤੇ ਕ੍ਰੋਮੋਜ਼ੋਮ ਦੀਆਂ ਅਵਿਵਸਥਾਵਾ ਦਾ ਪਤਾ ਲੱਗਦਾ ਹੈ।	• ਸਿਰ ਦੀ ਅਵਿਵਸਥਾ ਲਈ। • ਹੱਥਾਂ-ਪੈਰਾਂ ਦੀ ਅਵਿਵਸਥਾ ਜਾਨਣ ਲਈ।	• ਸ਼ੁਕਰਾਣੂ ਅਤੇ ਗੁਣਸੂਤਰਾਂ ਦੀ ਅਵਿਵਸਥਾ ਜਾਨਣ ਲਈ।	• ਅਲਫ਼ਾ ਫੀਟੋ ਪ੍ਰੋਟੀਨ ਦੀ ਜਾਂਚ ਕਰਕੇ, ਜੇਕਰ ਮਾਂ ਦੇ ਖ਼ੂਨ ਜਾ ਪਿਸ਼ਾਬ ਵਿੱਚ ਇਹ ਤੱਤ ਹਨ ਤਾਂ ਬੱਚੇ ਨੂੰ ਅਵਿਵਸਥਾ ਹੈ।	• ਗਰਭ ਦੇ ਅਖੀਰਲੇ ਹਫ਼ਤਿਆ ਵਿੱਚ ਐਕਸਰੇ ਰਾਹੀ ਅਵਿਵਸਥਾ ਦਾ ਪਤਾ ਲਗਾਇਆ ਜਾ ਸਕਦਾ ਹੈ।

1.8.5 ਜਮਾਂਦਰੂ ਅਵਿਵਸਥਾ ਦੀ ਰੋਕਥਾਮ ਅਤੇ ਇਲਾਜ

ਅਵਿਵਸਥਾ ਦੀ ਰੋਕਥਾਮ

ਹੇਠ ਲਿਖੇ ਤਰੀਕਿਆਂ ਨਾਲ ਜਮਾਂਦਰੂ ਅਵਿਵਸਥਾਵਾਂ ਦੀ ਰੋਕਥਾਮ ਕਰ ਸਕਦੇ ਹਨ :

1. ਕੰਨਸੈਨਗੁਅਸ ਵਿਆਹ ਨੂੰ ਰੋਕੋ।
2. ਸਹੀ ਉਮਰ ਵਿੱਚ ਵਿਆਹ (ਲੜਕੀਆਂ ਦੀ 18 ਸਾਲ ਅਤੇ ਲੜਕੀਆਂ ਦੀ 21 ਸਾਲ)।
3. ਜੇਕਰ ਇੱਕ ਬੱਚੇ ਨੂੰ ਜਮਾਂਦਰੂ ਅਵਿਵਸਥਾ ਹੋਵੇ ਤਾਂ ਦੂਜਾ ਗਰਭ ਧਾਰਨ ਕਰਨ ਵਿੱਚ ਸਾਵਧਾਨੀ ਰੱਖਣਾ ਜ਼ਰੂਰੀ ਹੈ।
4. ਜਮਾਂਦਰੂ ਅਵਿਵਸਥਾਂ ਦੇ ਕਾਰਨ ਅਤੇ ਜੋਖ਼ਿਮ ਕਾਰਕਾਂ ਤੋਂ ਬਚਾਵ ਕਰਕੇ।
5. ਲਾਗ ਤੋਂ ਸੁਰੱਖਿਅਤ ਰਹਿਣ ਲਈ ਸਮੇਂ ਤੇ ਮਾਂ ਨੂੰ ਟੀਕਾਕਰਨ ਕਰਾਉਣਾ ਚਾਹੀਦਾ ਹੈ।
6. ਵਿਕਰਣਾਂ ਦਾ ਗਰਭ ਦੌਰਾਨ ਘੱਟ ਉੱਪਯੋਗ ਜਿਵੇਂ ਐਕਸਰੇ ਅਤੇ ਸੋਨੋਗ੍ਰਾਫ਼ੀ।
7. ਗਰਭ ਦੌਰਾਨ ਸਮੇਂ ਸਮੇਂ ਤੇ ਜਾਂਚ ਕਰਾਉਣਾ।
8. ਮਾਤਾ-ਪਿਤਾ ਨੂੰ ਜੈਨੇਟਿਕ ਕਾਉਨਸਲਿੰਗ ਲਈ ਪ੍ਰੇਰਿਤ ਕਰੋ ਤਾਕਿ ਸਮੇਂ ਤੇ ਅਵਿਵਸਥਾ ਦਾ ਪਤਾ ਲੱਗ ਸਕੇ।

ਜਮਾਂਦਰੂ ਅਵਿਵਸਥਾ ਦਾ ਇਲਾਜ

ਦੋ ਤਰ੍ਹਾਂ ਦੇ ਇਲਾਜ ਅਵਿਵਸਥਾ ਲਈ ਕੀਤੇ ਜਾ ਸਕਦੇ ਹਨ :

ਸਰਜਰੀ	ਮੈਡੀਕਲ ਉੱਪਚਾਰ
• ਜੇ ਕਲੈਫ਼ਟ ਲਿੱਪ ਹੈ	• ਥੈਲਸੀਮੀਆ ਵਿੱਚ ਬਾਰ ਬਾਰ ਖ਼ੂਨ ਚੜ੍ਹਾ ਕੇ।
• ਜੇ ਕਲੈਫ਼ਟ ਪੈਲੇਟ ਹੈ	• ਹਿਮੋਫ਼ਿਲਿਆ ਵਿੱਚ ਐਂਟੀ ਹੀਮੋਫ਼ਿਲਿੱਕ ਫ਼ੈਕਟਰ ਦੇ ਕਰਕੇ।
• ਜੇ ਫ਼ੈਲਟ ਟੈਟ੍ਰੌਲੇਜੀ ਹੈ	• ਕ੍ਰੇਟਿਨਿਜ਼ਮ ਵਿੱਚ ਥਾਈਰੋਟਾਕਸਿਨ ਹਾਰਮੋਨ ਦੇ ਕਰ।
• ਜੇ ਇਮਪਰਫ਼ੋਰੇਟਿੱਡ ਏਨਸ ਹੈ	• ਫ਼ਿਨਾਈਲਕੀਟੋਨਯੂਰੀਆ ਵਿੱਚ ਫ਼ਿਨਾਈਲ ਐਲਾਨਾਈਨ ਦੀ ਘੱਟ ਮਾਤਰਾ ਵਾਲਾ ਭੋਜਨ ਦੇ ਕਰ। ਫ਼ਿਨਾਈਲ ਐਲਾਨਾਈਨ ਇੱਕ ਪ੍ਰੋਟੀਨ ਹੈ ਜਿਹੜੀ ਦਾਲਾਂ, ਨਿਊਟਰੀ ਅਤੇ ਮਾਸ ਵਿੱਚ ਸੱਭ ਤੋਂ ਵੱਧ ਹੁੰਦੀ ਹੈ।
• ਜੇ ਆਰਟੀਰੀਅਲ ਸੈਪਟਲ ਡਿਫੈਕਟ ਹੈ	

REVIEW QUESTIONS

Short answer questions:

Q1. ਵ੍ਰਿਧੀ ਅਤੇ ਵਿਕਾਸ ਤੋਂ ਕੀ ਭਾਵ ਹੈ?

Hint: ਵਿਸ਼ਾ 1.1 ਵੇਖੋ।

Q2. ਪ੍ਰੀਨੇਟਲ ਅਤੇ ਪੋਸਟਨੇਟਲ ਕਾਰਕ ਵ੍ਰਿਧੀ ਅਤੇ ਵਿਕਾਸ ਨੂੰ ਕਿਵੇਂ ਪ੍ਰਭਾਵਿਤ ਕਰਦਾ ਹੈ?

Hint: ਵਿਸ਼ਾ 1.2 ਵੇਖੋ।

Q3. ਜੇ ਤੁਹਾਨੂੰ ਮਾਤਾ-ਪਿਤਾ ਦੀ ਲੰਬਾਈ ਪਤਾ ਹੈ, ਕੀ ਤੁਸੀ ਉਨ੍ਹਾਂ ਦੇ ਬੱਚਿਆ ਦੀ ਲੰਬਾਈ ਮਾਪ ਸਕਦੇ ਹੋ? ਜੇਕਰ ਹਾਂ, ਤੇ ਕਿਵੇਂ?

Hint: ਵਿਸ਼ਾ 1.3 ਵੇਖੋ।

Q4. 8 ਮਹੀਨੇ ਦੀ ਉਮਰ ਵਿੱਚ ਬੱਚੇ ਵਿੱਚ ਕਿਹੜੇ ਸਰੀਰਕ, ਮਾਨਸਿਕ ਅਤੇ ਸਮਾਜਿਕ ਬਦਲਾਵ ਆਉਂਦੇ ਹਨ?

Hint: ਵਿਸ਼ਾ 1.4 ਵੇਖੋ।

Q5. ਬੱਚਿਆਂ ਵਿੱਚ ਦੁਰਘਟਨਾਵਾਂ ਦੇ ਕੀ-ਕੀ ਕਾਰਨ ਹੋ ਸਕਦੇ ਹਨ?
Hint: ਵਿਸ਼ਾ 1.7.1 ਵੇਖੋ।

Long answer type questions:

Q1. ਵ੍ਰਿਧੀ ਅਤੇ ਵਿਕਾਸ ਨੂੰ ਪ੍ਰਭਾਵਿੱਤ ਕਰਨ ਵਾਲੇ ਕਾਰਕਾਂ ਬਾਰੇ ਵਿਸਤਾਰ ਵਿੱਚ ਲਿੱਖੋ।
Hint: ਵਿਸ਼ਾ 1.1 ਵੇਖੋ।
Q2. ਮਾਈਲਸਟੋਨਸ ਤੋਂ ਕੀ ਭਾਵ ਹੈ ਅਤੇ ਤੁਸੀ ਕਿਵੇਂ ਇਨ੍ਹਾਂ ਨੂੰ ਬੱਚਿਆ ਵਿੱਚ ਵੇਖਦੇ ਹੋ?
Hint: ਵਿਸ਼ਾ 1.4 ਵੇਖੋ।
Q3. ਬੱਚਿਆਂ ਵਿੱਚ ਵ੍ਰਿਧੀ ਅਤੇ ਵਿਕਾਸ ਨੂੰ ਕਿਵੇਂ ਜਾਂਚ ਸਕਦੇ ਹਨ, ਵਿਸਤਾਰ ਵਿੱਚ ਲਿਖੋ।
Hint: ਵਿਸ਼ਾ 1.5 ਵੇਖੋ।
Q4. ਖੇਡਾਂ ਦੀ ਬੱਚਿਆਂ ਦੇ ਵ੍ਰਿਧੀ ਅਤੇ ਵਿਕਾਸ ਵਿੱਚ ਕੀ ਭੂਮਿਕਾ ਹੈ?
Hint: ਵਿਸ਼ਾ 1.6 ਵੇਖੋ।
Q5. ਜਮਾਂਦਰੂ ਅਵਿਵਸਥਾ ਬਾਰੇ ਵਿਸਤਾਰ ਵਿੱਚ ਦੱਸੋ।
Hint: ਵਿਸ਼ਾ 1.8 ਵੇਖੋ।

Multiple choice questions:

Q1. ਇਨ੍ਹਾਂ ਵਿੱਚੋਂ ਕਿਹੜਾ ਕਾਰਕ ਵ੍ਰਿਧੀ ਅਤੇ ਵਿਕਾਸ ਨੂੰ ਪ੍ਰਭਾਵਿਤ ਨਹੀਂ ਕਰਦਾ?
(a) ਵਾਤਾਵਰਨ (b) ਬਿਮਾਰੀਆਂ
(c) ਖ਼ੁਰਾਕ (d) ਪਿਤਾ ਦੀ ਖ਼ੁਰਾਕ

Q2. ਇੱਕ ਸਾਲ ਦੇ ਬੱਚੇ ਦੀ ਔਸਤ ਲੰਬਾਈ ਕਿੰਨ੍ਹੀ ਹੁੰਦੀ ਹੈ?
(a) 70 cm (b) 62 cm
(c) 75 cm (d) 45 cm

Q3. ਜਨਮ ਦੇ ਸਮੇਂ ਬੱਚੇ ਦਾ ਸਰੀਰ ਅਨੁਪਾਤ ਕਿੰਨ੍ਹਾਂ ਹੁੰਦਾ ਹੈ?
(a) 1.7 : 1 (b) 1 : 1.7
(c) 1.6 : 1 (d) 1 : 1.6

Q4. ਬੱਚਾ ਕਦੋਂ ਬਿਨਾਂ ਸਹਾਰੇ ਦੇ ਚਲ੍ਹਣਾ ਸ਼ੁਰੂ ਕਰ ਦਿੰਦਾ ਹੈ?
(a) 15-18 ਮਹੀਨੇ ਤੱਕ (b) 10-11 ਮਹੀਨੇ ਤੱਕ
(c) 12-15 ਮਹੀਨੇ ਤੱਕ (d) 16-18 ਮਹੀਨੇ ਤੱਕ

Q5. ਇਨ੍ਹਾਂ ਵਿੱਚੋਂ ਕਿਹੜੀ ਜਮਾਂਦਰੂ ਅਵਿਵਸਥਾ ਹੈ?
(a) ਦਸਤ (b) ਸਪਾਈਨਾ ਬਾਇਫ਼ਿਡਾ
(c) ਉਲਟੀਆਂ (d) ਬੇਹੋਸ਼ੀ

ANSWERS (Multiple Choice Questions)

1. (d) 2. (c) 3. (a) 4. (c) 5. (b)

CHAPTER 2

ਸ਼ਿਸ਼ੂ ਅਤੇ ਬੱਚਿਆਂ ਦਾ ਪੋਸ਼ਣ (Nutrition of Infants and Children)

ਸ਼ਬਦਾਵਲੀ (Key Terms)

- **ਕਾਮਪਲੀਮੈਨਟਰੀ ਫੀਡਿੰਗ :** ਮਾਂ ਦੇ ਦੁੱਧ ਦੇ ਨਾਲ ਜਦੋਂ 4-6 ਮਹੀਨਿਆਂ ਤੇ ਓਪਰੀ ਖ਼ੁਰਾਕ ਵੀ ਬੱਚੇ ਨੂੰ ਦਿੱਤੀ ਜਾਵੇ ਤਾਂ ਉਸ ਨੂੰ ਕਾਮਪਲੀਮੈਨਟਰੀ ਫੀਡਿੰਗ ਜਾ ਵੀਨਿੰਗ ਕਹਿੰਦੇ ਹਨ।
- **ਰਿਫ਼ਲੈਕਸ :** ਕਿਸੇ ਵੀ ਉੱਤੇਜਿਤ ਕਰਨ ਵਾਲੀ ਵਸਤੂ ਦੇ ਕਾਰਨ ਹੋਣ ਵਾਲੀ ਪ੍ਰਤੀਕ੍ਰਿਆ ਨੂੰ ਰਿਫ਼ਲੈਕਸ ਕਹਿੰਦੇ ਹਨ। ਬੱਚਿਆ ਵਿੱਚ ਰਿਫ਼ਲੈਕਸ ਚੈਕ ਕਰਦੇ ਹਨ ਤਾਕਿ ਉਨ੍ਹਾਂ ਦੇ ਤੰਤੂ ਪ੍ਰਣਾਲੀ ਦੀਆਂ ਕਿਰਿਆਵਾਂ ਦਾ ਪਤਾ ਲਗਾਇਆ ਜਾ ਸਕੇ।

  ਉਦਾਹਰਣ ਦੇ ਤੌਰ ਤੇ ਜਦੋਂ ਬੱਚੇ ਦੇ ਮੂੰਹ ਨੂੰ ਮਾਂ ਦੀ ਛਾਤੀ ਤੇ ਲਗਾਉਂਦੇ ਹਨ (ਉੱਤੇਜਿਤ ਕਰਨ ਵਾਲੀ ਵਸਤੂ ਇੱਥੇ ਛਾਤੀ ਦੇ ਚੂਚਕ ਹਨ) ਤਾਂ ਬੱਚਾ ਆਪਣੇ ਆਪ ਚੁੰਘਣਾ ਸ਼ੁਰੂ ਕਰ ਦਿੰਦਾ ਹੈ, (ਚੁੰਘਣਾ ਰਿਫ਼ਲੈਕਸ ਹੈ) ਇਸ ਨੂੰ ਸੱਕਿੰਗ ਰਿਫ਼ਲੈਕਸ ਕਹਿੰਦੇ ਹਨ।
- **ਐਕਸਕਲੂਜ਼ਿਵ ਬਰੈਕਟ ਫੀਡਿੰਗ :** ਪਹਿਲੇ 6 ਮਹੀਨਿਆਂ ਵਿੱਚ ਪੋਸ਼ਣ ਲਈ ਜਦੋਂ ਬੱਚਾ ਕੇਵਲ ਮਾਂ ਦੇ ਦੁੱਧ ਤੇ ਹੀ ਨਿਰਭਰ ਹੁੰਦਾ ਹੈ, ਉਸ ਨੂੰ ਐਕਸਕਲੂਜ਼ਿਵ ਬਰੈਸਟ ਫੀਡਿੰਗ ਕਹਿੰਦੇ ਹਨ।
- **ਪੋਸਟਪਾਰਟਮ ਹੈਮਰੇਜ :** ਬੱਚੇ ਦੇ ਜਨਮ ਤੋਂ ਬਾਅਦ ਜੇਕਰ ਸਾਧਾਰਨ ਜਣੇਪੇ ਵਿੱਚ 500 ਮਿਲੀ ਲੀਟਰ ਅਤੇ ਵੱਡੇ ਆਪਰੇਸ਼ਨ ਨਾਲ 1000 ਮਿਲੀ ਲੀਟਰ ਖ਼ੂਨ ਵੱਗ ਜਾਵੇ ਤਾਂ ਉਸ ਨੂੰ ਪੋਸਟਪਾਰਟਮ ਹੈਮਰੇਜ ਕਹਿੰਦੇ ਹਨ।
- **ਕਲੌਸਟ੍ਰਮ :** ਮਾਂ ਦੇ ਪਹਿਲੇ ਪੀਲੇ ਦੁੱਧ ਨੂੰ ਕਲੌਸਟ੍ਰਮ ਕਹਿੰਦੇ ਹਨ।
- **ਰੈਫ਼ਰੈਨਸ ਪ੍ਰੋਟੀਨ :** ਅੰਡੇ ਵਿੱਚ ਪਾਈ ਜਾਣ ਨਾਲੀ ਪ੍ਰੋਟੀਨ ਜਿਹੜੀ ਇੱਕ ਸੰਪੂਰਨ ਅਤੇ ਅਸਾਨੀ ਨਾਲ ਪਚਾਈ ਜਾਣ ਵਾਲੀ ਪ੍ਰੋਟੀਨ ਹੈ ਉਸ ਨੂੰ ਰੈਫ਼ਰੈਨਸ ਪ੍ਰੋਟੀਨ ਕਹਿੰਦੇ ਹਨ।
- **ਪ੍ਰੋਸਟਾਗਲੈਨਡਿਨਜ਼ :** ਪ੍ਰੋਸਟਾਗਲੈਨਡਿਨ, ਹਾਰਮੋਨ ਦੀ ਤਰ੍ਹਾਂ ਇੱਕ ਰਸਾਇਣਕ ਹੈ ਜਿਹੜਾ ਵਸਾ ਤੋਂ ਬਣਦਾ ਹੈ ਅਤੇ ਇਹ ਕਈ ਤਰ੍ਹਾਂ ਦੇ ਪ੍ਰਭਾਵ ਸਰੀਰ ਉੱਤੇ ਪਾਉਂਦਾ ਹੈ ਜਿਵੇਂ ਦਰਦ ਅਤੇ ਸੋਜ।
- **ਥ੍ਰੌਮਬੌਕਸੇਨ :** ਇਹ ਓਮੇਗਾ-3 ਫ਼ੈਟੀ ਐਸਿਡ ਤੋਂ ਬਣਦਾ ਹੈ। ਸਾਡੇ ਸਰੀਰ ਵਿੱਚ ਇਹ ਪਲੇਟਲੈਟਸ ਨੂੰ ਇਕੱਠਾ ਕਰਨ ਅਤੇ ਖ਼ੂਨ ਦੀਆਂ ਨਾੜੀਆਂ ਨੂੰ ਸੁੰਗੇੜਨ ਵਿੱਚ ਮਦਦ ਕਰਦਾ ਹੈ ਜਿਸ ਨਾਲ ਖ਼ੂਨ ਪੈਣਾ (ਬਲੀਡਿੰਗ) ਬੰਦ ਹੁੰਦਾ ਹੈ।
- **ਲਿਯੂਕੋਟ੍ਰਾਈਨਸ :** ਇਹ ਅਰੈਕੇਡੌਨਿਡ ਐਸਿਡ ਤੋਂ ਕੁਦਰਤੀ ਰੂਪ ਵਿੱਚ ਸਾਡੇ ਸਰੀਰ ਵਿੱਚ ਬਣਦਾ ਹੈ ਅਤੇ ਸਾਡੇ ਸਰੀਰ ਦੀ ਜੀਵਾਣੂ ਨਾਲ ਲੜਣ ਵਾਲੀ ਸ਼ਕਤੀ (ਇਮਿਊਨਿਟੀ) ਨੂੰ ਬਣਾਉਣ ਵਿੱਚ ਮਦਦ ਕਰਦਾ ਹੈ। ਇਹ ਹਿਸਟਾਮੀਨ ਪੈਦਾ ਕਰਦਾ ਹੈ ਜਿਸ ਨਾਲ ਇਮਿਊਨਿਟੀ ਵਿੱਚ ਇਹ ਮਦਦ ਕਰ ਪਾਉਂਦਾ ਹੈ।
- **ਰਿਕੇਟਸ :** ਵਿਟਾਮਿਨ-ਡੀ ਦੀ ਕਮੀ ਨਾਲ ਹੋਣ ਵਾਲੀ ਹੱਡੀਆਂ ਦੀ ਬਿਮਾਰੀ ਨੂੰ ਰਿਕੇਟਸ ਕਹਿੰਦੇ ਹਨ।
- **ਬੈਰੀ-ਬੈਰੀ :** ਇਹ ਤੰਤੂ ਪ੍ਰਣਾਲੀ ਦੀ ਬਿਮਾਰੀ ਹੈ ਜਿਹੜੀ ਵਿਟਾਮਿਨ B_1 ਦੀ ਕਮੀ ਦਾ ਕਰਕੇ ਹੁੰਦੀ ਹੈ। ਇਹ ਦੋ ਪ੍ਰਕਾਰ ਦੀਆਂ ਹੁੰਦੀਆਂ ਹਨ : ਸੁੱਕਾ ਬੈਰੀ-ਬੈਰੀ ਅਤੇ ਗਿੱਲਾ ਬੈਰੀ-ਬੈਰੀ।
- **ਕਿਲੌਸਿਸ :** ਵਿਟਾਸਿਸ B-6 (ਰਾਈਬੋਫਲੇਵਿਨ) ਦੀ ਕਮੀ ਨਾਲ ਜੇਕਰ ਮੂੰਹ ਦੇ ਕਿਨਾਰਿਆਂ ਤੇ ਜਖ਼ਮ ਹੋ ਜਾਣ।

- **ਪਲੈਗਰਾ :** ਇਹ ਇੱਕ ਚਮੜੀ ਰੋਗ ਹੈ ਜਿਹੜਾ ਵਿਟਾਮਿਨ B-3 ਦੀ ਕਮੀ ਨਾਲ ਹੁੰਦਾ ਹੈ। ਇਸ ਨਾਲ ਦਸਤ ਹੋ ਜਾਂਦੇ ਹਨ ਅਤੇ ਯਾਦ ਕਰਨ ਦੀ ਤਾਕਤ ਵੀ ਘੱਟ ਜਾਂਦੀ ਹੈ।
- **ਗਲੌਸਾਈਟਿਸ :** ਜੀਭ ਦੀ ਸੋਜ।
- **ਮਗੈਲੋਬਲਾਸਟਿਕ ਅਨੀਮੀਆ :** ਲਾਲ ਰਕਤ ਕਣਾਂ ਦੇ ਖਰਾਬ DNA ਦਾ ਕਰਕੇ ਜਦੋਂ ਖ਼ੂਨ ਦੀ ਘਾਟ ਹੋ ਜਾਵੇ। ਇਹ ਫ਼ੌਲਿਕ ਐਸਿਡ ਦੀ ਕਮੀ ਨਾਲ ਹੁੰਦਾ ਹੈ।
- **ਪਰਨਿਸ਼ਿਅਸ ਅਨੀਮੀਆ :** ਇਸ ਵਿੱਚ ਪੇਟ ਦੀ ਤਹਿ ਤੋਂ ਇਕ ਤਰ੍ਹਾਂ ਦਾ ਰਸਾਵ ਨਹੀਂ ਬਣਦਾ ਜਿਹੜਾ ਵਿਟਾਮਿਨ B-12 ਨੂੰ ਸੋਖ਼ਣ ਵਿੱਚ ਮਦਦ ਕਰਦਾ ਹੈ ਜਿਸ ਨਾਲ ਵਿਟਾਮਿਨ B-12 ਦੀ ਸਰੀਰ ਵਿੱਚ ਕਮੀ ਹੋ ਜਾਂਦੀ ਹੈ।

ਸ਼ਿਸ਼ੂ ਅਤੇ ਬੱਚਿਆਂ ਦਾ ਪੋਸ਼ਣ

ਜਨਮ ਤੋਂ ਹੀ ਚੰਗੇ ਪੋਸ਼ਣ ਦੀ ਬੱਚੇ ਨੂੰ ਬਹੁਤ ਲੋੜ ਹੁੰਦੀ ਹੈ ਤਾਕਿ ਉਸ ਦਾ ਵ੍ਰਿਧੀ ਅਤੇ ਵਿਕਾਸ ਚੰਗਾ ਹੋ ਸਕੇ। ਚੰਗਾ ਪੋਸ਼ਣ ਜੇਕਰ ਬਚਪਨ ਤੋਂ ਹੀ ਮਿਲਦਾ ਰਹੇ ਤਾਂ ਉਹ ਬੱਚਾ ਵੱਡਾ ਹੋ ਕੇ ਵੀ ਮਾਨਸਿਕ ਅਤੇ ਸਰੀਰਕ ਤੌਰ ਤੇ ਸਿਹਤਮੰਦ ਰਹਿੰਦਾ ਹੈ। ਜਨਮ ਤੋਂ 6 ਮਹੀਨੇ ਤੱਕ ਬੱਚੇ ਲਈ ਸੱਭ ਤੋਂ ਚੰਗਾ ਆਹਾਰ ਮਾਂ ਦਾ ਦੁੱਧ ਹੁੰਦਾ ਹੈ। 6 ਮਹੀਨੇ ਤੋਂ ਬਾਅਦ ਦੋ ਸਾਲ ਤੱਕ ਮਾਂ ਦੇ ਦੁੱਧ ਦੇ ਨਾਲ ਬੱਚੇ ਨੂੰ ਹੋਰ ਖੁਰਾਕ ਦੀ ਵੀ ਲੋੜ ਪੈਂਦੀ ਹੈ ਕਿਉਂਕਿ ਵ੍ਰਿਧੀ ਅਤੇ ਵਿਕਾਸ ਹੁਣ ਜ਼ਿਆਦਾ ਤੇਜ਼ੀ ਨਾਲ ਹੁੰਦਾ ਹੈ ਅਤੇ ਸਿਰਫ਼ ਮਾਂ ਦਾ ਦੁੱਧ ਉਸ ਲੋੜ ਨੂੰ ਪੂਰਾ ਨਹੀਂ ਕਰ ਪਾਉਂਦਾ। ਇਸ ਨੂੰ ਕਾਮਪਲੀਮੈਨਟਰੀ ਫੀਡਿੰਗ ਕਹਿੰਦੇ ਹਨ। ਇਸ ਅਧਿਆਇ ਵਿੱਚ ਅਸੀ ਐਕਸਕਲੂਜ਼ਿਵ ਬਰੈਸਟ ਫੀਡਿੰਗ (6 ਮਹੀਨੇ ਲਈ ਕੇਵਲ ਮਾਂ ਦਾ ਦੁੱਧ ਪਿਲਾਉਣਾ), "ਕਾਮਪਲੀਮੈਨਟਰੀ ਫੀਡਿੰਗ" ਅਤੇ ਹੋਰ ਪੋਸ਼ਣ ਨਾਲ ਸੰਬੰਧਿਤ ਵਿਸ਼ਿਆ ਬਾਰੇ ਪੜ੍ਹਾਂਗੇ।

2.1 ਕੇਵਲ ਮਾਂ ਦੀ ਛਾਤੀ ਦਾ ਦੁੱਧ (ਐਕਸਕਲੂਜ਼ਿਵ ਬਰੈਸਟ ਫੀਡਿੰਗ)

ਬਰੈਸਟ ਫੀਡਿੰਗ ਤੋਂ ਭਾਵ ਹੈ ਬੱਚੇ ਨੂੰ ਮਾਂ ਦਾ ਦੁੱਧ ਮਾਂ ਦੀ ਛਾਤੀ ਤੋਂ ਪਿਲਾਉਣਾ। ਬੱਚਿਆਂ ਵਿੱਚ ਚੁੰਘਣ ਦੀ ਪ੍ਰਤੀਕ੍ਰਿਆ (ਸੱਕਿੰਗ ਰਿਫ਼ਲੈਕਸ) ਹੁੰਦੀ ਹੈ ਜਿਸ ਦੀ ਮਦਦ ਨਾਲ ਬੱਚਾ ਚੁੰਘਦਾ ਅਤੇ ਘੁੱਟ (ਨਿਗਲ) ਸਕਦਾ ਹੈ। ਜੇਕਰ ਮਾਂ ਜਨਮ ਤੋਂ 6 ਮਹੀਨੇ ਤੱਕ ਬੱਚੇ ਨੂੰ ਆਪਣੇ ਦੁੱਧ ਤੋਂ ਇਲਾਵਾ ਕੁੱਝ ਵੀ ਹੋਰ ਨਾ ਦਵੇ ਤਾਂ ਉਸਨੂੰ "ਐਕਸਕਲੂਜ਼ਿਵ ਬਰੈਸਟ ਫ਼ੀਡਿੰਗ" ਕਹਿੰਦੇ ਹਨ।

2.1.1 ਬਰੈਸਟ ਫ਼ੀਡਿੰਗ ਦੇ ਲਾਭ

UNICEF ਨੇ ਦੱਸਿਆ ਹੈ ਕਿ ਹਰ ਸਾਲ ਇੱਕ ਮਿਲਿਅਨ ਬੱਚੇ ਮਰਦੇ ਹਨ ਅਤੇ ਕਈ ਮਿਲਿਅਨ ਬਿਮਾਰ ਰਹਿੰਦੇ ਹਨ ਕਿਉਂਕਿ ਉਨ੍ਹਾਂ ਨੂੰ ਚੰਗੀ ਤਰ੍ਹਾਂ ਬਰੈਸਟ ਫੀਡਿੰਗ ਨਹੀਂ ਕਰਵਾਈ ਹੁੰਦੀ। ਇਸ ਦਾ ਇੱਕ ਕਾਰਨ ਇਹ ਵੀ ਹੋ ਸਕਦਾ ਹੈ ਕਿ ਮਾਵਾਂ ਨੂੰ ਮਾਂ ਦੇ ਦੁੱਧ ਦਾ ਕੀ ਲਾਭ ਹੈ ਦੇ ਬਾਰੇ ਨਹੀਂ ਪਤਾ।

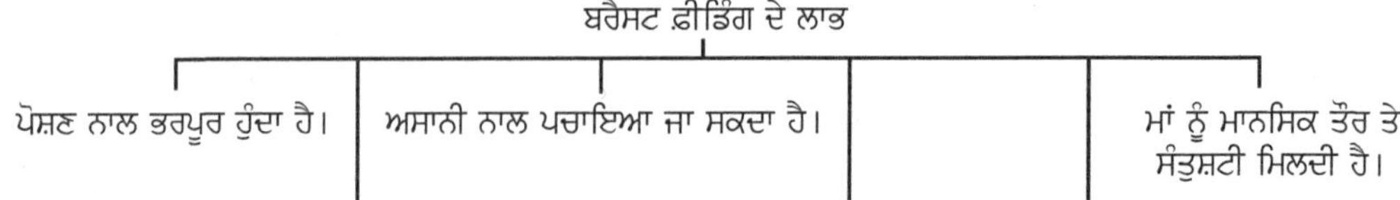

- ਐਕਸਕਲੂਜ਼ਿਵ ਬਰੈਸਟ ਫ਼ੀਡਿੰਗ ਦੇ ਵੀ ਇਹ ਸਾਰੇ ਲਾਭ ਹਣ ਪਰੰਤੂ ਸੱਭ ਤੋਂ ਮੁੱਖ ਲਾਭ ਜਿਹੜਾ ਬੱਚਿਆ ਨੂੰ ਹੁੰਦਾ ਹੈ ਉਹ ਇਹ ਹੈ ਕਿ ਐਕਸਕਲੂਜ਼ਿਵ ਬਰੈਸਟ ਫ਼ੀਡਿੰਗ ਨਾਲ ਬੱਚੇ ਦੀ ਵ੍ਰਿਧੀ ਅਤੇ ਵਿਕਾਸ ਚੰਗਾ ਹੁੰਦਾ ਹੈ ਕਿਉਂਕਿ ਪਹਿਲੇ 6 ਮਹੀਨੇ ਵਿੱਚ ਹੀ ਬੱਚੇ ਦਾ ਮੁੱਖ ਵ੍ਰਿਧੀ ਅਤੇ ਵਿਕਾਸ ਹੁੰਦਾ ਹੈ।

2.1.2 ਬਰੈਸਟ ਫ਼ੀਡਿੰਗ ਸ਼ੁਰੂ ਕਰਨ ਦਾ ਸਹੀ ਸਮਾ

1. ਬਰੈਸਟ ਫ਼ੀਡਿੰਗ ਜਨਮ ਤੋਂ (1/2) ਅੱਧੇ ਘੰਟੇ ਵਿੱਚ ਸ਼ੁਰੂ ਕਰ ਦੇਣੀ ਚਾਹੀਦੀ ਹੈ ਜੇਕਰ ਨਾਰਮਲ ਡਿਲਿਵਰੀ ਹੈ।
2. ਆਪ੍ਰੇਸ਼ਨ (ਸਿਜ਼ੇਰੀਅਨ) ਵਿੱਚ ਬਰੈਸਟ ਫ਼ੀਡਿੰਗ ਜਨਮ ਤੋਂ 4 ਘੰਟਿਆਂ ਦੇ ਅੰਦਰ ਅੰਦਰ ਸ਼ੁਰੂ ਕਰ ਦੇਣੀ ਚਾਹੀਦੀ ਹੈ।
3. ਮਾਂ ਨੂੰ ਸਮਝਾਉਣਾ ਚਾਹੀਦਾ ਹੈ ਕਿ ਉਹ 4-6 ਮਹੀਨਿਆਂ ਤੱਕ ਬੱਚੇ ਨੂੰ ਆਪਣਾ ਦੁੱਧ ਪਿਲਾਵੇ (ਐਕਸਕਲੂਜ਼ਿਵ ਬਰੈਸਟ ਫ਼ੀਡਿੰਗ)।

2.1.3 ਐਕਸਕਲੂਜ਼ਿਵ ਬਰੈਸਟ ਫ਼ੀਡਿੰਗ ਵਿੱਚ ਏ.ਐਨ.ਐਮ. ਦਾ ਰੋਲ

ਏ.ਐਨ.ਐਮ. ਦੇ ਰੋਲ (ਭੂਮਿਕਾ) ਨੂੰ ਅਸੀ ਦੋ ਵਿੱਚ ਵੰਡ ਸਕਦੇ ਹਨ :

ਬਰੈਸਟ ਫ਼ੀਡਿੰਗ ਦੀ ਤਿਆਰੀ | ਬਰੈਸਟ ਫ਼ੀਡਿੰਗ ਦੀ ਵਿਵਸਥਾ (ਮੈਨੇਜਮੈਂਟ)

1. **ਬਰੈਸਟ ਫ਼ੀਡਿੰਗ ਦੀ ਤਿਆਰੀ :** ਇਹ ਗਰਭ ਦੇ ਵਿਚਕਾਰ ਹੀ ਸ਼ੁਰੂ ਕਰ ਦੇਣੀ ਚਾਹੀਦੀ ਹੈ।
   - ਚੂਚਕਾਂ ਦੀ ਜਾਂਚ ਕਰਨਾ (ਕਿਸੇ ਵੀ ਸਮੱਸਿਆ ਲਈ) ਅਤੇ ਉਸ ਦਾ ਇਲਾਜ ਕਰਨਾ।
   - ਛਾਤੀ ਦੀ ਮਾਲਿਸ਼ ਕਰਨਾ।
   - ਛਾਤੀ ਦੀ ਸਾਫ਼ ਸਫ਼ਾਈ ਬਾਰੇ ਸਿੱਖਿਆ ਦੇਣੀ।
   - "ਕਲੋਸਟ੍ਰਮ" ਦੇ ਲਾਭ ਦੱਸਣਾ।
   - ਮਾਂ ਨੂੰ ਬਰੈਸਟ ਫ਼ੀਡਿੰਗ ਦੇ ਲਾਭ ਦੱਸੋ।
   - ਮਾਂ ਨੂੰ ਬਰੈਸਟ ਫ਼ੀਡਿੰਗ ਲਈ ਪ੍ਰੇਰਿਤ ਕਰੋ।

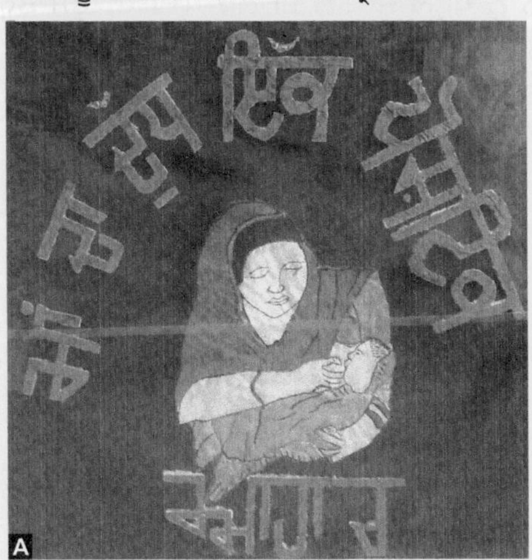

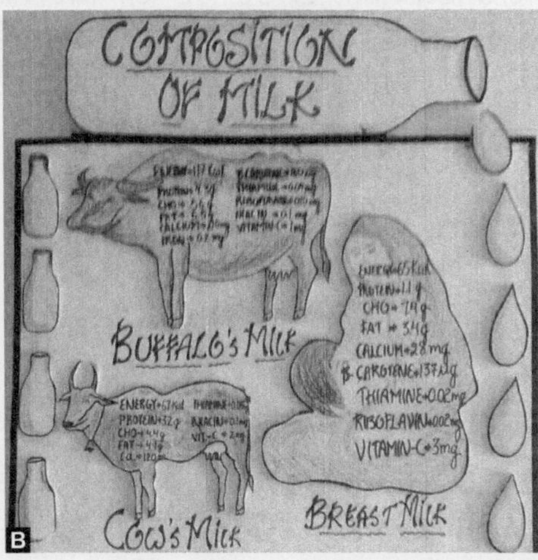

Figs 2.1A and B: ਬਰੈਸਟ ਫ਼ੀਡਿੰਗ

2. **ਬਰੈਸਟ ਫ਼ੀਡਿੰਗ ਦੀ ਮੈਨੇਜਮੈਂਟ :**

- ਮਾਂ ਨੂੰ ਕਹੋ ਕਿ ਉਹ ਸਾਫ਼-ਸੁਥਰੀ ਅਤੇ ਸਹਾਰਾ ਦੇਣ ਵਾਲੀ ਬ੍ਰਾ ਪਾਉਣ।
- ਜੇਕਰ ਬੱਚੇ ਦੇ ਮੂੰਹ ਅਤੇ ਨੱਕ ਵਿੱਚ ਕੋਈ ਤਰਲ ਪਦਾਰਥ (ਡਿਸਚਾਰਜ) ਹੋਵੇ ਤਾਂ ਉਸਨੂੰ ਸਾਫ਼ ਕਰੋ।
- ਮਾਂ ਨੂੰ ਕਹੋ ਕਿ ਉਹ ਦੁੱਧ ਪਿਲਾਉਣ ਤੋਂ ਪਹਿਲਾਂ ਛਾਤੀ ਅਤੇ ਆਪਣੇ ਹੱਥ ਚੰਗੀ ਤਰ੍ਹਾ ਧੋ ਲਵੇ।
- ਮਾਂ ਅਤੇ ਬੱਚੇ ਨੂੰ ਆਰਾਮਦਾਇਕ ਸਥਿਤੀ ਵਿੱਚ ਬਿਠਾਓ ਅਤੇ ਜਿੰਨ੍ਹੀਆਂ ਵੀ ਸਥਿਤੀਆਂ (ਪੋਜ਼ੀਸ਼ਨਸ) ਵਿੱਚ ਬਰੈਸਟ ਫ਼ੀਡਿੰਗ ਦਿੱਤੀ ਜਾ ਸਕਦੀ ਹੈ ਉਸ ਦੇ ਬਾਰੇ ਦੱਸੋ ਜਿਵੇਂ :

ਕਰਾਸ ਕਰੇਡਲ ਹੋਲਡ | ਕਰੇਡਲ ਹੋਲਡ | ਫ਼ੁੱਟਬਾਲ ਹੋਲਡ | ਇੱਕ ਪਾਸੇ ਲੇਟ ਕਰ

- ਮਾਂ ਨੂੰ ਬਰੈਸਟ ਫ਼ੀਡਿੰਗ ਸ਼ੁਰੂ ਕਰਨ ਦੇ ਸਹੀ ਸਮੇਂ ਬਾਰੇ ਦੱਸੋ।
- ਮਾਂ ਨੂੰ ਇਹ ਵੀ ਸਮਝਾਓ ਕਿ ਬੱਚੇ ਨੂੰ ਪਹਿਲੇ 24 ਘੰਟਿਆਂ ਵਿੱਚ ਉਹ ਥੋੜੀ-ਥੋੜੀ ਦੇਰ ਬਾਅਦ ਦੁੱਧ ਪਿਲਾ ਸਕਦੀ ਹੈ ਪਰ ਇਹ ਸਮਾਂ ਪੰਜ ਘੰਟਿਆ ਤੋਂ ਵੱਧ ਨਹੀਂ ਹੋਣਾ ਚਾਹਿਦਾ।
- ਇਹ ਵੀ ਦੱਸੋ ਕਿ ਪਹਿਲਾਂ ਪਹਿਲਾਂ ਬਰੈਸਟ ਫ਼ੀਡਿੰਗ ਦੋਵੇਂ ਛਾਤੀਆਂ ਤੋਂ ਪੰਜ-ਪੰਜ ਮਿੰਟ ਦੀ ਹੀ ਹੋਣੀ ਚਾਹੀਦੀ ਹੈ। ਬਾਅਦ ਵਿੱਚ ਇਹ ਹੌਲੀ-ਹੌਲੀ ਵਧਾ ਕੇ 15-15 ਮਿੰਟ ਦੋਵੇਂ ਛਾਤੀਆਂ ਤੋਂ ਦਿੱਤੀ ਜਾ ਸਕਦੀ ਹੈ।
- ਮਾਂ ਨੂੰ ਬਰੈਸਟ ਫ਼ੀਡਿੰਗ ਦੀ ਸਹੀ ਤਕਨੀਕ ਬਾਰੇ ਦੱਸੋ। ਉਸ ਨੂੰ ਦੱਸੋ ਕਿ ਉਹ ਆਰਾਮਦਾਇਕ ਸਥਿਤੀ ਵਿੱਚ ਬੈਠ ਕੇ ਦੁੱਧ ਪਿਲਾਏ ਅਤੇ ਇਹ ਧਿਆਨ ਰੱਖੇ ਕਿ ਬੱਚੇ ਦਾ ਮੂੰਹ ਪੂਰਾ ਖੁਲਿਆ ਹੈ ਅਤੇ ਚੂਚਕ ਉਸ ਦੇ ਮੂੰਹ ਵਿੱਚ ਚੰਗੀ ਤਰ੍ਹਾਂ ਹਨ ਅਤੇ ਬੱਚੇ ਦੀ ਠੋਢੀ ਮਾਂ ਦੀ ਛਾਤੀ ਤੇ ਲੱਗ ਰਹੀ ਹੈ।
- ਬਰੈਸਟ ਫ਼ੀਡਿੰਗ ਤੋਂ ਬਾਅਦ ਮਾਂ ਨੂੰ ਕਹੋ ਕਿ ਉਹ ਬੱਚੇ ਨੂੰ ਮੋਢੇ ਲਾ ਕੇ ਡਕਾਰ ਦਵਾ ਲਵੇ ਕਿਉਂਕਿ ਛਾਤੀ ਨਾਲ ਦੁੱਧ ਪੀਣ ਤੇ ਕਾਫ਼ੀ ਬੱਚੇ ਹਵਾ ਵੀ ਨਿਗਲ ਲੈਂਦੇ ਹਨ।

2.2 ਪੋਸ਼ਣ ਦੀ ਮੰਗ (ਬੱਚਿਆਂ ਵਿੱਚ) (ਨਿਊਟਰੀਸ਼ਨਲ ਰਿਕਵਾਅਰਮੈਂਟਸ)

ਸਾਡਾ ਸਰੀਰ ਇੱਕ ਮਸ਼ੀਨ ਦੀ ਤਰ੍ਹਾਂ ਹੁੰਦਾ ਹੈ। ਜਿਵੇਂ ਮਸ਼ੀਨ ਨੂੰ ਪੈਟ੍ਰੋਲ ਜਾਂ ਤੇਲ ਦੀ ਲੋੜ ਪੈਂਦੀ ਹੈ, ਉਸੇ ਤਰ੍ਹਾਂ ਸਾਡੇ ਸਰੀਰ ਨੂੰ ਵੀ ਕਈ ਤੱਤਾਂ ਦੀ ਲੋੜ ਪੈਂਦੀ ਹੈ ਜਿਸ ਨਾਲ ਊਰਜਾ ਬਣਦੀ ਹੈ ਅਤੇ ਸਰੀਰ ਕੰਮ ਕਰ ਪਾਉਂਦਾ ਹੈ। ਇਹ ਤੱਤ ਸਾਡੇ ਸਰੀਰ ਨੂੰ ਸਾਡੇ ਭੋਜਨ ਰਾਹੀ ਮਿਲਦੇ ਹਨ। ਇਹ ਜ਼ਰੂਰੀ ਤੱਤ ਹਨ :

1. ਕਾਰਬੋਹਾਈਡਰੇਟਸ
2. ਵਸਾ
3. ਪ੍ਰੋਟੀਨ
4. ਖਣਿਜ ਪਦਾਰਥ
5. ਵਿਟਾਮਿਨਸ

2.2.1 ਸਰੀਰ ਦੇ ਤੱਤ ਅਤੇ ਊਰਜਾ

ਸਾਰੇ ਤੱਤ ਸਾਡੇ ਸਰੀਰ ਨੂੰ ਊਰਜਾ ਦਿੰਦੇ ਹਨ ਪਰੰਤੂ ਕਾਰਬੋਹਾਈਡਰੇਟਸ ਸੱਭ ਤੋਂ ਵੱਧ (55-60%), ਵਸਾ ਦੂਜੇ ਨੰਬਰ ਤੇ (25-30%) ਅਤੇ ਪ੍ਰੋਟੀਨ ਸੱਭ ਤੋਂ ਘੱਟ ਊਰਜਾ (15-20%) ਦਿੰਦਾ ਹੈ।

ਤੱਤ	ਊਰਜਾ
• ਕਾਰਬੋਹਾਈਡਰੇਟਸ	4 k Cal ਪ੍ਰਤੀ 100 ਗ੍ਰਾਮ
• ਵਸਾ	9 k Cal ਪ੍ਰਤੀ 100 ਗ੍ਰਾਮ
• ਪ੍ਰੋਟੀਨ	4 k Cal ਪ੍ਰਤੀ 100 ਗ੍ਰਾਮ

ਜਿਵੇਂ ਜਿਵੇਂ ਸਰੀਰ ਵੱਧਦਾ ਹੈ ਉਸ ਦੀ ਊਰਜਾ ਦੀ ਲੋੜ ਵੀ ਵੱਧ ਜਾਂਦੀ ਹੈ। ਇਹ ਲੋੜ ਇਸ ਲਈ ਵੱਧਦੀ ਹੈ ਕਿਉਂਕਿ ਵ੍ਰਿਧੀ ਅਤੇ ਵਿਕਾਸ ਲਈ ਊਰਜਾ ਦੀ ਲੋੜ ਹੁੰਦੀ ਹੈ।

ਉਮਰ ਦੇ ਅਨੁਸਾਰ ਜਿੰਨ੍ਹੀ ਊਰਜਾ ਚਾਹੀਦੀ ਹੈ ਹੇਠ ਲਿੱਖੇ ਅਨੁਸਾਰ ਹੈ :

ਉਮਰ	ਊਰਜਾ (k cal/kg/day)
1. 0-6 ਮਹੀਨੇ ਤੇ	118
2. 6-12 ਮਹੀਨੇ ਤੇ	108
3. 1-3 ਸਾਲ ਤੇ	1240
4. 4-6 ਸਾਲ ਤੇ	1690
5. 7-9 ਸਾਲ ਤੇ	1950
6. 10-12 ਸਾਲ ਤੇ (ਲੜਕਾ)	2190
(ਲੜਕੀ)	1970
7. 13-15 ਸਾਲ ਤੇ (ਲੜਕਾ)	2450
(ਲੜਕੀ)	2060
8. 16-18 ਸਾਲ ਤੇ (ਲੜਕਾ)	2640
(ਲੜਕੀ)	2060

ਸ਼ਰੀਰ ਦੇ ਤੱਤ

1. **ਕਾਰਬੋਹਾਈਡਰੇਟਸ :**
   - ਇੱਕ ਦਿਨ ਵਿੱਚ ਕਾਰਬੋਹਾਈਡਰੇਟਸ ਔਸਤ 55-60% ਊਰਜਾ ਦਿੰਦਾ ਹੈ।
   - 1 gm ਕਾਰਬੋਹਾਈਡਰੇਟ 4 k cal ਊਰਜਾ ਦਿੰਦਾ ਹੈ।
   - ਕਾਰਬੋਹਾਈਡਰੇਟਸ ਸਾਡੇ ਸਰੀਰ ਵਿੱਚ ਭੋਜਨ ਤੋਂ ਆਉਂਦਾ ਹੈ ਅਤੇ ਇਹ ਸਰੀਰ ਵਿੱਚ ਟੁੱਟ ਕੇ ਗਲੂਕੋਜ਼ ਬਣਾਉਂਦਾ ਹੈ, ਜਿਹੜਾ ਕਿ ਸਰੀਰ ਸੋਖ ਲੈਂਦਾ ਹੈ ਅਤੇ ਬਚਿਆ ਹੋਇਆ ਗਲੂਕੋਜ਼, ਗਲਾਈਕੋਜਨ ਦੇ ਰੂਪ ਵਿੱਚ ਮਾਸਪੇਸ਼ੀਆਂ ਅਤੇ ਜਿਗਰ ਵਿੱਚ ਭਵਿੱਖ ਵਿੱਚ ਵਰਤੋ ਲਈ ਸਟੋਰ ਹੋ ਜਾਂਦਾ ਹੈ। ਜੇਕਰ ਇਹ ਸਰੀਰ ਵਿੱਚ ਘੱਟ ਜਾਵੇ ਤਾਂ ਵਸਾ ਅਤੇ ਪ੍ਰੋਟੀਨ ਤੋਂ ਸਰੀਰ ਊਰਜਾ ਬਣਾਉਂਦਾ ਹੈ।

   ਸ੍ਰੋਤ :
   - ਅਨਾਜ
   - ਸਬਜੀਆਂ
   - ਫ਼ਲ
   - ਫ਼ਲੀਆਂ
   - ਬਰਾਊਨ ਬਰੈਡ
   - ਕੇਲਾ

2. **ਪ੍ਰੋਟੀਨ :**
   - ਸਾਡੇ ਸ਼ਰੀਰ ਦਾ 20% ਭਾਰ ਪ੍ਰੋਟੀਨ ਦਾ ਕਰਕੇ ਹੈ।
   - 1 gm ਪ੍ਰੋਟੀਨ 4 k cal ਊਰਜਾ ਦਿੰਦਾ ਹੈ।
   - ਪ੍ਰੋਟੀਨ ਵੱਖ ਵੱਖ ਪ੍ਰਕਾਰ ਦੇ 20 ਅਮਾਈਨੋ ਐਸਿਡਾਂ ਨਾਲ ਬਣਦੇ ਹਨ।
   - ਅਮਾਈਨੋ ਐਸਿਡਸ ਦੋ ਤਰ੍ਹਾਂ ਦੇ ਹੁੰਦੇ ਹਨ :

ਅਸੈਨਸ਼ੀਅਲ ਅਮਾਈਨੋ ਐਸਿਡ	ਨੌਨ-ਅਸੈਨਸ਼ੀਅਲ ਅਮਾਈਨੋ ਐਸਿਡ
• ਇਹ ਅਮਾਈਨੋ ਐਸਿਡ ਸਾਡੇ ਸਰੀਰ ਵਿੱਚ ਨਹੀਂ ਬਣਦੇ ਅਤੇ ਭੋਜਨ ਵਿੱਚ ਸਾਨੂੰ ਇਨ੍ਹਾਂ ਨੂੰ ਲੈਣਾ ਜ਼ਰੂਰੀ ਹੋ ਜਾਂਦਾ ਹੈ।	• ਇਹ ਅਮਾਈਨੋ ਐਸਿਡ ਸਾਡੇ ਸਰੀਰ ਵਿੱਚ ਬਣਦੇ ਹਨ।
• ਇਹ ਘੱਟ ਭਾਰ ਵਾਲੇ ਬੱਚਿਆਂ ਲਈ, ਸ਼ਿਸ਼ੂ ਲਈ ਅਤੇ ਆਮ ਬੱਚਿਆਂ ਲਈ ਵੀ ਜ਼ਰੂਰੀ ਹਨ।	• ਇਨ੍ਹਾਂ ਨੂੰ ਬਾਹਰੋਂ ਲੈਣ ਦੀ ਲੋੜ ਨਹੀਂ ਪੈਂਦੀ।

   - ਜਾਨਵਰਾਂ ਤੋਂ ਜਿਹੜੀ ਪ੍ਰੋਟੀਨ ਸਾਨੂੰ ਮਿਲਦੀ ਹੈ ਉਸ ਵਿੱਚ ਸੱਭ ਤੋਂ ਵੱਧ ਅਸੈਨਸ਼ੀਅਲ ਅਮਾਈਨੋਐਸਿਡਸ ਹੁੰਦੇ ਹਨ।
   - ਅੰਡੇ ਦੀ ਪ੍ਰੋਟੀਨ ਨੂੰ "ਰੈਫ਼ਰੈਨਸ ਪ੍ਰੋਟੀਨ" ਕਹਿੰਦੇ ਹਨ ਕਿਉਂਕਿ ਇਹ ਸੰਪੂਰਨ ਅਤੇ ਅਸਾਨੀ ਨਾਲ ਪਚਾਉਣ ਵਾਲੀ ਪ੍ਰੋਟੀਨ ਹੁੰਦੀ ਹੈ।
   - ਸਬਜੀਆਂ ਵਿੱਚ ਸੰਪੂਰਨ ਪ੍ਰੋਟੀਨ ਨਹੀਂ ਹੁੰਦੀ ਕਿਉਂਕਿ ਉਨ੍ਹਾਂ ਵਿੱਚ ਅਸੈਨਸ਼ੀਅਲ ਅਮਾਈਨੋ ਐਸਿਡਸ ਨਹੀਂ ਹੁੰਦੇ।

   ਸ੍ਰੋਤ :
   - ਚਾਵਲ ਅਤੇ ਆਲੂ
   - ਅੰਡਾ
   - ਮਾਸ
   - ਮੱਛੀ
   - ਮਾਂ ਦਾ ਦੁੱਧ
   - ਪਨੀਰ
   - ਬਦਾਮ, ਮੂੰਗਫ਼ਲੀ
   - ਅਨਾਜ
   - ਹਰੀ ਪੱਤੇਦਾਰ ਸੱਬਜੀਆਂ
   - ਦਾਲਾਂ

3. **ਵਸਾ :**
   - ਸਰੀਰ ਵਿੱਚ ਵਸਾ 25-30% ਊਰਦਾ ਬਣਾਉਂਦਾ ਹੈ। (3% ਅਸੈਨਸ਼ੀਅਲ ਫ਼ੈਟੀ ਐਸਿਡਸ ਤੋਂ)
   - 1 gm ਵਸਾ 9 k cal ਊਰਜਾ ਦਿੰਦਾ ਹੈ।
   - ਇਹ ਸਰੀਰ ਨੂੰ ਗਰਮ ਰੱਖਦਾ ਹੈ।
   - ਵਸਾ ਵਿੱਚ ਘੁੱਲਣ ਵਾਲੇ ਵਿਟਾਮਿਨਾਂ (A, D, E ਅਤੇ K) ਨੂੰ ਇੱਕ ਥਾਂ ਤੋਂ ਦੂਜੀ ਥਾਂ (ਸਰੀਰ ਵਿੱਚ) ਲੈ ਜਾਣ ਵਿੱਚ ਮਦਦ ਕਰਦਾ ਹੈ।
   - ਵਸਾ, "ਪ੍ਰੋਸਟਾਗਲੈਨਡਿਨ" ਬਣਾਉਂਦਾ ਹੈ।
   - ਇਹ ਸੈਲ ਦੀ ਦੀਵਾਰ ਦਾ ਇੱਕ ਜ਼ਰੂਰੀ ਤੱਤ ਹੈ।
   - ਓਮੇਗਾ-3 ਫ਼ੈਟੀ ਐਸਿਡ ਖ਼ੂਨ ਵਿੱਚ "ਕਲੈਸਟ੍ਰੌਲ" ਅਤੇ "ਟ੍ਰਾਈਗਲਿਸਰਾਈਡਸ" ਦੀ ਮਾਤਰਾ ਨੂੰ ਘਟਾਉਂਦਾ ਹੈ।
   - ਓਮੇਗਾ-3 ਫ਼ੈਟੀ ਐਸਿਡ "ਥ੍ਰੌਮਬੌਕਸੇਨ" ਅਤੇ "ਲਿਯੂਕੋਟ੍ਰਾਈਨਸ" ਵੀ ਬਣਾਉਂਦਾ ਹੈ ਅਤੇ ਖ਼ੂਨ ਦੇ ਬਹਾਵ, ਸਰੀਰ ਦੀ ਸੁਰੱਖਿਆ ਪ੍ਰਣਾਲੀ (ਇਮਿਊਨਿਟੀ) ਅਤੇ ਲਾਗ ਜਾਂ ਸੱਟਾ ਤੋਂ ਬਚਾਉਣ ਲਈ ਸੋਜ ਨੂੰ ਨਿਯੰਤ੍ਰਿਤ ਕਰਦਾ ਹੈ।

– ਜੇਕਰ ਸਰੀਰ ਵਿੱਚ ਵਸਾ ਦੀ ਕਮੀ ਹੋ ਜਾਵੇ ਤਾਂ ਇਹ ਹੇਠ ਲਿਖੀਆਂ ਬਿਮਾਰੀਆਂ ਕਰ ਸਕਦਾ ਹੈ :
  - ਵ੍ਰਿਧੀ ਵਿੱਚ ਰੁਕਾਵਟ (ਗਰੋਥ ਰਿਟਾਰਡੇਸ਼ਨ)
  - ਜਣਨ ਸੰਬੰਧੀ ਅਸਫ਼ਲਤਾ
  - ਚਮੜੀ ਰੋਗ
  - ਲਾਗ ਹੋਣ ਦਾ ਖਤਰਾ ਵੱਧ ਜਾਂਦਾ ਹੈ
  - ਦਿਲ ਦੀਆਂ ਮਾਸਪੇਸ਼ਿਆਂ ਘੱਟ ਸੁੰਘੜਦੀਆਂ ਹਨ
  - ਖ਼ੂਨ ਦੇ ਸੈਲ ਟੁੱਟਣ ਲੱਗਦੇ ਹਨ
  - ਗੁਰਦਿਆਂ ਵਿੱਚ ਖ਼ੂਨ ਦਾ ਉੱਚਾ ਦੌਰਾ

ਸ੍ਰੋਤ :
- ਮੱਖਣ
- ਮਲਾਈ
- ਤੇਲ
- ਘੀ/ਘਿਓ

4. **ਖਣਿਜ ਪਦਾਰਥ (ਮਿਨਿਰਲਸ) :**

– ਸਰੀਰ ਦੀ ਪਾਚਨ ਕਿਰਿਆ ਵਿੱਚ ਕਈ ਤਰ੍ਹਾਂ ਦੇ ਖਣਿਜ ਪਦਾਰਥ ਸਹਾਇਤਾ ਕਰਦੇ ਹਨ ਜਿਵੇਂ ਲੋਹਾ (ਆਇਰਨ), ਆਇਓਡੀਨ, ਜ਼ਿੰਕ, ਕੈਲਸ਼ੀਅਮ, ਕੌਪਰ, ਸੋਡੀਅਮ, ਪੋਟੈਸ਼ੀਅਮ, ਕੋਬਾਲਟ ਆਦਿ।

– ਪਾਚਨ ਕਿਰਿਆਵਾਂ ਦੇ ਇਲਾਵਾ ਵੀ ਇਹ ਖਣਿਜ ਪਦਾਰਥ ਸਰੀਰ ਵਿੱਚ ਵੱਖ-ਵੱਖ ਕਿਰਿਆਵਾਂ ਕਰਵਾਉਣ ਵਿੱਚ ਸਹਾਇਕ ਹਨ।

– ਖਣਿਜ ਪਦਾਰਥਾਂ ਦੀ ਸਰੀਰ ਵਿੱਚ ਕਮੀ ਹੋਣ ਕਰਕੇ ਕਈ ਰੋਗ ਹੋ ਸਕਦੇ ਹਨ, ਜਿਵੇਂ :

(a) ਲੋਹੇ ਕੀ ਕਮੀ ਨਾਲ ਅਨੀਮੀਆ।

(b) ਆਇਓਡੀਨ ਦੀ ਕਮੀ ਨਾਲ ਗਾਇਟਰ।

(c) ਕੈਲਸ਼ਿਅਮ ਕੀ ਕਮੀ ਨਾਲ ਹੱਡੀਆਂ ਦੀ ਬਿਮਾਰੀ ਜਿਵੇਂ ਰਿਕੇਟਸ।

(d) ਜ਼ਿੰਕ ਦੀ ਕਮੀ ਨਾਲ ਵ੍ਰਿਧੀ ਵਿੱਚ ਰੁਕਾਵਟ।

(e) ਕੌਪਰ ਦੀ ਕਮੀ ਨਾਲ ਵਾਲਾਂ ਅਤੇ ਚਮੜੀ ਦਾ ਰੰਗ ਫ਼ਿਕਾ ਹੋ ਜਾਣਾ।

ਸ੍ਰੋਤ :
- ਦੁੱਧ (ਕੈਲਸ਼ੀਅਮ)
- ਪਾਲਕ (ਆਇਰਨ)
- ਫ਼ਲ ਜਿਵੇਂ ਕੇਲਾ ਪੋਟਾਸ਼ਿਅਮ ਲਈ, ਅਨਾਰ ਲੋਹਾ (ਆਇਰਨ) ਤੱਤ ਲਈ ਆਦਿ।
- ਅਨਾਜ
- ਬਾਥੂ

5. **ਵਿਟਾਮਿਨ :**

– ਸਾਡੇ ਸਰੀਰ ਨੂੰ ਬਹੁਤ ਘੱਟ ਮਾਤਰਾ ਵਿੱਚ ਵਿਟਾਮਿਨ ਦੀ ਲੋੜ ਹੁੰਦੀ ਹੈ ਪਰੰਤੂ ਇਨ੍ਹਾਂ ਦੀ ਘਾਟ ਕਈ ਤਰ੍ਹਾਂ ਦੇ ਰੋਗ ਕਰ ਸੱਕਦੀ ਹੈ।

– ਵਿਟਾਮਿਨ ਸਰੀਰ ਵਿੱਚ ਦੋ ਤਰ੍ਹਾਂ ਨਾਲ ਵਰਤੇ ਜਾਂਦੇ ਹਨ :

ਪਾਣੀ ਵਿੱਚ ਘੁੱਲ ਕੇ
↓
ਇਨ੍ਹਾਂ ਨੂੰ ਵਾਟਰ ਸਾਲੁਬਲ ਵਿਟਾਮਿਨ ਕਹਿੰਦੇ ਹਨ।
↓
ਉਦਾਹਰਣ : B ਅਤੇ C

ਵਸਾ ਵਿੱਚ ਘੁੱਲ ਕੇ
↓
ਇਨ੍ਹਾਂ ਨੂੰ ਫ਼ੈਟ ਸਾਲੁਬਲ ਵਿਟਾਮਿਨ ਕਹਿੰਦੇ ਹਨ।
↓
ਉਦਾਹਰਣ : A, D, E, K

ਵਿਟਾਮਿਨ	ਰੋਗ
1. ਵਿਟਾਮਿਨ A	ਨਾਈਟ ਬਲਾਈਨਡਨੈਸ
2. ਵਿਟਾਮਿਨ B ਕੰਪਲੈਕਸ	
B_1	ਬੈਰੀ-ਬੈਰੀ
B_2	ਕਿਲੌਸਿਸ, ਗਲੌਸਾਈਟਿਸ
Niacin	ਪਲੈਗਰਾ
B_6	ਦੌਰੇ, ਅਨੀਮੀਆ
Biotin	ਡਰਮਾਟਾਈਟਿਸ
Follic acid	ਮਗੈਨੋਬਲਾਸਟਿਕ ਅਨੀਮੀਆ
B_{12}	ਪਰਨਿਸ਼ਿਅਸ ਅਨੀਮੀਆ
3. ਵਿਟਾਮਿਨ C	ਸਕਰਵੀ
4. ਵਿਟਾਮਿਨ D	ਰਿਕੇਟਸ
5. ਵਿਟਾਮਿਨ E	ਗਰੋਥ ਰਿਟਾਰਡੇਸ਼ਨ
6. ਵਿਟਾਮਿਨ K	ਹਿਮੋਲਿਟਿਕ ਅਨੀਮੀਆ

ਸਾਧਾਰਨ ਪੋਸ਼ਣ ਮੰਗ (ਨਾਰਮਲ ਨਿਊਟ੍ਰੀਸ਼ਨਲ ਰਿਕਵਾਅਰਮੈਂਟਸ)

ਤੱਤ ਅਤੇ ਉਮਰ	ਮੰਗ
1. ਪ੍ਰੋਟੀਨ	
0-3 ਮਹਿਨੇ	2.3 ਗ੍ਰਾਮ/ਕਿਲੋਗ੍ਰਾਮ
1-3 ਸਾਲ	1.8 ਗ੍ਰਾਮ/ਕਿਲੋਗ੍ਰਾਮ
4-6 ਸਾਲ	1.5 ਗ੍ਰਾਮ/ਕਿਲੋਗ੍ਰਾਮ
7-9 ਸਾਲ	1.5 ਗ੍ਰਾਮ/ਕਿਲੋਗ੍ਰਾਮ
10-12 ਸਾਲ	1.46 ਗ੍ਰਾਮ/ਕਿਲੋਗ੍ਰਾਮ
13-15 ਸਾਲ	1.35 ਗ੍ਰਾਮ/ਕਿਲੋਗ੍ਰਾਮ
16-18 ਸਾਲ	1.3 ਗ੍ਰਾਮ/ਕਿਲੋਗ੍ਰਾਮ

2. **ਵਿਟਾਮਿਨ**	
ਵਿਟਾਮਿਨ • A	1500-5000 IU
• B	30-50 ਮਿਲੀ ਗ੍ਰਾਮ
• D	400 IU (ਇੰਟਰਨੈਸ਼ਨਲ ਯੂਨੇਟ)
• E	4-5 IU
• B ਕੰਮਪਲੈਕਸ	
B_1	0.5-1.5 ਮਿਲੀ ਗ੍ਰਾਮ
B_2	0.5-2.5 ਮਿਲੀ ਗ੍ਰਾਮ
Niacin	0-20 ਮਿਲੀ ਗ੍ਰਾਮ
B_6	0.4-1.4 ਮਿਲੀ ਗ੍ਰਾਮ
Folic acid	25-1000 ਮਿਲੀ ਗ੍ਰਾਮ
B_{12}	1-1.5 ਮਾਈਕ੍ਰੋ ਗ੍ਰਾਮ
3. **ਖਣਿਜ ਪਦਾਰਥ (ਰੋਜਾਨਾ ਲੋੜ)**	
– ਆਇਰਨ (ਐਲੀਮੈਨਟਲ)	1 ਮਿਲੀਗ੍ਰਾਮ/ਕਿਲੋਗ੍ਰਾਮ/ਦਿਨ
– ਕੈਲਸ਼ਿਅਮ (ਬੱਚਿਆਂ ਵਿੱਚ)	300-600 ਮਾਈਕਰੋਗ੍ਰਾਮ/ਮਿਲੀ ਗ੍ਰਾਮ
(1-10 ਸਾਲ)	500-1 ਗ੍ਰਾਮ
(> 10 ਸਾਲ)	1.2-1.5 ਗ੍ਰਾਮ
– ਫ਼ਾਸਫ਼ੋਰਸ	200-300 ਮਿਲੀਗ੍ਰਾਮ
– ਮੈਗਨੀਸ਼ੀਅਮ (ਬੱਚਿਆਂ ਵਿੱਚ)	40-70 ਮਿਲੀਗ੍ਰਾਮ
– ਆਇਓਡੀਨ	0.2 ਮਿਲੀ ਗ੍ਰਾਮ
– ਫ਼ਲੋਰੀਨ	0.5-1.0 ਮਿਲੀਗ੍ਰਾਮ
– ਜ਼ਿੰਕ	0.3 ਮਿਲੀਗ੍ਰਾਮ/ਕਿਲੋਗ੍ਰਾਮ
– ਸੋਡਿਅਮ	2.0 ਮਿਲੀਗ੍ਰਾਮ/ਕਿਲੋਗ੍ਰਾਮ
– ਪੋਟੈਸ਼ਿਅਮ ਪੋਟਾਸ਼ਿਅਮ	1.5 ਮਿਲੀਗ੍ਰਾਮ/ਕਿਲੋਗ੍ਰਾਮ

2.3 ਕੌਮਪਲੀਮੈਨਟਰੀ ਫ਼ੀਡਿੰਗ (ਵੀਨਿੰਗ)

ਇਕੱਲੀ ਬਰੈਸਟ ਫ਼ੀਡਿੰਗ ਕੇਵਲ 6 ਸਾਲ ਤੱਕ ਹੀ ਬੱਚਿਆਂ ਲਈ ਸੰਪੂਰਨ ਆਹਾਰ ਦਾ ਕੰਮ ਕਰਦੀ ਹੈ। ਪਰੰਤੂ 6 ਸਾਲ ਤੋਂ ਬਾਅਦ ਜ਼ਿਆਦਾ ਊਰਜਾ ਵਾਲੇ ਪਦਾਰਥ ਅਤੇ ਪੋਸ਼ਕ ਆਹਾਰ ਬੱਚੇ ਦੇ ਖਾਣੇ ਵਿੱਚ ਸ਼ਾਮਿਲ ਕਰਨੇ ਜ਼ਰੂਰੀ ਹੁੰਦੇ ਹਨ। ਇਸ ਉਮਰ ਤੋਂ ਬਾਅਦ ਬੱਚਿਆਂ ਦੇ ਖਾਣੇ ਵਿੱਚ ਲੋਹਾ (ਆਇਰਨ) ਤੱਤ ਵੀ ਸ਼ਾਮਿਲ ਕਰਨਾ ਜ਼ਰੂਰੀ ਹੁੰਦਾ ਹੈ ਤਾਕਿ ਉਸਨੂੰ ਆਇਰਨ ਡੈਫ਼ਿਸ਼ਿਐਨਸੀ ਅਨੀਮਿਆ ਨਾ ਹੋ ਜਾਵੇ।

ਕੌਮਪਲੀਮੈਨਟਰੀ ਫ਼ੀਡਿੰਗ ਜਾਂ ਵੀਨਿੰਗ ਇੱਕ ਇਹੋ ਜਿਹੀ ਕਿਰਿਆ ਹੈ ਜਿਹੜੀ ਹੌਲੇ-ਹੌਲੇ ਬੱਚੇ ਨੂੰ ਮਾਂ ਦੇ ਦੁੱਧ ਤੋਂ ਆਮ ਪਰਿਵਾਰਕ ਖਾਣੇ ਵੱਲ ਲੈ ਕੇ ਜਾਂਦੀ ਹੈ। ਇਸ ਕਿਰਿਆ ਨਾਲ ਬੱਚੇ ਨੂੰ ਦੂਜੇ ਖਾਣ ਦੇ ਪਦਾਰਥਾਂ ਦੀ ਆਦਤ ਪੈਂਦੀ

ਹੈ ਪਰੰਤੂ ਵੀਨਿੰਗ ਦਾ ਮਤਲਬ ਇਹ ਨਹੀਂ ਹੈ ਕਿ ਮਾਂ ਦਾ ਦੁੱਧ ਛੁਡਾ ਕੇ ਖਾਣਾ ਦਿਓ। ਇਸ ਵਿੱਚ ਮਾਂ ਦੇ ਦੁੱਧ ਦੇ ਨਾਲ ਨਾਲ ਓਪਰੀ ਖੁਰਾਕ ਦੇਣੀ ਹੁੰਦੀ ਹੈ ਇਸਲਈ ਇਸਨੂੰ ਕੌਮਪਲੀਮੈਨਟਰੀ ਫ਼ੀਡਿੰਗ ਵੀ ਕਹਿੰਦੇ ਹਨ।

2.3.1 **ਕੌਮਪਲੀਮੈਨਟਰੀ ਆਹਾਰ ਦੀਆਂ ਵਿਸ਼ੇਸ਼ਤਾਵਾਂ**

ਕੌਮਪਲੀਮੈਨਟਰੀ ਫ਼ੀਡਿੰਗ ਦੀਆਂ ਹੇਠ ਲਿਖੀਆਂ ਵਿਸ਼ੇਸ਼ਤਾਵਾਂ ਹਨ :

1. ਸ਼ੁਰੂ ਵਿੱਚ ਤਰਲ ਆਹਾਰ ਬੱਚੇ ਨੂੰ ਦਿਓ। ਫ਼ਿਰ ਹੌਲੀ-ਹੌਲੀ ਸੈਮੀ-ਸੌਲਿਡ ਅਤੇ ਫ਼ਿਰ ਠੋਸ ਪਦਾਰਥ ਦਿਓ।
2. ਸਾਫ਼-ਸੁਥਰੀ ਅਤੇ ਤਾਜੇ ਪਦਾਰਥ ਹੀ ਖਾਣ ਲਈ ਦਿਓ ਤਾਕਿ ਲਾਗ ਤੋਂ ਬਚਾਇਆ ਜਾ ਸਕੇ।
3. ਖਾਣਾ ਇਹੋ ਜਿਹਾ ਹੋਣਾ ਚਾਹਿਦਾ ਹੈ ਜਿਹੜਾ ਘਰ ਵਿੱਚ ਹੀ ਬਣਾਇਆ ਜਾ ਸਕੇ, ਜ਼ਿਆਦਾ ਮਹਿੰਗਾ ਨਾ ਹੋਵੇ ਅਤੇ ਅਸਾਨੀ ਨਾਲ ਉਸ ਖਾਣੇ ਨੂੰ ਬਣਾਉਣ ਦੇ ਪਦਾਰਥ ਮਿਲ ਸਕਣ।
4. ਖਾਣਾ ਇਹੋ ਜਿਹਾ ਹੋਣਾ ਚਾਹਿਦਾ ਹੈ ਜਿਹੜਾ ਬੱਚਾ ਅਸਾਨੀ ਨਾਲ ਪਚਾ ਸਕੇ।
5. ਖਾਣਾ ਇਹੋ ਜਿਹਾ ਹੋਣਾ ਚਾਹਿਦਾ ਹੈ ਜਿਸ ਵਿੱਚ ਬਹੁਤ ਸਾਰੀ ਊਰਜਾ ਹੋਵੇ ਅਤੇ ਉਸ ਵਿੱਚ ਸਾਰੇ ਜ਼ਰੂਰੀ ਤੱਤ ਹੋਣ ਜਿਹੜੇ ਬੱਚੇ ਦੇ ਵ੍ਰਿਧੀ ਅਤੇ ਵਿਕਾਸ ਵਿੱਚ ਮਦਦ ਕਰਣਗੇ।
6. ਖਾਣਾ ਸਭਿਆਚਾਰ ਅਤੇ ਰਿਵਾਜਾਂ ਦੇ ਅਨੁਸਾਰ ਹੋਣਾ ਚਾਹਿਦਾ ਹੈ।
7. ਖਾਣਾ, ਸੰਪੂਰਨ ਖੁਰਾਕ, ਪੋਸ਼ਣ ਤੋਂ ਭਰਪੂਰ ਅਤੇ ਬੱਚੇ ਲਈ ਉਚਿਤ ਹੋਣਾ ਚਾਹਿਦਾ ਹੈ।

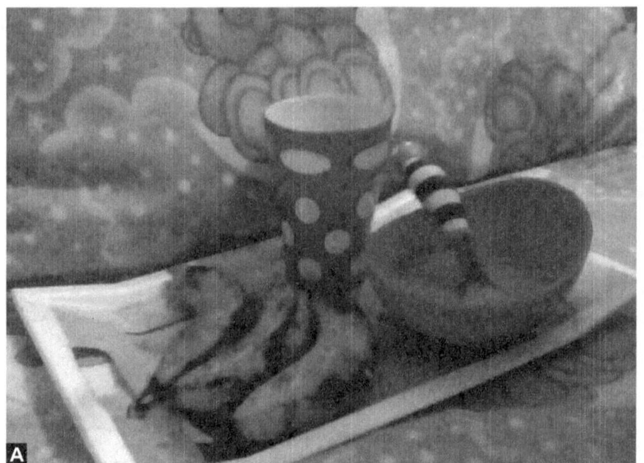
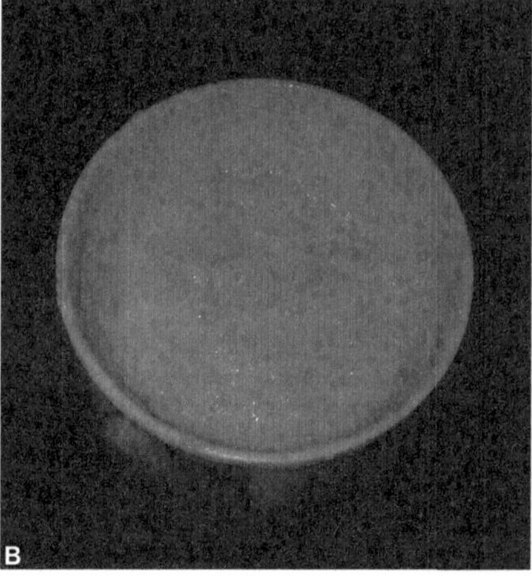

Figs 2.2A and B: ਕੌਮਪਲੀਮੈਨਟਰੀ ਫ਼ੀਡਿੰਗ

2.3.2 **ਕੌਮਪਲੀਮੈਨਟਰੀ ਖਾਣੇ ਨੂੰ ਸ਼ੁਰੂ ਕਰਦੇ ਸਮੇਂ ਧਿਆਨ ਰੱਖਣ ਯੋਗ ਸਿਧਾਂਤ**

1. ਦੁੱਧ ਤੋਂ ਇਲਾਵਾ ਅਸੀ ਇਨ੍ਹਾਂ ਪਦਾਰਥਾਂ ਨੂੰ ਬੱਚੇ ਨੂੰ ਦਿੰਦੇ ਹਨ ਇਸਲਈ ਇਨ੍ਹਾਂ ਵਿੱਚ ਪੋਸ਼ਣ ਦੇ ਸਾਰੇ ਤੱਤ ਹੋਣੇ ਚਾਹੀਦੇ ਹਨ ਅਤੇ ਉਹ ਚੰਗਾ ਅਤੇ ਘਰ ਵਿੱਚ ਬਣਿਆ ਖਾਣਾ ਹੋਣਾ ਚਾਹਿਦਾ ਹੈ।
2. ਪਹਿਲਾਂ ਸ਼ੁਰੂਆਤ ਵਿੱਚ ਘੱਟ ਮਾਤਰਾ ਵਿੱਚ ਖਾਣਾ ਦਿਓ ਅਤੇ ਹੌਲੀ-ਹੌਲੀ ਖਾਣੇ ਦੀ ਮਾਤਰਾ ਵਧਾਓ।
3. ਨਵੇਂ ਪਦਾਰਥ ਜਾਂ ਭੋਜਨ ਨੂੰ ਪਹਿਲਾਂ ਥੋੜ੍ਹਾ ਜਿਹਾ ਬੱਚੇ ਦੀ ਜੀਭ ਉੱਤੇ ਰੱਖੋ ਤਾਂਕਿ ਉਹ ਉਸ ਦਾ ਸਵਾਦ ਅਤੇ ਕਿਸਮ ਦਾ ਪਤਾ ਕਰ ਸਕੇ।

4. ਜੇਕਰ ਬੱਚਾ ਮੂੰਹ ਵਿਚੋਂ ਖਾਣਾ ਸੁੱਟ ਦਵੇ (ਜਿਹੜਾ ਖਾਣਾ ਪਹਿਲਾਂ ਨਹੀਂ ਖਾ ਕੇ ਵੇਖਿਆ ਹੋਵੇ) ਤਾਂ ਹੌਲੀ-ਹੌਲੀ ਬੱਚੇ ਨੂੰ ਉਹ ਖਿਲਾਉਂਦੇ ਰਹੋ ਤਾਕਿ ਉਸ ਨੂੰ ਨਵੇ ਖਾਣੇ ਦੀ ਵੀ ਆਦਤ ਪਵੇ।
5. ਇੱਕ ਸਮੇਂ ਤੇ ਇੱਕ ਹੀ ਨਵਾ ਆਹਾਰ ਬੱਚੇ ਨੂੰ ਦਵੋ।
6. ਵੀਨਿੰਗ ਦੇ ਸਮੇਂ ਕੀ-ਕੀ ਸਮੱਸਿਆਵਾਂ ਆਈਆਂ ਹਨ ਉਨ੍ਹਾਂ ਦਾ ਵੀ ਧਿਆਨ ਰੱਖੋ ਜਿਵੇਂ ਦਸਤ, ਪੇਟ ਦਰਦ, ਅਪਾਚਨ, ਛਪਾਕੀ ਆਦਿ। ਸਮੱਸਿਆਵਾਂ ਦਾ ਸਮੇਂ ਤੇ ਇਲਾਜ ਕਰੋ।
7. ਵੀਨਿੰਗ ਵਾਲਾ ਖਾਣਾ ਦਿਨ ਵਿੱਚ ਹੀ ਦਵੋ ਤਾਕਿ ਉਸ ਨਾਲ ਹੋ ਰਹੀਆਂ ਸਮੱਸਿਆ ਦਾ ਪਤਾ ਲੱਗ ਸਕੇ।
8. ਨਵੇ ਆਹਾਰ ਉਸ ਸਮੇਂ ਤੇ ਸ਼ੁਰੂ ਕਰੋ ਜਦੋਂ ਬੱਚਾ ਭੁੱਖਾ ਹੋਵੇ ਕਿਉਂਕਿ ਉਸ ਸਮੇਂ ਨਵੇ ਆਹਾਰ ਨੂੰ ਬੱਚਾ ਅਸਾਨੀ ਨਾਲ ਅਪਣਾਇਗਾ।
9. ਬੱਚੇ ਨੂੰ ਕਦੀ ਵੀ ਖਾਣਾ ਜ਼ਬਰਦਸਤੀ ਨਾ ਦਿਓ।
10. ਵੀਨਿੰਗ 4-6 ਮਹਿਨਿਆਂ ਦੇ ਵਿੱਚ-ਵਿੱਚ ਸ਼ੁਰੂ ਕਰ ਦੇਣੀ ਚਾਹੀਦੀ ਹੈ ਪਰੰਤੂ ਬਰੈਸਟ ਫ਼ੀਡਿੰਗ ਵੀ ਨਾਲ ਨਾਲ ਦੋ ਸਾਲ ਤੱਕ ਦੇ ਚਾਹੀਦੀ ਹੈ।
11. ਜੇਕਰ ਵੀਨਿੰਗ ਸਮੇਂ ਤੇ ਨਾ ਸ਼ੁਰੂ ਕੀਤੀ ਜਾਵੇ ਤਾਂ ਬੱਚਾ ਕੁਪੋਸ਼ਣ ਦਾ ਸ਼ਿਕਾਰ ਹੋ ਸਕਦਾ ਹੈ ਅਤੇ ਉਸ ਦਾ ਵ੍ਰਿਧੀ ਅਤੇ ਵਿਕਾਸ ਵੀ ਘੱਟ ਜਾਂਦਾ ਹੈ।

2.3.3 ਉਮਰ ਦੇ ਵੱਖ-ਵੱਖ ਪੜ੍ਹਾਵਾਂ ਤੇ ਕੌਮਪਲੀਮੈਨਟਰੀ ਆਹਾਰ

1. **4 ਮਹੀਨੇ ਤੋਂ 6 ਮਹੀਨੇ ਤੱਕ :** ਇਸ ਵਿੱਚ ਬੱਚੇ ਨੂੰ :
   (a) ਫ਼ਲਾਂ ਦਾ ਰਸ (ਖਾਸਕਰ ਅੰਗੂਰਾਂ ਦਾ ਰਸ)
   (b) ਸੂਜੀ
   (c) ਬਿਸਕੁਟ (ਦੁੱਧ ਵਿੱਚ ਘੋਲ ਕਰ)
   (d) ਸਬਜੀਆਂ ਦਾ ਸੂਪ
   (e) ਕੇਲਾ ਫ਼ੇਂਹ ਕੇ
   (f) ਆਲੂ ਫ਼ੇਂਹ ਕੇ
2. **6 ਮਹੀਨੇ ਤੋਂ 9 ਮਹੀਨੇ ਤੱਕ :**
   (a) ਪਤਲੀ ਦਾਲ ਅਤੇ ਚੌਲ
   (b) ਖਿਚੜੀ
   (c) ਆਲੂ ਫ਼ੇਂਹ ਕੇ
   (d) ਬਰੈਡ ਜਾ ਰੋਟੀ ਦੁੱਧ ਜਾ ਦਾਲ ਵਿੱਚ ਭਿਓ ਕੇ।
   (e) ਫ਼ਲਾਂ ਨੂੰ ਫ਼ੇਂਹ ਕੇ
   (f) ਅੰਡੇ ਦੀ ਜਰਦੀ (ਸੱਤ ਮਹੀਨੇ ਤੋਂ)
   (g) ਦਹੀ ਅਤੇ ਖੀਰ (7-8 ਮਹੀਨੇ ਦੇ ਬਾਅਦ)
   (h) ਬਿਸਕੁਟ
   (i) ਗਾਜਰ ਜਾ ਖੀਰੇ ਦਾ ਟੁੱਕੜਾ

3. **9 ਮਹੀਨੇ ਤੋਂ 12 ਮਹੀਨੇ ਤੱਕ :** ਇਸ ਵਿੱਚ ਘਰ ਵਿੱਚ ਬਣਿਆ ਸਾਧਾਰਨ ਖਾਨਾ ਦੇ ਸਕਦੇ ਹਨ।
   (a) ਮੱਛੀ
   (b) ਚਿਕੱਨ
   (c) ਆਮ ਖਾਣਾ ਜਿਹੜੇ ਬਾਕੀ ਘਰ ਦੇ ਮੈਂਬਰ ਖਾਂਦੇ ਹਨ ਪਰ ਲੂਣ ਅਤੇ ਮਿਰਚ ਘੱਟ ਮਾਤਰਾ ਵਿੱਚ ਹੋਣਾ ਚਾਹੀਦਾ ਹੈ।
   (d) ਹੁਣ ਖਾਣੇ ਨੂੰ ਫ਼ੇਂਹ (ਮੈਸ਼) ਕੇ ਦੇਣ ਦੀ ਲੋੜ ਨਹੀਂ ਹੁੰਦੀ ਹੈ।
4. **12 ਮਹੀਨੇ ਤੋਂ 18 ਮਹੀਨੇ ਤੱਕ :**
   (a) ਸਾਰੇ ਖਾਣੇ ਜਿਹੜੇ ਘਰ ਵਿੱਚ ਬਣਦੇ ਹਨ ਅਤੇ ਅੱਧਾ ਪੋਸ਼ਣ ਮਾਂ ਦੇ ਦੁੱਧ ਤੋਂ ਬੱਚੇ ਨੂੰ ਮਿਲਦਾ ਹੈ।
   (b) ਹੁਣ ਬੱਚੇ 4-5 ਵਾਰ ਖਾਣਾ ਖਾਂਦੇ ਹਨ।
   (c) ਰਾਤੀ ਮਾਂ ਦਾ ਦੁੱਧ ਹੀ ਪਿਲਾਉਣਾ ਚਾਹੀਦਾ ਹੈ।
   (d) ਦੋ ਸਾਲ ਤੱਕ ਮਾਂ ਦਾ ਦੁੱਧ ਪਿਲਾਉਣਾ ਜਰੂਰੀ ਹੈ।

- ਵੀਨਿੰਗ ਨਾਲ ਕਈ ਤਰ੍ਹਾਂ ਦੀ ਬਿਮਾਰੀਆਂ ਤੋਂ ਬੱਚਿਆਂ ਨੂੰ ਬਚਾਇਆ ਜਾ ਸਕਦਾ ਹੈ।

2.4 ਬਰੈਸਟ ਫ਼ੀਡਿੰਗ ਦੀ ਸਮੱਸਿਆਵਾਂ

ਸ਼ੁਰੂ-ਸ਼ੁਰੂ ਵਿੱਚ ਜਦੋਂ ਮਾਂ ਬੱਚੇ ਨੂੰ ਆਪਣੀ ਛਾਤੀ ਦਾ ਦੁੱਧ ਪਿਲਾਉਂਦੀ ਹੈ ਤਾਂ ਉਸ ਨੂੰ ਅਤੇ ਬੱਚੇ ਨੂੰ ਵੀ ਕੁੱਝ ਸਮੱਸਿਆਵਾਂ ਆ ਸਕਦੀਆਂ ਹਨ ਜਿਵੇਂ :

ਮਾਂ ਨੂੰ	ਬੱਚੇ ਨੂੰ
↓	↓
• ਮੈਸਟਾਈਟਸ	• ਰੀਗਰਜੀਟੇਸ਼ਨ
• ਬਰੈਸਟ ਐਬਸੈਸ	• ਵੌਮਿਟਿੰਗ
• ਕਰੈਕਡ ਨਿੱਪਲਸ	• ਸੱਕਿੰਗ ਐਂਡ ਸਵੈਲੋਇੰਗ ਸਮੱਸਿਆਵਾਂ
• ਬਰੈਸਟ ਐਂਗਾਰਜਮੈਂਟ	• ਅੰਡਰ-ਫ਼ੀਡਿੰਗ
• ਸੋਰ ਨਿੱਪਲਸ	• ਓਵਰ-ਫ਼ੀਡਿੰਗ

I. ਮਾਂ ਦੀਆਂ ਸਮੱਸਿਆਵਾਂ :

1. **ਮੈਸਟਾਈਟਿਸ :** ਇਹ ਦੁੱਧੀਆ ਦੀ ਲਾਗ ਹੈ ਜਿਹੜੀ ਬੱਚੇ ਨੂੰ ਦੁੱਧ ਪਿਲਾਉਣ ਦੇ ਦੌਰਾਨ ਮਾਂ ਨੂੰ ਬੱਚੇ ਤੋਂ ਆਏ ਲਾਗ ਦਾ ਕਰਕੇ ਹੋ ਸਕਦੀ ਹੈ।

   ਕਾਰਨ : ਸਟਫਾਇਲੋਕੋਕਸ ਔਰਿਅਸ ਜੀਵਾਣੂ ਰਾਹੀ ਲਾਗ।

   ਚਿੰਨ੍ਹ ਅਤੇ ਲੱਛਣ

   - 102 F ਬੁਖਾਰ (ਕਾਂਬੇ ਨਾਲ)
   - ਸਿਰ ਦਰਦ
   - ਮਲੇਜ਼
   - ਛਾਤੀ ਵਿੱਚ ਦਰਦ

- ਛਾਤੀ ਦੀ ਸੋਜ
- ਛਾਤੀ ਤੇ ਲਾਲਗੀ ਅਤੇ ਨਰਮ ਚਮੜੀ

ਮੈਨੇਜਮੈਂਟ (ਇਲਾਜ) :

ਇਸ ਨੂੰ ਅਸੀ ਦੋਂ ਤਰ੍ਹਾਂ ਨਾਲ ਮੈਨੇਜ ਕਰ ਸਕਦੇ ਹਾਂ

ਮੈਡੀਕਲ ਮੈਨੇਜਮੈਂਟ	ਨਰਸਿੰਗ ਮੈਨੇਜਮੈਂਟ
↓	↓
• ਇਸ ਵਿੱਚ ਦੋ ਸਿਧਾਂਤ ਧਿਆਨ ਵਿੱਚ ਰੱਖੋ : ਮਾਂ ਦੀ ਹਾਲਤ ਨੂੰ ਸੁਧਾਰਨਾ ਅਤੇ ਲਾਗ ਅਨੁਸਾਰ ਇਲਾਜ ਕਰਨਾ ਛਾਤੀ ਦੇ ਐਬਸੈਸ ਦੀ ਕਾਮਪਲੀਕੇਸ਼ਨਸ ਤੋਂ ਬਚਾਉਣਾ	• ਔਰਤ ਦਾ ਬੁਖਾਰ ਸਮੇਂ ਸਮੇਂ ਤੇ ਨੋਟ ਕਰਦੇ ਰਹੋ।
	• ਛਾਤੀ ਨੂੰ ਦਰਦ ਅਤੇ ਸੋਜ ਲਈ ਵੇਖੋ।
	• ਮਾਂ ਨੂੰ ਮੈਸਟਾਈਟਸ ਬਾਰੇ ਪੂਰੀ ਜਾਣਕਾਰੀ ਦਿਉ।
• ਬਰੋਮੋਕਰਿਪਟੀਨ 2.5 ਮਿਲੀਗ੍ਰਾਮ ਮੂੰਹ ਰਾਹੀ 14 ਦਿਨਾਂ ਲਈ ਤਾਕਿ ਲੈਕਟੇਸ਼ਨ ਬੰਦ ਹੋ ਸਕੇ।	• ਮਾਂ ਅਤੇ ਬੱਚੇ ਨੂੰ ਵੱਖਰਾ ਰੱਖੋ।
• ਐਨਟੀਬਾਈਟਿਕ 10 ਦਿਨਾਂ ਲਈ	• ਛਾਤੀ ਦੀ ਸਫਾਈ ਕਰੋ ਅਤੇ ਉਸ ਦੀ ਦੇਖਭਾਲ ਕਰੋ।
• ਦਰਦ ਘਟਾਉਣ ਲਈ ਐਨਾਲਜੈਸਿਕ	• ਡਾਕਟਰ ਦੀ ਸਲਾਹ ਅਨੁਸਾਰ ਐਂਟੀਬਾਈਟਿਕ ਦਿਓ।
• ਨੀਂਦ ਲਈ ਸਿਡੇਟਿਵ	• ਜੇ ਛਾਤੀ ਵਿੱਚ ਸੋਜ ਹੈ ਤਾਂ ਹੱਥਾਂ ਨਾਲ ਦੁੱਧ ਕੱਢੋ।
	• ਜਦੋਂ ਤੱਕ ਲਾਗ ਕਾਬੂ ਵਿੱਚ ਨਾ ਆਵੇ ਤੱਦ ਤੱਕ ਮਾਂ ਨੂੰ ਬੱਚੇ ਨੂੰ ਦੁੱਧ ਪਿਲਾਉਣ ਲਈ ਮਨਾ ਕਰੋ।

2. **ਬਰੈਸਟ ਐਬਸੈਸ :** ਇਸ ਹਾਲਤ ਵਿੱਚ ਛਾਤੀ ਵਿੱਚ ਸੋਜ ਹੁੰਦੀ ਹੈ ਅਤੇ ਉਸ ਵਿੱਚ ਲਾਗ ਹੋ ਜਾਂਦਾ ਹੈ ਜਿਸ ਦਾ ਕਰਕੇ ਛਾਤੀ ਦੇ ਟਿਸ਼ੂ ਵਿੱਚ ਪਸ ਇਕੱਠੀ ਹੋ ਜਾਂਦੀ ਹੈ।

ਬਰੈਸਟ ਐਬਸੈਸ ਦੇ ਕਾਰਨ

- ਬੈਕਟੀਰੀਅਰ ਲਾਗ (ਸਟਫਾਈਲੋਕੋਕਸ ਜਾਂ ਸਟਰੈਪਟੋਕੋਕਮ ਦਾ ਕਰਕੇ)
- ਕਰੈਕਡ ਨਿਪੱਲਸ

ਚਿੰਨ੍ਹ ਅਤੇ ਲੱਛਣ

- ਛਾਤੀ ਤੇ ਲਾਲਗੀ
- ਸੋਜ
- ਛਾਤੀ ਸਖ਼ਤ ਹੋ ਜਾਣੀ
- ਟੈਨਡਰਨੈਸ
- ਛਾਤੀ ਵਿਚ ਦਰਦ
- ਜੇ ਛਾਤੀ ਵਿਚ ਲਾਗ ਹੈ ਤਾਂ :
  - ਬੁਖਾਰ
  - ਨਿਪਲਸ ਵਿਚ ਪਸ
  - ਥਕਾਵਟ

- ਜੇ ਐਬਸੈਸ ਦਾ ਇਲਾਜ ਨਾ ਕੀਤਾ ਜਾਵੇ ਤਾਂ ਉਹ ਫੱਟ ਸੱਕਦੀ ਹੈ।

ਇਲਾਜ

- ਛਾਤੀ ਨੂੰ ਸਹਾਰਾ ਦਿਓ
- ਦੁੱਧ ਹੱਥਾਂ ਨਾਲ ਕੱਢੋ
- ਬੱਚੇ ਨੂੰ ਛਾਤੀ ਤੋਂ ਦੁੱਧ ਪਿਲਾਉਣ ਲਈ ਮਨਾ ਕਰੋ (ਉਸ ਛਾਤੀ ਤੋਂ ਜਿਸ ਵਿੱਚ ਲਾਗ ਹੋਇਆ ਹੈ)

3. **ਕਰੈਕਡ ਨਿਪਲਸ :** ਇਸ ਵਿੱਚ ਨਿੱਪਲ ਤੇ ਇੱਕ ਕੱਚਾ ਭਾਗ ਜਾਂ ਤਰੇੜ ਪੈ ਜਾਂਦੀ ਹੈ ਜਿਸਦਾ ਕਰਕੇ ਨਿਪਲਸ ਵਿੱਚ ਦਰਦ ਹੁੰਦਾ ਹੈ।

ਕਾਰਨ

- ਬੱਚੇ ਦਾ ਸਖ਼ਤੀ ਨਾਲ ਚੁੰਘਣਾ
- ਸਕਸ਼ਨ ਤੋੜੇ ਬਿਨਾ ਬੱਚੇ ਦੇ ਮੂੰਹ ਵਿਚੋਂ ਨਿਪਲ ਕੱਢ ਲੈਣਾ
- ਰੀਟਰੈਕਟਿਡ ਨਿਪਲਸ
- ਛਾਤੀ ਦੀ ਚੰਗੀ ਤਰ੍ਹਾਂ ਸਫ਼ਾਈ ਨਾ ਰੱਖਣਾ

ਚਿੰਨ੍ਹ ਅਤੇ ਲੱਛਣ

- ਨਿਪਲ ਤੇ ਜ਼ਖ਼ਮ
- ਜੇ ਜ਼ਖ਼ਮ ਵੱਧ ਜਾਵੇ ਤਾਂ ਮੈਸਟਾਈਟਸ ਕਰ ਸਕਦਾ ਹੈ।

ਇਲਾਜ

- ਛਾਤੀ ਨੂੰ ਸਾਫ਼ ਰੱਖਣਾ ਅਤੇ ਉਸ ਉੱਤੇ ਪੱਪੜੀਆਂ ਨਾ ਜੰਮਣ ਦੇਣੀਆਂ।
- ਟਿੰਚਰ ਬੈਨਜੋਇਨ ਛਾਤੀ ਤੇ ਲਗਾਓ।
- ਨਿਪਲਾਂ ਨੂੰ ਸੁੱਕਾ ਰੱਖੋ।
- ਨਿਪਲਾਂ ਨੂੰ ਹਵਾ ਲਗਵਾਓ।
- ਕੋਈ ਐਂਟੀਸੈਪਟਿਕ ਕਰੀਮ ਨਿਪਲਾਂ ਤੇ ਲਗਾਓ।
- ਹੱਥਾਂ ਨਾਲ ਛਾਤੀ ਵਿਚੋਂ ਦੁੱਧ ਕੱਢ ਕੇ ਬੱਚੇ ਨੂੰ ਦਿਓ ਅਤੇ ਜੇ ਜ਼ਖ਼ਮ ਨਹੀਂ ਭਰ ਰਿਹਾ ਤਾਂ ਜ਼ਖ਼ਮ ਵਾਲੀ ਛਾਤੀ ਤੋਂ ਘੱਟੋਂ ਘੱਟ 24 ਘੰਟੇ ਤੱਕ ਬਰੈਸਟ ਫੀਡਿੰਗ ਨਾ ਕਰਵਾਓ।

4. **ਰੀਟਰੈਕਟਿਡ ਨਿਪਲਸ :** ਇਸ ਵਿੱਚ ਨਿਪਲਸ ਅੰਦਰ ਨੂੰ ਧੱਸੇ ਹੁੰਦੇ ਹਨ ਜਿਸ ਦਾ ਕਰਕੇ ਬੱਚੇ ਨੂੰ ਬਰੈਸਟ ਫੀਡ ਲੈਣ ਵਿੱਚ ਮੁਸ਼ਕਿਲ ਹੁੰਦੀ ਹੈ।

ਇਲਾਜ

- ਗਰਭ ਦੇ ਅਖੀਰਲੇ ਦੋ ਮਹੀਨਿਆਂ ਵਿੱਚ ਹੱਥਾਂ ਨਾਲ ਨਿਪਲਸ ਨੂੰ ਬਾਹਰ ਕੱਢਣ ਦੀ ਕੋਸ਼ਿਸ਼ ਕਰੋ।
- ਬੱਚੇ ਦੇ ਜਨਮ ਤੋਂ ਬਾਅਦ ਡਿਸਪੋਜ਼ੇਬਲ ਸਿਰਿੰਜ ਦੇ ਸਕਸ਼ਨ ਦੀ ਮਦਦ ਨਾਲ ਨਿਪਲਸ ਨੂੰ ਬਾਹਰ ਵੱਲ ਖਿੱਚੋ।

5. **ਬਰੈਸਟ ਐਂਗਾਰਜਮੈਂਟ (ਛਾਤੀਆਂ ਦੀ ਸੋਜ ਜਾ ਅਕੜਾਅ) :** ਜਦੋਂ ਛਾਤੀ ਵਿੱਚ ਦੁੱਧ ਉਤਰਦਾ ਹੈ ਉਹ ਸਖ਼ਤ ਹੋ ਜਾਂਦੀਆ ਹਨ ਅਤੇ ਇਨ੍ਹਾਂ ਵਿੱਚ ਦਰਦ ਹੁੰਦਾ ਹੈ। ਇਹ ਬੱਚੇ ਦੇ ਜਨਮ ਤੋਂ ਦੂਸਰੇ ਅਤੇ ਚੌਥੇ ਦਿਨ ਦੇ ਅੰਦਰ ਹੁੰਦੀ ਹੈ।

   ਕਾਰਨ : ਛਾਤੀ ਦੁੱਧ ਨਾਲ ਭਰੀ ਹੋਣ ਕਰਕੇ।

ਚਿੰਨ੍ਹ ਅਤੇ ਲੱਛਣ

- ਛਾਤੀ ਵਿੱਚ ਪੀੜ
- ਛਾਤੀ ਦੀ ਸੋਜ
- ਛਾਤੀ ਵਿੱਚ ਅਕੜਾਅ

ਇਲਾਜ

- ਮਾਂ ਨੂੰ ਬੱਚੇ ਨੂੰ ਥੋੜੀ ਥੋੜੀ ਦੇਰ ਬਾਅਦ ਦੁੱਧ ਪਿਲਾਉਣ ਨੂੰ ਕਹੋ।
- ਛਾਤੀਆਂ ਦੀ ਕੋਸੇ ਪਾਣੀ ਨਾਲ ਟਕੋਰ ਕਰੋ।
- ਉੱਪਰ ਵੱਲ ਸਹਾਰਾ ਦੇਣ ਵਾਲੀ ਬਰਾ ਵਰਤਣ ਦੀ ਸਲਾਹ ਦਿਓ।
- ਮਾਂ ਨੂੰ ਦੱਸੋ ਕਿ ਜੇਕਰ ਬੱਚੇ ਨੂੰ ਦੁੱਧ ਪਿਲਾਉਣ ਤੋਂ ਬਾਅਦ ਵੀ ਛਾਤੀ ਵਿਚੋਂ ਦੁੱਧ ਵੱਗ ਰਿਹਾ ਹੈ ਤਾਂ ਛਾਤੀ ਦਬਾ ਕੇ ਥੋੜਾ ਜਿਹਾ ਦੁੱਧ ਕੱਢ ਲਵੇ।
- ਜੇਕਰ ਛਾਤੀਆਂ ਜ਼ਿਆਦਾ ਸੁੱਜੀਆਂ ਹੋਣ ਅਤੇ ਪੀੜ ਵੀ ਵੱਧ ਹੋਵੇ ਤਾਂ ਹਰ ਘੰਟੇ ਬਾਅਦ ਸੇਕ ਦੇਣ ਲਈ ਮਾਂ ਨੂੰ ਕਹੋ। ਹੱਥ ਉੱਤੇ ਤੇਲ ਲਾ ਕੇ ਉਪਰੋਂ ਨਿਪਲ ਵੱਲ ਹਲਕੀ ਜਿਹੀ ਮਾਲਿਸ਼ ਕਰੋ ਅਤੇ ਮਾਂ ਨੂੰ ਦਰਦ ਦੀ ਗੋਲੀ ਦੇ ਦਿਓ।

6. **ਸੋਰ ਨਿਪਲਸ :** ਜਦੋਂ ਚੂਚਕ ਤੇ ਜਖ਼ਮ ਬਣ ਜਾਂਦਾ ਹੈ।

ਕਾਰਨ

- ਦੁੱਧ ਪਿਲਾਉਣ ਦੀ ਸਥਿਤੀ ਸਹੀ ਨਾ ਹੋਣਾ।
- ਸਾਬਣ ਅਤੇ ਪਾਣੀ ਨਾਲ ਬਾਰ-ਬਾਰ ਛਾਤੀ ਨੂੰ ਧੋਣਾ।
- ਬਰੈਸਟ ਪੰਪ ਜਾ ਬੋਤਲ ਦੀ ਵਰਤੋ ਕਰਨਾ ਦੁੱਧ ਛਾਤੀ ਤੋਂ ਕੱਢਣ ਲਈ।

ਚਿੰਨ੍ਹ ਅਤੇ ਲੱਛਣ

- ਦੁੱਧ ਪਿਲਾਉਣ ਵਿੱਚ ਸਮੱਸਿਆ।
- ਤੇਜ ਦਰਦ।

ਇਲਾਜ

- ਦੁੱਧ ਪਿਲਾਉਂਦੇ ਸਮੇਂ ਸਹੀ ਸਥਿਤੀ ਦੀ ਵਰਤੋ।
- ਸਾਬਣ ਅਤੇ ਪਾਣੀ ਨਾਲ ਬਾਰ-ਬਾਰ ਛਾਤੀ ਨਾ ਧੋਵੇ।
- ਛਾਤੀ ਧੋਣ ਤੋਂ ਬਾਅਦ ਕ੍ਰੀਮ ਜਾਂ ਤੇਲ ਚੂਚਕਾਂ ਤੇ ਲਗਾਉਣਾ।

II. ਬੱਚੇ ਦੀਆਂ ਸਮੱਸਿਆਵਾਂ :

1. **ਰੀਗਰਜੀਟੇਸ਼ਨ :** ਇਹ ਇੱਕ ਆਮ ਸਮੱਸਿਆ ਹੈ। ਇਸ ਦੇ ਵਿੱਚ ਪੇਟ ਵਿੱਚ ਪਿਆ ਹੋਇਆ ਦੁੱਧ ਮੂੰਹ ਰਾਹੀ ਵਾਪਸ ਬਾਹਰ ਨੂੰ ਆ ਜਾਂਦਾ ਹੈ ਅਤੇ ਨਾਲ ਹੀ ਦੁੱਧ ਪੀਂਦੇ ਸਮੇਂ ਨਿਗਲੀ ਹੋਈ ਹਵਾ ਵੀ ਮੂੰਹ ਰਾਹੀ ਬਾਹਰ ਆ ਜਾਉਂਦੀ ਹੈ।

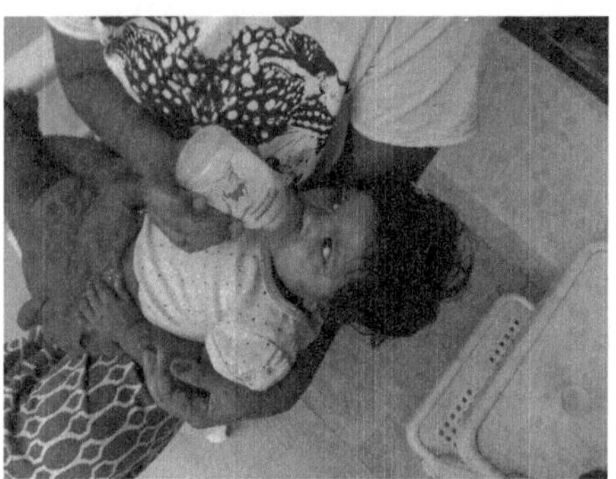

Fig. 2.3: ਰੀਗਰਜੀਟੇਸ਼ਨ

ਕਾਰਨ

- ਦੁੱਧ ਪਿਲਾਉਂਦੇ ਸਮੇ ਸਥਿਤੀ ਸਹੀ ਨਾ ਹੋਣਾ।
- ਦੁੱਧ ਪਿਲਾਉਣ ਤੋਂ ਬਾਅਦ ਡਕਾਰ ਨਾ ਦਵਾਈ ਜਾਵੇ।
- ਦੁੱਧ ਪਿਲਾਉਣ ਤੋਂ ਬਾਅਦ ਇੱਕ ਦਮ ਬੱਚੇ ਨੂੰ ਲੇਟਾ ਦੇਣਾ, ਪੁੱਠਾ ਕਰਨਾ ਜਾ ਚੱਕਰ ਵਿੱਚ ਘੁਮਾਉਣਾ ਜਾ ਉਛਾਲਣਾ।

ਚਿੰਨ੍ਹ ਅਤੇ ਲੱਛਣ

- ਮੂੰਹ ਰਾਹੀ ਫੁੱਟਿਆ ਦੁੱਧ ਬਾਹਰ ਆਉਣਾ।

ਇਲਾਜ

- ਬੱਚੇ ਨੂੰ ਦੁੱਧ ਪਿਲਾਉਣ ਤੋਂ ਬਾਅਦ ਜ਼ਿਆਦਾ ਨਾ ਹਿਲਾਓ।
- ਦੁੱਧ ਪਿਲਾਉਣ ਤੋਂ ਬਾਅਦ ਬੱਚੇ ਨੂੰ ਡਕਾਰ ਦਵਾਓ ਅਤੇ ਉਸ ਨੂੰ ਉਸ ਦੇ ਸੱਜੇ ਪਾਸੇ ਲਿਟਾ ਦਿਓ।
- ਦੁੱਧ ਪਿਲਾਉਣ ਦੌਰਾਨ ਧਿਆਨ ਰੱਖੋ ਕਿ ਬੱਚਾ ਜ਼ਿਆਦਾ ਹਵਾ ਅੰਦਰ ਨਾ ਲੈ ਜਾਵੇ।

2. **ਵੌਮਿਟਿੰਗ :** ਵੌਮਿਟਿੰਗ ਤੋਂ ਭਾਵ ਹੈ ਉਲਟੀਆਂ। ਉਲਟੀਆਂ ਅਤੇ ਰੀਗਰਜੀਟੇਸ਼ਨ ਦੀ ਕਿਰਿਆ ਇੱਕੋ ਜਿਹੀ ਲੱਗਦੀ ਹੈ ਪਰੰਤੂ ਇਨ੍ਹਾਂ ਦੋਵਾਂ ਵਿੱਚ ਇੱਕ ਮੁੱਖ ਅੰਤਰ ਇਹ ਹੈ ਕਿ ਉਲਟੀਆਂ ਦਬਾਅ (ਪ੍ਰੈਸ਼ਰ) ਨਾਲ ਬਾਹਰ ਆਉਂਦੀ ਹੈ ਜਦ ਕਿ ਰੀਗਰਜੀਟੇਸ਼ਨ ਦਬਾਅ ਨਾਲ ਨਹੀਂ ਆਉਂਦੀ।

ਕਾਰਨ

- ਜ਼ਿਆਦਾ ਮਾਤਰਾ ਵਿੱਚ ਦੁੱਧ ਪਿਲਾਉਣ ਨਾਲ
- ਜ਼ਿਆਦਾ ਹਵਾ ਨਿਗਲਣ ਨਾਲ
- ਕਾਫ਼ੀ ਦੇਰ ਤੱਕ ਡਕਾਰ ਨਾ ਲੈਣ ਨਾਲ
- ਬਿਮਾਰੀ ਨਾਲ ਜਿਵੇਂ ਗੈਸਟ੍ਰੋਐਨਟ੍ਰਾਈਟਿਸ, ਜਮਾਂਦਰੂ ਪਾਈਲੌਰਿਕ ਸਟੀਨੋਸਿਸ ਆਦਿ।

ਚਿੰਨ੍ਹ ਅਤੇ ਲੱਛਣ

- ਜ਼ੋਰ ਜਾ ਦਬਾਅ ਨਾਲ ਪੇਟ ਤੋਂ ਦੁੱਧ ਮੂੰਹ ਰਾਹੀ ਬਾਹਰ ਆਉਣਾ।

ਇਲਾਜ

- ਬੱਚੇ ਦਾ ਚੰਗੀ ਤਰ੍ਹਾਂ ਨਿਰੀਖਣ ਕਰੋ ਤਾਕਿ ਸਹੀ ਕਾਰਨ ਦਾ ਪਤਾ ਲਗਾਇਆ ਜਾ ਸਕੇ।

- ਜੇਕਰ ਦੁੱਧ ਪਿਲਾਉਣ ਦਾ ਤਰੀਕਾ ਸਹੀ ਨਹੀਂ ਹੈ ਤਾਂ ਉਸਨੂੰ ਸੁਧਾਰੋ।
- ਮਾਂ ਨੂੰ ਡਾਕਟਰੀ ਸਲਾਹ ਲਈ ਕਹੋ ਜੇਕਰ ਉਲਟੀਆਂ ਦਾ ਕੋਈ ਵੀ ਕਾਰਨ ਮਾਂ ਨੂੰ ਨਜ਼ਰ ਨਾ ਆਵੇ।

3. **ਸੱਕਿੰਗ ਅਤੇ ਸਵੈਲੋਇੰਗ ਦੀ ਸਮੱਸਿਆ :** ਸੱਕਿੰਗ ਅਤੇ ਸਵੈਲੋਇੰਗ ਦੀ ਸਮੱਸਿਆ ਤੋਂ ਭਾਵ ਹੈ ਜਦੋਂ ਬੱਚੇ ਨੂੰ ਦੁੱਧ ਚੁੰਘਣ ਅਤੇ ਨਿਗਲਣ ਵਿੱਚ ਸਮੱਸਿਆ ਆਵੇ। ਜਨਮ ਤੋਂ ਕੁੱਝ ਦਿਨਾਂ ਬਾਅਦ ਜੇਕਰ ਇਹ ਸਮੱਸਿਆ ਆ ਰਹੀ ਹੈ ਤਾਂ ਉਹ ਸਾਧਾਰਨ (ਨੌਰਮਲ) ਹੈ ਪਰੰਤੂ ਜੇਕਰ ਇਹ ਵੱਧ ਦਿਨਾਂ ਲਈ ਹੋਵੇ ਤਾਂ ਇਹ ਖਤਰਨਾਕ ਹੈ।

ਕਾਰਨ

- ਜਮਾਂਦਰੂ ਨੁਕਸ ਜਿਵੇਂ ਕਲੈਫ਼ਟ ਲਿੱਪ ਜਾ ਕਲੈਫ਼ਟ ਪੈਲੇਟ, ਲੰਬੀ ਜੀਭ, ਨੇਜ਼ੋਫੈਰੈਂਗੀਅਲ ਰੁਕਾਵਟ ਆਦਿ।
- ਕਰੈਕਡ ਨਿਪਲਸ।
- ਵੱਡੇ ਚੂਚਕ।
- ਛਾਤੀ ਦੀ ਸੋਜ।

ਚਿੰਨ੍ਹ ਅਤੇ ਲੱਛਣ

- ਬੱਚਾ ਛਾਤੀ ਤੋਂ ਚੁੰਘ ਨਹੀਂ ਪਾਉਂਦਾ ਅਤੇ ਨਾ ਹੀ ਨਿਗਲ ਪਾਉਂਦਾ ਹੈ।

ਇਲਾਜ

- ਸਾਵਧਾਨੀ ਨਾਲ ਨਿਰੀਖਣ ਕਰਕੇ ਅਤੇ ਸਮੇਂ ਨਾਲ ਕਾਰਨ ਲੱਭ ਕਰ ਉਸ ਦਾ ਇਲਾਜ ਕਰਕੇ।

4. **ਅੰਡਰ ਫ਼ੀਡਿੰਗ :** ਲੋੜ ਤੋਂ ਘੱਟ ਬਰੈਸਡ ਫ਼ੀਡਿੰਗ ਨੂੰ ਅੰਡਰ ਫ਼ੀਡਿੰਗ ਕਹਿੰਦੇ ਹਨ।

ਕਾਰਨ

- ਛਾਤੀ ਵਿੱਚ ਦੁੱਧ ਘੱਟ ਬਣਨਾ।
- ਸਮੇ ਤੋਂ ਪਹਿਲਾਂ ਵੀਨਿੰਗ ਸ਼ੁਰੂ ਕਰ ਦੇਣਾ।
- ਆਰਥਿਕ ਹਾਲਤਾਂ ਦਾ ਕਰਕੇ ਚੰਗੀ ਖ਼ੁਰਾਕ ਨਾ ਦੇ ਪਾਉਣਾ।
- ਜਾਗਰੁਕਤਾ ਦੀ ਘਾਟ।

ਚਿੰਨ੍ਹ ਅਤੇ ਲੱਛਣ

- ਬੱਚੇ ਵਿੱਚ ਚਿੜਚਿੜਾਪਣ।
- ਬੱਚਾ ਬਹੁਤ ਜ਼ਿਆਦਾ ਰੋਂਦਾ ਹੈ।
- ਬੱਚਾ ਭੁੱਖਾ ਹੁੰਦਾ ਹੈ।

ਇਲਾਜ

- ਮਾਂ ਨੂੰ ਦੁੱਧ ਬਣਨ ਦੀ ਕਿਰੀਆ ਵਧਾਉਣ ਲਈ ਉਪਰਾਲੇ ਕਰਨ ਲਈ ਕਹੋ।
- ਮਾਂ ਨੂੰ ਕਹੋ ਕਿ ਦੋਵੇ ਛਾਤੀਆਂ ਤੋਂ ਦਿਨ ਵਿੱਚ ਥੋੜੀ ਥੋੜੀ ਦੇਰ ਬਾਅਦ ਬੱਚੇ ਨੂੰ ਦੁੱਧ ਪਿਲਾਵੇ।
- ਫ਼ੀਡਿੰਗ ਦਿਨ ਵਿੱਚ 10-12 ਵਾਰੀ ਦਿਓ।
- ਬੋਤਲ ਨਾਲ ਦੁੱਧ ਪਿਲਾਉਣਾ ਬੰਦ ਕਰ ਦਿਓ।
- ਮਾਂ ਨੂੰ ਕਹੋ ਕਿ ਉਹ ਵੱਧ ਤੋਂ ਵੱਧ ਚੰਗੀ ਖ਼ੁਰਾਕ ਲਵੇ, ਜ਼ਿਆਦਾ ਪਾਣੀ ਪੀਵੇ ਅਤੇ ਆਰਾਮ ਕਰੇ।

5. **ਓਵਰ ਫ਼ੀਡਿੰਗ :** ਲੋੜ ਤੋਂ ਵੱਧ ਬਰੈਸਟ ਫ਼ੀਡਿੰਗ ਕਰਾਉਣਾ। ਇਹ ਭਾਰਤੀ ਔਰਤਾਂ ਵਿੱਚ ਸੱਭ ਤੋਂ ਵੱਧ ਵੇਖਿਆ ਜਾਂਦਾ ਹੈ ਕਿਉਂਕਿ ਉਹ ਬੱਚੇ ਨੂੰ ਲੋੜ ਤੋਂ ਵੱਧ ਲਾਡ ਕਰਦੀਆਂ ਹੈ।

ਕਾਰਨ

- ਮਾਂ ਦਾ ਲਾਡ
- ਜਾਗਰੁੱਕਤਾ ਦੀ ਘਾਟ
- ਅੰਧਵਿਸ਼ਵਾਸ
- ਗਲਤ ਧਾਰਨਾਵਾਂ

ਇਲਾਜ

- ਮਾਂ ਅਤੇ ਪਰਿਵਾਰ ਨੂੰ ਸਮੱਸਿਆ ਬਾਰੇ ਦੱਸੋ।
- ਮਾਂ ਨੂੰ ਦੱਸੋ ਕਿ ਮਾਪੀ ਹੋਈ ਮਾਤਰਾ ਵਿੱਚ ਲੋੜ ਦੇ ਅਨੁਸਾਰ ਫ਼ੀਡ ਦਵੇ।
- ਸਿਹਤ ਕਰਮਚਾਰੀਆਂ ਤੋਂ ਮਾਂ ਦੀ ਕਾਉਨਸਲਿੰਗ ਕਰਵਾਓ।

2.5 ਬਰੈਸਟ ਫ਼ੀਡਿੰਗ ਕਾਉਂਨਸਲਿੰਗ

ਬਰੈਸਟ ਫ਼ੀਡਿੰਗ ਬਾਰੇ ਨਰਸ ਨੂੰ ਔਰਤ ਅਤੇ ਉਸ ਦੇ ਪਰਿਵਾਰ ਨੂੰ ਦੱਸਣਾ ਚਾਹੀਦਾ ਹੈ। ਨਰਸ ਨੂੰ ਚਾਹੀਦਾ ਹੈ ਕਿ ਉਹ ਇਹ ਦੱਸੇ ਕਿ :

- ਬਰੈਸਟ ਫ਼ੀਡਿੰਗ ਦੇ ਕੀ ਫਾਇਦੇ ਹਨ।
- ਮਾਂ ਨੂੰ ਮਾਨਸਿਕ ਤੌਰ ਤੇ ਤਿਆਰ ਕਰੇ ਬਰੈਸਟ ਫੀਡਿੰਗ ਦੇਣ ਲਈ।
- ਨਰਸ ਨੂੰ ਮਾਂ ਨੂੰ ਸ਼ੁਰੂ ਤੋਂ ਹੀ ਤਿਆਰ ਕਰਨਾ ਚਾਹੀਦਾ ਹੈ, ਇਸ ਦੇ ਲਈ ਨਰਸ ਹੇਠ ਲਿਖੀਆਂ ਸਟੇਜਾਂ ਵਿਚ ਕੰਮ ਕਰ ਸਕਦੀ ਹੈ :

  1. **ਪਰੀਨੇਟਲ ਨਰਸ :** ਇਸ ਵਿੱਚ ਨਰਸ ਮਾਂ ਨੂੰ ਦਸੱਦੀ ਹੈ ਕਿ :
     - ਮਾਂ ਦੇ ਦੁੱਧ ਦੇ ਕੀ ਫਾਇਦੇ ਹਨ (ਬੱਚੇ ਅਤੇ ਮਾਂ ਦੋਵਾਂ ਨੂੰ)।
     - ਇਮੀਊਨਾਈਜੇਸ਼ਨ (ਟੀਕਾਕਰਨ) ਬਾਰੇ ਵੀ ਦੱਸਦੀ ਹੈ।
     - ਮਾਂ ਨੂੰ ਕੀ ਖੁਰਾਕ ਲੈਣੀ ਚਾਹੀਦੀ ਹੈ ਉਸ ਬਾਰੇ ਦੱਸਦੀ ਹੈ।
  2. **ਪ੍ਰਸੂਤ ਅਤੇ ਡਿਲਿਵਰੀ ਨਰਸ**
     - ਇਹ ਮਾਂ ਨੂੰ ਉਸ ਦੇ ਬੱਚੇ ਦੇ ਪਹਿਲੀ ਵਾਰ ਪਾਸ ਆਉਣ ਦੀ ਕੀਰਿਆ ਵਿੱਚ ਮਦਦ ਕਰਦੀ ਹੈ ਅਤੇ ਮਾਂ ਨੂੰ ਸਿੱਖਿਆ ਦਿੰਦੀ ਹੈ, ਨਾਲ ਹੀ ਮਾਂ ਨੂੰ ਹੌਂਸਲਾ ਦਿੰਦੀ ਹੈ ਜੇਕਰ ਬੱਚਾ ਪਰੀਮੈਚਓਰ ਜਾਂ ਆਪਰੇਸ਼ਨ ਤੋਂ ਹੋਇਆ ਹੈ।
     - ਬੱਚੇ ਦੇ ਪਰਿਵਾਰ ਵਾਲਿਆਂ ਨੂੰ ਅਤੇ ਪਿਤਾ ਨੂੰ ਵੀ ਨਰਸ ਹੌਸਲਾ ਦਿੰਦੀ ਹੈ ਕਿ ਉਹ ਮਾਂ ਨੂੰ ਵੱਧ ਤੋਂ ਵੱਧ ਸਮਾਂ ਦੇਣ ਤਾਕਿ ਉਹ ਆਪਣੇ ਬੱਚੇ ਨਾਲ ਵੱਧ ਸਮੇਂ ਤੱਕ ਰਹਿ ਸਕੇ।
  3. **ਪੋਸਟਪਾਰਟਮ ਨਰਸ**
     - ਇਹ ਮਾਤਾ ਅਤੇ ਪਿਤਾ ਨੂੰ ਬਰੈਸਟ ਫੀਡਿੰਗ ਦੇ ਫਾਇਦੇ ਦੱਸਦੀ ਹੈ, ਵੱਖ ਵੱਖ ਪੋਜਿਸ਼ਨਾਂ ਦੱਸਦੀ ਹੈ ਜਿਸ ਵਿਚ ਮਾਂ ਬੱਚੇ ਨੂੰ ਦੁੱਧ ਪਿਲਾ ਸਕਦੀ ਹੈ (ਇੱਕ ਪਾਸੇ ਲੰਮੇ ਪੈ ਕੇ, ਕਰੈਡਲ ਹੋਲਡ, ਕਰਾਸ ਕਰੈਡਲ ਹੋਲਡ, ਫੁੱਟਬਾਲ ਹੋਲਡ)।
     - ਨਰਸ ਮਾਂ ਦੀ ਮਦਦ ਕਰਦੀ ਹੈ ਬਰੈਸਟ ਫੀਡਿੰਗ ਸ਼ੁਰੂ ਕਰਨ ਲਈ।

- ਪਰਿਵਾਰ ਨੂੰ ਵੀ ਨਰਸ ਸਮਝਾਉਂਦੀ ਹੈ ਕਿ ਮਾਂ ਨੂੰ ਬਰੈਸਟ ਫੀਡਿੰਗ ਦੇ ਦੌਰਾਨ ਜਿਨ੍ਹਾਂ ਹੋ ਸਕੇ ਆਰਾਮ ਦਵੋ ਅਤੇ ਸਹਿਯੋਗ ਕਰੋ।
- ਨਰਸ ਮਾਂ ਨੂੰ ਛਾਤੀ ਦੀ ਦੇਖਭਾਲ ਬਾਰੇ ਵੀ ਦੱਸਦੀ ਹੈ ਅਤੇ ਛਾਤੀ ਦੀ ਕੋਈ ਵੀ ਤਕਲੀਫ ਤੋਂ ਬਚਣ ਲਈ ਕੀ ਕੁੱਝ ਕੀਤਾ ਜਾ ਸਕਦਾ ਹੈ ਉਹ ਵੀ ਦੱਸਦੀ ਹੈ।
- ਮਾਂ ਨੂੰ ਇਹ ਵੀ ਕਿਹਾ ਜਾਂਦਾ ਹੈ ਕਿ ਉਹ ਬਰੈਸਟ ਫੀਡਿੰਗ ਡਿਲਿਵਰੀ ਦੇ 30-60 ਮਿੰਟਾਂ ਦੇ ਅੰਦਰ ਹੀ ਸ਼ੁਰੂ ਕਰ ਦਵੇ ਕਿਉਂਕਿ ਪਹਿਲਾ ਦੁੱਧ (ਕਲੌਸਟਰਮ) ਬੱਚੇ ਦੀ ਰੋਗਾਂ ਨਾਲ ਲੜਨ ਦੀ ਤਾਕਤ (ਇਮਿਊਨਿਟੀ) ਵਧਾਉਂਦਾ ਹੈ ਅਤੇ ਬੱਚੇ ਲਈ ਇੱਕ ਪੋਸ਼ਟਿਕ ਖਾਣਾ ਵੀ ਬਣਦਾ ਹੈ।
- ਮਾਂ ਨੂੰ ਚਾਹੀਦਾ ਹੈ ਕਿ ਉਹ ਚੰਗੀ ਤਰ੍ਹਾਂ ਆਪਣੀ ਛਾਤੀ ਸਾਫ਼ ਕਰੇ ਪਰ ਸਾਬਣ ਨਾ ਲਾਵੇ ਕਿਉਂਕਿ ਸਾਬਣ ਨਾਲ ਛਾਤੀ ਦੀ ਚਮੜੀ ਖੁਸ਼ਕ ਹੋ ਜਾਂਦੀ ਹੈ ਜਿਸ ਦਾ ਕਰਕੇ ਨਿਪਲਸ ਵਿਚ ਕਰੈਕ ਆ ਸਕਦਾ ਹੈ ਜਿਸ ਦੇ ਕਾਰਨ ਬਰੈਸਟ ਫੀਡਿੰਗ ਵਿਚ ਤੰਗੀ ਹੋ ਸਕਦੀ ਹੈ।
- ਨਰਸ ਮਾਂ ਨੂੰ ਦਸਦੀ ਹੈ ਕਿ ਜਦੋਂ ਬੱਚੇਦਾਨੀ ਘੱਟਦੀ ਹੈ ਜਾ ਦੁੱਧੀਆਂ ਦਾ ਅਕੜਾਅ (ਬਰੈਸਟ ਐਨਗਾਰਜ-ਮੈਂਟ) ਹੋਵੇ ਤਾਂ ਮਾਂ ਨੂੰ ਦਰਦ ਹੋ ਸਕਦਾ ਹੈ ਜਦੋਂ ਉਹ ਬਰੈਸਟ ਫੀਡਿੰਗ ਕਰਵਾਇਗੀ, ਇਸਲਈ ਨਰਸ ਮਾਂ ਨੂੰ ਇਹ ਸਲਾਹ ਦਿੰਦੀ ਹੈ ਕਿ ਉਹ ਦੁੱਧ ਹੱਥ ਜਾਂ ਕਿਸੇ ਪੰਪ ਨਾਲ ਕੱਢ ਲਵੇ ਤਾਕਿ ਛਾਤੀ ਤੇ ਦਬਾਅ ਘੱਟ ਪਵੇ।
- ਮਾਂ ਨੂੰ ਇਹ ਵੀ ਦੱਸਣਾ ਚਾਹੀਦਾ ਹੈ ਕਿ ਉਹ ਹਰ 2-3 ਘੰਟਿਆ ਜਾਂ ਜਦੋਂ ਵੀ ਬੱਚਾ ਮੰਗੇ, ਬੱਚੇ ਨੂੰ ਦੁੱਧ ਪਿਲਾਵੇ (ਦਿਨ ਅਤੇ ਰਾਤ ਕਦੀ ਵੀ) ਅਤੇ ਉਹ ਦੋਵੇ ਛਾਤੀਆਂ ਤੋਂ ਦੁੱਧ ਪਿਲਾਵੇ (7-10 ਮਿੰਟ ਇੱਕ ਛਾਤੀ ਤੋਂ)।
- ਮਾਂ ਨੂੰ ਫਿਲਮਾਂ ਜਾ ਪੋਸਟਰ ਰਾਹੀ ਬਰੈਸਟ ਫੀਡਿੰਗ ਦੇ ਫਾਇਦੇ ਤੇ ਤਰੀਕਿਆਂ ਬਾਰੇ ਦੱਸਣਾ ਚਾਹੀਦਾ ਹੈ।
- ਪਤੀ ਨੂੰ ਵੀ ਜਾਣਕਾਰੀ ਦੇਣੀ ਚਾਹੀਦੀ ਹੈ ਕਿ ਬਰੈਸਟ ਫੀਡਿੰਗ ਦੇ ਨਾਲ ਛਾਤੀਆਂ ਹਮੇਸ਼ਾ ਲਈ ਢਿੱਲੀਆਂ ਨਹੀਂ ਹੁੰਦੀਆਂ ਅਤੇ ਲੈਕਟੇਸ਼ਨ ਦੇ ਬਾਅਦ ਉਹ ਫਿਰ ਤੋਂ ਪਹਿਲਾਂ ਵਾਲੀ ਸਥਿਤੀ ਵਿਚ ਆ ਜਾਂਦੀਆ ਹਨ।
- ਮਾਂ ਨੂੰ ਇਹ ਵੀ ਦੱਸੋ ਕਿ ਉਸ ਨੂੰ ਚੰਗੀ ਫਿਟ ਵਾਲੀ ਬਰਾ ਪਾਉਣੀ ਚਾਹਿਦੀ ਹੈ ਤਾਕਿ ਉਸ ਨੂੰ ਸਪੋਰਟ ਮਿਲੇ ਅਤੇ ਸਮੇਂ ਤੋਂ ਪਹਿਲਾਂ ਛਾਤੀਆਂ ਢਿੱਲੀਆਂ ਨਾ ਹੋਣ।
- ਮਾਂ ਨੂੰ ਇਹ ਜਾਣਕਾਰੀ ਵੀ ਦਿਓ ਕਿ ਬਰੈਸਟ ਫੀਡਿੰਗ ਇੱਕ ਕਾਨਟਰਾਸੈਪਟਿਵ ਦੀ ਤਰ੍ਹਾਂ ਵੀ ਕੰਮ ਕਰਦੀ ਹੈ ਪਰ ਬਰੈਸਟ ਫੀਡਿੰਗ ਤੋਂ ਬਾਅਦ ਪਰਿਵਾਰ ਨਿਯੋਜਨ ਦੇ ਤਰੀਕੇ ਅਪਨਾਉਣੇ ਚਾਹੀਦੇ ਹਨ।

2.6 ਸ਼ਿਸ਼ੂ ਦੀ ਫ਼ੀਡਿੰਗ ਅਤੇ ਐਚ.ਆਈ.ਵੀ. (ਇੰਨਫ਼ੈਂਟ ਫ਼ੀਡਿੰਗ ਐਂਡ ਐਚ.ਆਈ.ਵੀ.)

HIV ਇੱਕ ਵਾਇਰਸ (ਜਿਵਾਣੂ) ਹੈ ਜਿਸ ਨਾਲ ਸੱਭ ਤੋਂ ਖਤਰਨਾਕ ਬਿਮਾਰੀ AIDS ਹੁੰਦੀ ਹੈ। AIDS ਸਾਡੇ ਸਰੀਰ ਦੀ ਜੀਵਾਣੂਆਂ ਨਾਲ ਲੜਣ ਵਾਲੀ ਪ੍ਰਣਾਲੀ ਨੂੰ ਕੰਮਜ਼ੋਰ ਕਰ ਦਿੰਦੀ ਹੈ ਜਿਸ ਨਾਲ ਨਿੱਕੀ ਜਿਹੀ ਬਿਮਾਰੀ ਵੀ ਭਿਆਨਕ ਰੂਪ ਲੈ ਲੈਂਦੀਆਂ ਹਨ। HIV ਵਾਇਰਸ ਨੂੰ ਮਾਰਨ ਲਈ ਐਂਟੀਵਾਇਰਲ ਦਵਾਈਆਂ ਦਿੱਤੀ ਜਾਂਦੀ ਹੈ। ਜੇਕਰ ਮਾਂ ਨੂੰ HIV/ AIDS ਹੈ ਅਤੇ ਉਹ ਐਂਟੀਵਾਈਰਲ ਦਵਾਈਆਂ ਨਹੀਂ ਲੈ ਰਹੀ ਹੈ ਤਾਂ ਬੱਚੇ ਨੂੰ ਮਾਂ ਦੇ ਦੁੱਧ ਰਾਹੀ ਇਹ ਵਾਇਰਸ ਜਾ ਸਕਦਾ ਹੈ ਅਤੇ ਬੱਚੇ ਨੂੰ ਵੀ HIV ਦਾ ਲਾਗ ਹੋ ਸਕਦਾ ਹੈ। ਵਿਗਿਆਨਿਕਾਂ ਨੇ ਲੱਭਿਆ ਹੈ ਕਿ ਜਿਨ੍ਹਾਂ ਔਰਤਾਂ ਨੂੰ ਗਰਭ ਅਵਸਥਾ ਵਿੱਚ ਐਂਟੀਵਾਇਰਲ ਦਵਾਈਆਂ ਨਹੀਂ ਦਿੱਤੀਆਂ ਗਈਆਂ ਉਨ੍ਹਾਂ ਦੇ ਬੱਚਿਆਂ ਵਿੱਚ HIV ਵਾਇਰਸ ਦੁੱਧ ਰਾਹੀ ਬੱਚਿਆਂ ਦੇ ਸਰੀਰ ਵਿੱਚ ਗਿਆ।

ਹੁਣ ਤੱਕ ਇਹ ਗੱਲ੍ਹ ਪੱਕੀ ਨਹੀਂ ਹੋਈ ਹੈ ਕਿ ਜਿੰਨ੍ਹਾਂ ਔਰਤਾਂ ਨੂੰ ਐਂਟੀਵਾਇਰਸ ਦਵਾਈਆਂ ਦਿੰਦੇ ਹਨ ਉਨ੍ਹਾਂ ਕੇਸਾਂ ਵਿੱਚ ਬੱਚੇ 100% HIV ਵਾਇਰਸ ਤੋਂ ਸੁਰੱਖਿਤ ਰਹਿਣਗੇ। ਇਸਲਈ ਕੋਈ ਵੀ ਔਰਤ ਜਿਸਨੂੰ AIDS ਹੈ (ਭਾਵੇਂ ਉਹ

ਐਂਟੀਵਾਇਰਲ ਦਵਾਈ ਲੈ ਰਹੀ ਹੈ ਜਾ ਨਹੀਂ) ਨੂੰ ਬੱਚੇ ਨੂੰ ਆਪਣਾ ਦੁੱਧ ਨਹੀਂ ਪਿਲਾਉਣਾ ਚਾਹੀਦਾ। ਇਹੋ ਜਿਹੇ ਕੇਸਾਂ ਵਿੱਚ ਜਾ ਤਾਂ ਮਾਂ ਨੂੰ ਬਨਾਵਟੀ ਆਹਾਰ (ਗਾਂ ਦਾ ਦੁੱਧ ਜਾ ਡੱਬੇ ਦਾ ਦੁੱਧ) ਬੱਚੇ ਨੂੰ ਦੇਣ ਲਈ ਕਹੋ ਜਾ ਫਿਰ "ਮਿਲਕ ਬੈਂਕ" ਤੋਂ ਮਦਦ ਲੈਣ ਲਈ ਕਹੋ।

- ਕਈ ਦੇਸ਼ਾਂ ਵਿੱਚ ਬੱਚਿਆਂ ਦਾ ਮੌਤ ਦਰ "ਬਨਾਵਟੀ ਖ਼ੁਰਾਕ" ਦਾ ਕਰਕੇ ਵੱਧਿਆ ਹੈ, ਉਨ੍ਹਾਂ ਕੇਸਾਂ ਵਿਚ ਸੱਭ ਤੋਂ ਵਧੀਆ ਤਰੀਕਾ "ਮਿਲਕ ਬੈਂਕ" ਨੂੰ ਮੰਨਿਆ ਜਾਂਦਾ ਹੈ।
- "ਮਿਲਕ ਬੈਂਕ" ਇੱਕ ਇਹੋ ਜਿਹਾ ਬੈਂਕ ਹੈ ਜਿੱਥੇ ਔਰਤਾਂ ਆਪਣਾ ਦੁੱਧ ਦਾਨ ਕਰਦੀਆਂ ਹਨ (ਬਲਡ ਬੈਂਕ ਦੀ ਤਰ੍ਹਾਂ) ਅਤੇ ਬੈਂਕ ਵਿੱਚ ਦੁੱਧ ਨੂੰ ਸੁਰੱਖਿਅਤ ਰੱਖਿਆ ਜਾਂਦਾ ਹੈ ਤਾਕਿ ਉਨ੍ਹਾਂ ਬੱਚਿਆਂ ਤੱਕ ਮਾਂ ਦਾ ਦੁੱਧ ਪਹੁੰਚੇ ਜਿਹੜੇ ਕਿਸੇ ਨਾ ਕਿਸੇ ਕਾਰਨ ਕਰ ਕੇ ਮਾਂ ਦੇ ਦੁੱਧ ਤੋਂ ਵੰਨਚਿਤ ਹਨ।

2.7 ਸ਼ਿਸ਼ੂ ਮਿੱਤਰਤਾ ਹਸਪਤਾਲ ਨੀਤੀ (ਬੇਬੀ ਫ਼੍ਰੈਨਡਲੀ ਹੌਸਪਿਟਲ ਇਨਿਸ਼ਿਇਟਿਵ)

ਇਹ WHO ਨੇ 1992 ਵਿੱਚ UNICEF ਨਾਲ ਮਿਲ ਕਰ ਲਾਂਚ ਕੀਤਾ ਸੀ, ਜਿਸ ਦਾ ਟੀਚਾ ਸੀ ਬਰੈਸਟ ਫ਼ੀਡਿੰਗ ਨੂੰ ਵਧਾਵਾ ਦੇਣਾ।

2.7.1 WHO ਰਾਹੀ ਦਿੱਤੇ ਗਏ ਪ੍ਰਸਤਾਵ

1. ਬਰੈਸਟ ਫ਼ੀਡਿੰਗ ਪਾੱਲਿਸੀ ਲਿੱਖਿਤ ਵਿੱਚ ਹੋਣੀ ਚਾਹੀਦੀ ਹੈ।
2. ਸਾਰੇ ਸਟਾਫ਼ ਨੂੰ ਬਰੈਸਟ ਫ਼ੀਡਿੰਗ ਬਾਰੇ ਟ੍ਰੇਨਿੰਗ ਦੇਣਾ।
3. ਸਾਰੀ ਗਰਭਵਤੀ ਔਰਤਾਂ ਨੂੰ ਬਰੈਸਟ ਫ਼ੀਡਿੰਗ ਦੇ ਫ਼ਾਇਦੇ ਅਤੇ ਉਸਨੂੰ ਕਿਵੇਂ ਮੈਨੇਜ ਕਰਨਾ ਹੈ, ਇਸ ਬਾਰੇ ਪੂਰੀ ਜਾਣਕਾਰੀ ਦਿਓ।
4. ਬਰੈਸਟ ਫ਼ੀਡਿੰਗ, ਬੱਚੇ ਦੇ ਜਨਮ ਤੋਂ ਅੱਧੇ ਘੰਟੇ ਵਿੱਚ ਸ਼ੁਰੂ ਕਰਨ ਲਈ ਮਾਂ ਦੀ ਮਦਦ ਕਰੋ।
5. ਮਾਂ ਨੂੰ ਵਿਖਾਓ ਕਿ ਕਿਵੇਂ ਬਰੈਸਟ ਫੀਡਿੰਗ ਦੇਣੀ ਹੈ।
6. ਨਵਜਾਤ ਸ਼ਿਸ਼ੂ ਨੂੰ ਸਿਰਫ਼ ਮਾਂ ਦਾ ਦੁੱਧ ਹੀ ਦਵੋ।
7. ਰੂਮਿੰਗ ਇਨ (ਮਾਂ ਨੂੰ ਸਮੇਂ ਸਮੇਂ ਤੇ ਬੱਚੇ ਨੂੰ ਮਿਲਣ ਦੇਣਾ) ਨੂੰ ਵਧਾਵਾ ਦੇਣਾ ਤਾਕਿ ਮਾਂ ਅਤੇ ਬੱਚੇ ਨੂੰ 24 ਘੰਟੇ ਇੱਕ ਦੂਜੇ ਦਾ ਸਾਥ ਮਿਲੇ।
8. ਬਰੈਸਟ ਫ਼ੀਡਿੰਗ ਆਨ ਡਿਮਾਂਡ (ਜਦੋਂ ਬੱਚਾ ਮੰਗੇ) ਨੂੰ ਵਧਾਵਾ ਦਵੋ।
9. ਬਨਾਵਟੀ ਚੀਜ਼ਾ ਨਾਲ ਬਰੈਸਟ ਫ਼ੀਡਿੰਗ ਨਾ ਦਿਓ।
10. ਬਰੈਸਟ ਫ਼ੀਡਿੰਗ ਸਪੋਰਟ ਗਰੁਪ ਬਾਰੇ ਡਿਸਚਾਰਜ (ਛੁੱਟੀ) ਵੇਲੇ ਦੱਸੋ।

REVIEW QUESTIONS

Short answer questions:

Q1. ਐਕਸਕਲੂਜ਼ਿਵ ਬਰੈਸਟ ਫ਼ੀਡਿੰਗ ਤੋਂ ਕੀ ਭਾਵ ਹੈ?

Hint: ਐਕਸਕਲੂਜ਼ਿਵ ਬਰੈਸਟ ਫ਼ੀਡਿੰਗ ਦੀ ਪਰਿਭਾਸਾ ਲਿਖੋ।

Q2. ਬਰੈਸਟ ਫ਼ੀਡਿੰਗ ਦੌਰਾਨ ਵਰਤੀਆਂ ਜਾਣ ਵਾਲੀਆ ਪੋਜ਼ੀਸ਼ਨਾਂ (ਸਥਿਤੀਆਂ) ਬਾਰੇ ਦਸੋ।

Hint: ਬਰੈਸਟ ਫ਼ੀਡਿੰਗ ਦੀਆਂ ਚਾਰਾਂ ਪੋਜ਼ੀਸ਼ਨਾ ਬਾਰੇ ਲਿਖੋ।

Q3. ਮਨੁੱਖੀ ਸਰੀਰ ਦੇ ਕਿਹੜੇ ਕਿਹੜੇ ਜ਼ਰੂਰੀ ਤੱਤ ਹੁੰਦੇ ਹਨ ਅਤੇ ਉਨ੍ਹਾਂ ਦੀ ਸਰੀਰਕ ਕਿਰਿਆਵਾਂ ਵਿੱਚ ਕੀ ਰੋਲ ਹੈ?

Hint: ਕਾਰਬੋਹਾਇਡਰੇਟਸ, ਪ੍ਰੋਟੀਨ, ਵਸਾ, ਖਣਿਜ ਪਦਾਰਥ ਅਤੇ ਵਿਟਾਮਿਨ ਬਾਰੇ ਦੱਸੋ।

Q4. ਉਮਰ ਦੇ ਵੱਖ-ਵੱਖ ਪੜਾਅਵਾਂ ਵਿੱਚ ਕਿਹੜਾ-ਕਿਹੜਾ ਆਹਾਰ ਕੌਮਪਲੀਮੈਂਟਰੀ ਫ਼ੀਡਿੰਗ ਵਿੱਚ ਸ਼ਾਮਿਲ ਕਰ ਸਕਦੇ ਹਨ?

Hint: ਉਮਰ ਦੇ ਅਨੁਸਾਰ ਦਿੱਤੇ ਜਾਣ ਵਾਲੇ ਪਦਾਰਥਾਂ ਦਾ ਦੱਸੋ।

Q5. ਜੇਕਰ ਮਾਂ ਨੂੰ HIV ਵਾਇਰਸ ਦਾ ਲਾਗ ਹੈ ਤਾਂ ਕੀ ਉਸਨੂੰ ਬੱਚੇ ਨੂੰ ਆਪਣਾ ਦੁੱਧ ਪਿਲਾਉਣਾ ਚਾਹੀਦਾ ਹੈ? ਜੇਕਰ ਹਾਂ ਤੇ ਕਿਉਂ ਅਤੇ ਜੇਕਰ ਨਾ ਤੇ ਕਿਉਂ?

Hint: ਰੈਫ਼ਰ ਵਿਸ਼ਾ 2.6।

Long answer type questions:

Q1. ਐਕਸਕਲੂਜ਼ਿਵ ਬਰੈਸਟ ਫ਼ੀਡਿੰਗ ਬਾਰੇ ਵਿਸਤਾਰ ਵਿੱਚ ਦੱਸੋ।

Hint: ਰੈਫ਼ਰ ਵਿਸ਼ਾ 2.1।

Q2. ਵੀਨਿੰਗ ਤੋਂ ਕੀ ਭਾਵ ਹੈ ਅਤੇ ਇਸ ਨੂੰ ਕਿਵੇਂ ਅਪਣਾਇਆ ਜਾ ਸਕਦਾ ਹੈ?

Hint: ਰੈਫ਼ਰ ਵਿਸ਼ਾ 2.3।

Q3. ਬਰੈਸਟ ਫ਼ੀਡਿੰਗ ਦੀ ਬੱਚੇ ਅਤੇ ਮਾਂ ਵਿੱਚ ਕੀ ਸਮੱਸਿਆਵਾਂ ਆ ਸਕਦੀਆਂ ਹਨ ਅਤੇ ਉਸ ਦਾ ਤੁਸੀ ਕਿਵੇਂ ਇਲਾਜ ਕਰੋਗੇ?

Hint: ਰੈਫ਼ਰ ਵਿਸ਼ਾ 2.4।

Q4. ਦੁੱਧ ਪਿਲਾਉਂਦੀ ਮਾਂ ਨੂੰ ਤੁਸੀ ਕੀ ਸਿੱਖਿਆ ਦਵੋਗੇ?

Hint: ਰੈਫ਼ਰ ਵਿਸ਼ਾ 2.5।

Q5. ਬੇਬੀ ਫ੍ਰੈਨਡਲੀ ਹਸਪਤਾਲ ਬਾਰੇ ਵਿਸਤਾਰ ਵਿੱਚ ਦੱਸੋ।

Hint: ਰੈਫ਼ਰ ਵਿਸ਼ਾ 2.7।

Multiple choice questions:

Q1. ਸਾਧਾਰਨ ਜਣੇਪੇ ਵਿੱਚ ਕਦੋਂ ਬਰੈਸਟ ਫ਼ੀਡਿੰਗ ਸ਼ੁਰੂ ਕਰਨੀ ਚਾਹੀਦੀ ਹੈ?

(a) 12 ਘੰਟਿਆਂ ਵਿੱਚ (b) 2 ਘੰਟਿਆਂ ਵਿੱਚ

(c) 1/2 ਘੰਟੇ ਵਿੱਚ (d) 1½ ਘੰਟਿਆਂ ਵਿੱਚ

Q2. ਇਨ੍ਹਾਂ ਵਿੱਚੋਂ ਕਿਹੜਾ ਪਦਾਰਥ ਪ੍ਰੋਟੀਨ ਦਾ ਸੱਭ ਤੋਂ ਵੱਧੀਆ ਸ੍ਰੋਤ ਹੈ?

(a) ਅੰਡਾ (b) ਆਲੂ

(c) ਚੌਲ (d) ਦੁੱਧ

Q3. ਇਨ੍ਹਾਂ ਵਿਚੋਂ ਕਿਹੜੀ ਸਥਿਤੀ ਵਿੱਚ ਬਰੈਸਟ ਫ਼ੀਡਿੰਗ ਨਹੀਂ ਦਿੰਦੇ?

(a) ਕਰੌਸ ਕਰੇਡਲ ਹੋਲਡ (b) ਕ੍ਰਿਕੇਟ ਬਾਲ ਹੋਲਡ

(c) ਕਰੇਡਲ ਹੋਲਡ (d) ਫੁੱਟਬਾਲ ਹੋਲਡ

Q4. ਕਾਰਬੋਹਾਇਡਰੇਟਸ ਨਾਲ ਸਾਨੂੰ ਕਿੰਨ੍ਹੀ ਊਰਜਾ ਮਿਲਦੀ ਹੈ?

(a) 9 k cal ਪ੍ਰਤੀ 100 ਗ੍ਰਾਮ (b) 8 k cal ਪ੍ਰਤੀ 100 ਗ੍ਰਾਮ

(c) 3 k cal ਪ੍ਰਤੀ 100 ਗ੍ਰਾਮ (d) 4 k cal ਪ੍ਰਤੀ 100 ਗ੍ਰਾਮ

Q5. ਬੇਬੀ ਫ੍ਰੈਨਡਲੀ ਕੰਨਸੈਪਟ ਕਦੋਂ ਸ਼ੁਰੂ ਹੋਇਆ?

(a) 1988 (b) 1981

(c) 1992 (d) 1993

ANSWERS (Multiple Choice Questions)

1. (c) 2. (a) 3. (b) 4. (d) 5. (c)

CHAPTER 3

ਬੱਚਿਆਂ ਦੇ ਅਧਿਕਾਰ
(Children's Rights)

ਸ਼ਬਦਾਵਲੀ (Key Terms)

- **ਜੁਵੇਨਾਈਲ ਡੇਲਿਕਵੈਨਸੀ :** ਜਦੋਂ ਬਾਲ-ਅਵਸਥਾ ਵਿੱਚ ਕੋਈ ਅਪਰਾਧ ਕਰੇ ਤਾਂ ਉਸਨੂੰ ਜੁਵੇਨਾਈਲ ਡੇਲਿਕਵੈਨਸੀ ਕਹਿੰਦੇ ਹਨ।
- **ਨਿਮੋਨੀਆ :** ਇਹ ਫ਼ੇਫੜਿਆਂ ਦਾ ਲਾਗ ਹੈ ਜਿਸ ਨਾਲ ਬੱਚੇ ਦੇ ਫ਼ੇਫੜਿਆਂ ਵਿਚ ਪਾਣੀ ਭਰ ਜਾਂਦਾ ਹੈ ਜਿਸ ਦਾ ਕਰਕੇ ਬੱਚੇ ਨੂੰ ਚੰਗੀ ਤਰ੍ਹਾਂ ਸਾਹ ਨਹੀਂ ਆਉਂਦਾ।
- **ਕੁਪੋਸ਼ਣ :** ਜਦੋਂ ਬੱਚਿਆਂ ਨੂੰ ਸੰਤੁਲਤ ਭੋਜਨ ਨਹੀਂ ਮਿਲਦਾ (ਕਹਿਣ ਤੋਂ ਭਾਵ ਆਹਾਰ ਵਿੱਚ ਸਾਰੇ ਜ਼ਰੂਰੀ ਤੱਤ ਨਹੀਂ ਹੁੰਦੇ) ਤਾਂ ਬੱਚਾ ਕਮਜ਼ੋਰ ਦਿੱਖਦਾ ਹੈ, ਇਸ ਨੂੰ ਕੁਪੋਸ਼ਣ ਕਹਿੰਦੇ ਹਨ।
- **ਹੈਮੇਟੋਮਾ :** ਜਦੋਂ ਖ਼ੂਨ ਨਾੜੀਆਂ ਵਿਚੋਂ ਨਿਕਲ ਕੇ ਚਮੜੀ ਦੇ ਥੱਲ੍ਹੇ ਇਕੱਠਾ ਹੋ ਕੇ ਇੱਕ ਗੋਲਾ ਬਣਾ ਦਵੇ ਉਸ ਨੂੰ ਹੈਮੇਟੋਮਾ ਕਹਿੰਦੇ ਹਨ।
- **ਸੀ.ਐਸ.ਐਸ.ਐਮ. (C.S.S.M.) ਚਾਈਲਡ ਸਰਵਾਈਵਲ ਐਂਡ ਸੇਫ਼ ਮਦਰਹੁੱਡ :** ਇਹ ਮਾਂ ਅਤੇ ਬੱਚੇ ਲਈ ਕੰਮ ਕਰਦਾ ਹੈ ਜਿਸ ਦਾ ਮੁੱਖ ਟੀਚਾ ਹੈ ਗਰਭ ਦੌਰਾਨ ਮਾਂ ਦੀ ਦੇਖਭਾਲ ਕਰਨਾ, ਜਣੇਪੇ ਤੋਂ ਬਾਅਦ ਮਾਂ ਦਾ ਖ਼ਿਆਲ ਰੱਖਣਾ ਅਤੇ ਬੱਚੇ ਦੀ ਸਿਹਤ ਅਤੇ ਪੋਸ਼ਣ ਦਾ ਖਿਆਲ ਰੱਖਣਾ ਤਾਕਿ ਮਾਂ ਅਤੇ ਬੱਚੇ ਦੋਵੇਂ ਸਿਹਤਮੰਦ ਰਹਿਣ।
- **ਆਈ.ਸੀ.ਡੀ.ਐਸ. (I.C.D.S.) :** I.C.D.S. ਤੋਂ ਭਾਵ ਹੈ ਇਨਟੀਗ੍ਰੇਟਿਡ ਚਾਈਲਡ ਡਵੈਲੱਪਮੈਂਟ ਸਕੀਮ : ਇਹ ਬੱਚਿਆਂ ਦੀ ਉੱਤਮ ਵ੍ਰਿਧੀ ਅਤੇ ਵਿਕਾਸ ਕਰਵਾਉਣ ਵਿੱਚ ਮਦਦ ਕਰਦੀ ਹੈ। ਇਸ ਵਿੱਚ ਬੱਚਿਆਂ ਦੀ ਸਿੱਖਿਆ, ਪੋਸ਼ਣ, ਟੀਕਾਕਰਣ, ਸਿਹਤ ਚੈਕ ਅੱਪ (ਜਾਂਚ) ਅਤੇ ਰੈਫ਼ਰਲ ਸੇਵਾਵਾਂ ਸ਼ਾਮਿਲ ਹਨ।
- **M.C.H. ਪ੍ਰੋਗਰਾਮ :** M.C.H. ਤੋਂ ਭਾਵ ਹੈ ਮੈਟਰਨਲ ਐਂਡ ਚਾਈਲਡ ਹੈਲਥ ਪ੍ਰੋਗਰਾਮ 1 ਇਹ ਪ੍ਰੋਗਰਾਮ ਮਾਂ ਅਤੇ ਬੱਚੇ ਦੀ ਸਿਹਤ ਨੂੰ ਸੁਧਾਰਣ ਲਈ ਉੱਪਰਾਲੇ ਕਰਦਾ ਹੈ।
- **ਬਾਲ-ਵਿਆਹ :** ਕਿਸੇ ਵੀ ਵਿਅਕਤੀ ਦਾ ਵਿਆਹ ਜੇਕਰ 18 ਸਾਲ ਤੋਂ ਪਹਿਲਾਂ ਹੀ ਕਰ ਦਿੱਤਾ ਜਾਵੇ ਤਾਂ ਉਸਨੂੰ ਬਾਲ ਵਿਆਹ ਕਹਿੰਦੇ ਹਨ।
- **ਭਰੂਣ ਹੱਤਿਆ :** ਜੇਕਰ ਗਰਭ ਵਿੱਚ ਹੀ ਬੱਚੇ ਨੂੰ ਗਰਭ ਅਵਸਥਾ ਦੇ ਪਹਿਲੇ 8 ਹਫ਼ਤਿਆਂ ਵਿੱਚ ਮਾਰ ਦਿੱਤਾ ਜਾਵੇ ਤਾਂ ਉਸ ਨੂੰ ਭਰੂਣ ਹੱਤਿਆ ਕਹਿੰਦੇ ਹਨ।
- **ਫ਼ੀਮੇਲ ਇਨਫੈਂਟੀਸਾਈਡ :** ਜਦੋਂ ਜਨਮ ਤੋਂ ਇੱਕ ਸਾਲ ਦੇ ਅੰਦਰ-ਅੰਦਰ ਬੱਚੇ ਨੂੰ ਇਸਲਈ ਮਾਰ ਦਿੱਤਾ ਜਾਵੇ ਕਿਉਂਕਿ ਉਹ ਕੁੜੀ ਹੈ ਤਾਂ ਉਸ ਨੂੰ ਫ਼ੀਮੇਲ ਇਨਫ਼ੈਂਟੀਸਾਇਡ ਕਹਿੰਦੇ ਹਨ।

ਬੱਚਿਆ ਦੇ ਅਧਿਕਾਰ

ਚਿਲਡਰਨਸ ਰਾਇਟਸ ਤੋਂ ਭਾਵ ਹੈ ਬੱਚਿਆਂ ਦੇ ਮਾਨਵ ਅਧਿਕਾਰ ਅਤੇ ਖਾਸਤੌਰ ਤੇਂ ਉਨ੍ਹਾਂ ਗੱਲ੍ਹਾਂ ਨੂੰ ਧਿਆਨ ਵਿੱਚ ਰੱਖਣਾ ਜਿਨ੍ਹਾਂ ਦਾ ਪ੍ਰਭਾਵ ਬੱਚਿਆਂ ਤੇ ਪੈਂਦਾ ਹੈ। ਬੱਚਿਆਂ ਦੇ ਅਧਿਕਾਰ ਵੀ ਮਾਨਵ ਅਧਿਕਾਰ ਵਰਗੇ ਹੀ ਹਨ ਪਰੰਤੂ ਬੱਚਿਆਂ ਨੂੰ ਥੋੜ੍ਹੀ ਹੋਰ ਦੇਖਭਾਲ ਅਤੇ ਸੁਰੱਖਿਆ ਦੀ ਲੋੜ ਹੈ। UNICEF ਦਾ ਮਿਸ਼ਨ ਹੈ ਬੱਚਿਆਂ ਦੇ ਅਧਿਕਾਰਾਂ ਲਈ ਲੜਨਾ, ਤਾਕਿ

ਬੱਚੇ ਆਪਣੀ ਬੁਨਿਆਦੀ ਜ਼ਰੂਰਤਾਂ ਨੂੰ ਪੂਰਾ ਕਰ ਸਕਣ ਅਤੇ ਉਨ੍ਹਾਂ ਨੂੰ ਪੂਰਾ ਮੌਕਾ ਮਿਲੇ ਜਿਸ ਨਾਲ ਉਹ ਆਪਣੀਆਂ ਯੋਗਤਾ ਵਿਖਾ ਸਕਣ। ਕੰਨਵੈਨਸ਼ਨ ਔਨ ਰਾਈਟਸ ਆਫ਼ ਚਿਲਡਰਨ UNICEF ਨੂੰ ਮਾਰਗਕਰਸ਼ਨ ਦਿੰਦਾ ਹੈ ਕਿ ਕਿਵੇਂ ਬਚਿਆਂ ਦੇ ਅਧਿਕਾਰਾਂ ਨੂੰ ਬਚਾਇਆ ਜਾ ਸਕਦਾ ਹੈ ਅਤੇ ਉਨ੍ਹਾਂ ਦੀ ਦੇਖਭਾਲ ਕਿਵੇਂ ਕੀਤੀ ਜਾ ਸਕਦੀ ਹੈ।

3.1 ਬੱਚਿਆਂ ਦੇ ਅਧਿਕਾਰਾਂ ਤੇ ਪ੍ਰਸਭਾ (ਕੰਨਵੈਨਸ਼ਨ ਔਨ ਰਾਈਟਸ ਆਫ਼ ਚਾਈਲਡ)

ਜਿਵੇਂ ਉੱਤੇ ਦੱਸਿਆ ਗਿਆ ਹੈ ਕਿ ਕੰਨਵੈਨਸ਼ਨ ਔਨ ਰਾਈਟ ਆਫ਼ ਚਾਈਲਡ ਬੱਚਿਆਂ ਦੇ ਅਧਿਕਾਰਾਂ ਨੂੰ ਬਚਾਉਂਦਾ ਹੈ ਅਤੇ ਉਸ ਦੀ ਦੇਖਭਾਲ ਕਰਦਾ ਹੈ। ਇਹ 190 ਤੋਂ ਵੀ ਵੱਧ ਦੇਸ਼ਾਂ ਵਿੱਚ ਆਪਣੇ ਪ੍ਰੋਗਰਾਮਾਂ ਅਤੇ ਨੈਸ਼ਨਲ ਕਮੇਟੀਆਂ ਰਾਹੀ ਬੱਚਿਆਂ ਦੇ ਅਧਿਕਾਰਾਂ ਨੂੰ ਬਚਾਉਂਦਾ ਹੈ।

ਵੱਖ ਵੱਖ ਕਾਨੂੰਨਾਂ ਅਤੇ ਸੱਭਿਆਚਾਰਕ ਰਿਵਾਜਾਂ ਦੇ ਆਧਾਰ ਤੇ ਕੰਨਵੈਨਸ਼ਨ ਨੇ ਮਾਪਦੰਡ (ਸਟੈਨਡਰਡਸ) ਅਤੇ ਫ਼ਰਜ ਬਾਰੇ ਦੱਸਿਆ ਜਿਹੜੇ ਹਰ ਦੇਸ਼ ਨੂੰ ਮੰਨ੍ਹਣਾ ਜ਼ਰੂਰੀ ਸੀ ਜਿਹੜੇ ਵੀ UNICEF ਦੇ ਮੈਂਬਰ ਹਨ। ਇਸ ਵਿੱਚ ਕਿਸੇ ਵੀ ਦੇਸ਼ ਨੂੰ ਲਿੱਖਿਤ ਸੰਮਝੌਤੇ ਕਰਨ ਨੂੰ ਨਹੀਂ ਕਿਹਾ ਗਿਆ। ਇਨ੍ਹਾਂ ਮੌਲਿਕ ਮਾਪਦੰਡਾਂ ਨੂੰ "ਹਿਊਮਨ ਰਾਈਟਸ" ਕਹਿੰਦੇ ਹਨ ਜਿਹੜੇ ਅਲਪਤਮ ਮਾਪਦੰਡ (ਮਿਨਿਮੱਮ ਸਟੈਨਡਰਡਸ) ਅਤੇ ਸਵਤੰਤਰਤਾ ਹਰ ਇੱਕ ਦੇਸ਼ ਨੂੰ ਦਿੰਦੇ ਹਨ।

20 ਨਵੰਬਰ 1989 ਵਿੱਚ ਸੰਯੁਕਤ ਰਾਸ਼ਟਰੀ ਆਯੋਗ ਅਤੇ UNICEF ਨੇ ਬਾਲ ਅਧਿਕਾਰ ਬਣਾਏ, ਇਹ ਹੇਠ ਲਿਖੇ ਅਨੁਸਾਰ ਹਨ :

1. ਸਰੱਖਿਅਤ ਅਤੇ ਪਿਆਰ ਨਾਲ ਭਰੇ ਵਾਤਾਵਰਨ ਵਿੱਚ ਵ੍ਰਿਧੀ ਅਤੇ ਵਿਕਾਸ ਕਰਨ ਦਾ ਅਧਿਕਾਰ ਅਤੇ ਜਿਥੋਂ ਤੱਕ ਹੋ ਸਕੇ, ਬੱਚਿਆਂ ਦਾ ਪਾਲਣ-ਪੋਸ਼ਣ ਮਾਤਾ-ਪਿਤਾ ਰਾਹੀ ਹੋਣ ਦਾ ਅਧਿਕਾਰ।
2. ਸਮਾਜਿਕ ਸੁਰੱਖਿਆ ਦੇ ਲਾਭ ਜਿਵੇਂ ਪੋਸ਼ਣ, ਰਹਿਣਾ ਅਤੇ ਇਲਾਜ ਜਾਂ ਦੇਖਭਾਲ ਕਰਵਾਉਣ ਦਾ ਅਧਿਕਾਰ।
3. ਫ਼�੍ਰੀ ਸਿੱਖਿਆ ਲੈਣ ਦਾ ਅਧਿਕਾਰ।
4. ਖੇਲ ਅਤੇ ਮਨੋਰੰਜਣ ਦੇ ਮੌਕੇ ਦਾ ਪੂਰਾ ਫਾਇਦਾ ਲੈਣ ਦਾ ਅਧਿਕਾਰ।
5. ਨਾਂ ਅਤੇ ਨਾਗਰਿਕਤਾ ਦਾ ਅਧਿਕਾਰ।
6. ਵਿਕਲਾਂਗਤਾ ਦੀ ਸਥਿਤੀ ਵਿੱਚ ਵਿਸ਼ੇਸ਼ ਦੇਖਭਾਲ ਦਾ ਅਧਿਕਾਰ।
7. ਬਿਪਤਾ ਦੇ ਸਮੇਂ ਪਰਾਥਮਿਕਤਾ ਦੇ ਆਧਾਰ ਤੇ ਸੁਰੱਖਿਆ ਦਾ ਅਧਿਕਾਰ।
8. ਸਿਹਤ ਅਤੇ ਸਾਧਾਰਨ ਪੱਧਰ ਨਾਲ ਵਿਕਾਸ ਕਰ ਸਮਾਜ ਦਾ ਇੱਕ ਉੱਪਯੋਗੀ ਮੈਂਬਰ ਬਣਕੇ ਸਵਤੰਤਰਤਾ ਅਤੇ ਪ੍ਰਤਿਸ਼ਠਾ ਨਾਲ ਜੀਵਨ ਜੀਉਣ ਦਾ ਅਧਿਕਾਰ।
9. ਸਮਝਦਾਰੀ, ਸਹਿਣਸ਼ੀਲਤਾ, ਮਿੱਤਰਤਾ, ਸ਼ਾਂਤੀ ਅਤੇ ਸਰਵਲੌਕਿਕ ਭਾਈਚਾਰੇ ਦੀ ਭਾਵਨਾ ਦੇ ਨਾਲ ਪਾਲਣ ਪੋਸ਼ਣ ਦਾ ਅਧਿਕਾਰ।
10. ਉਪਰੋਕਤ ਅਧਿਕਾਰਾਂ ਨੂੰ ਬਿਨਾਂ ਕਿਸੇ ਧਰਮ, ਜਾਤੀ, ਰੰਗ, ਨਸਲ, ਨਾਗਰਿਕੱਤਾ ਅਤੇ ਸਮਾਜਿਕ ਭੇਦ-ਭਾਵ ਨੂੰ ਵਰਤਣ ਦਾ ਅਧਿਕਾਰ।

3.1.1 ਬਾਲ ਮਜਦੂਰੀ ਦੇ ਕਾਰਨ

ਬਾਲ ਮਜਦੂਰੀ ਦੇ ਹੇਠ ਲਿਖੇ ਕਾਰਨ ਹਨ :

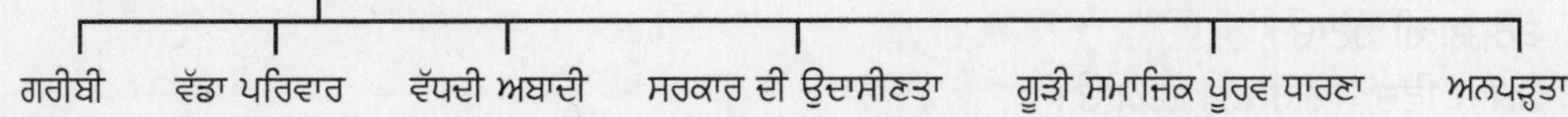

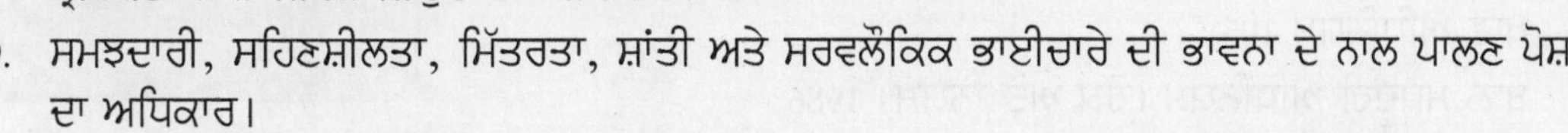

3.1.2 ਬਾਲ ਮਜਦੂਰੀ ਦੇ ਦੁਸ਼ਰਪ੍ਰਭਾਵ

ਸਾਡੇ ਸਮਾਜ ਨੂੰ ਬਾਲ ਮਜਦੂਰੀ ਦਾ ਕਰਕੇ ਬਹੁਤ ਨੁਕਸਾਨ ਹੋ ਰਿਹਾ ਹੈ, ਜਿਵੇਂ :

- ਜੁਵੇਨਾਈਲ ਡੈਲਿਕਵੈਨਸੀ (ਬਾਲ ਅਪਰਾਧ)
- ਯੌਨ ਸ਼ੋਸ਼ਨ।
- ਬਾਲ ਵੇਸ਼ਵਾ ਦਾ ਕੰਮ (ਚਾਈਲਡ ਪ੍ਰੌਸਟੀਟਿਊਸ਼ਨ)
- ਸਕੂਲ ਛੱਡਣਾ
- ਸਰੀਰਕ ਸ਼ੋਸ਼ਣ
- ਤਮਾਕੂ ਨੋਸ਼ੀ
- ਭਾਵਨਾਤਮਿਕ ਵਾਂਝਾ (ਇਮੋਸ਼ਨਲ ਡੈਪਰੀਵੇਸ਼ਨ)
- ਵੱਖ-ਵੱਖ ਬਿਮਾਰੀਆਂ ਜਿਵੇਂ ਖ਼ੂਨ ਦੀ ਕਮੀ, ਨਿਮੋਨਿਆ, ਲਾਗ, ਫ਼ੇਫੜਿਆਂ ਦੀ ਬਿਮਾਰੀ, ਅੱਖਾਂ ਦੀ ਬਿਮਾਰੀ, ਕੁਪੋਸ਼ਣ ਆਦਿ।

3.1.3 ਬਾਲ ਮਜਦੂਰੀ ਦੀ ਰੋਕਥਾਮ

ਦੁਨੀਆ ਵਿੱਚ ਸੱਭ ਤੋਂ ਜ਼ਿਆਦਾ ਬਾਲ ਮਜਦੂਰ ਭਾਰਤ ਵਿੱਚ ਹੈ ਕਿਉਂਕਿ ਭਾਰਤ ਵਿੱਚ ਗਰੀਬੀ, ਬੇਰੋਜਗਾਰੀ ਅਤੇ ਅਨਪੜ੍ਹਤਾ ਵੀ ਸੱਭ ਤੋਂ ਵੱਧ ਹੈ। ਭਾਰਤ ਸਰਕਾਰ ਨੇ ਬਾਲ ਮਜ਼ਦੂਰੀ ਨੂੰ ਰੋਕਣ ਲਈ ਕਈ ਤਰ੍ਹਾਂ ਦੇ ਅਧਿਨਿਯਮ (ਐਕਟਸ) ਬਣਾਏ ਹਨ ਜਿਵੇਂ :

- ਬਾਲ (ਮਜਦੂਰੀ ਬੰਧਕ) ਅਧਿਨਿਯਮ 1933
- ਬਾਲ ਵਪਾਰ ਅਧਿਨਿਯਮ 1938
- ਅਲਪਤਮ ਮਜਦੂਰ ਅਧਿਨਿਯਮ 1948
- ਫ਼ੈਕਟ੍ਰੀ ਅਧਿਨਿਯਮ 1948
- ਬਾਗਾਨ ਮਜਦੂਰੀ ਅਧਿਨਿਯਮ 1951
- ਮੋਟਰ ਟ੍ਰਾਂਸਪੋਰਟ ਅਧਿਨਿਯਮ 1961
- ਬੀੜੀ ਅਤੇ ਸਿਗਾਰ ਮਜਦੂਰ ਅਧਿਨਿਯਮ 1960
- ਖਾਣ ਅਧਿਨਿਯਮ 1951
- ਬਾਲ ਮਜਦੂਰੀ ਅਧਿਨਿਯਮ (ਰੋਕ ਅਤੇ ਨਿਯਮ) 1986
- ਬਾਲ ਅਧਿਨਿਯਮ 1960

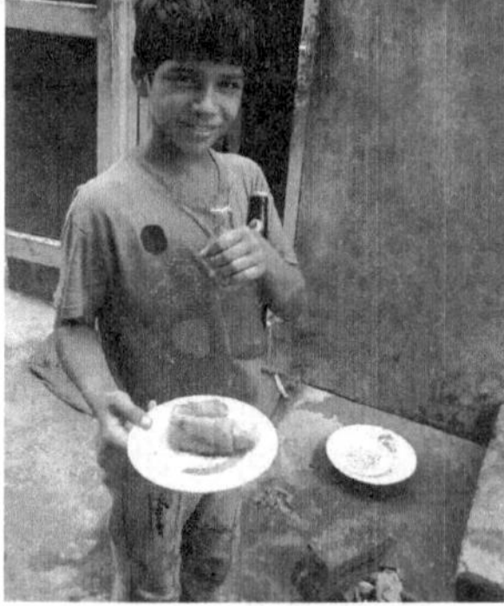

Fig. 3.1: ਬਾਲ ਮਜਦੂਰੀ

ਇਨ੍ਹਾਂ ਤੋਂ ਇਲਾਵਾ ਕਈ ਚਾਈਲਡ ਲੇਬਰ ਪ੍ਰੋਜੈਕਟਸ ਵੀ ਸਰਕਾਰ ਵੱਲੋਂ ਚਲ੍ਹ ਰਹੇ ਹਨ ਜਿਸਦਾ ਮੁੱਖ ਟੀਚਾ ਬੱਚਿਆਂ ਨੂੰ ਬਾਲ ਮਜਦੂਰੀ ਤੋਂ ਬਚਾਉਣਾ ਅਤੇ ਸਿੱਖਿਆ ਰਾਹੀ ਬਾਲ ਮਜਦੂਰੀ ਤੇ ਰੋਕ ਲਗਾਉਣੀ ਹੈ।

ਸਮਾਜ ਨੂੰ ਇਸ ਸਮੱਸਿਆ ਤੋਂ ਬਚਾਉਣ ਲਈ ਹੇਠ ਲਿੱਖੇ ਉੱਪਰਾਲੇ ਕੀਤੇ ਜਾ ਸਕਦੇ ਹਨ :

1. ਲੋਕਾਂ ਦੇ ਜੀਵਨ ਪੱਧਰ ਵਿੱਚ ਸੁਧਾਰ ਲਿਆਓ।
2. ਬੇਰੋਜ਼ਗਾਰੀ ਹਟਾਓ।
3. ਸਮਾਜ ਵਿੱਚ ਜਾਗਰੁੱਕਤਾ ਲਿਆਓ।

4. ਸਮਾਜਿਕ ਸਕੂਲ ਰਾਹੀ ਸਿੱਖਿਆ ਦੇਣਾ।
5. ਗਰੀਬੀ ਹਟਾਓ ਜਾਂ ਘੱਟ ਕਰੋ।
6. ਜੇਕਰ ਕੋਈ ਮਨੁੱਖ ਅਧਿਨਿਯਮ ਨੂੰ ਨਹੀਂ ਮੰਨਦੇ ਉਨ੍ਹਾਂ ਨੂੰ ਸਜ਼ਾ ਮਿਲ ਸਕਦੀ ਹੈ ਇਸ ਬਾਰੇ ਦੱਸੋ।

ਇਸ ਤੋਂ ਇਲਾਵਾ ਸਰਕਾਰ ਨੇ ਇੱਕ ਪਾੱਲਿਸੀ ਵੀ ਬਣਾਈ ਹੈ ਜਿਸਨੂੰ "ਨੈਸ਼ਨਲ ਚਾਈਲਡ ਲੇਬਰ ਪਾੱਲਿਸੀ" ਕਹਿੰਦੇ ਹਨ। ਇਸ ਪਾੱਲਿਸੀ ਦੇ ਅਧੀਨ ਹੇਠ ਲਿਖੀਆਂ ਨੀਤੀਆਂ ਹਨ :

1. ਕਿਸੇ ਵੀ ਬੱਚੇ ਨੂੰ ਅਲਪਤਮ ਉਮਰ ਤੋਂ ਘੱਟ ਉਮਰ (14 ਸਾਲ ਤੋਂ ਘੱਟ) ਵਿੱਚ ਮਜਦੂਰੀ ਕਰਵਾਉਣਾ ਮਨਾ ਹੈ।
2. ਕਿਸੇ ਵੀ ਬੱਚੇ ਨੂੰ ਉਸ ਦੀ ਕੰਮ ਕਰਨ ਦੀ ਥਾਂ ਤੇ ਨਿਰਧਾਰਤ ਘੰਟਿਆਂ ਤੋਂ ਵੱਧ ਕੰਮ ਕਰਾਉਣ ਦੀ ਅਨੁਮਤੀ ਨਹੀਂ ਹੈ।
3. ਕੰਮ ਕਾਲ ਦੇ ਮੱਦ ਵਿੱਚ ਆਰਾਮ ਕਰਨ ਦਾ ਸਮਾ ਹੋਣਾ ਚਾਹੀਦਾ ਹੈ (ਜੇਕਰ ਬੱਚਾ 14 ਸਾਲ ਤੋਂ ਵੱਧ ਹੈ) ਅਤੇ ਉਸ ਦੇ ਬਾਅਦ ਕੰਮ ਕਰਨ ਦਾ ਸਮਾ 3 ਘੰਟਿਆਂ ਤੋਂ ਵੱਧ ਨਹੀਂ ਹੋਣਾ ਚਾਹੀਦਾ।
4. ਕੰਮ ਕਾਲ ਆਰਾਮ ਦੇ ਸਮੇਂ ਨਾਲ 6 ਘੰਟੇ ਤੋਂ ਵੱਧ ਦਾ ਨਹੀਂ ਹੋਣਾ ਚਾਹੀਦਾ।
5. ਕੰਮ ਕਰਣ ਦੀ ਅਨੁਮਤੀ ਸ਼ਾਮ 7 ਵਜੇ ਤੋਂ ਸਵੇਰੇ 8 ਵਜੇ ਤੱਕ ਨਹੀਂ ਦੇਣੀ ਚਾਹੀਦੀ।

3.2 ਦੁਰਵਰਤੋ ਅਤੇ ਕਾਨੂੰਨੀ ਬਚਾਅ ਜਾਂ ਬਾਲ ਸ਼ੋਸ਼ਣ ਅਤੇ ਕਾਨੂੰਨੀ ਬਚਾਅ (ਐਬਯੂਜ਼ ਐਂਡ ਲੀਗਲ ਪਰੋਟੈਕਸ਼ਨ)

ਸਰੀਰਕ, ਮਾਨਸਿਕ, ਲੈਂਗਿਕ ਅਤੇ ਭਾਵਨਾਤਮਕ ਜ਼ੋਰ ਜਬਰਦਸਤੀ ਜਿਹੜੀ ਕਿ ਦੁਰਘੱਟਨਾ ਨਾ ਹੋਵੇ ਅਤੇ ਜਿਹੜਾ ਕਿਸੇ ਜਵਾਨ ਮਨੁੱਖ ਰਾਹੀ ਕੀਤੀ ਜਾਵੇ ਅਤੇ ਜਿਸ ਦੇ ਨਾਲ ਬੱਚੇ ਦੀ ਸਿਹਤ, ਵ੍ਰਿਧੀ ਅਤੇ ਵਿਕਾਸ, ਪ੍ਰਤਿਕਰਮ, ਪ੍ਰਤਿਸ਼ਠਾ, ਇਮਾਨਦਾਰੀ ਅਤੇ ਸੱਚਾਈ ਉੱਤੇ ਪੁੱਠਾ ਪ੍ਰਭਾਵ ਪਾਵੇ ਉਸ ਨੂੰ ਬਾਲ ਸ਼ੋਸ਼ਣ ਜਾਂ ਦੁਰਵਰਤੋ ਕਹਿੰਦੇ ਹਨ। ਜ਼ੋਰ ਜ਼ਬਰਦਸਤੀ ਭਾਵੇਂ ਘੱਟ ਹੋਵੇ ਜਾਂ ਵੱਧ ਉਹ ਸ਼ੋਸ਼ਣ ਹੀ ਹੈ।

3.2.1 ਬਾਲ ਸ਼ੋਸ਼ਣ ਦੇ ਜੋਖਿਮ ਕਾਰਕ

ਬਾਲ ਸ਼ੋਸ਼ਣ ਦੇ ਹੇਠ ਲਿਖੇ ਜੋਖਿਮ ਕਾਰਕ ਹਨ :

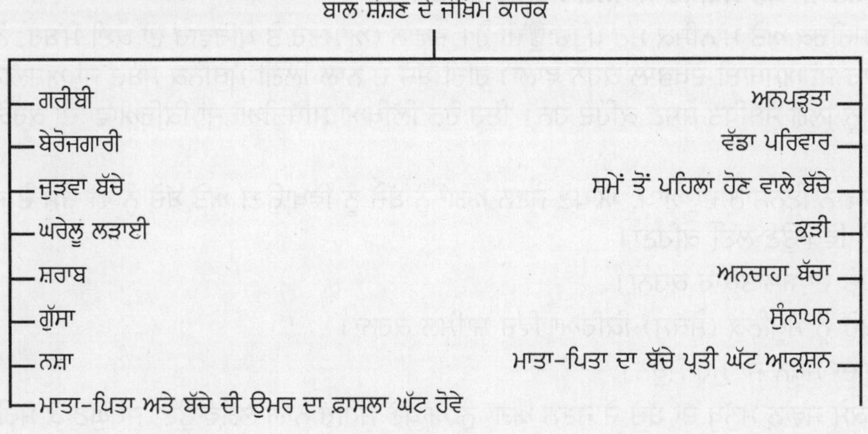

3.2.2 ਬਾਲ ਸ਼ੋਸ਼ਣ ਦੇ ਪ੍ਰਕਾਰ

ਬਾਲ ਸ਼ੋਸ਼ਣ ਤਿੰਨ ਤਰ੍ਹਾਂ ਦਾ ਹੋ ਸਕਦਾ ਹੈ :

ਸਰੀਰਕ | ਸੈਕਸ਼ੁਅਲ ਜਾਂ ਲਿੰਗ ਸੰਬੰਧਿਤ | ਭਾਵਨਾਤਮਿਕ

1. **ਸਰੀਰਕ ਸ਼ੋਸ਼ਣ :** ਕੋਈ ਵੀ ਕਿਰਿਆ ਜਿਸ ਨਾਲ ਬੱਚੇ ਦੇ ਸਰੀਰਕ ਸੱਟਾਂ ਜਾਂ ਸਰੀਰਕ ਨੁਕਸਾਨ ਹੋਇਆ ਹੋਵੇ। ਇਸ ਵਿੱਚ ਹੇਠ ਲਿੱਖਿਆਂ ਕਿਰਿਆਵਾਂ ਆਉਂਦੀਆ ਹਨ :
   - ਜਲਾਉਣਾ - ਗਰਮ ਪਾਣੀ ਜਾਂ ਅੱਗ ਜਾਂ ਸਿਗਰੇਟ ਨਾਲ
   - ਡੰਡੇ ਨਾਲ ਮਾਰਨਾ
   - ਚਪੇੜ ਮਾਰਨੀ
   - ਚੂੰਢੀ ਵੱਢਣੀ
   - ਧੱਕਾ ਮਾਰਨਾ
   - ਕੰਧ ਨਾਲ ਮਾਰਨਾ
   - ਲੱਤ ਜਾ ਮੁੱਕੇ ਮਾਰਨੇ
   - ਜ਼ੋਰ ਨਾਲ ਫ਼ੜ ਕੇ ਹਿਲਾਉਣਾ

   ਸਰੀਰਕ ਸ਼ੋਸ਼ਣ ਦੇ ਲੱਛਣ

   ਸਰੀਰਕ ਸ਼ੋਸ਼ਣ ਦੇ ਹੇਠ ਲਿੱਖੇ ਲੱਛਣ ਹਨ :

   ਦਰਦ ਜਾਂ ਪੀੜ | ਬੇਹੋਸ਼ ਹੋਣਾ | ਸਰੀਰ ਤੇ ਸੱਟਾਂ | ਹੈਮੇਟੋਮਾ | ਅੱਖ ਜਾਂ ਸਿਰ ਤੇ ਸੱਟਾਂ ਦੇ ਨਿਸ਼ਾਨ | ਹੱਡੀ ਟੁੱਟਣਾ | ਉਲਟੀਆਂ

2. **ਸੈਕਸ਼ੁਅਲ ਜਾਂ ਯੌਨ ਸੰਬੰਧਿਤ ਜਾਂ ਲਿੰਗ ਸੰਬੰਧਿਤ ਸ਼ੋਸ਼ਣ :**

   ਇਹ ਸਰੀਰਕ ਅਤੇ ਮਾਨਸਿਕ ਸੱਟ ਪਹੁੰਚਾਉਂਦਾ ਹੈ। ਜਵਾਨ (ਆਮਤੌਰ ਤੇ ਪਰਿਵਾਰ ਦਾ ਕੋਈ ਮੈਂਬਰ, ਨੇੜੇ ਦੇ ਰਿ-ਸ਼ਤੇਦਾਰ ਜਾਂ ਅਸਥਾਈ ਦੇਖਭਾਲ ਕਰਨ ਵਾਲਾ) ਰਾਹੀ ਬੱਚੇ ਦੇ ਨਾਲ ਲਿੰਗੀ ਮੈਥੁਨਿਕ ਸੰਬੰਦ ਜਾਂ ਅਸ਼ਲੀਲ ਹਰਕਤਾਂ ਕਰਨ ਨੂੰ ਲਿੰਗ ਸੰਬੰਧਿਤ ਸ਼ੋਸ਼ਣ ਕਹਿੰਦੇ ਹਨ। ਇਹ ਹੇਠ ਲਿੱਖਿਆਂ ਸਥਿਤੀਆਂ ਜਾਂ ਕਿਰਿਆਵਾਂ ਦਾ ਕਰਕੇ ਹੋ ਸਕਦਾ ਹੈ :

   (a) ਜਵਾਨ ਇਨਸਾਨ ਦਾ ਆਪ, ਆਪਣੇ ਜਣਨ ਅੰਗਾਂ ਨੂੰ ਬੱਚੇ ਨੂੰ ਵਿਖਾਉਣਾ ਅਤੇ ਬੱਚੇ ਨੂੰ ਵੀ ਉਸ ਦੇ ਜਣਨ ਅੰਗਾਂ ਨੂੰ ਵਿਖਾਉਣ ਲਈ ਕਹਿਣਾ।

   (b) ਬੱਚੇ ਦਾ ਬਲਾਤਕਾਰ ਕਰਨਾ।

   (c) ਬੱਚੇ ਨੂੰ ਮੈਥੁਨਿਕ (ਸੈਕਸ) ਕਿਰਿਆ ਵਿੱਚ ਸ਼ਾਮਿਲ ਕਰਨਾ।

   (d) ਗੁਦਾ ਮੈਥੁਨ ਜਾ ਮੂੰਹ ਮੈਥੁਨ।

   (e) ਕਿਸੇ ਜਵਾਨ ਮਨੁੱਖ ਦਾ ਬੱਚੇ ਦੇ ਜਣਨ ਅੰਗਾ ਨੂੰ ਆਪਣੇ ਸਰੀਰ ਨਾਲ ਲਗਵਾਉਣਾ ਜਾ ਘੁੱਟ ਕੇ ਸਰੀਰ ਦੇ ਨਾਲ ਲਗਾਉਣਾ।

ਲਿੰਗ ਸੰਬੰਧਿਤ ਸ਼ੋਸ਼ਣ ਦੇ ਲੱਛਣ

ਇਸ ਦੇ ਹੇਠ ਲਿਖੇ ਲੱਛਣ ਹਨ :

(a) ਵਾਰ ਵਾਰ ਪਿਸ਼ਾਬ ਪ੍ਰਣਾਲੀ ਦਾ ਲਾਗ
(b) ਪੇਟ ਦਰਦ, ਕਬਜ ਅਤੇ ਲਾਗ
(c) ਬਿਸਤਰ ਤੇ ਪਿਸ਼ਾਬ ਜਾ ਟੱਟੀ ਕਰ ਦੇਣਾ
(d) ਜਣਨ ਅੰਗਾਂ ਤੇ ਅਤੇ ਉਸ ਦੇ ਆਲੇ-ਦੁਆਲੇ ਸੱਟਾਂ ਦੇ ਨਿਸ਼ਾਨ
(e) ਵਿਵਹਾਰ ਸੰਬੰਧੀ ਸਮੱਸਿਆਵਾਂ ਜਿਵੇਂ ਚੁੱਪ-ਚੁੱਪ ਰਹਿਣਾ, ਡਰਣਾ ਆਦਿ।

3. **ਭਾਵਨਾਤਮਿਕ ਸ਼ੋਸ਼ਣ**

ਮਾਤਾ-ਪਿਤਾ ਜਾ ਜਿਹੜੇ ਬੱਚੇ ਦੀ ਦੇਖਭਾਲ ਕਰਦੇ ਹਨ ਉਨ੍ਹਾਂ ਰਾਹੀ ਬੱਚੇ ਨੂੰ ਪਿਆਰ ਭਰਾ ਵਾਤਾਵਰਨ ਅਤੇ ਉਸ ਦੀ ਭਾਵਨਾਵਾਂ ਦੇ ਅਨੁਸਾਰ ਵਾਤਾਵਰਨ ਉਸ ਨੂੰ ਨਾ ਦੇਣਾ ਜਿਸ ਦੇ ਕਾਰਨ ਬੱਚੇ ਦੀ ਸਿਹਤ ਅਤੇ ਭਾਵਨਾਤਮਿਕ ਵਿਕਾਸ ਉੱਪਰ ਪੁੱਠਾ ਪ੍ਰਭਾਵ ਪਵੇ ਜਿਸ ਦਾ ਕਰਕੇ ਬੱਚੇ ਵਿੱਚ ਵਿਵਹਾਰਿਕ, ਦਿਮਾਗੀ, ਮਾਨਸਿਕ ਅਤੇ ਭਾਵਨਾਤਮਕ ਬਿਮਾਰੀਆਂ ਪੈਦਾ ਹੋ ਸਕਦੀਆਂ ਹਨ। ਇਸ ਵਿੱਚ ਹੇਠ ਲਿੱਖੀਆਂ ਕਿਰਿਆਵਾਂ ਸ਼ਾਮਿਲ ਹਨ :

(a) ਬੱਚੇ ਨੂੰ ਹਨੇਰੇ ਵਾਲੇ ਕਮਰੇ ਵਿੱਚ ਬੰਦ ਕਰਨਾ।
(b) ਬੱਚੇ ਨੂੰ ਕੁਰਸੀ ਤੋਂ ਬੰਨ੍ਹਣਾ।
(c) ਆਤੰਕਿਤ ਕਰਨਾ।
(d) ਬੱਚੇ ਦਾ ਮਜਾਕ ਉਡਾਉਂਣਾ।
(e) ਬੱਚੇ ਵਿੱਚ ਨੁਕਸ ਕੱਢਣਾ।
(f) ਹੈਬਿਚਿਊਅਲ ਸਕੇਪਗੋਟ ਬਣਾਉਣ (ਹਮੇਸ਼ਾ ਬਲੀ ਦਾ ਬਕਰਾ ਬਣਾਉਣਾ ਬੱਚੇ ਨੂੰ)
(g) ਬੱਚੇ ਨੂੰ ਧੰਮਕੀ ਦੇਣਾ।
(h) ਬੱਚੇ ਨੂੰ ਡਰਾਉਣਾ।
(i) ਚੰਗਾ ਵਿਵਹਾਰ ਨਾ ਕਰਨਾ ਬੱਚੇ ਦੇ ਨਾਲ।
(j) ਅਪਮਾਨਕਾਰੀ ਗੱਲ੍ਹਾਂ ਦੀ ਵਰਤੋ ਕਰਨੀ ਜਿਵੇਂ ਪਾਗਲ, ਡਫ਼ਰ ਆਦਿ।
(k) ਸਜਾ ਦੇ ਤੌਰ ਤੇ ਧੁੱਪੇ ਖੜਾ ਰੱਖਣਾ (ਗਰਮੀਆਂ ਵਿੱਚ) ਜਾ ਪੂਰੇ ਗਰਾਉਂਡ ਦਾ ਚੱਕਰ ਕੱਢਵਾਉਣਾ ਆਦਿ।

ਭਾਵਨਤਮਕ ਸ਼ੋਸ਼ਣ ਦੇ ਲੱਛਣ

ਇਸ ਦੇ ਹੇਠ ਲਿਖੇ ਹਨ :

(a) ਅਸੁਰੱਖਿਅਤ ਜਾ ਲਾਚਾਰ ਮਹਿਸੂਸ ਕਰਨਾ।
(b) ਵਿਵਹਾਰ ਵਿੱਚ ਬਦਲਾਵ।
(c) ਡਰਿਆ ਹੋਇਆ ਰਹਿਣਾ।
(d) ਆਤਮ ਵਿਸ਼ਵਾਸ ਘੱਟ ਜਾਣਾ।

3.3.3 **ਬਾਲ ਸ਼ੋਸ਼ਣ ਦੇ ਦੁਸ਼ਟਪ੍ਰਭਾਵ**

ਵਾਰ-ਵਾਰ ਬੱਚੇ ਨੂੰ ਤੰਗ ਕਰਨ ਨਾਲ ਜਾ ਉਸ ਨਾਲ ਜ਼ੋਰ ਜ਼ਬਰਦਸਤੀ ਕਰਨ ਨਾਲ ਉਸ ਦੇ ਮਨ ਅਤੇ ਸਰੀਰ ਤੇ ਹੇਠ ਲਿੱਖੇ ਦੁਸ਼ਟ ਪ੍ਰਭਾਵ ਵੇਖੇ ਜਾ ਸਕਦੇ ਹਨ :

1. ਆਤਮ ਵਿਸ਼ਵਾਸ ਦੀ ਕਮੀ

2. ਕੁਪੋਸ਼ਣ
3. ਆਤਮ ਹੱਤਿਆ ਕਰਨ ਦੀ ਕੋਸ਼ਿਸ਼
4. ਗਲਤ ਜਾ ਬੁਰੇ ਕੰਮਾਂ ਵਿੱਚ ਪੈਣਾ ਜਿਵੇਂ ਆਤੰਕਵਾਦ
5. ਬਾਲ ਅਪਰਾਧ
6. ਵ੍ਰਿਧੀ ਅਤੇ ਵਿਕਾਸ ਵਿੱਚ ਰੁਕਾਵਟ
7. ਨਸ਼ਾ, ਸ਼ਰਾਬ, ਸਿਗਰਟ ਦਾ ਸੇਵਨ
8. ਸਾਰਿਆਂ ਨੂੰ ਬੁਰਾ ਜਾ ਗੰਦਾ ਮਨੁੱਖ ਸਮਝਣਾ
9. ਆਤਮਘਾਤੀ ਵਿਵਹਾਰ
10. ਮੌਤ।

3.3.4 ਬਾਲ ਸ਼ੋਸ਼ਣ ਦੀ ਰੋਕਥਾਮ ਅਤੇ ਇਲਾਜ

1. ਸੱਟਾਂ ਦਾ ਛੇਤੀ ਤੋਂ ਛੇਤੀ ਇਲਾਜ ਕਰਵਾਓ।
2. ਸ਼ੋਸ਼ਣ ਦਾ ਕਾਰਨ ਲੱਭ ਕੇ ਦੋਸ਼ੀ ਨੂੰ ਸਜ਼ਾ ਦਿਵਾਉਣਾ ਤਾਕਿ ਕੋਈ ਹੋਰ ਬੱਚਾ ਇਸ ਦਾ ਸ਼ਿਕਾਰ ਨਾ ਹੋ ਸਕੇ।
3. ਜਿਸ ਬੱਚੇ ਨਾਲ ਸ਼ੋਸ਼ਣ ਹੋਇਆ ਹੈ ਉਸ ਦੇ ਨਾਲ ਥਾਨੇ ਜਾ ਕੇ ਐਫ਼.ਆਈ.ਆਰ. ਦਰਜ ਕਰਵਾਓ ਤਾਕਿ ਦੋਸ਼ੀ ਨੂੰ ਸਜ਼ਾ ਦਿੱਤੀ ਜਾ ਸਕੇ।
4. ਜਿਹੜੇ ਬੱਚਿਆਂ ਦੇ ਮਾਤਾ-ਪਿਤਾ ਹਨ, ਉਨ੍ਹਾਂ ਲਈ ਵੀ ਇਹ ਇੱਕ ਤਨਾਓ ਦੀ ਸਥਿਤੀ ਹੈ, ਇਸ ਲਈ ਮਾਤਾ-ਪਿਤਾ ਨੂੰ ਲੋੜ ਅਨੁਸਾਰ ਮਦਦ ਦਿਓ।
5. ਜਿਹੜੇ ਬੱਚੇ ਸ਼ੋਸ਼ਣ ਦਾ ਸ਼ਿਕਾਰ ਹੋਏ ਹਨ, ਉਹ ਬਹੁਤ ਡਰੇ ਹੋਏ ਹੁੰਦੇ ਹਨ ਅਤੇ ਉਹ ਆਪਣੇ ਆਪ ਨੂੰ ਬੇਬਸ ਜਾ ਲਚਾਰ ਸਮਝਦੇ ਹਨ ਅਤੇ ਉਨ੍ਹਾਂ ਦੇ ਆਤਮ ਵਿਸ਼ਵਾਸ ਵਿੱਚ ਕਮੀ ਆ ਜਾਂਦੀ ਹੈ ਜਿਸ ਦਾ ਕਰਕੇ ਉਹ ਕਿਸੇ ਵੀ ਕੰਮ ਵਿੱਚ ਰੁਚੀ ਨਹੀਂ ਵਿਖਾਉਂਦੇ। ਇਸ ਸਮੇਂ ਤੇ ਉਸ ਨੂੰ ਸੱਭ ਤੋਂ ਵੱਧ ਪਿਆਰ ਦੀ ਲੋੜ ਹੁੰਦੀ ਹੈ, ਇਸਲਈ ਮਾਤਾ-ਪਿਤਾ ਨੂੰ ਚਾਹੀਦਾ ਹੈ ਕਿ ਉਸ ਨੂੰ ਪਿਆਰ ਭਰਾ ਵਾਤਾਵਰਨ ਦੇਣ ਅਤੇ ਉਸ ਦੇ ਆਤਮ ਵਿਸ਼ਵਾਸ ਨੂੰ ਫ਼ਿਰ ਤੋਂ ਬਣਾਉਣ ਵਿੱਚ ਮਦਦ ਕਰਨ।
6. ਭਵਿੱਖ ਵਿੱਚ ਵੀ ਸ਼ੋਸ਼ਣ ਕਰਣ ਵਾਲੇ ਤੋਂ ਬੱਚੇ ਨੂੰ ਸੁਰੱਖਿਆ ਪ੍ਰਦਾਨ ਕਰੋ।
7. ਬੱਚੇ ਦੀਆਂ ਸਰੀਰਕ ਸੱਟਾਂ ਛੇਤੀ ਅਤੇ ਚੰਗੀ ਤਰ੍ਹਾਂ ਭਰ ਜਾਣ ਇਸ ਦੇ ਲਈ ਬੱਚੇ ਨੂੰ ਸੰਤੁਲਤ ਪੋਸ਼ਣ ਦਿਓ।
8. ਮਾਤਾ-ਪਿਤਾ ਨੂੰ ਬੱਚਿਆਂ ਦੇ ਵਿਕਾਸ ਅਤੇ ਵ੍ਰਿਧੀ ਬਾਰੇ ਅਤੇ ਸ਼ੋਸ਼ਣ ਦੇ ਵ੍ਰਿਧੀ ਅਤੇ ਵਿਕਾਸ ਤੇ ਦੁਸ਼ਟਪ੍ਰਭਾਵ ਬਾਰੇ ਵੀ ਦੱਸੋ।
9. ਜੇਕਰ ਕੋਈ ਪਰਿਵਾਰਕ ਸਮੱਸਿਆ ਸ਼ੋਸ਼ਣ ਦਾ ਕਾਰਨ ਹੋ ਸਕਦੀ ਹੈ ਤਾਂ ਉਸਨੂੰ ਛੇਤੀ ਦੂਰ ਕਰੋ।
10. ਸਮਾਜ ਨੂੰ ਅਤੇ ਪਰਿਵਾਰ ਦੇ ਮੈਂਬਰਾਂ ਨੂੰ ਬੱਚੇ (ਜਿਹੜੇ ਸ਼ੋਸ਼ਣ ਦੇ ਸ਼ਿਕਾਰ ਹਨ) ਦੇ ਪ੍ਰਤੀ ਆਸ਼ਾਵਾਦੀ ਵਿਵਹਾਰ ਰੱਖਣ ਲਈ ਕਹੋ।
11. ਮਾਤਾ-ਪਿਤਾ ਨੂੰ ਬੱਚਿਆਂ ਦੇ ਲਈ ਦੇਸ਼ ਵਿੱਚ ਚੱਲ੍ਹ ਰਹੇ ਪ੍ਰੋਗਰਾਮਾਂ ਅਤੇ ਯੋਜਨਾਵਾਂ ਬਾਰੇ ਦੱਸੋ ਤਾਕਿ ਮਾਤਾ-ਪਿਤਾ ਉਨ੍ਹਾਂ ਦੀ ਸਹਾਇਤਾ ਲੈ ਸਕਣ ਜਿਵੇਂ CSSM, ICDS, MCH ਪ੍ਰੋਗਰਾਮ ਆਦਿ।
12. ਮਾਤਾ-ਪਿਤਾ ਨੂੰ ਬਾਲ ਭਲਾਈ ਸੰਸਥਾਵਾਂ ਬਾਰੇ ਦੱਸੋ (ਸਰਕਾਰੀ ਅਤੇ ਗੈਰਸਰਕਾਰੀ ਦੋਵੇਂ)।

3.4 ਲੜਕੀਆਂ ਦੀ ਖਾਸ ਦੇਖਭਾਲ (ਸਪੈਸ਼ਲ ਕੇਅਰ ਆਫ਼ ਗਰਲ ਚਾਈਲਡ)

ਸਾਡਾ ਸਮਾਜ ਪੁਰਸ਼ ਪ੍ਰਧਾਨ ਸਮਾਜ ਹੈ, ਲੜਕੀਆਂ ਨੂੰ ਉਮਰ ਦੇ ਹਰ ਪੜਾਅ ਤੇ ਆਪਣੀ ਪਹਿਚਾਣ ਬਣਾਉਣ ਲਈ ਸੰਘਰਸ਼ ਕਰਨਾ ਪੈਂਦਾ ਹੈ ਇਸਲਈ ਲੜਕੀਆਂ ਨੂੰ ਖਾਸ ਦੇਖਭਾਲ ਦੀ ਲੋੜ ਹੁੰਦੀ ਹੈ। ਜਨਮ ਲੈਂਦੇ ਹੀ ਲੜਕੀਆਂ ਦਾ ਸੰਘਰਸ਼ ਸ਼ੁਰੂ ਹੋ ਜਾਂਦਾ ਹੈ।

3.4.1 ਲੜਕੀਆਂ ਦੇ ਜੀਵਨ ਵਿੱਚ ਵੱਖ ਵੱਖ ਪੜਾਅ ਅਤੇ ਸਮੱਸਿਆਵਾਂ

ਲੜਕੀਆਂ ਦੇ ਜੀਵਨ ਦੇ ਪੜਾਅ

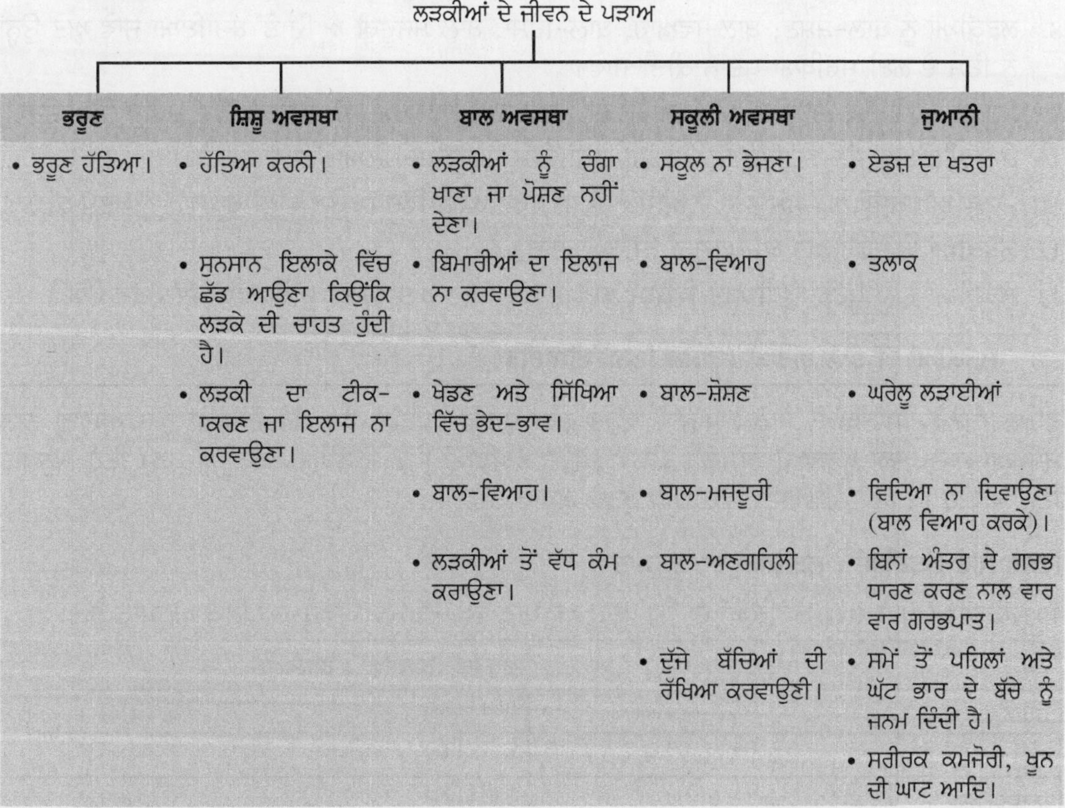

ਭਰੂਣ	ਸ਼ਿਸ਼ੂ ਅਵਸਥਾ	ਬਾਲ ਅਵਸਥਾ	ਸਕੂਲੀ ਅਵਸਥਾ	ਜੁਆਨੀ
• ਭਰੂਣ ਹੱਤਿਆ।	• ਹੱਤਿਆ ਕਰਨੀ।	• ਲੜਕੀਆਂ ਨੂੰ ਚੰਗਾ ਖਾਣਾ ਜਾ ਪੋਸ਼ਣ ਨਹੀਂ ਦੇਣਾ।	• ਸਕੂਲ ਨਾ ਭੇਜਣਾ।	• ਏਡਜ਼ ਦਾ ਖਤਰਾ
	• ਸੁਨਸਾਨ ਇਲਾਕੇ ਵਿੱਚ ਛੱਡ ਆਉਣਾ ਕਿਉਂਕਿ ਲੜਕੇ ਦੀ ਚਾਹਤ ਹੁੰਦੀ ਹੈ।	• ਬਿਮਾਰੀਆਂ ਦਾ ਇਲਾਜ ਨਾ ਕਰਵਾਉਣਾ।	• ਬਾਲ-ਵਿਆਹ	• ਤਲਾਕ
	• ਲੜਕੀ ਦਾ ਟੀਕਾਕਰਣ ਜਾ ਇਲਾਜ ਨਾ ਕਰਵਾਉਣਾ।	• ਖੇਡਣ ਅਤੇ ਸਿੱਖਿਆ ਵਿੱਚ ਭੇਦ-ਭਾਵ।	• ਬਾਲ-ਸ਼ੋਸ਼ਣ	• ਘਰੇਲੂ ਲੜਾਈਆਂ
		• ਬਾਲ-ਵਿਆਹ।	• ਬਾਲ-ਮਜਦੂਰੀ	• ਵਿਦਿਆ ਨਾ ਦਿਵਾਉਣਾ (ਬਾਲ ਵਿਆਹ ਕਰਕੇ)।
		• ਲੜਕੀਆਂ ਤੋਂ ਵੱਧ ਕੰਮ ਕਰਾਉਣਾ।	• ਬਾਲ-ਅਣਗਹਿਲੀ	• ਬਿਨਾਂ ਅੰਤਰ ਦੇ ਗਰਭ ਧਾਰਨ ਕਰਨ ਨਾਲ ਵਾਰ ਵਾਰ ਗਰਭਪਾਤ।
			• ਦੂਜੇ ਬੱਚਿਆਂ ਦੀ ਰੱਖਿਆ ਕਰਵਾਉਣੀ।	• ਸਮੇਂ ਤੋਂ ਪਹਿਲਾਂ ਅਤੇ ਘੱਟ ਭਾਰ ਦੇ ਬੱਚੇ ਨੂੰ ਜਨਮ ਦਿੰਦੀ ਹੈ।
				• ਸਰੀਰਕ ਕਮਜੋਰੀ, ਖੂਨ ਦੀ ਘਾਟ ਆਦਿ।

3.4.2 ਲੜਕੀਆਂ ਦੀ ਖਾਸ ਦੇਖਭਾਲ

ਲੜਕੀਆਂ ਦੀ ਹਾਲਤ ਅਸੀ ਵੇਖ ਚੁਕੇ ਹਾਂ, ਕਿ ਕਿਵੇਂ ਜੀਵਨ ਦੇ ਵੱਖ ਵੱਖ ਪੜਾਵਾਂ ਤੇ ਉਨ੍ਹਾਂ ਨੂੰ ਸੰਘਰਸ਼ ਕਰਨਾ ਪੈਂਦਾ ਹੈ, ਇਸ ਲਈ ਲੜਕੀਆਂ ਨੂੰ ਖਾਸ ਦੇਖਭਾਲ ਦੀ ਲੋੜ ਹੈ ਜਿਵੇਂ :

1. ਸਮਾਨ ਨਾਗਰਿਕਤਾ ਦਾ ਅਧਿਕਾਰ।
2. ਲੜਕੀਆਂ ਦੀ-ਜੀਵਿਕਾ, ਵਿਕਾਸ ਅਤੇ ਸੁਰੱਖਿਆ ਸੁਨਿਸ਼ਚਿਤ ਕਰਨਾ ਅਤੇ ਇਹੋ ਜਿਹਾ ਵਾਤਾਵਰਨ ਪ੍ਰਦਾਨ ਕਰਨਾ ਜਿਸ ਵਿੱਚ ਉਸ ਦੀ ਇੱਛਾ ਅਤੇ ਵਿਕਾਸ ਦੇ ਖਾਸ ਮੌਕੇ ਹੋਣ ਅਤੇ ਜਿਸ ਦੇ ਨਾਲ ਹੀ ਉਸ ਨੂੰ ਗੌਰਵਪੂਰਣ ਜੀਵਨ ਜਿਊਣ ਦਾ ਵੀ ਮੌਕਾ ਮਿਲੇ।

3. ਭਰੂਣ ਹੱਤਿਆ ਅਤੇ ਬਾਲ ਹੱਤਿਆ ਤੇ ਰੋਕ।
4. ਗਰਭ ਵਿੱਚ ਭਰੂਣ ਦੇ ਲਿੰਗ ਪਰਿਕਸ਼ਣ ਜਾਂ ਜਾਂਚ ਤੇ ਰੋਕ।
5. ਬਾਲ-ਵਿਆਹ ਤੇ ਰੋਕ।
6. ਲੜਕੀਆਂ ਨੂੰ ਘਰ ਅਤੇ ਸਮਾਜ ਵਿੱਚ ਹਰ ਇੱਕ ਥਾਂ ਕੰਮ, ਦੇਖਭਾਲ ਅਤੇ ਸੁਵਿਧਾ ਵਿੱਚ ਲੜਕਿਆਂ ਨਾਲ ਸਮਾਨਤਾ ਦਾ ਅਧਿਕਾਰ।
7. ਕੋਈ ਵੀ ਕੰਮ ਜਿਸ ਦੇ ਨਾਲ ਲੜਕੀ ਦੇ ਸਵੈ-ਅਭਿਮਾਨ ਨੂੰ ਠੇਸ ਪਹੁੰਚੇ ਤੇ ਰੋਕ।
8. ਲੜਕੀਆਂ ਨੂੰ ਬਾਲ-ਸ਼ੋਸ਼ਣ, ਬਾਲ-ਵਿਆਹ, ਬਾਲ-ਹਿੰਸਾ, ਬਾਲ ਮਜਦੂਰੀ ਆਦਿ ਤੋਂ ਬਚਾਇਆ ਜਾਵੇ ਅਤੇ ਉਨ੍ਹਾਂ ਨੂੰ ਇਸ ਦੇ ਲਈ ਸੁਰੱਖਿਆ ਪ੍ਰਦਾਨ ਕੀਤੀ ਜਾਵੇ।
9. ਸਰਕਾਰੀ ਅਤੇ ਗੈਰ-ਸਰਕਾਰੀ ਇਜੰਨਸੀਆਂ ਦੀ ਮਦਦ ਨਾਲ ਲੜਕੀਆਂ ਦੀ ਜੀਵਿਕਾ ਵਿੱਚ ਸੁਧਾਰ ਲਿਆਉਣਾ।
10. ਮਾਸ ਮੀਡੀਆ (ਜਨ-ਸੰਚਾਰ ਸਾਧਨ) ਰਾਹੀ ਲੋਕਾਂ ਵਿੱਚ ਜਾਗਰੁੱਕਤਾ ਲਿਆਉਣਾ ਜ਼ਰੂਰੀ ਹੈ।
11. ਮਾਨਵ ਅਧਿਕਾਰਾਂ ਅਤੇ ਸਮਾਨਤਾ ਦੇ ਅਧਿਕਾਰਾਂ ਦੀ ਵਰਤੋ ਕਰਨ ਵਿੱਚ ਆਉਣ ਵਾਲੀ ਰੁਕਾਵਟ ਨੂੰ ਖ਼ਤਮ ਕਰਨਾ।
12. ਲੜਕੀਆਂ ਨੂੰ ਮੁਫ਼ਤ ਅਤੇ ਕੰਮਪਲਸਰੀ ਸਿੱਖਿਆ ਦੇਣੀ।
13. ਲੜਕੀਆਂ ਦੀ ਸੰਪੂਰਨ ਵ੍ਰਿਧੀ ਅਤੇ ਵਿਕਾਸ ਲਈ ਜ਼ਰੂਰੀ ਪੋਸ਼ਣ ਅਤੇ ਸਿਹਤ ਸੁਵਿਧਾਵਾਂ ਪ੍ਰਦਾਨ ਕਰਨੀਆਂ।

3.5 ਲੜਕੀਆਂ ਦੀ ਬਾਲ ਹੱਤਿਆ (ਫੀਮੇਲ ਇਨਫ਼ੈਂਟੀਸਾਈਡ)

ਫ਼ੀਮੇਲ ਇਨਫ਼ੈਂਟੀਸਾਈਡ ਨੇ ਸਾਡੇ ਸਮਾਜ ਤੇ ਬਹੁਤ ਬੁਰਾ ਪ੍ਰਭਾਵ ਪਾਇਆ ਹੈ। ਸੱਭ ਤੋਂ ਵੱਡਾ ਅਤੇ ਅਸਾਨੀ ਨਾਲ ਮਾਪਿਆ ਜਾਣ ਵਾਲਾ ਪ੍ਰਭਾਵ ਹੈ ਫੀਮੇਲ : ਮੇਲ। (1000 ਲੜਕਿਆਂ ਪਿੱਛੇ ਕਿੰਨੀਆਂ ਲੜਕੀਆਂ ਹਨ) ਇਹ ਅਨੁਪਾਤ ਇਨ੍ਹਾਂ ਵੱਧ ਹੈ ਕਿ ਅੱਜ ਹਰਿਆਣਾ ਵਿੱਚ 36% ਲੜਕੇ ਕੁੰਵਾਰੇ ਹਨ।

ਵਿਸ਼ਵ ਵਿੱਚ ਲੜਕੀਆਂ : ਲੜਕਿਆਂ ਦਾ ਅਨੁਪਾਤ

990 ਲੜਕੀਆਂ ਪ੍ਰਤੀ 1000 ਲੜਕਿਆਂ ਦਾ ਹੈ। ਇਹ ਅਨੁਪਾਤ ਵੱਖ-ਵੱਖ ਦੇਸ਼ਾ ਵਿੱਚ ਹੇਠ ਲਿੱਖੇ ਅਨੁਸਾਰ ਹੈ :

ਦੇਸ਼	ਅਨੁਪਾਤ (ਲੜਕੀਆਂ : ਲੜਕਿਆਂ)
ਜਪਾਨ	1041 : 1000
ਅਮਰੀਕਾ	1029 : 1000
ਇਡੋਨੇਸ਼ੀਆ	1004 : 1000
ਬਾਂਗਲਾਦੇਸ਼	953 : 1000
ਚੀਨ	944 : 1000
ਭਾਰਤ	933 : 1000

3.5.1 ਲੜਕੀਆਂ ਦੀ ਖਾਸ ਦੇਖਭਾਲ

ਫ਼ੀਮੇਲ ਇੰਨਫ਼ੈਂਟੀਸਾਈਡ ਇੱਕ ਘਾਤਕ ਅਤੇ ਇਰਾਦਤਨ ਕਿਰਿਆ ਹੈ ਜਿਸ ਵਿੱਚ ਨਿੱਕੀ ਬੱਚੀ ਨੂੰ ਜਨਮ ਤੋਂ ਇੱਕ ਸਾਲ ਦੇ ਅੰਦਰ-ਅੰਦਰ ਸਿੱਧੀ ਜਾ ਢੇਡੀ ਰੀਤੀ ਨਾਲ ਮਾਰ ਦਿੱਤਾ ਜਾਂਦਾ ਹੈ।

3.5.2 ਫ਼ੀਮੇਲ ਇੰਨਫ਼ੈਂਟੀਸਾਈਡ ਦੇ ਕਾਰਨ

ਇਸ ਦੇ ਹੇਠ ਲਿਖੇ ਕਾਰਨ ਹਨ :

1. ਗਰੀਬੀ।
2. ਵੱਡਾ ਪਰਿਵਾਰ।
3. ਲੜਕੇ ਦੀ ਚਾਹ ਕਿਉਂਕਿ ਉਸਨੂੰ ਬੁਢੇਪੇ ਦਾ ਸਹਾਰਾ ਸਮਝਦੇ ਹਨ।
4. ਦਹੇਜ ਦੀ ਪ੍ਰਥਾ ਅਤੇ ਸਮਾਜਿਕ ਦਬਾਅ।
5. ਕਈ ਜਾਤੀਆਂ ਅਤੇ ਧਰਮਾਂ ਵਿੱਚ ਲੜਕੀਆਂ ਨੂੰ ਮਾਰਨਾ ਸਹੀ ਦੱਸਿਆ ਗਿਆ ਹੈ।
6. ਅਨਪੜ੍ਹਤਾ।
7. ਕਈ ਮੰਨਦੇ ਹਨ ਕਿ ਇਸ ਦੇ ਨਾਲ ਅਬਾਦੀ ਤੇ ਨਿਯੰਤਰਣ ਪਾਇਆ ਜਾ ਸਕਦਾ ਹੈ।
8. ਮਾਨਸਿਕ ਕਾਰਨ ਜਿਵੇਂ ਸੌਤੇਲੇ ਪਿਤਾ ਨੂੰ ਸੌਤੇਲੀ ਬੇਟੀ ਅਪਨਾਉਣ ਵਿੱਚ ਪਰੇਸ਼ਾਨੀ ਹੁੰਦੀ ਹੈ।
9. ਉੱਤਪਤੀ ਸੰਬੰਧੀ।
10. ਜਾਗਰੁੱਕਤਾ ਦੀ ਕਮੀ।

3.5.3 ਫ਼ੀਮੇਲ ਇਨਫ਼ੈਂਟੀਸਾਈਡ ਕਰਨ ਲਈ ਵਰਤੇ ਜਾਣ ਵਾਲੇ ਤਰੀਕੇ

1. ਜ਼ਹਿਰ ਨੂੰ ਦੁੱਧ ਵਿੱਚ ਘੋਲ ਕੇ ਬੱਚੀ ਨੂੰ ਪਿਲਾਉਂਦੇ ਹਨ।
2. ਕੀੜੇ ਮਾਰਨ ਵਾਲੀ ਦਵਾਈ ਪਿਲਾਕੇ।
3. ਝੋਨਾ ਖਿਲਾ ਕੇ।
4. ਵੱਧ ਲੂਣ ਖਿਲਾ ਕੇ ਤਾਕਿ ਉਸ ਦਾ ਖ਼ੂਨ ਦਾ ਦੌਰਾ ਵੱਧ ਜਾਵੇ।
5. ਬੱਚੀ ਨੂੰ ਭੁੱਖਾ ਰੱਖਦੇ ਹਨ ਨਾ ਹੀ ਪਾਣੀ ਦਿੰਦੇ ਹਨ।
6. ਬੱਚੀ ਨੂੰ ਗਿੱਲੇ ਤੌਲੀਏ ਵਿੱਚ ਲਪੇਟ ਕੇ ਛੱਡ ਦੇਣਾ ਤਾਕਿ ਉਸ ਨੂੰ ਨਿਮੋਨੀਆ ਹੋ ਜਾਵੇ।

3.5.4 ਫ਼ੀਮੇਲ ਇੰਨਫ਼ੈਂਟੀਸਾਈਡ ਦੀ ਰੋਕਥਾਮ

ਫ਼ੀਮੇਲ ਇੰਨਫ਼ੈਨਟੀਸਾਈਡ ਦੀ ਰੋਕਥਾਮ ਹੇਠ ਤਰੀਕਿਆਂ ਨਾਲ ਕੀਤੀ ਜਾ ਸਕਦੀ ਹੈ :

1. ਲੋਕਾਂ ਵਿੱਚ ਨਿਰੋਧ ਦੀ ਵਰਤੋ ਸੰਬੰਧੀ ਜਾਗਰੁੱਕਤਾ ਲਿਆਉਣਾ ਜ਼ਰੂਰੀ ਹੈ ਤਾਕਿ ਅਨਚਾਹੇ ਗਰਭ ਨੂੰ ਰੋਕਿਆ ਜਾ ਸਕੇ ਜਿਸ ਨਾਲ ਛੋਟਾ ਪਰਿਵਾਰ ਰਹੇਗਾ ਅਤੇ ਬੱਚੀ ਨੂੰ ਮਾਰਨ ਦੀ ਲੋੜ ਨਹੀਂ ਪਵੇਗੀ।
2. ਮਾਨਸਿਕ ਬਿਮਾਰੀਆਂ ਨੂੰ ਸਮਾਜ ਵਿੱਚ ਲੱਭਣਾ ਅਤੇ ਉਨ੍ਹਾਂ ਦਾ ਇਲਾਜ ਕਰਨਾ।
3. ਵੱਧ ਤੋਂ ਵੱਧ ਸਿਹਤ ਕੇਂਦਰ ਬੱਚੀਆਂ ਦੀ ਦੇਖਭਾਲ ਲਈ ਬਣਾਏ ਜਾਣ ਜਿਸ ਵਿੱਚ ਮਾਤਾ-ਪਿਤਾ ਦੀ ਛੱਡੀਆਂ ਗਈਆਂ ਬੱਚੀਆਂ ਨੂੰ ਸਹਾਰਾ ਦਿੱਤਾ ਜਾ ਸਕੇ। ਪੰਜਾਬ ਵਿੱਚ ਰੈਡ ਕਰਾਸ ਸੋਸਾਇਟੀ ਨੇ ਇਹੋ ਜਿਹੀਆਂ ਬੇਸਹਾਰਾ ਬੱਚੀਆਂ ਲਈ "ਭੰਗੂੜਾ ਸਕੀਮ" ਕੱਢੀ ਹੈ ਜਿਸ ਵਿੱਚ ਕੋਈ ਵੀ ਆਪਣੀ ਬੱਚੀ ਨੂੰ ਛੱਡ ਕਰ ਜਾ ਸਕਦਾ ਹੈ ਜਿਸ ਦਾ ਪਾਲਣ-ਪੋਸ਼ਣ ਰੈਡ ਕਰਾਸ ਸੋਸਾਇਟੀ ਕਰਦੀ ਹੈ।
4. ਭਾਰਤ ਸਰਕਾਰ ਨੇ ਵੀ ਕਈ ਕਾਨੂੰਨ ਬਣਾਏ ਹਨ ਜਿਸ ਨਾਲ ਫ਼ੀਮੇਲ ਇੰਨਫ਼ੈਂਟੀਸਾਈਡ ਨੂੰ ਰੋਕਿਆ ਜਾ ਸਕਦਾ ਹੈ।
5. ਕਈ ਗੈਰ-ਸਰਕਾਰੀ ਸੰਸਥਾਵਾਂ ਵੀ ਇਸ ਦੀ ਰੋਕਥਾਮ ਵਿੱਚ ਅੱਗੇ ਆਈਆਂ ਹਨ।

6. ਫ਼ੀਮੇਲ ਇੰਨਫ਼ੈਂਟੀਸਾਈਡ ਦੀ ਰੋਕਥਾਮ ਲਈ ਸੰਚਾਰ ਸਾਧਨ ਦੀ ਮਦਦ ਲੈਣੀ ਚਾਹੀਦੀ ਹੈ। ਜਿਵੇਂ, ਇਸ਼ਤਿਹਾਰ, ਧਾਰਾਵਾਹਿਕ (ਬਾਲਿਕਾ ਵਧੂ ਅਤੇ ਨਾ ਆਣਾ ਇਸ ਦੇਸ ਮੇਰੀ ਲਾਡੋ)।
7. ਲੋਕਾਂ ਨੂੰ ਸਿੱਖਿਆ ਦੇਣੀ ਅਤੇ ਸਮਾਜਿਕ ਨੀਤੀਆਂ ਬਣਾਉਣੀਆਂ ਤਾਕਿ ਔਰਤਾਂ ਦੀ ਸਥਿਤੀ (ਸਮਾਜ ਵਿੱਚ) ਵਿੱਚ ਸੁਧਾਰ ਆ ਸਕੇ।
8. ਮਾਤਾ-ਪਿਤਾ ਦੀ ਕਾਉਨਸਲਿੰਗ ਕਰਨੀ ਤਾਕਿ ਉਨ੍ਹਾਂ ਦੀ ਸੋਚ ਬਦਲੀ ਜਾ ਸਕੇ।

REVIEW QUESTIONS

Short answer questions:

Q1. ਬੱਚਿਆਂ ਦੇ ਅਧਿਕਾਰਾਂ ਤੇ ਪ੍ਰਸਭਾ ਕਦੋਂ ਅਤੇ ਕਿੰਨ੍ਹਾਂ ਨੇ ਕਰਵਾਈ ਸੀ?

Hint: ਰੈਫ਼ਰ ਵਿਸ਼ਾ 3.1।

Q2. ਬੱਚਿਆਂ ਦੇ ਅਧਿਕਾਰ ਤੋਂ ਕੀ ਭਾਵ ਹੈ ਅਤੇ ਇਹ ਕਿੰਨ੍ਹਾਂ ਨੇ ਬਣਾਏ?

Hint: ਵਿਸ਼ਾ 3.1 ਵੇਖੋ।

Q3. ਚਾਈਲਡ ਲੇਬਰ ਕੀ ਹੁੰਦਾ ਹੈ ਅਤੇ ਸਾਡੇ ਸਮਾਜ ਵਿੱਚ ਇਹ ਕਿਵੇਂ ਆਇਆ?

Hint: ਵਿਸ਼ਾ 3.2 ਵੇਖੋ।

Q4. ਬਾਲ ਸ਼ੋਸ਼ਣ ਤੋਂ ਤੁਸੀ ਕੀ ਸਮਝਦੇ ਹੋ ਅਤੇ ਇਹ ਕਿੰਨ੍ਹੇ ਕਿਸਮਾਂ ਦਾ ਹੁੰਦਾ ਹੈ?

Hint: ਵਿਸ਼ਾ 3.3 ਵੇਖੋ।

Q5. ਫ਼ੀਮੇਲ ਇਨਫ਼ੈਨਟੀਸਾਈਡ ਦੀ ਰੋਕਥਾਮ ਕਿਵੇਂ ਕੀਤੀ ਜਾ ਸਕਦੀ ਹੈ?

Hint: ਵਿਸ਼ਾ 3.5.4 ਵੇਖੋ।

Long answer type questions:

Q1. ਬੱਚਿਆਂ ਦੇ ਅਧਿਕਾਰਾਂ ਤੇ ਹੋਈ ਪ੍ਰਸਭਾ ਬਾਰੇ ਵਿਸਤਾਰ ਵਿੱਚ ਦੱਸੋ।

Hint: ਵਿਸ਼ਾ 3.1 ਵੇਖੋ।

Q2. ਬਾਲ ਮਜਦੂਰੀ ਬਾਰੇ ਤੁਸੀ ਕੀ ਜਾਣਦੇ ਹੋ?

Hint: ਵਿਸ਼ਾ 3.2 ਵੇਖੋ।

Q3. ਦੁਰਵਰਤੋ ਅਤੇ ਉਸ ਦੀ ਕਾਨੂੰਨੀ ਰੋਕਥਾਮ ਬਾਰੇ ਦੱਸੋ।

Hint: ਵਿਸ਼ਾ 3.3 ਵੇਖੋ।

Q4. ਲੜਕੀਆਂ ਨੂੰ ਖਾਸ ਦੇਖਭਾਲ ਦੀ ਲੋੜ ਕਿਉਂ ਹੈ ਅਤੇ ਤੁਸੀ ਕਿਵੇਂ ਉਨ੍ਹਾਂ ਦੀ ਦੇਖਭਾਲ ਕਰੋਗੇ?

Hint: ਵਿਸ਼ਾ 3.4 ਵੇਖੋ।

Q5. ਲੜਕੀਆਂ ਦੀ ਬਾਲ-ਹੱਤਿਆ ਬਾਰੇ ਵਿਸਤਾਰ ਵਿੱਚ ਲਿੱਖੋ।

Hint: ਵਿਸ਼ਾ 3.5 ਵੇਖੋ।

Multiple choice questions:

Q1. ਬੱਚਿਆਂ ਦੇ ਅਧਿਕਾਰਾਂ ਲਈ ਕਿਹੜੀ ਸੰਸਥਾ ਕੰਮ ਕਰਦੀ ਹੈ :

(a) UNICEF (b) UNESCO
(c) World Bank (d) ਕਸਤੂਰਬਾ ਗਾਂਧੀ ਸੰਸਥਾ

Q2. ਇੰਨ੍ਹਾਂ ਵਿਚੋਂ ਕਿਹੜਾ ਬਾਲ ਮਜਦੂਰੀ ਦਾ ਕਾਰਨ ਨਹੀਂ ਹੈ?

(a) ਗਰੀਬੀ (b) ਅਨਪੜ੍ਹਤਾ
(c) ਸੁਨਾਪਣ (d) ਵੱਡਾ ਪਰਿਵਾਰ

Q3. ਜੁਵੇਨਾਈਲ ਡੈਲਿਕਵੈਨਸੀ ਕੀ ਹੁੰਦਾ ਹੈ?

(a) ਬਾਲ ਸ਼ੋਸ਼ਣ (b) ਬਾਲ ਅਪਰਾਧ

(c) ਬਾਲ ਵਿਆਹ (d) ਬਾਲ ਮਜਦੂਰੀ

Q4. ਇੰਨ੍ਹਾਂ ਵਿਚੋਂ ਕਿਹੜਾ ਭਾਵਨਾਤਮਿਕ ਸ਼ੋਸ਼ਣ ਹੈ?

(a) ਜੋਰ ਨਾਲ ਫੜ ਕੇ ਹਿਲਾਉਣਾ (b) ਚਪੇੜ ਮਾਰਨੀ

(c) ਚੂੰਢੀ ਵੱਢਣੀ (d) ਬੱਚੇ ਦਾ ਮਜਾਕ ਉਡਾਉਂਣਾ

Q5. ਵਿਸ਼ਵ ਵਿੱਚ ਕੁੜੀਆਂ ਅਤੇ ਮੁੰਡਿਆ ਦਾ ਅਨੁਪਾਤ ਕਿੰਨ੍ਹਾ ਹੈ?

(a) 920 : 1000 (b) 1004 : 1000

(c) 990 : 1000 (d) 1029 : 1000

ANSWERS (Multiple Choice Questions)

1. (a) 2. (c) 3. (b) 4. (d) 5. (c)

CHAPTER 4

ਬੱਚਿਆਂ ਵਿੱਚ ਹੋਣ ਵਾਲੀਆਂ ਆਮ ਬਿਮਾਰਿਆਂ (Care of the Sick Child)

ਸ਼ਬਦਾਵਲੀ (Key Terms)

- **ਇਨਕਿਊਬੇਸ਼ਨ ਪੀਰੀਅਡ :** ਜਿਵਾਣੂ ਦੇ ਸਰੀਰ ਵਿੱਚ ਜਾਣ ਤੋਂ ਲੈ ਕੇ ਬਿਮਾਰੀ ਦੇ ਚਿੰਨ੍ਹ ਅਤੇ ਲੱਛਣ ਆਉਣ ਤੱਕ ਦੇ ਸਮੇ ਨੂੰ Incubation period ਕਹਿੰਦੇ ਹਨ।
- **ਇਨਫ਼ੈਕਟਿਵ ਪੀਰੀਅਡ :** ਉਹ ਅੰਤਰਾਲ ਜਿਸ ਵਿੱਚ ਇੱਕ ਸੰਕ੍ਰਮਿਤ ਮਨੁੱਖ ਦੂਜੇ ਸਿਹਤਮੰਦ ਵਿਅਕਤੀਆਂ ਨੂੰ ਜਿਵਾਣੂ ਫ਼ੈਲਾ ਸਕਦਾ ਹੈ।
- **ਐਨੋਰੈਕਸੀਆ :** ਭੁੱਖ ਨਾ ਲੱਗਣਾ।
- **ਡਿਸਨੀਆ** (Dyspnea) **:** ਸਾਹ ਲੈਣ ਵਿੱਚ ਪਰੇਸ਼ਾਨੀ।
- **ਡਿਸਫ਼ੇਜੀਆ** (Dysphagia) **:** ਨਿਗਲਣ ਵਿੱਚ ਪਰੇਸ਼ਾਨੀ।
- **ਪਲਾਜ਼ਮਾ** (Plasma) **:** ਖ਼ੂਨ ਦਾ ਤਰਲ ਤੱਤ।
- **ਕੈਰੀਅਰਜ਼** (Carriers) **:** ਉਹ ਵਿਅਕਤੀ ਜਿਹੜੇ ਜਿਵਾਣੂ ਨੂੰ ਢੋਹਣਦੇ ਹਨ ਅਤੇ ਉਸ ਨੂੰ ਦੂਜਿਆਂ ਵਿੱਚ ਫ਼ੈਲਾ ਸਕਦੇ ਹਨ ਪਰੰਤੂ ਉਨ੍ਹਾਂ ਨੂੰ ਆਪ ਉਸ ਜਿਵਾਣੂ ਨਾਲ ਬਿਮਾਰੀ ਜਾ ਲਾਗ ਨਹੀਂ ਹੁੰਦਾ।
- **ਓਟਾਈਟਿਸ ਮੀਡੀਆ** (Otitis media) **:** ਕੰਨ ਦੇ ਵਿਚਕਾਰਲੇ ਹਿੱਸੇ ਦੀ ਸੋਜ ਅਤੇ ਲਾਗ।
- **ਵਾਲਟ** (Vault) **:** ਖੋਪੜੀ ਦਾ ਡਾਗ।
- **ਸਿਸਟਿਕ ਫ਼ਾਈਬਰੋਸਿਸ :** ਇਹ ਲੁਬਾ (Pancreas) ਦੀ ਅਨੁਵਾਂਸ਼ਿਤ ਬਿਮਾਰੀ ਹੈ। (ਉਪਰਲਾ ਤਲਾ)
- **ਫਰਟੀਲਾਇਜੇਸ਼ਨ :** ਫਰਟੀਲਾਇਜੇਸ਼ਨ ਗਮੀਟਸ ਨੂੰ ਮਿਲ ਕੇ ਨਵਾਂ ਜੀਵ ਬਣਾਉਣ ਨੂੰ ਕਹਿੰਦੇ ਹਨ। ਮਨੁੱਖਾਂ ਵਿੱਚ ਆਂਡੇ ਅਤੇ ਸ਼ੁਕਰਾਣੂ (ਗਮੀਟਸ) ਮਿਲ ਕੇ ਐਮਬਰਿਓ ਬਣਾਉਂਦੇ ਹਨ।
- **ਗਮੀਟੋਸਾਈਟ :** ਗਮੀਟੋਸਾਇਟ ਉਹ ਸੈਲ ਹੁੰਦਾ ਹੈ ਜਿਹੜਾ ਵਿਭਾਜਿਤ ਹੋਕੇ ਗਮੀਟ ਬਣਾ ਸਕਦਾ ਹੈ। ਜਿਵੇਂ "ਊਸਾਈਟ" ਇਸ ਤੋਂ ਵਿਭਾਜਿਤ ਹੋ ਕੇ ਆਂਡਾ ਬਣਦਾ ਹੈ।
- **ਐਨਟੀਪਾਇਰੈਟਿਕ :** ਬੁਖਾਰ ਨੂੰ ਘੱਟ ਕਰਨ ਦੀ ਦਵਾਈ ਨੂੰ ਐਨਟੀਪਾਇਰੈਟਿਕ ਕਿਹਾ ਜਾਂਦਾ ਹੈ।
- **ਐਨਟੀਬਾਈਟਿਕ :** ਇਹ ਉਹ ਦਵਾਈ ਹੈ ਜੋ ਸੂਖਮ ਜੀਵਾਣੂਆਂ ਨੂੰ ਖਤਮ ਕਰਨ ਅਤੇ ਵੱਧਣ ਤੋਂ ਰੋਕਦੀ ਹੈ।
- **ਬੁਲੱਸ ਲੀਜ਼ਨ** (Bullous lesions) **:** ਚਮੜੀ ਦੀ ਉਪਰਲੀ ਪਰਤ ਹੇਠਾਂ ਫ਼ਲੂਇਡ ਭਰੇ ਹੋਏ ਜਖਮ (ਛਾਲਿਆਂ) ਨੂੰ ਬੁਲੱਸ ਲੀਜ਼ਨ ਕਿਹਾ ਜਾਂਦਾ ਹੈ।
- **ਮਰਿੰਜੋਟਮੀ** (Myringotomy) **:** ਕੰਨ ਦੇ ਪਰਦੇ ਵਿੱਚ ਮੋਰੀ ਕਰਕੇ ਪੱਸ ਨੂੰ ਕੱਢ ਕੇ ਦਬਾਅ ਨੂੰ ਘੱਟ ਕਰਨ ਦੇ ਸਰਜੀਕਲ ਪਰੋਸੀਜ਼ਰ ਨੂੰ ਮਰਿੰਜੋਟਮੀ ਕਹਿੰਦੇ ਹਨ।
- **ਸਕੇਬੀਸਾਇਡਲ** (Scabicidal) **:** ਸਕੇਬੀਜ਼ ਨੂੰ ਠੀਕ ਕਰਨ ਲਈ ਵਰਤੀ ਜਾਣ ਵਾਲੀ ਮੈਡੀਸਨ ਨੂੰ ਸਕੇਬੀਸਾਇਡਲ ਕਿਹਾ ਜਾਂਦਾ ਹੈ।
- **ਪੈਰੀਟੋਨਸਲਰ ਅਬਸੈਸ** (Peritonsillar abcess) **:** ਟਾਨਸਿਲ ਦੇ ਦੁਆਲੇ ਟਿਸ਼ੂ ਵਿੱਚ ਪੱਸ ਭਰਨ ਨੂੰ ਪੈਰੀਟੋਨਸਲਰ ਅਬਸੈਸ ਕਿਹਾ ਜਾਂਦਾ ਹੈ।
- **ਟਿੰਮਪੈਨੋਸਟਮੀ ਟਿਊਬ :** ਇਹ ਇੱਕ ਛੋਟੀ ਟਿਊਬ ਹੁੰਦੀ ਹੈ ਜੋ ਕੇ ਵਿਚਕਾਰਲੇ ਕੰਨ ਵਿੱਚ ਫ਼ਲੂਇਡ ਭਰਨ ਨਹੀਂ ਦਿੰਦੀ ਇਹ ਮਰਿੰਜੋਟਮੀ ਦੁਆਰਾ ਅੰਦਰ ਪਾਈ ਜਾਂਦੀ ਹੈ।

4.1 ਬੱਚਿਆਂ ਵਿੱਚ ਹੋਣ ਵਾਲੀਆਂ ਆਮ ਬਿਮਾਰੀਆਂ (ਕੌਮਨ ਚਾਈਲਡਹੁੱਡ ਡਿਸਔਡਰਜ਼)

ਚਾਈਲਡਹੁੱਡ ਉਸ ਕਾਲ ਨੂੰ ਕਹਿੰਦੇ ਹਨ ਜਿਹੜਾ ਇੱਕ ਸਾਲ ਤੋਂ ਲੈ ਕੇ 12 ਸਾਲਾਂ ਤੱਕ ਦਾ ਹੁੰਦਾ ਹੈ। ਇਸ ਵਿੱਚ ਬੱਚਾ ਮਾਨਸਿਕ ਅਤੇ ਸਰੀਰਕ ਤੌਰ ਦੇ ਵੱਧਦਾ ਹੈ ਇਸਲਈ ਇਹ ਸਮਾ ਸੱਭ ਤੋਂ ਜ਼ਰੂਰੀ ਹੁੰਦਾ ਹੈ। ਇਸ ਸਮੇ (ਕਾਲ) ਵਿੱਚ ਬੱਚਿਆਂ ਨੂੰ ਕਈ ਤਰ੍ਹਾਂ ਦੀਆਂ ਛੋਟੀਆਂ ਅਤੇ ਵੱਡੀਆਂ ਬਿਮਾਰੀਆਂ ਹੋਣ ਦਾ ਖਤਰਾ ਰਹਿੰਦਾ ਹੈ। ਲਗਭਗ 3/4th ਬੱਚਿਆਂ ਵਿੱਚ ਖ਼ਰਾਬ ਸਿਹਤ ਕਾਰਨ ਕਈ ਤਰ੍ਹਾਂ ਦੀਆਂ ਮਾਨਸਿਕ ਅਤੇ ਸਰੀਰਕ ਸਮੱਸਿਆਵਾਂ ਹੁੰਦੀਆਂ ਹਨ। ਇਨ੍ਹਾਂ ਬਿਮਾਰੀਆਂ ਨੂੰ ਛੇਤੀ ਤੋਂ ਛੇਤੀ ਠੀਕ ਕਰਨਾ ਜ਼ਰੂਰੀ ਹੈ ਤਾਕਿ ਬੱਚੇ ਦੀ ਵ੍ਰਿਧੀ ਅਤੇ ਵਿਕਾਸ ਵਿੱਚ ਕੋਈ ਰੁਕਾਵਟ ਨਾ ਆ ਸਕੇ।

4.1.1 ਕਾਰਨ

ਬੱਚਿਆਂ ਵਿੱਚ ਬਿਮਾਰੀਆਂ ਕਈ ਕਾਰਨਾਂ ਕਰਕੇ ਹੋ ਸਕਦੀਆਂ ਹਨ। ਸਾਡੇ ਸਰੀਰ ਵਿੱਚ ਕਈ ਪ੍ਰਤੀਰੋਧਕ ਸੁਰੱਖਿਆ ਕੱਵਜ ਦੀ ਤਰ੍ਹਾਂ ਕੰਮ ਕਰਦੇ ਹਨ ਜਿਵੇਂ ਚਮੜੀ, ਮਿਊਕੋਜ਼ਲ ਤਹਿ, ਲਾਈਜ਼ੋਜ਼ਾਇਮਜ਼, ਫ਼ੈਗੋਸਾਈਟਸ, ਇਮਿਊਨੋਗਲੋਬਿਊਲਿਨ, ਸੈਲ ਨਾਲ ਮਿਲਣ ਵਾਲੀ ਇਮਿਊਨਿਟੀ, ਕੌਮਪਲੀਮੈਂਟ ਪ੍ਰਣਾਲੀ ਅਤੇ ਇੰਨਟਰਫ਼ਿਰੋਨਜ਼।

ਜਦੋਂ ਇਸ ਕਵੱਜ ਵਿੱਚ ਦਰਾਰ ਆ ਜਾਵੇ ਜਾਂ ਟੁੱਟ ਜਾਵੇ ਤਾਂ ਬੱਚੇ ਨੂੰ ਬਿਮਾਰੀਆਂ ਜਾ ਸਮੱਸਿਆਵਾਂ ਹੋ ਸਕਦੀਆਂ ਹਨ। ਇਹ ਕਵੱਜ ਹੇਠ ਲਿਖੇ ਕਾਰਨਾਂ ਦਾ ਕਰਕੇ ਟੁੱਟ ਸਕਦਾ ਹੈ :

1. ਜਿਵਾਣੂ (ਬੈਕਟੀਰੀਆ, ਵਾਇਰਸ, ਪਰਜੀਵੀ ਅਤੇ ਟਾਕਸਿਨਸ)
2. ਵਾਤਾਵਰਨ
3. ਜਮਾਂਦਰੂ ਨੁਕਸ
4. ਸਰੀਰ ਦੇ ਸਾਧਾਰਨ ਕੰਮਾਂ ਵਿੱਚ ਰੁਕਾਵਟ ਨਾਲ
5. ਸ਼ਰੀਰ ਵਿੱਚ ਉੱਪਯੋਗੀ ਤੱਤਾਂ ਦੀ ਕਮੀ
6. ਹਾਰਮੋਨ ਦੀ ਘਾਟ ਜਾ ਅਸੰਤੁਲਣ
7. ਮਾਨਸਿਕ ਕਾਰਨ।

4.1.2 ਚਾਈਲਡਹੁੱਡ ਡਿਸਔਡਰਜ਼ ਦੀਆਂ ਕਿਸਮਾਂ

1. ਕਾਰਨਾ ਦੇ ਅਧਾਰ ਤੇ ਅਸੀ ਬੱਚਿਆਂ ਦੀਆਂ ਬਿਮਾਰੀਆਂ ਨੂੰ 6 ਵਿੱਚ ਵੰਡ ਸਕਦੇ ਹਾਂ :

ਜਿਵਾਣੂ ਨਾਲ ਹੋਣ ਵਾਲੀਆਂ ਬਿਮਾਰੀਆਂ	ਵਾਤਾਵਰਨ ਨਾਲ	ਉਧਯੋਗੀ ਤੱਤਾਂ ਦੀ ਕਮੀ ਨਾਲ	ਹਾਰਮੋਨ ਅਸੰਤੁਲਣ ਨਾਲ	ਜਮਾਂਦਰੂ	ਮਾਨਸਿਕ ਅਸੰਤੁਲਣ ਨਾਲ

2. ਰੋਗ ਦੀਆਂ ਕਿਸਮਾਂ ਦੇ ਆਧਾਰ ਤੇ :

ਸੰਕ੍ਰਾਮਕ ਰੋਗ (ਇੱਕ ਤੋਂ ਦੂੱਜੇ ਮਨੁੱਖ ਵਿੱਚ ਫ਼ੈਲਣ ਵਾਲੇ)	ਅਸੰਕ੍ਰਾਮਕ ਰੋਗ (ਜਿਹੜੇ ਇੱਕ ਮਨੁੱਖ ਤੋਂ ਦੂੱਜੇ ਮਨੁਖ ਵਿੱਚ ਨਹੀਂ ਫ਼ੈਲਦੇ)
1. ਬੈਕਟੀਰੀਆ ਨਾਲ : ਟੀ.ਬੀ., ਟੈਟਨਸ, ਗਲਘੋਟੂ, ਕਾਲੀ ਖੰਗ, ਟਾਇਫਾਇਡ ਆਦਿ।	1. ਸਰੀਰਕ ਕਿਰਿਆ ਦਾ ਅਸੰਤੁਲਣ : ਜਿਵੇਂ ਮਿਰਗੀ ਰੋਗ, ਕਬਜ਼, ਐਲਰਜੀ ਆਦਿ।
2. ਵਾਈਰਸ ਨਾਲ : ਕੰਨ ਪੇੜੇ, ਪੋਲਿਓ, ਚੇਚਕ, ਹੈਪੇਟਾਈਟਿਸ ਆਦਿ।	2. ਵਾਤਾਵਰਨ ਨਾਲ : ਜਹਿਰ, ਦਮਾ, ਸੱਟਾ।
3. ਪਰਜੀਵੀ ਨਾਲ : ਮਲੇਰੀਆ, ਡੇਂਗੂ ਬੁਖ਼ਾਰ, ਚਿਕਨਗੁਨਿਆ ਆਦਿ।	3. ਜ਼ਰੂਰੀ ਤੱਤਾਂ ਦੀ ਘਾਟ ਨਾਲ : ਕੁਪੋਸ਼ਣ, ਸਕਰਵੀ, ਅਨੀਮਿਆ।
4. ਫ਼ੰਗਸ ਨਾਲ : ਖਾਜ, ਖੁਜਲੀ, ਦਾਦ ਆਦਿ।	4. ਜਮਾਂਦਰੂ : ਕਲੈਫ਼ਟ ਲਿੱਪ, ਕਲੈਫ਼ਟ ਪੈਲਟ, ਹੀਮੋਫ਼ਿਲਿਆ।
	5. ਹਾਰਮੋਨ ਦਾ ਅਸੰਤੁਲਣ : ਥਾਈਰੋਇਡ, Cryptorchidism, ਬੌਨਾਪਨ ਆਦਿ।
	6. ਮਾਨਸਿਕ ਰੋਗ : ADHD, ਟੈਮਪਰਟੈਨਟ੍ਰਮ

ਸੰਕ੍ਰਾਮਕ ਰੋਗ : ਜਿਵੇਂ ਕਿ ਅਸੀ ਪਹਿਲਾਂ ਵੀ ਪੜ੍ਹ ਚੁੱਕੇ ਹਾਂ ਕਿ ਸੰਕ੍ਰਾਮਕ ਰੋਗ ਉਹ ਰੋਗ ਹਨ ਜਿਹੜੇ ਇੱਕ ਮਨੁੱਖ ਤੋਂ ਦੂਜੇ ਮਨੁੱਖ ਵਿੱਚ ਜਾ ਸਕਦੇ ਹਨ ਪਰੰਤੂ ਅਸੀ ਇਹ ਨਹੀਂ ਪੜ੍ਹਿਆ ਕਿ ਇਹ ਕਿਵੇਂ ਇੱਕ ਮਨੁੱਖ ਤੋਂ ਦੁੱਜੇ ਮਨੁੱਖ ਵਿੱਚ ਜਾਂਦੇ ਹਨ। ਹੁਣ ਅਸੀ ਵੇਖਾਂਗੇ ਕਿਵੇਂ ਇਹ ਰੋਗ ਫ਼ੈਲਦੇ ਹਣ।

4.1.3 ਰੋਗ ਫ਼ੈਲਣ ਦੇ ਤਰੀਕੇ

ਮੁੱਖ ਤੌਰ ਤੇ ਰੋਗ 6 ਤਰੀਕਿਆਂ ਨਾਲ ਫ਼ੈਲਦੇ ਹਨ :

1. **ਖੰਗਣ ਜਾਂ ਨਿੱਛ ਮਾਰਨ ਨਾਲ :** ਇਸ ਨੂੰ "ਡਰੌਪਲੱਟ ਲਾਗ" ਹੋਣ ਦਾ ਇੱਕ ਮੁੱਖ ਕਾਰਨ ਮੰਨਿਆ ਗਿਆ ਹੈ। ਇਸ ਨਾਲ ਖੰਗ, ਜ਼ੁਖਾਮ, ਫ਼ਲੂ, ਟੀ.ਬੀ., ਨਿਮੋਨਿਆ ਖਸਰਾ, ਕਾਲੀ ਖੰਗ ਆਦਿ ਹੋ ਸਕਦੇ ਹਨ।
2. **ਸਿੱਧੇ ਸੰਪਰਕ ਨਾਲ :** ਇਸ ਵਿੱਚ ਜਿਵਾਣੂ ਤਾਂ ਫ਼ੈਲਦੇ ਹਨ ਜਦੋਂ ਬਿਮਾਰ ਮਨੁੱਖ ਸਿਹਤਮੰਦ ਮਨੁੱਖ ਦੇ ਗਲੇ ਲੱਗੇ, ਉਸ ਨਾਲ ਹੱਥ ਮਿਲਾਏ, ਬਿਮਾਰ ਮਨੁੱਖ ਦੀਆਂ ਚੀਜ਼ਾਂ ਵਰਤੇ, ਬਿਮਾਰ ਮਨੁੱਖ ਦਾ ਖ਼ੂਨ ਚੜਵਾਏ, ਬਿਮਾਰ ਮਨੁੱਖ ਨਾਲ ਮੈਥੁਨ ਕਰੇ ਆਦਿ। ਦਾਦ, ਖੁਜਲੀ, ਚਿਕਨਪੌਕਸ (ਚੇਚਕ), ਫ਼ਲੂ, ਅੱਖਾਂ ਦਾ ਲਾਗ, ਸਿਫ਼ਲਿਸ, ਏਡਸ, ਹੈਪੇਟਾਈਟਸ-ਬੀ ਆਦਿ ਇਸ ਤਰੀਕੇ ਨਾਲ ਫ਼ੈਲਦੀਆਂ ਹਨ।
3. **ਵਾਹਕ ਨਾਲ :** ਵਾਹਕ ਉਹ ਹੁੰਦਾ ਹੈ ਜਿਹੜਾ ਜਿਵਾਣੂ ਨੂੰ ਢੋਂਹਦਾ ਹੈ ਪਰੰਤੂ ਵਾਹਕ ਨੂੰ ਉਹ ਜਿਵਾਣੂ ਬਿਮਾਰ ਨਹੀਂ ਕਰਦਾ ਜਿਵੇਂ ਕੀੜੇ-ਮਕੌੜੇ ਅਤੇ ਜਾਨਵਰ ਮਲੇਰਿਆ, ਡੇਂਗੂ, ਚਿਕੰਨਗੁਨਿਆ ਜਾ ਪਲੇਗ ਦੇ ਜੀਵਾਣੂ ਨੂੰ ਢੋਹ ਕੇ ਜਦੋ ਮਨੁੱਖ ਦੇ ਸੰਪਰਕ ਵਿੱਚ ਆਉਂਦੇ ਹਨ, ਉਹ ਜਿਵਾਣੂ ਮਨੁੱਖ ਵਿੱਚ ਪਾ ਦਿੰਦੇ ਹਨ ਅਤੇ ਮਨੁੱਖ ਨੂੰ ਬਿਮਾਰੀ ਹੋ ਜਾਂਦੀ ਹੈ।

   ਜਿਵਾਣੂ → ਕੀੜਾ (ਕੋਈ ਬਿਮਾਰੀ) → ਮਨੁੱਖ ਨੂੰ ਕੱਟਦਾ ਹੈ (ਬਿਮਾਰੀ)
4. **ਸੰਕ੍ਰਾਮਿਤ ਮਾਂ ਤੋਂ ਬੱਚੇ ਵਿੱਚ :** ਗਰਭ ਦੌਰਾਨ ਜੇਕਰ ਮਾਂ ਨੂੰ ਕੋਈ ਲਾਗ ਹੋਵੇ ਉਹ ਬੱਚੇ ਨੂੰ ਵੀ ਹੋ ਸਕਦਾ ਹੈ ਜਿਵੇਂ ਏਡਜ਼, ਸਿਫਿਲਸ, ਰੁਬੈਲਾ, ਹਰਪੀਜ਼ ਆਦਿ।
5. **ਮਲ ਤੋਂ ਮੂੰਹ ਰਾਹੀ :** ਜਦੋਂ ਮਲ ਤਿਆਗਣ ਤੋਂ ਬਾਅਦ ਚੰਗੀ ਤਰ੍ਹਾਂ ਹੱਥ ਨਾ ਧੋਤੇ ਜਾਣ ਤਾਂ ਇਸ ਤਰੀਕੇ ਨਾਲ ਲਾਗ ਫ਼ੈਲ ਸਕਦਾ ਹੈ। ਇਸ ਤਰ੍ਹਾਂ ਦਸਤ, ਟਾਇਫ਼ਾਇਡ, ਹੈਜ਼ਾ, ਪੀਲੀਆ, ਪੋਲਿਓ ਆਦਿ ਹੁੰਦੇ ਹਨ।
6. **ਸੰਕ੍ਰਾਮਿਤ ਖ਼ੂਨ ਚਣਾਉਣ ਨਾਲ :** ਜੇਕਰ ਕਿਸੇ ਇਹੋ ਜਿਹੇ ਵਿਅਕਤੀ ਦਾ ਖ਼ੂਨ ਚੜ੍ਹਾਇਆ ਜਾਵੇ ਜਿਸ ਵਿੱਚ ਜਿਵਾਣੂ ਹਨ ਤੇ ਦੂਜਾ ਵਿਅਕਤੀ ਵੀ ਉਸ ਖ਼ੂਨ ਨਾਲ ਬਿਮਾਰ ਹੋ ਜਾਵੇਗਾ। ਸੰਕ੍ਰਾਮਿਤ ਖ਼ੂਨ ਨਾਲ ਏਡਜ਼ ਅਤੇ ਹੈਪੇਟਾਈਟਿਸ-ਬੀ ਹੋ ਸਕਦੇ ਹਨ।

ਸੰਕ੍ਰਾਮਕ ਰੋਗ

ਬੱਚਿਆ ਵਿੱਚ 6 ਸੱਭ ਤੋਂ ਘਾਤਕ ਬਿਮਾਰੀਆਂ ਹਨ ਜਿਨ੍ਹਾਂ ਨੂੰ ਅਸੀ "6 ਕਿਲਰ ਡਿਜ਼ਿਜ਼ਿਜ਼" ਕਹਿੰਦੇ ਹਨ। ਇਹ ਬਿਮਾਰੀਆਂ ਬਹੁਤ ਹੀ ਕੌਮਨ (ਆਮਤੌਰ ਤੇ ਵੇਖੀ ਜਾਣ ਵਾਲੀਆਂ) ਹਨ। ਇਹ 6 ਬਿਮਾਰੀਆਂ ਹੇਠ ਲਿੱਖੇ ਅਨੁਸਾਰ ਹਨ :

1. ਪੋਲਿਓ
2. ਖਸਰਾ
3. ਟੀ.ਬੀ.
4. ਗਲਘੋਟੂ
5. ਕਾਲੀ ਖੰਘ
6. ਟੈਟਨਸ

6 ਕਿਲਰ ਡਿਜ਼ੀਜ਼ਿਜ਼

I. ਪੋਲਿਓ

ਪੋਲਿਓ ਬਿਮਾਰੀ ਦਾ ਪੂਰਾ ਨਾ ਪੋਲਿਓ ਮਲਾਈਟਸ ਹੈ। ਇਹ ਵਿੱਕ ਵਾਇਰਲ ਬਿਮਾਰੀ ਹੈ ਜਿਹੜੀ ਅੰਤੜੀਆਂ ਅਤੇ ਤੰਤੂ ਪ੍ਰਣਾਲੀ ਵਿੱਚ ਲਾਗ ਨਾਲ ਹੁੰਦੀ ਹੈ ਜਿਸ ਦਾ ਕਰਕੇ ਜਾਂ ਤਾਂ ਬੱਚਾ ਅਪਾਹਿਜ ਹੋ ਜਾਂਦਾ ਹੈ ਜਾਂ ਮਰ ਜਾਂਦਾ ਹੈ। ਇਹ 6 ਮਹੀਨੇ ਤੋਂ ਤਿੰਨ ਸਾਲ ਦੇ ਬੱਚਿਆਂ ਵਿੱਚ ਵੇਖੀ ਜਾਂਦੀ ਹੈ।

- **ਕਾਰਨ** : ਪੋਲਿਓ ਵਾਇਰਸ (ਪੀ 1, ਪੀ 2, ਪੀ 3)
- **ਇਨਕਿਊਬੇਸ਼ਨ ਪੀਰੀਅਡ** : 7-14 ਦਿਨ (3-35 ਦਿਨ)
- **ਇਨਫ਼ੈਕਟਿਵ ਪੀਰੀਅਡ** : ਲੱਛਣ ਸ਼ੁਰੂ ਹੋਣ ਤੋਂ 7-10 ਦਿਨ ਪਹਿਲਾਂ ਤੋਂ 2-3 ਹਫ਼ਤੇ ਬਾਅਦ ਤੱਕ
- **ਫ਼ੈਲਣ ਦਾ ਤਰੀਕਾ** : ਸੰਕ੍ਰਾਮਿਤ ਮਲ ਤੋਂ ਮੂੰਹ ਰਾਹੀ।

ਚਿੰਨ੍ਹ/ਲੱਛਣ

- ਹਲਕਾ ਬੁਖਾਰ
- ਪੇਟ ਦਰਦ
- ਗਲੇ ਵਿੱਚ ਦਰਦ
- ਸਿਰ ਵਿੱਚ ਦਰਦ
- ਲਕਵਾ

ਰੋਕਥਾਮ

- ਬੱਚੇ ਨੂੰ ਪੋਲਿਓ ਵੈਕਸੀਨ (ਦਵਾਈ) ਦੀ ਦੋ ਬੂੰਦਾ ਜ਼ਰੂਰ ਪਿਲਾਓ।
- ਮਾਤਾ-ਪਿਤਾ ਨੂੰ ਦੱਸੋ ਕਿ ਇਹ ਬੂੰਦਾ ਉਹ ਜਨਮ ਤੇ, 1½ ਮਹੀਨੇ ਤੇ, 2½ ਮਹੀਨੇ ਤੇ, 3½ ਮਹੀਨੇ ਤੇ, 1½ ਸਾਲ ਤੇ ਅਤੇ 5 ਸਾਲ ਤੇ ਪਿਲਾਉਣ ਅਤੇ ਇਸ ਦੇ ਨਾਲ ਹੀ ਪਲਸ-ਪੋਲਿਓ ਯੋਜਨਾ ਦੇ ਅਧੀਨ ਵੀ ਹਰ ਖੁਰਾਕ ਬੱਚੇ ਨੂੰ ਪਿਲਾਓ।

ਇਲਾਜ

ਵੇਖਿਆ ਜਾਵੇ ਤਾਂ ਪੋਲਿਓ ਦਾ ਕੋਈ ਇਲਾਜ ਨਹੀਂ ਹੈ। ਅਸੀ ਇਸ ਵਿੱਚ ਸਿਰਫ਼ ਲੱਛਣਾ ਦੇ ਆਧਾਰ ਤੇ ਇਲਾਜ ਕਰਦੇ ਹਨ, (ਸਿਮਟੋਮੈਟਿਕ ਜਾ ਪੈਲਿਏਟਿਵ ਕੇਅਰ) ਸਿਹਤ ਸੁਧਾਰਨ ਤੇ ਧਿਆਨ ਦਿੰਦੇ ਹਨ ਅਤੇ ਕੌਮਪਲੀਕੇਸ਼ਨ ਤੋਂ ਬਚਾਉਂਦੇ ਹਨ। ਇਸ ਵਿੱਚ ਅਸੀ :

1. ਕੰਮਜੋਰ ਮਾਸਪੇਸ਼ੀਆਂ ਨੂੰ ਲਾਗ ਤੋਂ ਬਚਾਉਣ ਲਈ ਐਨਟੀਬਾਈਟਿਕਸ ਦਿੰਦੇ ਹਨ।
2. ਦਰਦ ਘੱਟ ਕਰਨ ਲਈ ਐਨਲਜੈਸਿਕਸ।
3. ਹਲਕੀ ਕਸਰਤਾਂ।
4. ਪੋਸ਼ਣ ਤੋਂ ਭਰਪੂਰ ਖਾਨਾ ਅਤੇ ਆਰਾਮ।
5. ਫ਼ਿਜ਼ਿਕਲ ਥੈਰੇਪੀ ਜਿਵੇਂ ਮਾਸਪੇਸ਼ੀਆਂ ਦੀ ਮਾਲਿਸ਼।
6. ਹੱਡੀਆਂ ਦਾ ਆਪਰੇਸ਼ਨ।
7. ਸਹਾਰਾ ਦੇਣ ਵਾਲੇ ਉਪਕਰਣ ਜਿਵੇਂ ਖਾਸ ਜੁੱਤੀ।

II. ਖਸਰਾ

ਇਸ ਨੂੰ ਮੀਜ਼ਲਜ਼ ਵੀ ਕਹਿੰਦੇ ਹਨ। ਇਹ ਪੰਜ ਸਾਲ ਤੋਂ ਵੱਡੇ ਬੱਚਿਆਂ ਵਿੱਚ ਜਨਵਰੀ ਤੋਂ ਅਪ੍ਰੈਲ ਦੇ ਮਹੀਨਿਆਂ ਵਿੱਚ ਪਾਈ ਜਾਣ ਵਾਲੀ ਵਾਇਰਲ ਬਿਮਾਰੀ ਹੈ ਜਿਹੜੀ ਨੱਕ, ਮੂੰਹ ਅਤੇ ਗਲੇ ਵਿੱਚ ਲਾਗ ਕਰਦੀ ਹੈ।

- **ਕਾਰਨ** : ਮਿਕਜ਼ੋ ਵਾਇਰਸ
- **ਇਨਕਿਊਬੇਸ਼ਨ ਪੀਰੀਅਡ** : 8-12 ਦਿਨ
- **ਇਨਫ਼ੈਕਟਿਵ ਪੀਰੀਅਡ** : ਦਾਣੇ ਸ਼ੁਰੂ ਹੋਣ ਤੋਂ 4 ਦਿਨ ਪਹਿਲਾਂ ਅਤੇ (5) ਪੰਜ ਦਿਨ ਬਾਅਦ ਤੱਕ।
- **ਫ਼ੈਲਣ ਦਾ ਤਰੀਕਾ** : ਖੰਘਣ ਨਾਲ ਜਾ ਨਿੱਛ ਮਾਰਣ ਨਾਲ।

ਚਿੱਨ੍ਹ/ਲੱਛਣ

- ਖੰਗ
- ਬੁਖਾਰ
- ਸਰੀਰ ਤੇ ਦਾਣੇ
- ਅੱਖਾਂ ਤੋਂ ਪਾਣੀ ਨਿਕਲਣਾ

ਲੱਛਣ ਤਿੰਨ ਪੜਾਵਾਂ ਵਿੱਚ ਵੰਡੇ ਜਾਂਦੇ ਹਨ

ਪਹਿਲਾ ਪੜਾਅ (ਪ੍ਰੋਡਰੋਮਲ ਫ਼ੇਜ਼)	ਦੂੱਜਾ ਪੜਾਅ (ਇਰੱਪਟਿਵ ਫ਼ੇਜ਼)	ਤੀਸਰਾ ਪੜਾਅ (ਪੋਸਟ-ਇਰੱਪਟਿਵ ਫ਼ੇਜ਼)
• ਬੁਖਾਰ	• ਲਾਲ ਰੰਗ ਦੇ ਉਭਰੇ ਹੋਏ ਦਾਣੇ ਸ਼ਰੀਰ ਤੇ ਵਿੱਖਦੇ ਹਨ।	• ਭਾਰ ਘੱਟਨਾ
• ਖੰਘ	• ਦਾਣੇ ਕੰਨ ਦੇ ਪਿਛੋਂ ਸ਼ੁਰੂ ਹੁੰਦੇ ਹਨ ਅਤੇ 2-3 ਦਿਨਾਂ ਬਾਅਦ ਮੂੰਹ, ਗਰਦਨ ਅਤੇ ਛਾਤੀ ਤੇ ਦਾਣੇ ਹੋ ਜਾਂਦੇ ਹਨ ਜਿਹੜੇ ਵੱਧਦੇ ਵੱਧਦੇ ਹੱਥਾਂ ਅਤੇ ਪੈਰਾਂ ਨੂੰ ਵੀ ਸ਼ਿਕਾਰ ਬਣਾ ਲੈਂਦੇ ਹਨ।	• ਕਮਜੋਰੀ
• ਨੱਕ ਅਤੇ ਅੱਖਾ ਤੋਂ ਪਾਣੀ ਆਉਣਾ	• 2-3 ਦਿਨ ਦੇ ਬਾਅਦ ਜਿਵੇਂ ਦਾਣੇ ਸ਼ੁਰੂ ਹੋਏ ਸੀ ਉਸ ਹੀ ਤਰ੍ਹਾਂ ਵਾਰੀ ਵਾਰੀ ਖਤਮ ਹੋ ਜਾਂਦੇ ਹਨ।	• ਭੁੱਖ ਨਾ ਲੱਗਣਾ
• ਅੱਖਾ ਲਾਲ ਹੋ ਜਾਣੀਆਂ	• ਇਨ੍ਹਾਂ ਦਾਨਿਆ ਦੇ ਹਲਕੇ ਭੂਰੇ ਨਿਸ਼ਾਨ 2-3 ਮਹੀਨਿਆਂ ਤੱਕ ਰਹਿੰਦੇ ਹਨ।	• ਕੁਪੋਸ਼ਣ
• ਕਦੀ-ਕਦੀ ਉਲਟੀਆਂ		• ਨਿਮੋਨੀਆ ਹੋ ਸਕਦਾ ਹੈ ਜੇਕਰ ਖਸਰਾ ਕਾਬੂ ਨਾ ਹੋ ਪਾਵੇ।
• ਕਦੀ-ਕਦੀ ਦਸਤ		
• ਸਰੀਰ ਤੇ ਦਾਣੇ ਨਿਕਲਣ ਤੋਂ ਇੱਕ ਦਿਨ ਪਹਿਲਾਂ ਗਲੇ ਦੀ ਅੰਦਰਲੀ ਤਹਿ ਤੇ ਚਿੱਟੇ ਦਾਣੇ ਹੋ ਜਾਂਦੇ ਹਨ ਜਿਸਨੂੰ Koplik's spot ਕਹਿੰਦੇ ਹਨ।		

ਰੋਕਥਾਮ

ਖਸਰੇ ਲਈ MMR (ਮੀਜ਼ਲਜ਼ਸ, ਮਮਜ਼, ਰੁਬੈਲਾ) ਵੈਕਸੀਨ ਦਿੱਤੀ ਜਾਂਦੀ ਹੈ। ਇਹ 2005 ਤੋਂ MMR ਦੇ ਰੂਪ ਵਿੱਚ ਦਿੱਤੀ ਜਾ ਰਹੀ ਹੈ। ਇਹ ਟੀਕਾ 9 ਮਹੀਨੇ ਦੀ ਉਮਰ ਤੇ ਲੱਗਦਾ ਹੈ ਅਤੇ ਇਸ ਦੇ ਨਾਲ ਵਿਟਾਮਿਨ-ਏ ਦੀ ਖੁਰਾਕ ਵੀ ਪਿਲਾਉਂਦੇ ਹਨ। ਇਸਲਈ ਮਾਤਾ ਪਿਤਾ ਨੂੰ ਇਸ ਬਾਰੇ ਦੱਸੋ ਅਤੇ ਸਮੇ ਤੇ ਟੀਕਾ ਲਗਵਾਉਣ ਲਈ ਕਹੋ।

ਇਲਾਜ

ਖਸਰੇ ਦਾ ਵੀ ਸਿਮਟੋਮੈਟਿਕ ਇਲਾਜ ਹੁੰਦਾ ਹੈ ਯਾਨੀ ਕਿ ਲੱਛਣਾ ਦੇ ਅਨੁਸਾਰ ਜਿਵੇਂ :

1. ਬੱਚੇ ਨੂੰ ਆਰਾਮ ਕਰਨ ਦਿਓ।
2. ਉਸ ਨੂੰ ਸਾਫ਼-ਸੁਥਰਾ ਰੱਖੋ ਤਾਕਿ ਹੋਰ ਕੋਈ ਲਾਗ ਨਾ ਹੋ ਜਾਵੇ।
3. ਜਿੰਨ੍ਹਾਂ ਹੋ ਸਕੇ ਉਨ੍ਹਾਂ ਬੱਚੇ ਨੂੰ ਪਾਣੀ ਪਿਲਾਓ ਤਾਕਿ ਪਿਸ਼ਾਬ ਰਾਹੀ ਵਾਇਰਸ ਸਰੀਰ ਵਿੱਚੋਂ ਨਿਕਲ ਜਾਵੇ।
4. ਪੌਸ਼ਣ ਤੋਂ ਭਰਪੂਰ ਖਾਣਾ ਬੱਚੇ ਨੂੰ ਦਵੋ ਤਾਂਕਿ ਉਸ ਦੀ ਜਿਵਾਣੂਆਂ ਨਾਲ ਲੜਣ ਦੀ ਸਰੀਰਕ ਸ਼ਕਤੀ ਵਧੇ।
5. ਬੁਖਾਰ ਲਈ ਬੱਚੇ ਨੂੰ ਐਂਟੀਪਾਇਰੈਟਿਕ (ਪੈਰਾਸਿਟਾਮੋਲ) ਦੇ ਦਿਓ।
6. ਵਿਟਾਮਿਨ-ਏ ਦੀ ਖੁਰਾਕ ਉਮਰ ਦੇ ਅਨੁਸਾਰ ਹੀ ਦਵਾਓ।
7. ਸਿਹਤਮੰਦ ਬੱਚਿਆ ਨੂੰ ਰੋਗੀ ਤੋਂ ਦੂਰ ਰੱਖੋ ਤਾਕਿ ਲਾਗ ਫ਼ੈਲੇ ਨਾ।
8. ਜੇਕਰ ਬੱਚੇ ਦੀ ਹਾਲਤ ਵਿੱਚ ਸੁਧਾਰ ਨਾ ਦਿਖੇ ਤਾਂ ਛੇਤੀ ਡਾਕਟਰੀ ਸਲਾਹ ਲਈ ਜਾਓ।

III. ਟੀ.ਬੀ.

ਟੀ.ਬੀ. ਜਾ ਟਿਊਬਰਕੁਲੋਸਿਸ "ਮਾਈਕੋਬੈਕਰੀਰੀਅਮ ਟਿਊਬਰਕੁਲਾਏ" ਜਿਵਾਣੂ ਦਾ ਕਰਕੇ ਹੁੰਦੀ ਹੈ ਜਿਹੜੀ ਮੁੱਖ ਰੂਪ ਵਿੱਚ ਫ਼ੇਫ਼ੜਿਆਂ ਨੂੰ ਪ੍ਰਭਾਵਿਤ ਕਰਦੀ ਹੈ। ਇਹ ਕਿਸੇ ਵੀ ਉਮਰ ਵਿੱਚ ਹੋ ਸਕਦੀ ਹੈ।

- **ਕਾਰਨ** : ਮਾਈਕੋਬੈਕਟੀਰੀਅਮ ਟਿਊਬਰਕੁਲਾਏ
- **ਇਨਕਿਊਬੇਸ਼ਨ ਪੀਰੀਅਡ** : ਹਫ਼ਤੇ ਜਾ ਮਹੀਨੇ ਜਾ ਸਾਲ
- **ਇਨਫ਼ੈਕਟਿਵ ਪੀਰੀਅਡ** : ਇਲਾਜ ਲੈਣ ਤੋਂ ਬਾਅਦ ਲਾਗ 48 ਘੰਟਿਆਂ ਵਿੱਚ 90% ਘੱਟ ਜਾਂਦਾ ਹੈ।
- **ਫ਼ੈਲਣ ਦਾ ਤਰੀਕਾ** : ਖੰਘਣ ਜਾ ਨਿੱਛ ਮਾਰਨ ਨਾਲ ਜਾਂ ਜਾਨਵਰਾਂ ਦਾ ਕੱਚਾ ਦੁੱਧ ਪੀਣ ਨਾਲ।

ਚਿੰਨ੍ਹ/ਲੱਛਣ

- ਭਾਰ ਘੱਟਣਾ।
- ਬਾਰ-ਬਾਰ ਖੰਘ ਆਉਣਾ ਅਤੇ ਉਹ ਐਨਟੀਬਾਇਟਿਕ ਨਾਲ ਵੀ ਠੀਕ ਨਾ ਹੋਣੀ।
- ਹਲਕਾ ਬੁਖਾਰ।
- ਰਾਤ ਨੂੰ ਪਸੀਨਾ ਆਉਣਾ।
- ਚਿੜਚਿੜਾਪਣ।
- ਐਨੋਰੈਕਸੀਆ।
- ਜੇਕਰ ਟੀ.ਬੀ ਦਾ ਜਿਵਾਣੂ ਪੇਟ ਤੱਕ ਚਲਾ ਜਾਵੇ ਤਾਂ ਪੇਟ ਦਰਦ ਅਤੇ ਕਬਜ।
- ਜੇਕਰ ਦਿਮਾਗ ਵਿੱਚ ਟੀ.ਬੀ. ਜਿਵਾਣੂ ਚਲਾ ਜਾਵੇ ਤਾਂ ਉਲਟੀਆਂ ਜਾ ਚੱਕਰ ਆਉਣੇ।

ਰੋਕਥਾਮ

ਬੱਚੇ ਨੂੰ ਜਨਮ ਤੇ ਬੀ.ਸੀ. ਜੀ ਦਾਂ ਟੀਕਾ ਲਗਵਾਓ ਨਹੀਂ ਤਾਂ ਦੋ ਮਹੀਨੇ ਦੀ ਉਮਰ ਤੋਂ ਪਹਿਲਾ ਟੀਕਾ ਲਗਵਾਓ। ਦੋ ਹਫ਼ਤਿਆਂ ਤੋਂ ਵੱਧ ਖੰਘ ਹੋਵੇ ਤਾਂ ਤੁਰੰਤ ਜਾਂਚ ਕਰਵਾਓ ਜਿਵੇਂ ਬਲਗਮ ਦੀ ਜਾਂਚ, ਛਾਤੀ ਦਾ ਐਕਸਰੇ, ਮੌਨਟੁਕਸ ਟੈਸਟ, ਫ਼ਾਈਨ ਨੀਡਲ ਬਾਇਔਪਸੀ ਅਤੇ ਖ਼ੂਨ ਦੀ ਜਾਂਚ।

ਇਲਾਜ

- ਏ.ਟੀ.ਟੀ (ਐਂਟੀ ਟਿਊਬਰਕੁਲਰ ਟਰੀਟਮੈਂਟ) ਦੇ ਅਧੀਨ ਤਿੰਨ ਪੜਾਵਾਂ ਵਿੱਚ ਇਲਾਜ।
- ਅੱਜਕਲ DOTS ਥੈਰੇਪੀ ਨਾਲ ਤਿੰਨ ਪੜਾਵਾਂ ਵਿੱਚ ਦਵਾਈਆਂ ਦੇ ਕਰ ਉੱਪਚਾਰ ਕੀਤਾ ਜਾਂਦਾ ਹੈ।

  DOTS – ਡਾਇਰੈਕਟ ਔਬਜ਼ਰਵੇਸ਼ਨ ਟਰੀਟਮੈਂਟ ਸ਼ੌਰਟ ਟਰਮ।

DOTS ਵਿੱਚ ਸਿਹਤ ਅਧਿਕਾਰੀ ਆਪਣੇ ਸਾਹਮਣੇ ਮਰੀਜ਼ ਨੂੰ ਦਵਾਈ ਖਵਾਉਂਦੇ ਹਨ ਤਾਕਿ ਇੱਕ ਵੀ ਡੋਜ਼ ਰਹਿ ਨਾ ਜਾਵੇ। ਭਾਰਤ ਸਰਕਾਰ, WHO ਅਤੇ World Bank ਨੇ 1992 ਵਿੱਚ RNTP ਬਣਾਇਆ।

RNTP ਦੇ ਅਧੀਨ (ਰਿਵਾਈਜ਼ਡ ਨੈਸ਼ਨਲ ਟਿਊਬਰਕੁਲੋਸਿਸ ਪ੍ਰੋਗਰਾਮ) ਹੇਠ ਲਿੱਖੇ ਤਰੀਕੇ ਨਾਲ ਨਿਰੀਖਣ ਅਤੇ ਜਾਂਚ ਕੀਤੀ ਜਾਂਦੀ ਹੈ :

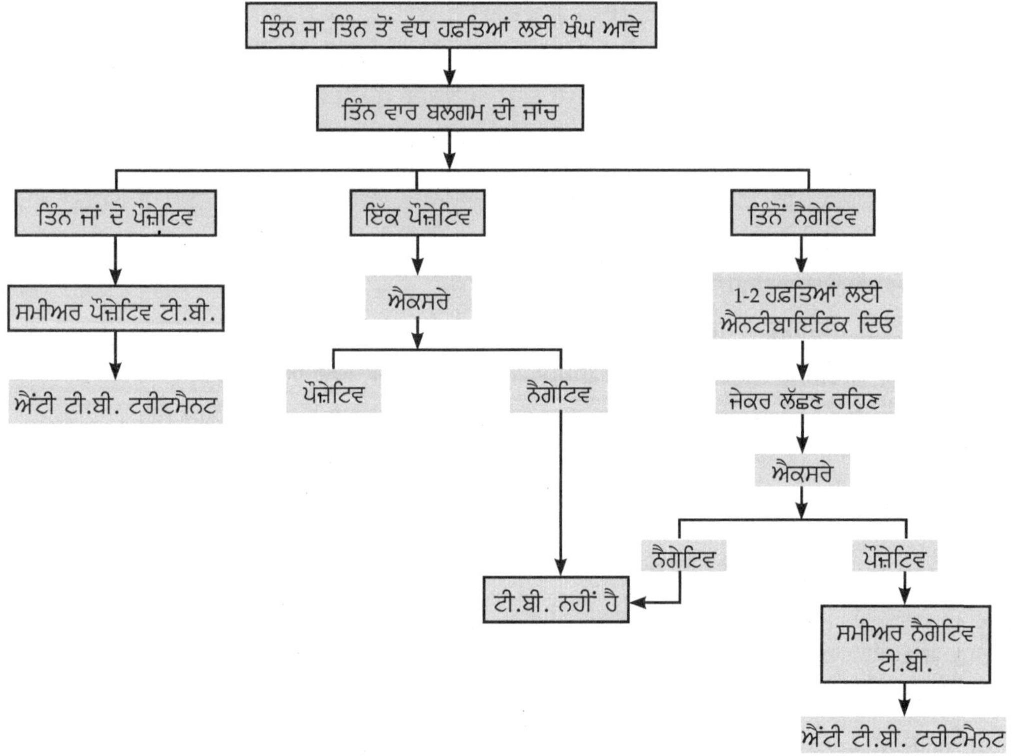

DOTS ਇੱਕ ਸਮਾਜਿਕ ਪ੍ਰੋਗਰਾਮ ਹੈ ਜਿਸ ਨਾਲ ਟੀ.ਬੀ. ਦਾ ਇਲਾਜ ਕੀਤਾ ਜਾਂਦਾ ਹੈ। ਇਹ ਨਿਗਰਾਨੀ ਵਿੱਚ ਦਿੱਤੇ ਇਲਾਜ ਅਤੇ ਕਮਿਊਨਿਟੀ ਤੇ ਅਧਾਰਿਤ ਦੇਖਭਾਲ ਅਤੇ ਸਹਾਇਤਾ ਦਾ ਸਮੂਹ ਹੈ। ਇਸ ਦੇ ਤਿੰਨ components ਹਨ ਜਿਸ ਦਾ ਕਰਕੇ ਟੀ.ਬੀ. ਦਾ ਇਲਾਜ ਪੱਧਰ ਵੱਧ ਗਿਆ ਹੈ। ਇਹ ਤਿੰਨ components ਹਨ :

1. ਲੋੜ ਅਨੁਸਾਰ ਮੈਡੀਕਲ ਇਲਾਜ

2. ਨਿਗਰਾਨੀ ਅਤੇ ਪ੍ਰੋਤਸਾਹਨ (ਸਿਹਤ ਸੰਬੰਧੀ ਜਾ ਹੋਰ ਅਧਿਕਾਰੀਆਂ ਰਾਹੀ)
3. ਰੋਗ ਸਥਿਤੀ ਦਾ ਨਿਰੀਖਣ ਸਿਹਤ ਸੇਵਾਵਾਂ ਨਾਲ

DOTS, ਪੈਰੀਫ਼ਿਰਲ ਅਧਿਕਾਰੀਆਂ ਰਾਹੀ ਦਿੱਤਾ ਜਾਂਦਾ ਹੈ ਜਿਵੇਂ MPHWs (ਮਲਟੀਪਰਪਸ ਹੈਲਥ ਵਰਕਰਸ), ਟੀਚਰ, ਆਂਗਨਵਾੜੀ ਅਧਿਕਾਰੀ, ਦਾਈ, ਜਿਹੜੇ ਪਹਿਲਾਂ ਟੀ.ਬੀ. ਦੇ ਮਰੀਜ਼ ਸਨ ਪਰ ਹੁਣ ਠੀਕ ਹਨ, ਸਮਾਜ ਸੇਵਕ ਆਦਿ ਇਨ੍ਹਾਂ ਨੂੰ "DOTS agent" ਕਹਿੰਦੇ ਹਨ ਅਤੇ ਇਨ੍ਹਾਂ ਨੂੰ ਇਸ ਕੰਮ ਲਈ ₹150 ਪ੍ਰਤੀ ਮਰੀਜ਼ ਇਨਸੈਨਟਿਵ ਮਿਲਦਾ ਹੈ।

DOTS ਕਿੰਨ੍ਹਾ ਪ੍ਰਭਾਵਸ਼ਾਲੀ ਹੋਵੇਗਾ ਇਹ ਪੰਜ ਤੱਤਾਂ ਤੇ ਨਿਰਭਰ ਕਰਦਾ ਹੈ :

1. ਰਾਜਨੀਤਿਕ ਵਾਦਾ
2. ਸਪੁਟਮ ਮਾਈਕਰੋਸਕੋਪੀ ਦੀ ਚੰਗੀ ਕਵਾਲਿਟੀ
3. ਸਿੱਧੀ ਨਿਗਰਾਨੀ ਵਿੱਚ ਇਲਾਜ
4. ਚੰਗੀ ਦਵਾਈਆਂ ਦੀ ਬਿਨਾਂ ਰੁਕੇ ਸਪਲਾਈ
5. ਜਵਾਬਦੇਹੀ।

ਦਵਾਈਆਂ ਹੇਠ ਲਿਖੇ ਅਨੁਸਾਰ ਹਨ :

1. (R) – Rifampicin
2. (H) – Isoniazid
3. (Z) – Pyrazenamide
4. (E) – Ethambutol
5. (S) – Streptomycin

ਰੋਗ ਦੀ ਗੰਭੀਰਤਾ ਦੇ ਅਨੁਸਾਰ, DOTS ਹੇਠ ਲਿਖੇ ਤਿੰਨ ਪੜਾਅਵਾਂ ਵਿੱਚ ਦਿੱਤਾ ਜਾਂਦਾ ਹੈ :

1. **ਪਹਿਲਾ ਪੜਾਅ** (I) :
   - ਜੇਕਰ ਫ਼ੇਫ਼ੜੇ ਵਿੱਚ ਗੰਭੀਰ ਰੋਗ ਹੋਵੇ ਤਾਂ –
     - $2(H.R.Z.E.)_3$
     - $2(H.R.Z.E.)_3$ (ਜਦੋਂ ਫ਼ੇਫ਼ੜੇਆਂ ਤੋਂ ਕਿਸੇ ਹੋਰ ਭਾਗ ਵਿੱਚ ਵੀ ਫ਼ੈਲ ਜਾਵੇ) — 6 ਮਹੀਨਿਆਂ ਲਈ

     Maximum level – $4(H.R.)_3$

     – $4(H.R.)_3$ (ਜਦੋਂ ਕਿਸੇ ਹੋਰ ਭਾਗ ਵਿੱਚ ਵੀ ਫ਼ੈਲ ਜਾਵੇ)
2. **ਦੂਸਰਾ ਪੜਾਅ** (II) :
   - ਫ਼ੇਰ ਤੋਂ ਟੀ.ਬੀ. ਹੋ ਜਾਵੇ (Relapse) ਜਾ ਇਲਾਜ ਸਫ਼ਲ ਨਾ ਹੋਵੇ ਤਾਂ –
     - $2(H.R.Z.E.)_3 + 1(H.R.Z.E.)_3$

     Maximum level – $5(H.R.E.)_3$ (ਰਿਲੈਪਸ, ਅਸਫ਼ਲ ਅਤੇ ਅਧੂਰੇ ਇਲਾਜ ਲਈ) — 8 ਮਹੀਨਿਆਂ ਲਈ
   - ਅਧੂਰਾ ਇਲਾਜ ਹੋਵੇ ਤਾਂ : $2(S.H.R.Z.E.)_3 + 1(H.R.Z.E.)_3$

3. **ਤੀਸਰਾ ਪੜਾਅ** (III) :
   - ਜਿਹੜੇ ਰੋਗੀ ਪੂਰੀ ਤਰ੍ਹਾਂ ਪ੍ਰਭਾਵਿਤ ਨਾ ਹੋਣ (ਫ਼ੇਫੜਿਆਂ ਵਿੱਚ ਘੱਟ ਪਾਣੀ ਭਰਿਆ ਹੋਵੇ ਤਾਂ –
     – 2$(H.R.Z.)_3$
     Maximum level – 4$(H.R.)_3$
   - ਫ਼ੇਫੜੇਆਂ ਤੋਂ ਇਲਾਵਾ ਜੇਕਰ ਰੋਗ ਫ਼ੈਲ ਜਾਵੇ ਤਾਂ –
     – 2$(H.R.Z.)_3$
     Maximum level – 4$(H.R.)_3$

   } 6 ਮਹੀਨਿਆਂ ਲਈ

IV. ਗਲਘੋਟੂ

ਇਸ ਨੂੰ ਅੰਗਰੇਜ਼ੀ ਵਿੱਚ ਡਿਪਥੀਰੀਆ ਕਹਿੰਦੇ ਹਨ।

ਗਲਘੋਟੂ "ਕੋਰਾਈਨੀ ਬੈਕਟੀਰੀਅਮ ਡਿਪਥੀਰੀ" ਨਾ ਦੇ ਜਿਵਾਣੂ ਦਾ ਕਰਕੇ ਇੱਕ ਤੋਂ ਪੰਜ ਸਾਲ ਦੇ ਬੱਚਿਆਂ ਵਿੱਚ ਹੁੰਦਾ ਹੈ ਜਿਹੜਾ ਕਿ ਟਾਨਸਿਲਸ ਅਤੇ ਸਾਹ ਦੀ ਨਾਲੀ ਨੂੰ ਪ੍ਰਭਾਵਿਤ ਕਰਦਾ ਹੈ।

- **ਕਾਰਨ** : ਕੋਰਾਈਨੀ ਬੈਕਟੀਰੀਅਮ ਡਿਪਥੀਰੀ
- **ਇਨਕਿਊਬੇਸ਼ਨ ਪੀਰੀਅਡ** : 2-6 ਦਿਨ
- **ਇਨਫ਼ੈਕਟਿਵ ਪੀਰੀਅਡ** : • ਰੋਗ ਦੇ ਲੱਛਣ ਸ਼ੁਰੂ ਹੋਣ ਦੇ 14-28 ਦਿਨਾਂ ਤੱਕ
  • ਇੱਕ ਸਾਲ ਤੱਕ ਬੱਚਾ ਕੈਰੀਅਰ ਹੁੰਦਾ ਹੈ।
- **ਫ਼ੈਲਣ ਦਾ ਤਰੀਕਾ** : ਖੰਘਣ ਅਤੇ ਨਿੱਛ ਮਾਰਨ ਨਾਲ।

ਚਿੰਨ੍ਹ/ਲੱਛਣ

- ਹਲਕਾ ਬੁਖਾਰ ਅਤੇ ਅਵਾਜ ਵਿੱਚ ਬਦਲਾਅ
- ਸਿਰ ਦਰਦ
- ਖੰਘ ਅਤੇ ਗਲੇ ਵਿੱਚ ਦੋਵੇਂ ਪਾਸੇ ਸੋਜ
- ਸਾਹ ਲੈਣ ਵਿੱਚ ਪਰੇਸ਼ਾਨੀ
- ਨਿਗਲਣ ਵਿੱਚ ਪਰੇਸ਼ਾਨੀ
- ਸਾਹ ਨਾਲੀ ਵਿੱਚ ਝਿੱਲੀ ਬਣ ਜਾਂਦੀ ਹੈ।

ਰੋਕਥਾਮ

ਉਮਰ ਅਨੁਸਾਰ ਡੀ.ਪੀ.ਟੀ. ਦਾ ਟੀਕਾ (1½ ਮਹੀਨੇ ਤੇ, 2½ ਮਹੀਨੇ ਤੇ, 3½ ਮਹੀਨੇ ਤੇ ਅਤੇ 1½ ਸਾਲ ਤੇ ਬੂਸਟਰ)।

ਇਲਾਜ

ਰੋਗੀ ਨੂੰ ਛੇਤੀ ਤੋਂ ਛੇਤੀ ਡਾਕਟਰ ਕੋਲ ਲੈ ਕੇ ਜਾਓ ਤਾਕਿ ਸਮੇ ਤੇ ਡੀ.ਟੀ. ਐਸ ਦੀ ਪੂਰੀ ਖੁਰਾਕ ਦਿੱਤੀ ਜਾ ਸਕੇ।

- ਐਂਟੀਬਾਇਟਿਕ ਐਰਿਥਰੋਮਾਈਸਿਨ ਜਾ ਪੈਨਸਿਲਿਨ 14 ਦਿਨਾਂ ਤੱਕ ਦਵੋ।
- ਰੋਗੀ ਦੇ ਸੰਪਰਕ ਵਿੱਚ ਆਉਣ ਵਾਲੇ ਵਿਅਕਤੀ ਨੂੰ ਵੀ 7 ਦਿਨਾਂ ਲਈ ਐਰਿਥਰੋਮਾਈਸਿਨ ਦਿਓ।
- ਮਰੀਜ਼ ਨੂੰ 2-3 ਹਫ਼ਤਿਆਂ ਲਈ ਆਰਾਮ ਕਰਵਾਓ।
- ਜੇਕਰ ਲਾਗ ਵੱਧ ਜਾਵੇ ਤਾਂ ਬੱਚੇ ਨੂੰ ਸਾਹ ਲੈਣ ਲਈ ਵੈਨਟੀਲੇਟਰ ਤੇ ਪਾਉਣਾ ਪੈਂਦਾ ਹੈ।

- ਜੇਕਰ ਲਾਗ ਦਿਲ, ਗੁਰਦੇ ਜਾ ਤੰਤੂ ਪ੍ਰਣਾਲੀ ਤੱਕ ਪਹੁੰਚ ਜਾਵੇ ਤਾਂ ਸ਼ਿਰਾ ਰਾਹੀ ਬੱਚੇ ਨੂੰ ਤਰਲ (ਫ਼ਲੂਇਡ), ਆਕਸੀਜਨ ਅਤੇ ਦਿਲ ਦੀਆਂ ਦਵਾਈਆਂ ਦੇਣੀਆਂ ਪੈਂਦੀਆ ਹਨ।
- ਜਿਹੜੇ ਠੀਕ ਹੋ ਚੁੱਕੇ ਹਨ ਉਨ੍ਹਾਂ ਨੂੰ ਵੀ ਡਿਪਥੀਰੀਆ ਵੈਕਸੀਨ ਦਾ ਪੂਰਾ ਕੋਰਸ ਕਰਵਾਓ ਤਾਕਿ ਦੁਬਾਰਾ ਡਿਪਥੀਰੀਆ ਹੋਣ ਦੇ ਮੌਕੇ ਘੱਟ ਜਾਣ।

V. ਕਾਲੀ ਖੰਘ (ਵੂਪਿੰਗ ਕੱਫ਼)

ਇਹ ਛੂਤ ਦੀ ਬਿਮਾਰੀ ਹੈ ਜਿਹੜੀ ਪੰਜ ਸਾਲ ਤੋਂ ਘੱਟ ਬੱਚਿਆ ਵਿੱਚ "ਪਰਟਿਊਸਿਸ ਬੈਸਿਲਾਈ" ਦਾ ਕਰਕੇ ਹੁੰਦੀ ਹੈ ਅਤੇ ਇਹ ਬੱਚਿਆਂ ਦੀ ਸਾਹ ਪ੍ਰਣਾਲੀ ਤੇ ਪ੍ਰਭਾਵ ਪਾਉਂਦੀ ਹੈ।

- **ਕਾਰਨ** : ਪਰਟਿਊਸਿਸ ਬੈਸਿਲਾਈ
- **ਇਨਕਿਊਬੇਸ਼ਨ ਪੀਰੀਅਡ** : 7-14 ਦਿਨ
- **ਇਨਫ਼ੈਕਟਿਵ ਪੀਰੀਅਡ** : ਪਹਿਲੀ ਅਤੇ ਦੂਜੀ ਅਵਸਥਾ
- **ਫ਼ੈਲਣ ਦਾ ਤਰੀਕਾ** : ਖੰਘ ਅਤੇ ਨਿੱਛ ਮਾਰਨ ਨਾਲ

ਚਿੰਨ੍ਹ/ਲੱਛਣ

1. **ਪਹਿਲੇ ਹਫ਼ਤੇ ਵਿੱਚ** :
   - ਖੰਘ
   - ਨੱਕ ਵਗਣਾ
   - ਹਲਕਾ ਬੁਖ਼ਾਰ
2. **ਦੂਜੇ ਹਫ਼ਤੇ ਵਿੱਚ** :
   - ਖੰਘ ਵੱਧ ਜਾਂਦੀ ਹੈ
   - ਸਾਹ ਵਿੱਚ ਪਰੇਸ਼ਾਨੀ
   - ਸਾਹ ਵਿੱਚ ਆਵਾਜ ਆਉਣੀ
   - ਖੰਘ ਦੇ ਨਾਲ ਬੱਚੇ ਦੇ ਚਿਹਰੇ ਦਾ ਰੰਗ ਨੀਲਾ ਪੈ ਜਾਂਦਾ ਹੈ
   - ਅੱਖਾਂ ਵਿੱਚ ਖੰਘਣ ਤੇ ਪਾਣੀ ਆਉਣਾ
   - ਖੰਘ ਨਾਲ ਉਲਟੀ ਵੀ ਆ ਸਕਦੀ ਹੈ
   - ਖੰਘ ਦੇ ਨਾਲ ਛਾਤੀ ਵਿੱਚੋਂ ਅਵਾਜ਼ ਨਾ ਵੀ ਆਵੇ ਤਾਂ ਵੀ ਇਹ ਨਹੀਂ ਕਿਹਾ ਜਾ ਸਕਦਾ ਕਿ ਬੱਚਾ ਠੀਕ ਹੈ
   - ਜੇਕਰ ਬੱਚਾ ਬਾਰ-ਬਾਰ ਖੰਘੀ ਜਾਵੇ ਤਾਂ ਕਾਲੀ ਖੰਘ ਵਾਸਤੇ ਇਲਾਜ ਕਰਨਾ ਚਾਹੀਦਾ ਹੈ।

ਰੋਕਥਾਮ

- ਕਾਲੀ ਖੰਘ ਤੋਂ ਬਚਾਅ ਲਈ ਡੀ.ਪੀ.ਟੀ ਦਾ ਟੀਕਾ 1½ ਮਹੀਨੇ, 2½ ਮਹੀਨੇ ਅਤੇ 1½ ਸਾਲ ਤੇ ਬੂਸਟਰ ਖੁਰਾਕ ਲਗਵਾਓ।

  (ਰਾਸ਼ਟਰੀ ਰੋਗ ਸੁਰੱਖਿਆ ਸੂਚੀ ਅਨੁਸਾਰ)

ਇਲਾਜ

- ਮਰੀਜ਼ ਨੂੰ ਹਸਪਤਾਲ ਵਿੱਚ ਦਾਖਲ ਕਰਾਓ ਅਤੇ ਉਸਨੂੰ ਐਂਟੀਬਾਇਟਿਕਸ, ਖੰਘ ਲਈ ਦਵਾਈ, ਆਕਸੀਜਨ, ਵੱਧ ਤੋਂ ਵੱਧ ਪਾਣੀ ਅਤੇ ਚੰਗੀ ਖ਼ੁਰਾਕ ਦਵੋ।

- ਮਰੀਜ਼ ਨੂੰ ਸਿਹਤਮੰਦ ਬੱਚਿਆ ਤੋਂ ਦੂਰ ਰੱਖੋ ਤਾਕਿ ਲਾਗ ਫ਼ੈਲ ਨਾ ਜਾਵੇ।
- ਇਹੋ ਜਿਹਾ ਵਾਤਾਵਰਨ ਮਰੀਜ਼ ਨੂੰ ਦਿਓ ਜਿਸ ਵਿੱਚ ਉਸ ਨੂੰ ਜ਼ਿਆਦਾ ਖੰਘ ਨਾ ਆਵੇ ਜਾ ਜਿਹੜਾ ਵਾਤਾਵਰਨ ਖੰਘ ਨੂੰ ਨਾ ਵਧਾਵੇ।
- ਮਰੀਜ਼ ਨੂੰ "ਐਕਟਿਵ ਇਮਿਊਨਾਈਜ਼ੇਸ਼ਨ" ਦਿਓ।
- ਜੇਕਰ ਬੱਚੇ ਨੂੰ ਉਲਟੀਆਂ ਆ ਰਹੀਆਂ ਹਨ ਤਾਂ ਉਸ ਨੂੰ ਸ਼ਿਰਾ ਰਾਹੀ ਖ਼ੁਰਾਕ ਦਿਓ ਅਤੇ ਤਰਲ ਪਦਾਰਥਾਂ ਤੋਂ ਸ਼ੁਰੂ ਕਰਕੇ ਹੌਲੀ ਹੌਲੀ ਸਾਧਾਰਨ ਖ਼ੁਰਾਕ ਮੂੰਹ ਰਾਹੀ ਦਿਓ। ਥੋੜੀ-ਥੋੜੀ ਦੇਰ ਬਾਅਦ ਅਤੇ ਅਸਾਨੀ ਨਾਲ ਪਚਾਈ ਜਾਣ ਵਾਲੀ ਖ਼ੁਰਾਕ ਹੀ ਦਵੋਂ (ਜਦੋਂ ਸ਼ਿਰਾ ਰਾਹੀ ਫ਼ਲੂਇਡ ਬੰਦ ਕਰ ਦਿੱਤਾ ਜਾਵੇ ਅਤੇ ਉਲਟੀਆਂ ਠੀਕ ਹੋ ਜਾਣ ਤਾਂ ਹੀ ਮੂੰਹ ਰਾਹੀ ਖ਼ੁਰਾਕ ਸ਼ੁਰੂ ਕਰੋ)।

VI. ਟੈਟਨਸ

ਟੈਟਨਸ ਤੰਤੂ ਪ੍ਰਣਾਲੀ ਦੀ ਬਿਮਾਰੀ ਹੈ ਜਿਹੜੀ "ਕਲੌਸਟ੍ਰੀਡਿਅਮ ਟੈਟਨਾਈ" ਜਿਵਾਣੂ ਦਾ ਕਰਕੇ 5-40 ਸਾਲ ਦੇ ਵਿਅਕਤੀਆਂ ਵਿਚ ਹੁੰਦੀ ਹੈ। ਇਸ ਨੂੰ "ਲੌਕ ਜੌ (Lock jaw) ਵੀ ਕਹਿੰਦੇ ਹਨ ਕਿਉਂਕਿ ਇਸ ਵਿੱਚ ਗਰਦਨ ਅਤੇ ਚਿਹਰੇ ਦੀਆਂ ਮਾਸਪੇਸ਼ੀਆਂ ਸੁੰਗੜ ਜਾਂਦੀਆ ਹਨ। ਜਦੋਂ ਨਵਜਾਤ ਸ਼ਿਸ਼ੂ ਵਿੱਚ ਟੈਟਨਸ ਹੋਵੇ ਤਾਂ ਉਸ ਨੂੰ "ਟੈਟਨਸ ਨਿਓਨੈਨਟੇਰਮ" ਕਹਿੰਦੇ ਹਨ।

- **ਕਾਰਨ :** ਕਲੌਸਟ੍ਰੀਡਿਅਮ ਟੈਟਨਾਈ
- **ਇਨਕਿਊਬੇਸ਼ਨ ਪੀਰੀਅਡ :** 3-21 ਦਿਨ (ਪਰੰਤੂ ਖਤਰਨਾਕ ਸਥਿਤੀ ਵਿੱਚ ਇਹ 1 ਦਿਨ ਤੋਂ ਮਹੀਨੇ ਤੱਕ ਹੋ ਸਕਦਾ ਹੈ)।
- **ਇਨਫ਼ੈਕਟਿਵ ਪੀਰੀਅਡ :** ਨਹੀਂ ਹੁੰਦਾ।
- **ਫ਼ੈਲਣ ਦਾ ਤਰੀਕਾ :** – ਜਦੋਂ ਦੂਸ਼ਿਤ ਚੀਜਾਂ ਜਿਵੇਂ ਮਰੀਜ਼ ਦੇ ਕੱਪੜੇ, ਪੱਟੀ ਜਾ ਔਜਾਰਾਂ ਰਾਹੀ ਜਿਵਾਣੂ ਦੂਜੇ ਸਿਹਤਮੰਦ ਵਿਅਕਤੀ ਵਿੱਚ ਸੱਟ, ਜ਼ਖ਼ਮ, ਡਿਲਿਵਰੀ, ਮਾਹਵਾਰੀ, ਵੱਗਦੇ ਕੰਨ ਜਾ ਜਲਣ ਨਾਲ ਚਲੇ ਜਾਂਦੇ ਹਨ।
  - ਮਿੱਟੀ, ਘੱਟਾ, ਗੋਹਾ, ਲਿੱਦ ਵਿੱਚ ਜਿਵਾਣੂ ਰਹਿੰਦਾ ਹੈ ਅਤੇ ਬੱਚੇ ਨੂੰ ਜੇਕਰ ਸੱਟ ਲੱਗੇ ਜਾ ਉਹ ਇਹੋ ਜਿਹੇ ਵਾਤਾਵਰਨ ਵਿੱਚ ਖੇਡਦਾ ਹੋਇਆ ਡਿੱਗ ਜਾਵੇ ਤਾਂ ਉਸ ਵਿੱਚ ਜਿਵਾਣੂ ਜਾ ਸਕਦੇ ਹਨ।
  - ਇਹ ਟੌਕਸਿਨਸ (ਜ਼ਹਿਰ) ਪੈਦਾ ਕਰਦਾ ਹੈ ਅਤੇ ਉਸ ਦੇ ਰਾਹੀ ਹੀ ਤੰਤੂ ਪ੍ਰਣਾਲੀ ਨੂੰ ਪ੍ਰਭਾਵਿਤ ਕਰਦਾ ਹੈ।

ਚਿੰਨ੍ਹ/ਲੱਛਣ

- ਮੂੰਹ ਖੋਲ੍ਹਣ ਵਿੱਚ ਪਰੇਸ਼ਾਨੀ।
- ਸਰੀਰ ਕਮਾਨ ਦੀ ਤਰ੍ਹਾਂ ਮੁੜ੍ਹ ਜਾਂਦਾ ਹੈ।
- ਜਬਾੜੇ ਦੀਆਂ ਮਾਸਪੇਸ਼ੀਆਂ ਆਕੜ ਜਾਂਦੀਆ ਹਨ।
- ਬੱਚਾ ਦੁੱਧ ਚੁੰਘ ਨਹੀਂ ਪਾਉਂਦਾ।
- ਦਰਦ।
- ਸਾਹ ਰੁੱਕਣਾ।
- ਤੇਜ਼ ਆਵਾਜ, ਤੇਜ਼ ਰੌਸ਼ਨੀ ਜਾ ਹੱਥ ਲਾਉਣ ਤੇ ਦੌਰਾ ਪੈ ਸਕਦਾ ਹੈ।

ਰੋਕਥਾਮ

- ਬੱਚਿਆਂ ਨੂੰ ਰਾਸ਼ਟਰੀ ਰੋਗ ਸੁਰੱਖਿਆ ਸੂਚੀ ਅਨੁਸਾਰ ਡੀ.ਪੀ.ਟੀ., ਡੀ.ਟੀ. ਅਤੇ ਟੀ.ਟੀ. ਲਗਵਾਓ।

- ਜ਼ਖ਼ਮ ਹੋਣ ਜਾ ਸੱਟ ਲੱਗੇ ਤਾਂ ਡਿਟੌਲ ਜਾ ਸੈਵਲੌਨ ਵਰਗੇ ਜਿਵਾਣੂ ਨਾਸ਼ਕ ਜਾਂ ਸਾਬਣ ਨਾਲ ਸਾਫ਼ ਕਰੋ।
- ਦਾਈਆਂ ਤੋਂ ਡਿਲਿਵਰੀ ਨਾ ਕਰਵਾਓ।
- ਗਰਭਵਤੀ ਔਰਤਾਂ ਨੂੰ ਗਰਭ ਅਵਸਥਾ ਦੌਰਾਨ ਟੀ.ਟੀ. ਦਾ ਟੀਕਾ ਡਾਕਟਰੀ ਸਲਾਹ ਅਨੁਸਾਰ ਦਿਓ। (ਪਹਿਲੇ ਗਰਭ ਵਿੱਚ ਡਾਕਟਰ ਟੈਟਨਸ ਦੀ ਦੋ ਖ਼ੁਰਾਕਾਂ ਲਈ ਗਰਭਵਤੀ ਔਰਤ ਨੂੰ ਕਹਿੰਦੇ ਹਨ। ਪਹਿਲੀ ਖ਼ੁਰਾਕ ਉਸ ਸਮੇ ਤੇ ਦਿੰਦੇ ਹਨ ਜਦੋਂ ਹੀ ਗਰਭ ਧਾਰਨ ਦੀ ਪੁਸ਼ਟੀ ਹੁੰਦੀ ਹੈ ਅਤੇ ਦੂਜੀ ਖ਼ੁਰਾਕ, ਪਹਿਲੀ ਖ਼ੁਰਾਕ ਤੋਂ 4-8 ਹਫ਼ਤਿਆਂ ਬਾਅਦ ਦਿੰਦੇ ਹਨ। ਕਈ ਡਾਕਟਰ ਕਹਿੰਦੇ ਹਨ ਕਿ ਬੱਚਾ ਹੋਣ ਦੀ ਸੰਭਾਵਿਤ ਤਾਰੀਖ ਤੋਂ 4 ਹਫ਼ਤੇ ਪਹਿਲੇ ਦੇਣੀ ਚਾਹੀਦੀ ਹੈ। WHO ਦੇ ਅਨੁਸਾਰ ਤੀਜੀ ਖ਼ੁਰਾਕ ਦੂਜੀ ਖ਼ੁਰਾਕ ਤੋਂ 6 ਹਫ਼ਤਿਆ ਬਾਅਦ ਜੇਕਰ ਦਿੱਤੀ ਜਾਵੇ ਤਾਂ ਇਸ ਨਾਲ 5 ਸਾਲਾਂ ਲਈ ਟੈਟਨਸ ਤੋਂ ਬੱਚਿਆ ਜਾ ਸਕਦਾ ਹੈ।

ਇਲਾਜ

- ਮਰੀਜ਼ ਨੂੰ ਛੇਤੀ ਡਾਕਟਰ ਕੋਲ ਲੈ ਕੇ ਜਾਓ ਤਾਕਿ ਸਮੇਂ ਤੇ ਇਲਾਜ ਕੀਤਾ ਜਾ ਸਕੇ।
- ਤੇਜ ਆਵਾਜ਼ ਅਤੇ ਤੇਜ ਰੌਸ਼ਨੀ ਵਾਲੇ ਕਮਰੇ ਵਿੱਚ ਬੱਚੇ ਨੂੰ ਨਾ ਰੱਖੋ ਕਿਉਂਕਿ ਇਸ ਨਾਲ ਬੱਚਾ ਉੱਤੇਜਿੱਤ ਹੋ ਜਾਵੇਗਾ ਅਤੇ ਉਸਨੂੰ ਦੌਰਾ ਪੈ ਸਕਦਾ ਹੈ।
- ਜ਼ਖ਼ਮ ਨੂੰ ਸਾਫ਼ ਰੱਖੋ।
- ਮਰੀਜ਼ ਨੂੰ ਬਾਰ-ਬਾਰ ਹੱਥ ਨਾ ਲਗਾਓ।
- ਐਨਟੀਬਾਇਟਿਕ ਦਵੋ।
- ਜ਼ਖ਼ਮ ਵਿੱਚ ਸੂਈ ਨਾ ਮਾਰੋ, ਇਸ ਨਾਲ ਰੋਗੀ ਦੀ ਮਾਸਪੇਸ਼ੀਆਂ ਦਾ spasm ਹੋ ਜਾਂਦਾ ਹੈ ਅਤੇ ਰੋਗੀ ਨੂੰ ਝੱਟਕੇ ਲੱਗ ਸਕਦੇ ਹਨ।
- ਬੱਚੇ ਨੂੰ ਆਰਾਮ ਕਰਵਾਉਣ ਲਈ ਡਾਈਜ਼ੀਪਾਮ ਦਵਾਈ ਸ਼ਿਰਾਂ ਰਾਹੀ ਦਿਓ।
- ਬੱਚੇ ਨੂੰ ਹਿਊਮਨ ਟੈਟਨਸ ਇਮਿਓਨੋਗਲੋਬਿਊਲਿਨ ਦਿਓ ਜਿਸ ਨਾਲ ਉਸ ਨੂੰ ਐਕਟਿਵ ਇਮਿਊਨਿਟੀ ਮਿਲਦੀ ਹੈ।

ਅਸੰਕ੍ਰਾਮਕ ਰੋਗ

ਜਿਹੜੇ ਰੋਗ ਇੱਕ ਵਿਅਕਤੀ ਤੋਂ ਦੂਜੇ ਵਿਅਕਤੀ ਵਿੱਚ ਨਹੀਂ ਫ਼ੈਲਦੇ।

I. ਸਰੀਰਕ ਕਿਰਿਆ ਦੇ ਅਸੰਤੁਲਨ ਨਾਲ ਹੋਣ ਵਾਲੇ ਰੋਗ

A. **ਬੁਖ਼ਾਰ :** ਇਸ ਨੂੰ ਪਾਇਰੈਕਸੀਆ ਵੀ ਕਹਿੰਦੇ ਹਨ। ਜਦੋਂ ਸਰੀਰ ਦਾ ਤਾਪਮਾਨ ਸਾਧਾਰਨ ਤਾਪਮਾਨ (37°C ਜਾਂ 98.4°F) ਤੋਂ ਵੱਧ ਜਾਵੇ ਤਾਂ ਇਸ ਨੂੰ ਪਾਇਰੈਕਸੀਆ ਕਹਿੰਦੇ ਹਨ। ਇਹ ਕਈ ਬਿਮਾਰੀਆਂ ਦਾ ਲੱਛਣ ਹੈ।

ਕਿਸਮਾਂ

ਬੁਖਾਰ ਦੀਆਂ ਹੇਠ ਲਿੱਖਿਆਂ ਚਾਰ ਕਿਸਮਾਂ ਹਨ :

1. **ਲੋ ਪਾਇਰੈਕਸੀਆ (ਘੱਟ ਬੁਖ਼ਾਰ) :** 37.1°C ਤੋਂ 38.4°C
2. **ਮੌਡਰੇਟ ਪਾਇਰੈਕਸੀਆ (ਨਾ ਬਹੁਤਾ ਵੱਧ ਨਾ ਘੱਟ) :** 38.4°C – 39.5°C
3. **ਹਾਏ ਪਾਇਰੈਕਸੀਆ (ਜ਼ਿਆਦਾ ਬੁਖ਼ਾਰ) :** 39.5°C – 40.6°C
4. **ਹਾਈਪਰ ਪਾਇਰੈਕਸੀਆ (ਬਹੁਤ ਜ਼ਿਆਦਾ ਬੁਖ਼ਾਰ) :** 40.6°C ਤੋਂ ਵੱਧ

ਕਾਰਨ

- ਪਾਣੀ ਦੀ ਘਾਟ
- ਗਰਮ ਵਾਤਾਵਰਨ
- ਲਾਗ ਜਿਵੇਂ ਮਲੇਰੀਆ, ਮੈਨਿਨਜਾਈਟਿਸ, ਟਾਇਫ਼ਾਇਡ ਆਦਿ।
- ਦਿਮਾਗ ਦੇ ਹਾਈਪੋਥੈਲਮਸ ਭਾਗ ਤੇ ਸੱਟ।
- ਦਵਾਈਆਂ ਦਾ ਦੁਸ਼ਟਪ੍ਰਭਾਵ, ਜ਼ਹਿਰ (ਟੌਕਸਿਨਸ), ਵੈਕਸੀਨਸ ਜਾ ਕੈਮੀਕਲਜ਼ ਆਦਿ ਨਾਲ।
- ਬਿਮਾਰੀਆਂ ਜਿਵੇਂ ਲੁਕੀਮੀਆ, ਸਿਸਟੈਮਿਕ ਲਿਊਪਸ ਐਰਿਥਮਟੋਸੱਸ, ਟੀ.ਬੀ., ਰਿਊਮੈਟਿਕ ਬੁਖ਼ਾਰ ਆਦਿ।

ਚਿੰਨ੍ਹ ਅਤੇ ਲੱਛਣ

- ਸੁੱਖੀ, ਗਰਮ ਚਮੜੀ
- ਪਾਣੀ ਦੀ ਸਰੀਰ ਵਿੱਚ ਕਮੀ
- ਪਿਆਸ ਲੱਗਦੀ ਹੈ
- ਉਲਟੀਆਂ
- ਭੁੱਖ ਘੱਟ ਜਾਣੀ
- ਸਿਰ ਦਰਦ
- ਸਰੀਰ ਵਿੱਚ ਦਰਦ
- ਪੀਲਾ ਪਿਸ਼ਾਬ
- ਸਰੀਰ ਟੁੱਟਣਾ
- ਨਾੜੀ ਗਤੀ ਅਤੇ ਸਾਹ ਗਤੀ ਵੱਧਣਾ
- ਤਰੇੜੀਆਂ
- ਡਿਲੀਰੀਅਮ
- ਬੇਹੋਸ਼ੀ
- ਦੌਰੇ

ਇਲਾਜ

- ਪਹਿਲਾਂ ਲੱਛਣਾਂ ਦੇ ਆਧਾਰ ਤੇ ਇਲਾਜ ਕੀਤਾ ਜਾ ਸਕਦਾ ਹੈ ਪਰੰਤੂ ਸਹੀ ਕਾਰਨ ਲੱਭਣਾ ਅਤੇ ਸਮੇਂ ਤੇ ਇਲਾਜ ਸ਼ੁਰੂ ਕਰਨਾ ਵੀ ਬਹੁਤ ਜ਼ਰੂਰੀ ਹੈ।
- ਬੱਚਿਆਂ ਨੂੰ ਐਨਟੀਬਾਇਟਿਕ ਨਾ ਦਿਓ ਕਿਉਂਕਿ ਇਹ ਉਨ੍ਹਾਂ ਲਈ ਖਤਰਨਾਕ ਹੋ ਸਕਦੀਆਂ ਹਨ।
- ਬੱਚਿਆਂ ਦਾ ਸਿਹਤ ਇਤਿਹਾਸ ਲਵੋ ਜਿਸ ਵਿੱਚ ਪੁੱਛੋ ਕਿ ਬੱਚੇ ਨੂੰ ਕਿੰਨ੍ਹੇ ਸਮੇ ਤੋਂ ਬੁਖ਼ਾਰ ਹੈ ਅਤੇ ਬੁਖ਼ਾਰ ਦੇ ਨਾਲ ਕੋਈ ਹੋਰ ਲੱਛਣ ਹਨ ਜਾਂ ਨਹੀਂ ਜਿਵੇਂ ਦੌਰੇ, ਖੰਘ ਅਤੇ ਜੁਖ਼ਾਮ।
- ਬੱਚੇ ਨੂੰ ਪਾਣੀ ਦੀਆਂ ਪੱਟੀਆਂ ਕਰੋ।
- ਬੱਚੇ ਦੇ ਕਮਰੇ ਦਾ ਪੱਖਾ ਚਲਾ ਦਿਓ ਅਤੇ ਖਿੜਕੀਆਂ ਦਰਵਾਜੇ ਖੋਲ ਦਿਓ ਤਾਕਿ ਤਾਜੀ ਹਵਾ ਕਮਰੇ ਵਿੱਚ ਆਵੇ।

- ਬੱਚੇ ਨੂੰ ਬੁਖ਼ਾਰ ਘੱਟ ਕਰਨ ਦੀ ਦਵਾਈ ਦਿਓ (ਐਨਟੀਪਾਇਰੈਟਿਕ) ਜਿਵੇਂ ਪੈਰਾਸੀਟਾਮੋਲ 10-15 ਮਿਲੀਗ੍ਰਾਮ ਪ੍ਰਤੀ ਭਾਰ ਕਿਲੋਗ੍ਰਾਮ ਵਿੱਚ। ਜਦੋਂ ਸਰੀਰ ਦਾ ਤਾਪਮਾਨ 38.5°C ਜਾ 101°F ਤੋਂ ਵੱਧ ਜਾਵੇ ਤਾਂ ਪੈਰਾਸੀਟਾਮੋਲ ਫ਼ਿਰ ਤੋਂ ਦੇ ਦਿਓ।
- ਬੱਚੇ ਨੂੰ ਆਰਾਮ ਕਰਨ ਦਿਓ।
- ਬੱਚੇ ਨੂੰ ਹਲਕੀ, ਤਰਲ ਅਤੇ ਅਸਾਨੀ ਨਾਲ ਪਚਾਉਣ ਵਾਲੀ ਖ਼ੁਰਾਕ ਦਿਓ।
- ਜਿਨ੍ਹਾਂ ਜ਼ਿਆਦਾ ਹੋ ਸਕੇ ਉਨ੍ਹਾਂ ਵੱਧ ਪਾਣੀ ਬੱਚੇ ਨੂੰ ਪਿਲਾਓ।
- ਬੱਚੇ ਦੀ ਸਰੀਰਕ ਸਫ਼ਾਈ ਦਾ ਵੀ ਖਿਆਲ ਰੱਖੋ ਜਿਵੇਂ ਮੂੰਹ ਦੀ ਸਫ਼ਾਈ, ਚਮੜੀ ਦੀ ਸਫ਼ਾਈ ਅਤੇ ਬੱਚੇ ਨੂੰ ਸੂਤੀ ਕੱਪੜੇ ਪਹਿਨਾਓ ਤਾਕਿ ਪਸੀਨਾ ਕੱਪੜੇ ਸੋਖ ਲੈਣ।
- ਬੱਚੇ ਦੇ ਕਮਰੇ ਵਿੱਚ ਖਿਡੌਣੇ ਅਤੇ ਉਸ ਦੀ ਪਸੰਦ ਦੀ ਹੋਰ ਚੀਜ਼ਾਂ ਰੱਖ ਦਿਓ ਤਾਂਕਿ ਉਸਨੂੰ ਹਸਪਤਾਲ ਵਿੱਚ ਵੀ ਘਰ ਜਿਹਾ ਲੱਗੇ।
- ਸਮੇਂ ਸਮੇਂ ਤੇ ਬੱਚੇ ਦਾ ਤਾਪਮਾਨ, ਨਾੜੀ ਗਤੀ ਅਤੇ ਸਾਹ ਗਤੀ ਮਾਪਦੇ ਰਹੋ।
- ਸਰੀਰ ਦਾ ਤਾਪਮਾਨ ਰੋਜ਼ ਇੱਕੋ ਸਮੇ ਤੇ ਅਤੇ ਇੱਕੋ ਤਰੀਕੇ ਨਾਲ ਚੰਗੀ ਤਰ੍ਹਾਂ ਲਵੋ।
- ਛੇਤੀ ਤੋਂ ਛੇਤੀ ਕਾਰਨ ਦਾ ਪਤਾ ਕਰਕੇ ਉਚਿੱਤ ਇਲਾਜ ਕਰੋ।

B. **ਉਲਟੀਆਂ** : ਬਚਪਨ ਵਿੱਚ ਉਲਟੀਆਂ ਇੱਕ ਆਮ ਲੱਛਣ ਹੈ। ਇਹ ਮਿਹਦੇ, ਆਂਤੜੀਆ ਅਤੇ ਪੇਟ ਨਾਲ ਸੰਬੰਧਿਤ ਬਿਮਾਰੀਆਂ ਦਾ ਲੱਛਣ ਹੈ ਜਿਸ ਵਿੱਚ ਪੇਟ ਜਾ ਆਂਤੜੀਆ ਵਿੱਚ ਪਿਆ ਭੋਜਨ ਮੂੰਹ ਰਾਹੀ force ਨਾਲ ਵਾਪਿਸ ਆ ਜਾਂਦਾ ਹੈ।

ਉਲਟੀਆਂ ਦੇ ਕਾਰਨ

- ਨਵਜਾਤ ਸ਼ਿਸ਼ੂ ਜੇਕਰ :
  - ਗਰਭ ਦਾ ਪਾਣੀ (ਐਮਨਿਓਟਿਕ ਫਲੂਏਡ) ਨਿਗਲ ਜਾਵੇ।
  - ਖ਼ੂਨ ਨਿਗਲ ਜਾਵੇ।
  - ਦੁੱਧ ਪਿਲਾਉਣ ਦਾ ਤਰੀਕਾ ਗਲਤ ਹੋਵੇ ਤਾਂ ਹਵਾ ਨਿਗਲ ਜਾਵੇ।
  - ਦਵਾਈਆਂ ਦੇ ਦੁਸ਼ਪ੍ਰਭਾਵ ਨਾਲ।
- ਜੇਕਰ ਬੱਚਾ ਬਹੁਤ ਜ਼ਿਆਦਾ ਰੋਵੇ, ਓਵਰ ਫ਼ੀਡਿੰਗ ਕਰਵਾਈ ਹੋਵੇ ਜਾ ਬੱਚੇ ਨੂੰ ਪਹਿਲੀ ਵਾਰੀ ਸਖ਼ਤ ਆਹਾਰ ਖਿਲਾਇਆ ਹੋਵੇ।
- ਜਬਰਦਸਦੀ ਬੱਚੇ ਨੂੰ ਖਿਲਾਉਣਾ।
- ਭਾਵਨਾਤਮਿਕ ਅਵਿਵਸਥਾ (ਡਿਸਆਡਰ) ਜਿਵੇਂ ADHD।
- ਡਰ
- ਕੋਈ ਗੰਦੀ ਚੀਜ ਵੇਖ ਕੇ ਜਾ ਸੁੰਘ ਕੇ।
- ਲਾਗ ਨਾਲ ਜਿਵੇਂ ਜਨਮ ਦੇ ਰਸਤੇ ਦੀ ਲਾਗ, ਸੈਪਟੀਸੀਮੀਆ, ਪੇਟ ਦਾ ਲਾਗ, ਮੈਨਿਨਜਾਈਟਿਸ, ਕੰਨ ਦਾ ਲਾਗ ਆਦਿ।
- ਯਾਂਤ੍ਰਿਕ ਕਾਰਨ (ਮਕੈਨਿਕਲ ਕਾਰਨ) ਜਿਵੇਂ ਜਮਾਂਦਰੂ ਹਾਈਪਰਟ੍ਰੋਫ਼ਿਕ ਪਾਈਲੋਰਿਕ ਸਟੀਨੋਸਿਸ, ਡਿਓਡਨਲ ਐਟਰੀਜ਼ੀਆ, ਹਿਆਈਟਲ ਹਰਨੀਆ ਆਦਿ।

- ਪਾਚਨ-ਪ੍ਰਣਾਲੀ ਸੰਬੰਧਿਤ ਜਿਵੇਂ ਹਾਈਡਰੋਸਿਫ਼ੈਲਸ, ਬਰਥ ਐਸਫ਼ਿਕਸੀਆ ਆਦਿ।
- ਪਾਚਨ-ਪ੍ਰਣਾਲੀ ਸੰਬੰਧਿਤ ਜਿਵੇਂ ਸ਼ੂਗਰ, ਯੂਰੀਮੀਆ, ਕੋਲੀਮੀਆ (cholemia) ਆਦਿ।
- ਜ਼ਹਿਰੀਲੇ ਪਦਾਰਥਾਂ (Toxins) ਸੰਬੰਧੀ ਜਿਵੇਂ ਫ਼ੂਡ ਪੌਇਜ਼ਨਿੰਗ।
- ਮਾਨਸਿਕ ਰੋਗ ਜਿਵੇਂ ਐਨੋਰੈਕਸੀਆ ਬੁਲੀਮੀਆ।

ਨਿਰੀਖਣ

- ਕਾਰਨ ਲੱਭੋ।
- ਵਿਸਤਾਰ ਵਿੱਚ ਬੱਚੇ ਦਾ ਸਿਹਤ ਇਤਿਹਾਸ ਲਵੋ।
- ਬੱਚੇ ਦਾ ਸਰੀਰਕ ਨਿਰੀਖਣ ਕਰੋ।
- ਲੋੜੀਦੀ ਜਾਂਚ ਕਰੋ।

ਇਲਾਜ

- ਜੇਕਰ ਗਲਤ ਤਰੀਕੇ ਨਾਲ ਫ਼ੀਡਿੰਗ ਜਾ ਬੱਚੇ ਦਾ ਕੋਈ ਵੀ ਤਰਲ ਪਦਾਰਥ (ਗਰਭ ਦਾ ਪਾਣੀ, ਖ਼ੂਨ) ਨਿਗਲਣ ਨਾਲ ਜਾ ਜ਼ਿਆਦਾ ਰੋਣ ਨਾਲ ਉਲਟੀਆਂ ਹੁੰਦੀਆਂ ਹਨ ਤਾਂ ਉਸ ਦੇ ਲਈ ਇਲਾਜ ਕਰਨਾ ਜ਼ਰੂਰੀ ਨਹੀਂ ਹੈ। ਬੱਚੇ ਨੂੰ ਸਿਰਫ਼ ਘੁੱਟ-ਘੁੱਟ ਕਰਕੇ ਪਾਣੀ ਪਿਲਾ ਦਿਓ।
- ਮਾਤਾ-ਪਿਤਾ ਨੂੰ ਫ਼ੀਡਿੰਗ ਦੇ ਸਹੀ ਤਰੀਕਿਆਂ ਬਾਰੇ ਸਮਝਾਓ ਅਤੇ ਹੌਂਸਲਾ ਦਿਓ।
- ਜੇਕਰ ਨਵਜਾਤ ਸ਼ਿਸ਼ੂ ਦੇ ਪੇਟ ਵਿੱਚ ਜ਼ਿਆਦਾ ਗਰਭ ਦਾ ਪਾਣੀ ਚਲਾ ਗਿਆ ਹੈ ਤਾਂ ਨਾਰਮਲ ਸੇਲਾਈਨ ਨਾਲ ਪੇਟ ਦੀ ਸਫ਼ਾਈ ਕਰੋ।
- ਲਾਗ ਦਾ ਇਲਾਜ ਕਰਨ ਲਈ ਐਂਟੀਬਾਇਟਿਕਸ ਦਿਓ।
- ਉਲਟੀਆਂ ਨਾਲ ਹੋਈ ਪਾਣੀ ਦੀ ਕਮੀ ਨੂੰ ਪੂਰਾ ਕਰਨ ਲਈ ਰੀਹਾਇਡਰੇਸ਼ਨ ਘੋਲ ਬੱਚੇ ਨੂੰ ਦਵੋ। ਜੇਕਰ ਸਰੀਰ ਵਿੱਚ ਪਾਣੀ ਦੀ ਬਹੁਤ ਜ਼ਿਆਦਾ ਕਮੀ ਆ ਗਈ ਹੈ ਤਾਂ ਹਸਪਤਾਲ ਵਿੱਚ ਬੱਚੇ ਨੂੰ ਭਰਤੀ ਕਰੋ ਅਤੇ ਸ਼ਿਰਾਂ ਰਾਹੀ ਤਰਲ ਪਦਾਰਥ ਅਤੇ ਐਂਟੀਇਮੇਟਿੱਕ (ਉਲਟੀਆਂ ਰੋਕਣ ਲਈ) ਦਵਾਈਆਂ ਦਿਓ ਅਤੇ ਕਾਰਨ ਲੱਭ ਕੇ ਉਸ ਦੇ ਅਨੁਸਾਰ ਰੋਗ ਦਾ ਇਲਾਜ ਸ਼ੁਰੂ ਕਰੋ।

C. **ਕਬਜ਼ :** ਇਹ ਬਹੁਤ ਆਮ ਸਮੱਸਿਆ ਹੈ ਜਿਹੜੀ ਬੱਚਿਆਂ ਵਿੱਚ ਵੇਖੀ ਜਾਂਦੀ ਹੈ। ਇਸ ਵਿੱਚ ਸੁੱਕਾ ਅਤੇ ਸਖ਼ਤ ਮਲ ਪੀੜ ਅਤੇ ਪਰੇਸ਼ਾਨੀ ਨਾਲ ਕਦੀ ਕਦੀ ਆਉਦਾ ਹੈ।

ਕਬਜ਼ ਦੇ ਕਾਰਨ

- ਭੁੱਖੇ ਰਹਿਣਾ ਜਾ ਲੋੜ ਤੋਂ ਘੱਟ ਖਾਣਾ ਖਾਣਾ।
- ਕੁਪੋਸ਼ਣ ਨਾਲ।
- ਘੱਟ ਪਾਣੀ ਪੀਣਾ ਜਾ ਸਰੀਰ ਵਿੱਚ ਪਾਣੀ ਦੀ ਕਮੀ ਹੋਣ ਨਾਲ।
- ਆਰਟੀਫ਼ਿਸ਼ਲ ਫ਼ੀਡਿੰਗ ਨਾਲ (ਬੋਤਲ ਨਾਲ ਦੁੱਧ ਪਿਲਾਉਣਾ)।
- ਸਖ਼ਤ ਖ਼ੁਰਾਕ ਦੇਰ ਨਾਲ ਸ਼ੁਰੂ ਕਰਨੀ।
- ਵੱਡੇ ਬੱਚਿਆਂ ਦੇ ਖਾਣੇ ਵਿੱਚ ਰੇਸ਼ੇਦਾਰ ਖ਼ੁਰਾਕ ਦੀ ਕਮੀ।
- ਖ਼ੁਰਾਕ ਵਿੱਚ ਵੱਧ ਪ੍ਰੋਟੀਨ ਅਤੇ ਘੱਟ ਕਾਰਬੋਹਾਈਡਰੇਟ ਅਨੁਪਾਤ।

- ਖ਼ਰਾਬ ਟਾਇਲੇਟ ਟ੍ਰੇਨਿੰਗ।
- ਗੰਦੇ ਟਾਇਲੇਟ।
- ਗਲਤ ਆਦਤਾਂ।
- ਕਸਰਤ ਨਾ ਕਰਨਾ।
- ਭਾਵਨਾਤਮਿਕ ਕਾਰਨ ਜਿਵੇਂ ਡਰ ਜਾ ਘਬਰਾਹਟ।
- ਲੰਬੇ ਸਮੇ ਤੋਂ ਚੱਲ ਰਹੀ ਬਿਮਾਰੀ ਦਾ ਕਰਕੇ ਪੱਠਿਆਂ ਦੇ ਢਿੱਲੇ ਹੋਣ ਨਾਲ।
- ਲੰਬੇ ਸਮੇ ਲਈ ਉਲਟੀਆਂ।
- ਬਿਮਾਰੀਆਂ ਜਿਵੇਂ ਸਿਸਟਿਕ ਫ਼ਾਈਬਰੋਸਿਸ, ਮਿਕੋਨਿਅਮ ਈਲਿਅਸ, ਰੀੜ ਦੀ ਹੱਡੀ ਦੀ ਸੱਟ ਆਦਿ।

ਲੱਛਣ

- ਪੇਟ ਵਿੱਚ ਗੈਸ (ਫ਼ਲੈਚੁਲੈਂਸ)
- ਪੇਟ ਵਿੱਚ ਪਰੇਸ਼ਾਨੀ
- ਐਨੋਰੈਕਸੀਆ (ਭੁੱਖ ਨਾ ਲੱਗਣਾ)
- ਉਬਾਕੀਆਂ (ਨੌਜ਼ੀਆ)
- ਉਲਟੀਆਂ
- ਸਿਰ ਦਰਦ
- ਨੀਂਦ ਨਾ ਆਉਣਾ
- ਮਲਨਾਲੀ ਵਿੱਚ ਦਰਦ (ਰੈਕਟਲ ਪੇਨ)।

ਨਿਰੀਖਣ

- Bowel pattern ਦਾ ਇਤਿਹਾਸ।
- ਸਰੀਰਕ ਨਿਰੀਖਣ।
- ਲਬਾਰਟਰੀ ਟੈਸਟ ਜਿਵੇਂ ਖ਼ੂਨ ਦੀ ਜਾਂਚ, ਪਿਸ਼ਾਬ ਅਤੇ ਮਲ ਦੀ ਜਾਂਚ।
- ਬੇਰੀਅਸ ਅਨੀਮਾ ਨਾਲ ਜਾਂਚ।
- ਪੇਟ ਦੀ ਅਲਟ੍ਰਾਸੋਨੋਗਰਾਫ਼ੀ।

ਇਲਾਜ

- ਮਾਤਾ-ਪਿਤਾ ਨੂੰ ਕਬਜ਼ ਦੇ ਕਾਰਨ ਬਾਰੇ ਸਮਝਾਓ ਅਤੇ ਉਹ ਕਿਸ ਤਰ੍ਹਾਂ ਦੀ ਕਬਜ਼ ਹੈ ਇਹ ਵੀ ਦੱਸੋ ਅਤੇ ਉਨ੍ਹਾਂ ਨੂੰ ਹੌਂਸਲਾ ਦਿਓ।
- ਵੱਧ ਤੋਂ ਵੱਧ ਪਾਣੀ ਬੱਚੇ ਨੂੰ ਪਿਲਾਓ।
- ਸੰਪੂਰਣ ਆਹਾਰ ਬੱਚੇ ਨੂੰ ਦਿਓ ਜਿਸ ਵਿੱਚ ਰੇਸ਼ੇਦਾਰ ਪਦਾਰਥ ਵੱਧ ਮਾਤਰਾ ਵਿੱਚ ਹੋਣ ਅਤੇ ਕਾਰਬੋਹਾਇਡਰੇਟਸ ਦੀ ਮਾਤਰਾ ਵੀ ਵੱਧ ਹੋਵੇ।
- ਬੱਚੇ ਨੂੰ ਇੱਕ ਨਿਰਧਾਰਿਤ ਸਮੇਂ ਤੇ ਰੋਜ਼ ਮਲ ਤਿਆਗਣ ਦੀ ਆਦਤ ਪਾਓ।
- ਪਖਾਨਾ ਸਾਫ਼ ਰੱਖੋ।

- ਬੱਚੇ ਦੀ ਸਰੀਰਕ ਸਫ਼ਾਈ ਦਾ ਧਿਆਨ ਰੱਖੋ।
- ਲੋੜ ਪੈਣ ਤੇ ਅਨੀਮਾ ਅਤੇ ਬੱਤੀ (suppository) ਵੀ ਦੇ ਸਕਦੇ ਹੋ।
- ਜੇ ਸਥਿਤੀ ਖ਼ਰਾਬ ਹੋ ਜਾਵੇ ਤਾਂ ਬੱਚੇ ਨੂੰ ਹਾਪਤਾਲ ਲੈ ਜਾਓ।
- ਮਾਤਾ-ਪਿਤਾ ਨੂੰ ਕਬਜ਼ ਦੀ ਰੋਕਥਾਮ ਬਾਰੇ ਆਸਾਨ ਤਰੀਕਿਆਂ ਬਾਰੇ ਦੱਸੋ।

D. **ਐਲਰਜੀ :** ਸਰੀਰ ਵਿੱਚ ਜਦੋਂ ਕੋਈ ਬਾਹਰਲੀ ਵਸਤੂ ਪਰਵੇਸ਼ ਕਰਦੀ ਹੈ ਤਾਂ ਸਾਡਾ ਸਰੀਰ ਪ੍ਰਤੀਕਿਰਿਆ ਦਿੰਦਾ ਹੈ ਪਰੰਤੂ ਜੇਕਰ ਇਸ ਪ੍ਰਤੀਕਿਰਿਆ ਨਾਲ ਆਪਣੇ ਹੀ ਸਰੀਰ ਉੱਤੇ ਧੱਫੜ ਪੈ ਜਾਣ ਜਾ ਚਮੜੀ ਤੇ ਜਲਣ ਹੋਵੇ ਜਾ ਲਗਾਤਾਰ ਨਿੱਛਾਂ ਆਈ ਜਾਣ ਤਾਂ ਉਸਨੂੰ ਐਲਰਜੀ ਕਹਿੰਦੇ ਹਨ।

ਐਲਰਜੀ ਕਰਣ ਵਾਲੇ ਪਦਾਰਥ (ਐਲਰਜਨਸ)

- ਖਾਣ ਦੀਆਂ ਚੀਜ਼ਾ ਜਿਵੇਂ ਖੁੰਬਾਂ
- ਦਵਾਈਆਂ
- ਜਾਨਵਰਾਂ ਦੇ ਵਾਲ
- ਖੰਬ
- ਘੱਟਾ-ਮਿੱਟੀ
- ਕੀੜੇ ਦੇ ਕੱਟਣ ਨਾਲ
- ਲਾਗ
- ਪਰਾਗ (ਪੋਲਨ)
- ਤੇਲ
- ਸ਼ਿੰਗਾਰ ਸਮਗਰੀ (ਕੌਸਮੈਟਿਕਸ) ਜਿਵੇਂ ਪਾਉਡਰ।

ਚਿੰਨ੍ਹ ਅਤੇ ਲੱਛਣ

- ਚਮੜੀ ਲਾਲ ਹੋ ਜਾਂਦੀ ਹੈ
- ਸੋਜ (ਅਡੀਮਾ)
- ਚਮੜੀ ਤੋਂ ਸੇਕ ਨਿਕਲਣਾ
- ਧੱਫ਼ੜ
- ਨਿੱਛਾਂ
- ਖੰਘ
- ਨੱਕ ਬੰਦ
- ਸਾਹ ਲੈਣ ਤੇ ਸੀਟੀਆਂ ਵਰਗੀ ਆਵਾਜ਼ (ਵੀਜ਼ਿੰਗ)।

ਇਲਾਜ

- ਐਲਰਜਨ ਤੋਂ ਦੂਰ ਕਰੋ।
- ਦਵਾਈਆਂ ਦਿਓ ਜਿਵੇਂ ਐਪਿਨੈਫ਼ਰੀਨ।
- ਬਾਰ-ਬਾਰ ਥੋੜੀ-ਥੋੜੀ ਐਲਰਜਨ ਦੇ ਟੀਕੇ ਦੇ ਕੇ ਸਰੀਰ ਨੂੰ ਉਸ ਦੀ ਆਦਤ ਪਾ ਦਿਓ ਜਿਸ ਨਾਲ ਭਵਿੱਖ ਵਿੱਚ ਐਲਰਜਨ ਨਾਲ ਐਲਰਜੀ ਨਹੀਂ ਹੋਵੇਗੀ। ਇਸ ਨੂੰ Desensitization ਕਹਿੰਦੇ ਹਨ। ਇਸ ਵਿੱਚ ਐਲਰਜਨ

ਦੀ ਥੋੜੀ ਖ਼ੁਰਾਕ ਦਾ ਟੀਕਾ ਸ਼ੁਰੂਆਤ ਵਿੱਚ ਦਿੰਦੇ ਹਨ ਅਤੇ ਹੌਲੀ ਹੌਲੀ ਖ਼ੁਰਾਕ ਵਧਾਈ ਜਾਂਦੀ ਹੈ। ਇਹ ਤੱਦ ਤੱਕ ਕਰਦੇ ਹਨ ਜੱਦ ਤੱਕ ਮਰੀਜ਼ ਵਿੱਚ ਸਹਿਣ ਦੀ ਸ਼ਕਤੀ ਨਾ ਬਣ ਜਾਵੇ।

E. **ਮਿਰਗੀ ਦਾ ਦੌਰਾ :** ਇਹ ਇੱਕ ਤੰਤੂ ਪ੍ਰਣਾਲੀ ਦਾ ਰੋਗ ਹੈ ਜਿਹੜਾ ਕਿਸੇ ਵੀ ਉਮਰ ਵਿੱਚ ਹੋ ਸਕਦਾ ਹੈ। ਇਸ ਵਿੱਚ ਬਾਰ-ਬਾਰ, ਥੋੜੇ-ਥੋੜੇ ਸਮੇ ਲਈ, ਵਿਸਫ਼ੋਟਿਕ ਤੰਤੂ ਪ੍ਰਣਾਲੀ ਵਿੱਚ ਅਵਿਵਸਥਾ (ਡਿਸਟਰਬੈਨਸ) ਆ ਜਾਂਦੀ ਹੈ। ਇਹ ਅਵਿਵਸਥਾ Neuron ਦੀ ਅਸਾਧਾਰਨ electric signal ਦਾ ਕਰਕੇ ਆਉਂਦੀ ਹੈ ਜਿਸ ਦਾ ਕਰਕੇ ਤੰਤੂ ਪ੍ਰਣਾਲੀ ਠੀਕ ਤਰ੍ਹਾਂ ਕੰਮ ਨਹੀਂ ਕਰ ਪਾਉਂਦੀ।

ਕਾਰਨ

- ਪ੍ਰਸਵ ਦੇ ਸਮੇਂ ਬੱਚੇ ਦੇ ਦਿਮਾਗ ਤੇ ਸੱਟ ਲੱਗਣ ਨਾਲ।
- ਬੱਚੇ ਦੇ ਦਿਮਾਗ ਦੀ ਬਣਤਰ ਵਿੱਚ ਖ਼ਰਾਬੀ।
- ਜਨਮ ਤੇ ਬੱਚੇ ਵਿੱਚ ਕੈਲਸ਼ੀਅਮ ਜਾਂ ਗਲੁਕੋਜ਼ ਦੀ ਕਮੀ ਹੋਵੇ।
- ਲਾਗ ਜਿਵੇਂ ਮੈਨਿਨਜਾਈਟਿਸ, ਐਨਸੈਫ਼ਲਾਈਟਸ ਆਦਿ।
- ਬੁਖ਼ਾਰ ਦਾ ਕਰਕੇ ਦੌਰੇ (ਕੰਨਵਲਜ਼ਨਸ)।
- ਦਵਾਈਆਂ ਦਾ ਦੁਸ਼ਟਪ੍ਰਭਾਵ।
- ਡਰਗ ਐਬਿਊਜ਼।
- ਦਿਮਾਗ ਵਿੱਚ ਟਿਊਮਰ।
- ਖ਼ੂਨ ਦਾ ਉੱਚਾ ਦੌਰਾ।
- ਅਗਿਆਤ ਕਾਰਨਾਂ ਕਰਕੇ।
- ਖਣਿਜ ਪਦਾਰਥਾਂ ਦੀ ਘਾਟ।

ਚਿੰਨ੍ਹ/ਲੱਛਣ

- ਵਿਵਹਾਰਿਕ ਪਰਿਵਰਤਨ ਜਿਵੇਂ ਜ਼ੋਰ ਨਾਲ ਚਿਲਾਉਣਾ।
- ਜ਼ਮੀਨ ਤੇ ਢਿੱਗ ਜਾਣਾ।
- ਮਰੀਜ ਦੇ ਹੱਥ ਅਤੇ ਪੈਰ ਅਜੀਬ ਤਰ੍ਹਾਂ ਨਾਲ ਕੰਬਣਾ ਸ਼ੁਰੂ ਕਰ ਦਿੰਦੇ ਹਨ।
- ਮੂੰਹ ਵਿੱਚੋਂ ਝੱਗ ਆਉਣਾ।
- ਜੀਭ ਦੰਦਾਂ ਦੇ ਵਿੱਚ ਆ ਕੇ ਕੱਟ ਜਾਂਦੀ ਹੈ।
- ਸਾਹ ਲੈਣ ਦੀ ਕਿਰੀਆ ਅਨਿਯਮਿਤ ਹੋ ਜਾਂਦੀ ਹੈ।
- ਮਰੀਜ ਬੇਹੋਸ਼ ਹੋ ਜਾਂਦਾ ਹੈ।
- ਦੌਰੇ ਦੇ ਬਾਅਦ ਮਰੀਜ਼ ਨੂੰ ਥਕਾਨ ਲੱਗਦੀ ਹੈ।

ਮਿਰਗੀ ਦੀਆਂ ਕਿਸਮਾਂ

ਇਹ ਦੋ ਤਰ੍ਹਾਂ ਦਾ ਹੈ :

1. ਅੱਧੇ (Partial)
2. ਪੂਰੇ (Complete)

Partial seizures ਦਿਮਾਗ ਦੇ ਇੱਕ ਹਿੱਸੇ ਵਿੱਚ ਸ਼ੁਰੂ ਹੋ ਕੇ ਸਰੀਰ ਦੇ ਬਾਕੀ ਹਿੱਸਿਆਂ ਵਿੱਚ ਫ਼ੈਲ ਜਾਂਦੇ ਹਨ ਅਤੇ ਮਰੀਜ਼ ਆਪਣਾ ਹੋਸ਼ ਖੋ ਦਿੰਦਾ ਹੈ। ਇਸ ਵਿੱਚ ਮਰੀਜ਼ ਸਾਫ਼-ਸਾਫ਼ ਨਹੀਂ ਬੋਲ ਪਾਉਂਦਾ ਅਤੇ ਰੁੱਕ-ਰੁੱਕ ਕੇ ਬੋਲਦਾ ਹੈ।

Complete seizures ਵਿੱਚ ਦਿਮਾਗ ਪੂਰੀ ਤਰ੍ਹਾਂ ਪ੍ਰਭਾਵਿਤ ਹੁੰਦਾ ਹੈ। ਇਸ ਵਿੱਚ ਦੌਰਾ ਹਲਕਾ ਜਾ ਤੇਜ਼ ਹੋ ਸਕਦਾ ਹੈ। ਇਸ ਦੇ ਨਾਲ ਮਰੀਜ਼ ਦੀਆਂ ਮਾਸਪੇਸੀਆਂ ਵਿੱਚ ਖਿੱਚ ਪੈ ਜਾਂਦੀ ਹੈ, ਮੂੰਹ ਵਿੱਚ ਝੱਗ ਆ ਜਾਂਦਾ ਹੈ ਅਤੇ ਸਰੀਰ ਦਾ ਥੱਲ੍ਹੇ ਦਾ ਹਿੱਸਾ ਅਤੇ ਹੱਥ-ਪੈਰ ਆਕੜ ਜਾਂਦੇ ਹਨ।

ਰੋਕਥਾਮ

- ਸਭ ਤੋਂ ਪਹਿਲਾਂ ਲੋਕਾਂ ਦੇ ਅੰਧਵਿਸ਼ਵਾਸ ਅਤੇ ਅਗਿਆਨਤਾ ਨੂੰ ਸਿਹਤ ਸਿੱਖਿਆ ਰਾਹੀ ਦੂਰ ਕਰੋ ਕਿਉਂਕਿ ਕਈ ਲੋਕਾਂ ਦਾ ਮੰਨਣਾ ਹੈ ਕਿ ਇਹ ਜਾਦੂ-ਟੋਨੇ ਨਾਲ ਠੀਕ ਹੁੰਦੀ ਹੈ ਜਾ ਫ਼ਿਰ ਮਰੀਜ ਨੂੰ ਪਿਆਜ ਜਾ ਜੁੱਤੀ ਸੁੰਘਾਉਂਦੇ ਹਨ ਅਤੇ ਉਸ ਦੇ ਮੂੰਹ ਤੇ ਪਾਣੀ ਦੀਆਂ ਛਿੱਟਾਂ ਮਾਰਦੇ ਹਨ।
- ਇਸ ਤੋਂ ਇਲਾਵਾ ਜਿੰਨ੍ਹੀਂ ਛੇਤੀ ਹੋ ਸਕੇ CT scan ਅਤੇ E.E.G. ਰਾਹੀ ਕਾਰਨ ਦਾ ਪਤਾ ਲਗਾ ਕੇ ਇਲਾਜ ਸ਼ੁਰੂ ਕਰਨਾ ਚਾਹਿਦਾ ਹੈ ਤਾਕਿ ਦੌਰਿਆਂ ਨੂੰ ਰੋਕਿਆ ਜਾ ਸਕੇ।

ਇਲਾਜ

- ਦੌਰੇ ਦੇ ਦੌਰਾਨ ਮਰੀਜ ਨੂੰ ਸਿੱਧਾ ਲਿਟਾਓ।
- ਮਰੀਜ਼ ਦੇ ਕੱਪੜੇ ਢਿੱਲੇ ਕਰੋ।
- ਉਸ ਦੇ ਸਿਰ ਨੂੰ ਇੱਕ ਪਾਸੇ ਨੂੰ ਕਰ ਲਵੋ ਤਾਕਿ ਮੂੰਹ ਵਿੱਚ ਬਣਿਆ ਝੱਗ ਸਾਹ ਦੀ ਨਾਲੀ ਵਿੱਚ ਨਾ ਚਲਾ ਜਾਵੇ।
- ਮਰੀਜ਼ ਨੂੰ ਛੇਤੀ ਹਾਪਤਾਲ ਲੈ ਕੇ ਜਾਓ।
- ਮਰੀਜ਼ ਨੂੰ ਮਿਰਗੀ ਠੀਕ ਕਰਣ ਲਈ ਦਵਾਈਆਂ ਦਿਓ ਜਿਵੇਂ ਫ਼ੀਨੋਬਾਰਬੀਟੋਨਸ, ਵੈਲਪ੍ਰੋਇਟ, ਕਾਰਬਾਮਿਜ਼ਿਪੀਨ, ਫ਼ੈਨੀਟੌਇਨ ਆਦਿ।
- ਦੌਰੇ ਦੌਰਾਨ ਬੱਚੇ ਨੂੰ ਨਾ ਫ਼ੜੋ ਨਾ ਹੀ ਦੌਰੇ ਨੂੰ ਰੋਕਣ ਦੀ ਕੋਸ਼ਿਸ਼ ਕਰੋ ਕਿਉਂਕਿ ਦੌਰੇ ਦੌਰਾਨ ਹੱਥਾਂ-ਪੈਰਾਂ ਨੂੰ ਜੇਕਰ ਘੁੱਟ ਕੇ ਫ਼ੜਿਆ ਜਾਵੇ ਤਾਂ ਬੱਚੇ ਦੀ ਹੱਡੀ ਟੁੱਟ ਸਕਦੀ ਹੈ।
- ਦੌਰੇ ਦੇ ਦੌਰਾਨ ਬੱਚੇ ਦੇ ਆਲੇ-ਦੁਆਲੇ ਭੀੜ ਨਾ ਪਾਓ ਤਾਂਕਿ ਤਾਜੀ ਹਵਾ ਬੱਚੇ ਕੋਲ ਪਹੁੰਚ ਸਕੇ।
- ਬੱਚੇ ਦੇ ਦੰਦਾਂ ਵਿੱਚ ਕੱਪੜਾ ਜਾਂ ਪੁੱਠਾ ਚਮਚਾ ਰੱਖ ਦਿਓ ਤਾਕਿ ਉਸ ਦੀ ਜੀਭ ਪਿੱਛੇ ਡਿੱਗ ਕੇ ਦੌਰਿਆ ਦੌਰਾਨ ਉਸ ਦੀ ਸਾਹ ਦੀ ਨਾਲੀ ਨੂੰ ਨਾ ਬੰਦ ਕਰ ਦਵੇ ਅਤੇ ਉਸ ਦੀ ਜੁਬਾਨ ਦੰਦਾ ਵਿੱਚ ਆ ਕੇ ਕੱਟ ਨਾ ਜਾਵੇ।
- ਮਾਤਾ-ਪਿਤਾ ਨੂੰ ਦੱਸੋ ਕਿ ਬੱਚੇ ਨੂੰ ਸਹੀ ਤਰੀਕੇ ਨਾਲ ਅਤੇ ਸਹੀ ਸਮੇਂ ਤੇ ਦਵਾਈ ਦੇਣ।
- ਦੌਰੇ ਤੋਂ ਬਾਅਦ ਬੱਚੇ ਨੂੰ Orientation ਦਿਓ ਕਿਉਂਕਿ ਉਸ ਨੂੰ ਕੁੱਝ ਵੀ ਯਾਦ ਨਹੀਂ ਹੋਵੇਗਾ।
- ਬੱਚੇ ਦੀ ਖ਼ੁਰਾਕ ਨੂੰ ਵੀ ਬਦਲਣਾ ਜ਼ਰੂਰੀ ਹੈ। ਬੱਚੇ ਨੂੰ ਕਾਰਬੋਹਾਈਡਰੇਟਸ ਨਾ ਦਿਓ ਅਤੇ ਨਾ ਹੀ ਸ਼ਿਰਾਂ ਰਾਹੀ ਡੈਕਸਟਰੋਸ ਦਿਓ। ਬੱਚੇ ਨੂੰ ਖ਼ੁਰਾਕ ਵਿੱਚ ਪ੍ਰੋਟੀਨ ਅਤੇ ਫ਼ੈਟ (ਵਸਾ) ਦਿਓ।
- ਨਰਸ ਨੂੰ ਚਾਹੀਦਾ ਹੈ ਕਿ ਮਾਤਾ-ਪਿਤਾ ਨੂੰ ਇਹ ਵੀ ਦੱਸੇ ਕਿ ਬੱਚੇ ਨੂੰ ਦੌਰੇ ਦੌਰਾਨ ਸੁਰਖਿਅਤ ਰੱਖਣਾ ਕਿੰਨ੍ਹਾਂ ਜ਼ਰੂਰੀ ਹੈ। ਇਸ ਦੇ ਲਈ ਬੱਚੇ ਦੇ ਬਿਸਤਰ ਦੀਆਂ side rails ਉੱਤੇ ਕਰਨੀਆਂ ਜ਼ਰੂਰੀ ਹਨ ਅਤੇ ਕਮਰੇ ਵਿੱਚ ਜਿੰਨ੍ਹਾ ਵੀ ਸਮਾਨ ਹੈ ਜਿਸ ਦੇ ਨਾਲ ਬੱਚੇ ਨੂੰ ਸੱਟ ਲੱਗ ਸਕਦੀ ਹੈ ਉਹ ਵੀ ਕਮਰੇ ਵਿੱਚੋਂ ਹਨ ਜ਼ਰੂਰੀ ਹੈ।
- ਮਾਤਾ-ਪਿਤਾ ਨੂੰ ਇਹ ਵੀ ਦੱਸੋ ਕਿ ਜਦੋਂ ਦੌਰਾ ਪੈਂਦਾ ਹੈ ਉਹ ਇਹ ਧਿਆਨ ਰੱਖਣ ਕਿ ਦੌਰਾ ਕਿੰਨ੍ਹਾਂ ਕਾਰਕਾਂ ਦਾ ਕਰਕੇ ਹੋਇਆ, ਕਿੰਨ੍ਹੇ ਸਮੇ ਲਈ ਦੌਰਾ ਆਇਆ, ਦੌਰੇ ਦੌਰਾਨ ਬੱਚੇ ਦਾ ਵਿਵਹਾਰ ਕਿਹੋ ਜਿਹਾ ਸੀ ਅਤੇ ਦੌਰੇ ਤੋਂ ਬਾਅਦ ਮਰੀਜ ਦੀ ਪ੍ਰਤੀਕਿਰਿਆ ਕੀ ਸੀ।

II. ਵਾਤਾਵਰਨ ਸੰਬੰਧੀ

A. **Poisoning :** ਬੱਚਿਆਂ ਵਿੱਚ ਇਹ ਆਮਤੌਰ ਤੇ ਵੇਖਿਆ ਜਾਂਦਾ ਹੈ। ਇਹ ਜ਼ਹਿਰੀਲਾ ਪਦਾਰਥ ਖਾਣ ਨਾਲ, ਸੁੰਘਣ ਨਾਲ, ਸੂਈ ਨਾਲ ਜਾਂ ਚਮੜੀ ਤੇ ਸਿੱਧਾ ਲੱਗਣ ਨਾਲ ਹੋ ਸਕਦੀ ਹੈ। ਪੰਜ ਸਾਲ ਤੋਂ ਘੱਟ ਬੱਚਿਆਂ ਵਿੱਚ ਇਹ ਜ਼ਿਆਦਾ ਵੇਖਣ ਨੂੰ ਮਿਲਦੀ ਹੈ। ਇੱਕੋ ਵਾਰ ਜ਼ਹਿਰਾਲਾ ਪਦਾਰਥ ਖਾਣ ਨਾਲ ਜਾ ਲੰਬੇ ਸਮੇ ਲਈ ਜ਼ਹਿਰੀਲੇ ਪਦਾਰਥ ਦੀ ਥੋੜੀ-ਥੋੜੀ ਮਾਤਰਾ ਦੇ ਸੰਪਰਕ ਵਿੱਚ ਆਉਂਣ ਨਾਲ ਵੀ ਇਹ ਹੋ ਸਕਦੀ ਹੈ।

ਆਮਤੌਰ ਤੇ ਪਾਏ ਜਾਣ ਵਾਲੇ ਜ਼ਹਿਰੀਲੇ ਪਦਾਰਥ

1. **ਰਸਾਇਣਿਕ ਪਦਾਰਥ :**
   - ਕੈਰੋਸੀਨ (ਮਿੱਟੀ ਦਾ ਤੇਲ)
   - ਦਵਾਈਆਂ
   - ਐਸਿਡਸ
   - ਕੀਟਾਣੂਨਾਸ਼ਕ
   - ਸ਼ਿੰਗਾਰ ਸਮਗਰੀ
   - ਪੇਂਟ
   - ਬਲੀਚ
2. ਜ਼ਹਿਰੀਲੇ ਬੀਜ ਜਾ ਪੌਦੇ
3. ਜਾਨਵਰਾਂ ਜਾ ਕੀੜਿਆਂ ਦੇ ਕੱਟਣ ਨਾਲ
4. ਕਾਰਬਨ ਮੋਨੋਆਕਸਾਈਡ (ਸਟੋਵ, ਅਵਨ, ਹੀਟਰ, ਅੰਗੀਠੀਆਂ ਆਦਿ ਦੀ ਵਰਤੋ ਨਾਲ)
5. ਗੈਸ, ਘੱਟਾ, ਸੱਪਰੇ ਆਦਿ ਨਾਲ Inhalational poisoning

ਰੋਕਥਾਮ

- ਜ਼ਹਿਰੀਲੇ ਪਦਾਰਥ ਬੱਚਿਆਂ ਦੀ ਪਹੁੰਚ ਤੋਂ ਦੂਰ ਰੱਖੋ।
- ਬੱਚਿਆਂ ਨੂੰ ਆਪਣੀ ਨਿਗਰਾਨੀ ਵਿੱਚ ਰੱਖੋ।
- ਬੱਚਿਆਂ ਨੂੰ ਅਨੁਸ਼ਾਸਨ ਵਿੱਚ ਰੱਖੋ।
- ਬੱਚਿਆਂ ਨੂੰ ਸਟੋਵ, ਅਵਨ, ਅੰਗੀਠੀਆਂ ਆਦਿ ਤੋਂ ਦੂਰ ਰੱਖੋ।
- ਬੱਚੇ ਨੂੰ ਕਦੀ ਇਹ ਨਾ ਕਹੋ ਕਿ ਦਵਾਈਆਂ ਦਾ ਸੁਆਦ ਟਾੱਫ਼ੀ ਵਰਗਾ ਹੈ।
- ਧਿਆਨ ਰੱਖੋ ਕਿ ਤੁਹਾਡੇ ਪਰਸ ਜਾ ਤੁਹਾਡੇ ਘਰ ਆਏ ਹੋਏ ਪ੍ਰਹੁਣੇ ਦੇ ਪਰਸ ਨੂੰ ਬੱਚਿਆਂ ਕੋਲ ਨਾ ਛੱਡ ਕੇ ਜਾਓ ਖਾਸਤੌਰ ਤੇ ਜੇ ਉਸ ਵਿੱਚ ਵਿੱਚ ਦਵਾਈਆਂ ਹਨ।
- ਦਵਾਈਆਂ ਨੂੰ ਹਮੇਸ਼ਾ ਉਨ੍ਹਾਂ ਦੇ ਹੀ ਡੱਬਿਆਂ ਵਿੱਚ ਰੱਖੋ ਤਾਕਿ ਬੱਚੇ ਗਲਤੀ ਨਾਲ ਉਸ ਨੂੰ ਨਾ ਖਾ ਲੈਣ।
- ਤੁਹਾਡੇ ਘਰ ਕਿਹੜੀਆਂ ਅਤੇ ਕਿੰਨ੍ਹੀਆਂ ਦਵਾਈਆਂ ਹਨ ਇਸ ਦਾ ਖਿਆਲ ਰੱਖੋ।
- ਕਦੀ ਵੀ ਘਰ ਸਾਫ਼ ਕਰਨ ਵਾਲੀ ਫ਼ਰਨੈਲ ਕਿਸੇ ਪੁਰਾਣੀ ਸੋਡੇ ਵਾਲੀ ਬੋਤਲ ਵਿੱਚ ਨਾ ਪਾਓ ਕਿਉਂਕਿ ਬੱਚਾ ਉਸ ਨੂੰ ਸੋਡਾ ਸਮਝ ਕੇ ਪੀ ਸਕਦਾ ਹੈ।
- ਕਦੀ ਵੀ ਕੌਕਰੋਚ ਮਾਰਨ ਦੀ ਜਾਂ ਚੂਹੇ ਮਾਰਨ ਦੀ ਦਵਾਈ ਫ਼ਰਸ਼ ਤੇ ਨਾ ਪਾਓ।

- ਅਲਮਾਰੀਆਂ ਦੇ ਤਾਲੇ ਚੰਗੀ ਤਰ੍ਹਾਂ ਬੰਦ ਹੋਣੇ ਚਾਹੀਦੇ ਹਨ।
- ਮੂੰਹ ਸਾਫ਼ ਕਰਨ ਵਾਲੇ ਪਦਾਰਥ (ਮਾਊਥ ਵਾਸ਼) ਵੀ ਬੱਚਿਆਂ ਦੀ ਪਹੁੰਚ ਤੋਂ ਦੂਰ ਰੱਖੋ।
- ਲੈਡ ਨਾਲ ਪੇਂਟ ਹੋਏ ਖਿਡੌਣੇ ਬੱਚੇ ਤੋਂ ਦੂਰ ਰੱਖੋ।
- ਮਾਂ ਨੂੰ ਚਾਹੀਦਾ ਹੈ ਕਿ ਆਪਣੀ ਸ਼ਿੰਗਾਰ ਸਮਗਰੀ ਜਿਵੇਂ ਨਹੁੰ ਪਾਲਿਸ਼, ਪਰਫ਼ਿਊਮ ਆਦਿ ਬੱਚੇ ਦੀ ਪਹੁੰਚ ਤੋਂ ਬਾਹਰ ਰੱਖੋ।
- ਪੌਲਿਸ਼, ਵਾਲਾਂ ਨੂੰ ਰੰਗਣ ਵਾਲਾ ਡਾਈ ਆਦਿ ਵੀ ਬੱਚਿਆਂ ਤੋਂ ਦੂਰ ਰੱਖੋ।
- ਬਟਨ, ਬੈਟਰੀਆਂ ਆਦਿ ਨੂੰ ਵੀ ਡੱਬੇ ਵਿੱਚ ਪਾ ਕੇ ਰੱਖੋ।
- ਹੋ ਸਕੇ ਤਾਂ ਨਰਸ ਨੂੰ ਕਹੋ ਕਿ ਉਹ ਮਾਤਾ ਪਿਤਾ ਨੂੰ "Carido pulmonary Resuscitation" ਅਤੇ "ਹਿ-ਮਲਿਕ ਮੈਨਿਓਵਰ" ਵੀ ਸਿਖਾਵੇ।
- ਅਮਰਜੈਂਸੀ ਨੰਬਰ ਹਮੇਸ਼ਾ ਫ਼ੋਨ ਵਿੱਚ ਰੱਖੋ ਜਿਵੇਂ :
  - ਐਮਬੁਲੈਂਸ ਲਈ : 108
  - ਪਾਇਜ਼ਨ ਕੰਟ੍ਰੋਲ ਨੰਬਰ : 1-800-222-1222
- ਘਰ ਵਿੱਚ ਹਮੇਸ਼ਾ "ਫ਼ਰਸਟ ਏਡ ਕਿੱਟ" ਬਣਾ ਕੇ ਰੱਖੋ ਅਤੇ ਨਾਲ ਹੀ ਐਮਰਜੈਂਸੀ ਵਿੱਚ ਕੀ-ਕੀ ਕਰਨਾ ਹੈ ਉਸ ਨੂੰ ਲਿੱਖ ਕੇ ਰੱਖੋ।
- ਧੂਏਂ ਦੀ ਪਹਿਚਾਉਣ ਕਰਨ ਵਾਲੇ ਯੰਤਰ ਘਰ ਵਿੱਚ ਲਗਾਓ ਤਾਂਕਿ ਕਾਰਬਨ ਮੋਨੋਔਕਸਾਈਡ ਨੂੰ ਸਮੇਂ ਤੇ ਭਾਂਪ ਲਿਆ ਜਾਵੇ।
- ਘਰ ਵਿੱਚ ਸੁਰੱਖਿਅਤ ਵਾਤਾਵਰਨ ਬਣਾਓ।

ਇਲਾਜ

- ਹੇਠ ਲਿੱਖੇ ਸਿਧਾਤਾਂ ਨੂੰ ਧਿਆਨ ਵਿੱਚ ਰੱਖੋ :
  - ਅਮਰਜੈਂਸੀ ਦੇਖਭਾਲ।
  - ਜ਼ਹਿਰ ਨੂੰ ਪਹਿਚਾਨਣਾ।
  - ਜ਼ਹਿਰੀਲੇ ਪਦਾਰਥਾਂ ਨੂੰ ਕੱਢਣਾ।
  - ਜ਼ਹਿਰ ਦੇ ਅਸਰ ਨੂੰ ਕੱਟਣ ਲਈ ਐਨਟੀਡੋਟ ਦੇਣਾ।
  - ਟਾਕਸਿਨ ਦੀ ਤਿਆਗਣ ਕਿਰਿਆ ਨੂੰ ਤੇਜ ਕਰਨਾ।
  - ਸਪੋਰਟਿਵ ਥੈਰੇਪੀ ਦੇਣਾ।
  - ਮਾਤਾ-ਪਿਤਾ ਦੀ ਕਾਉਂਨਸਲਿੰਗ ਕਰਨਾ।
- ਹੇਠ ਲਿੱਖੇ ਤਰੀਕੇ ਨਾਲ ਬੱਚੇ ਦਾ ਇਲਾਜ ਕਰੋ :
  1. ਜੇਕਰ ਬੱਚਾ ਬੇਹੋਸ਼ ਹੈ ਤਾਂ ਉਸ ਦੀ ਸਾਹ ਦੀ ਨਾਲੀ ਨੂੰ ਸਾਫ਼ (ਬਲਗਮ ਕੱਢ ਕੇ) ਕਰੋ ਅਤੇ ਆਕਸੀਜ਼ਨ ਦਿਓ।
  2. ਬੱਚੇ ਨੂੰ "ਸੈਮੀ ਪ੍ਰੋਨ" ਪੋਜ਼ੀਸ਼ਨ ਦਿਓ ਜਿਸ ਦੇ ਨਾਲ ਜੀਭ ਸਾਹ ਨਾਲੀ ਨੂੰ ਬੰਦ ਨਹੀਂ ਕਰਦੀ ਅਤੇ ਜੇਕਰ ਕੋਈ ਵੀ ਤਰਲ ਹੈ ਉਹ ਮੂੰਹ ਵਿਚੋਂ ਆਪ ਹੀ ਨਿਕਲ ਜਾਂਦਾ ਹੈ।

3. ਬੱਚੇ ਦੀ ਸਿਹਤ ਸਥਿਤੀ ਦੀ ਜਾਂਚ, ਬੱਚਾ ਹੋਸ਼ ਵਿੱਚ ਹੈ ਜਾ ਨਹੀਂ ਅਤੇ ਜ਼ਹਿਰ ਨਾਲ ਕੀ ਦੁਸ਼ਟਪ੍ਰਭਾਵ ਹੋਏ ਹਨ ਉਸ ਦੀ ਜਾਂਚ ਕਰੋ।
4. ਕਿਹੜਾ ਜਹਿਰ ਹੈ ਉਹ ਪਤਾ ਕਰੋ। ਇਸ ਦੇ ਲਈ ਚੰਗੀ ਤਰ੍ਹਾਂ ਸਿਹਤ ਇਤਿਹਾਸ ਲਵੋ ਅਤੇ ਸਰੀਰਕ ਚਿੰਨ੍ਹ ਵੇਖੋ।
5. ਜਿਹੜਾ ਜ਼ਹਿਰ ਸੋਖਿਆ ਨਹੀਂ ਗਿਆ (unabsorbed poison) ਹੈ ਉਸਨੂੰ ਉਲਟੀ ਜਾ ਪੇਟ ਸਾਫ਼ (gastric lavage) ਕਰ ਕੇ ਕੱਢੋ। ਜੇਕਰ ਬੱਚੇ ਨੇ ਐਸਿਡ ਪੀਤਾ ਹੋਵੇ ਤਾਂ ਉਲਟੀ ਨਾ ਕਰਵਾਓ ਨਹੀਂ ਤਾਂ ਖਾਣ ਵਾਲੀ ਨਾਲੀ ਹੋਰ ਪ੍ਰਭਾਵਿਤ ਹੋ ਜਾਵੇਗੀ। ਇਨ੍ਹਾਂ ਵਿੱਚ lavage ਵੀ ਨਾ ਕਰੋ।
6. ਹੇਠ ਲਿੱਖੇ ਤਰੀਕਿਆਂ ਨਾਲ ਉਲਟੀਆਂ ਕਰਵਾ ਸਕਦੇ ਹੋ :
   - ਲੂਣ ਵਾਲਾ ਪਾਣੀ ਪਿਲਾ ਕੇ।
   - ਇਪਿਕੈਕ (Ipecac) ਸਿਰਪ ਦੇ ਕੇ।
   - ਚਮਚੇ, ਟੰਗ ਡਿਪਰੈਸਰ ਜਾ ਉਂਗਲੀ ਨਾਲ Pharynx ਤੇ ਗੁਦਗੁਦੀ ਕਰਕੇ।
7. ਗੈਸਟ੍ਰਿਕ ਲਵਾਜ ਗਰਮ ਪਾਣੀ ਨਾਲ 4-5 ਵਾਰੀ ਕਰੋ।
8. ਐਕਟੀਵੇਟਿਡ ਚਾਰਕੋਲ ਦਿਓ ਜੇ ਬੱਚੇ ਨੇ ਕੋਈ ਟੱਕਸਿਕ ਪਦਾਰਥ ਖਾਧਾ ਹੈ।
9. ਜੇਕਰ ਬੱਚਾ coma ਵਿੱਚ ਹੈ ਅਤੇ ਉਸ ਨੇ ਜ਼ਹਿਰੀਲੇ ਪਦਾਰਥ ਦੀ overdose ਲਈ ਹੈ ਤਾਂ ਪਹਿਲਾਂ ਗੈਸਟ੍ਰਿਕ ਲਵਾਜ ਕਰੋ ਅਤੇ ਫ਼ਿਰ ਐਕਟੀਵੇਟਿਡ ਚਾਰਕੋਲ ਦਿਓ।
10. ਜੇਕਰ ਚਮੜੀ ਰਾਹੀ ਜਹਿਰ ਅੰਦਰ ਗਿਆ ਹੈ ਤਾਂ ਚਮੜੀ ਅਤੇ ਕੱਪੜਿਆ ਨੂੰ ਚੰਗੀ ਤਰ੍ਹਾਂ ਸਾਫ਼ ਕਰੋ। ਪੂਰੇ ਸਰੀਰ ਨੂੰ (ਨਹੁੰ ਵੀ) ਚੰਗੀ ਤਰ੍ਹਾਂ ਪਾਣੀ ਨਾਲ ਸਾਫ਼ ਕਰੋ।
11. ਜੇਕਰ ਜ਼ਹਿਰ ਸਰੀਰ ਨੂੰ ਖੋਰ ਨਹੀਂ ਸਕਦਾ ਹੈ ਅਤੇ ਬੱਚੇ ਨੇ ਉਸ ਨੂੰ ਨਿਗਲ ਲਿਆ ਹੈ ਤਾਂ Laxatives (ਬੱਤੀ) ਦੇ ਸਕਦੇ ਹਨ।
12. ਜ਼ਹਿਰ ਦੇ ਅਨੁਸਾਰ Antidote (ਜ਼ਹਿਰ ਦੇ ਅਸਰ ਨੂੰ ਖ਼ਤਮ ਕਰਣ ਵਾਲਾ ਪਦਾਰਥ) ਦਿਓ।
13. ਵੱਧ ਤੋਂ ਵੱਧ ਪਾਣੀ ਪਿਲਾਓ ਤਾਕਿ ਜ਼ਹਿਰ ਗੁਰਦਿਆਂ ਰਾਹੀ ਸ਼ਰੀਰ ਤੋਂ ਬਾਹਰ ਨਿਕਲ ਜਾਵੇ।
14. ਲੱਛਣ ਦੇ ਅਨੁਸਾਰ ਇਲਾਜ ਕਰੋ। (Palliative care)
15. ਸਾਰੇ Records ਬਣਾ ਕੇ ਰੱਖੋ ਤਾਕਿ ਜੇਕਰ ਪੁਲਿਸ ਕੇਸ ਬਣੇ ਤਾਂ ਉਹ ਮਦਦ ਕਰ ਸਕਣ।
16. ਬੱਚਿਆਂ ਅਤੇ ਮਾਤਾ-ਪਿਤਾ ਲਈ Psychologist ਤੋਂ ਕਾਉਨਸਲਿੰਗ ਕਰਵਾਓ।

B. **ਸੱਟ :** ਬੱਚਪਨ ਦੀਆਂ ਸੱਟਾਂ ਬੱਚੇ ਦੇ ਜੀਵਨ ਵਿੱਚ ਕਈ ਤਰ੍ਹਾਂ ਦੇ ਵਿਕਾਰ ਪਾ ਸਕਦੀਆਂ ਹਨ। ਇਸ ਨਾਲ ਬੱਚੇ ਦੀ ਵ੍ਰਿਧੀ ਅਤੇ ਵਿਕਾਸ ਵੀ ਪ੍ਰਭਾਵਿਤ ਹੁੰਦਾ ਹੈ। ਇਹ ਸੱਟਾਂ ਕਿਵੇਂ ਲੱਗ ਸਕਦੀਆਂ ਹਨ ਅਤੇ ਇਨ੍ਹਾਂ ਦੀ ਰੋਕਥਾਮ ਅਤੇ ਇਲਾਜ ਬਾਰੇ ਹੋਰ ਜਾਣਕਾਰੀ ਲਈ Unit 1 ਵਿੱਚ 1.7 ਵਿਸ਼ਾ ਵੇਖੋ।

III. ਜ਼ਰੂਰੀ ਤੱਤਾਂ ਦੀ ਘਾਟ ਨਾਲ ਹੋਣ ਵਾਲੀ ਬਿਮਾਰੀਆਂ

ਸਾਡੇ ਸਰੀਰ ਨੂੰ ਕੰਮ ਕਰਨ ਲਈ ਕਈ ਜ਼ਰੂਰੀ ਤੱਤਾਂ ਦੀ ਲੋੜ ਹੁੰਦੀ ਹੈ ਜਿਵੇਂ ਕਾਰਬੋਹਾਇਡਰੇਟਸ, ਪ੍ਰੋਟੀਨ, ਵਸਾ, ਖਣਿਜ ਪਦਾਰਥ ਅਤੇ ਵਿਟਾਮਿਨ। ਇਨ੍ਹਾਂ ਵਿਚੋਂ ਕਿਸੇ ਵੀ ਤੱਤ ਦੀ ਕਮੀ ਨਾਲ ਕਈ ਤਰ੍ਹਾਂ ਦੀਆਂ ਬਿਮਾਰੀਆਂ ਹੋ ਸਕਦੀਆਂ ਹਨ। ਹੋਰ ਜਾਣਕਾਰੀ ਲਈ Unit 5 ਵਿੱਚ ਵਿਸ਼ਾ 5.5 ਵੇਖੋ।

IV. ਜਮਾਂਦਰੂ ਹੋਣ ਵਾਲੀਆਂ ਬਿਮਾਰੀਆਂ

ਜਨਮ ਤੋਂ ਹੀ ਜੇਕਰ ਬੱਚੇ ਨੂੰ ਕੋਈ ਰੋਗ ਹੈ ਤਾਂ ਉਸ ਨੂੰ ਜਮਾਂਦਰੂ ਰੋਗ ਕਹਿੰਦੇ ਹਨ। ਇਨ੍ਹਾਂ ਬਾਰੇ ਹੋਰ ਜਾਣਕਾਰੀ ਲੈਣ ਲਣੀ Unit 1 ਦਾ ਵਿਸ਼ਾ 1.8 ਵੇਖੋ। ਬੱਚਿਆਂ ਵਿੱਚ ਹੋਣ ਵਾਲੇ ਸਭ ਤੋਂ ਆਮ (common) ਜਮਾਂਦਰੂ ਰੋਗ ਹੇਠ ਲਿੱਖੇ ਹਨ :

1. ਕਲੈਫ਼ਟ ਲਿੱਪ ਅਤੇ ਕਲੈਫ਼ਟ ਪੈਲੇਟ (ਕੱਟਿਆ ਬੁੱਲ ਅਤੇ ਤਾਲੂ)
2. ਹੀਮੋਫ਼ੀਲਿਆ
3. ਥੈਲਸੀਮੀਆ ਆਦਿ।

1. **ਕਲੈਫ਼ਟ ਲਿੱਪ** (Hare lip) **:** ਜਦੋਂ ਨੱਕ ਦੇ ਉਭਾਰ ਅਤੇ ਮੂੰਹ ਦੇ ਅੱਗੇ ਦਾ ਉਭਾਰ ਉਪਰਲੇ ਜਬਾੜੇ ਨਾਲ ਜੁੜ ਨਹੀਂ ਪਾਉਂਦਾ ਤਾਂ ਉਸਨੂੰ ਕਲੈਫ਼ਟ ਲਿੱਪ ਕਹਿੰਦੇ ਹਨ।

   ਕਲੈਫ਼ਟ ਪੈਲੇਟ : ਜਦੋਂ ਸਾਈਡਾਂ ਦੇ Palatine processes ਆਪਸ ਵਿੱਚ ਜੁੜ ਨਾ ਸਕਣ ਤਾਂ ਤਾਲੂ ਨਹੀਂ ਬਣ ਪਾਉਂਦਾ ਅਤੇ ਉਸ ਨੂੰ ਕਲੈਫ਼ਟ ਪੈਲੇਟ ਕਹਿੰਦੇ ਹਨ।

   ਕਦੀ ਕਦੀ ਬੱਚਿਆਂ ਵਿੱਚ ਕਲੈਫ਼ਟ ਪੈਲੇਟ ਇਕੱਲਾ ਵੀ ਹੋ ਸੱਕਦਾ ਹੈ ਪਰੰਤੂ ਆਮਤੌਰ ਤੇ ਕਲੈਫ਼ਟ ਲਿੱਪ ਅਤੇ ਕਲੈਫ਼ਟ ਪੈਲੇਟ ਨਾਲ ਹੀ ਹੁੰਦੇ ਹਨ।

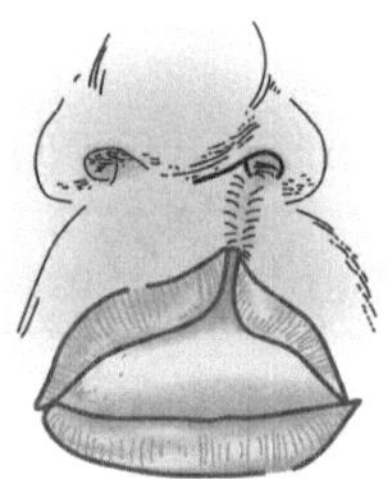

A Partial left-sided cleft lip

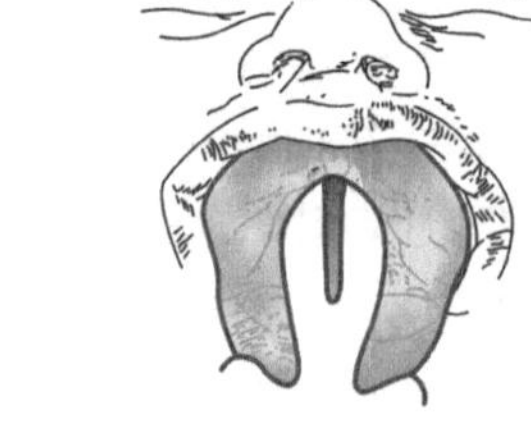

B Bilateral cleft palate

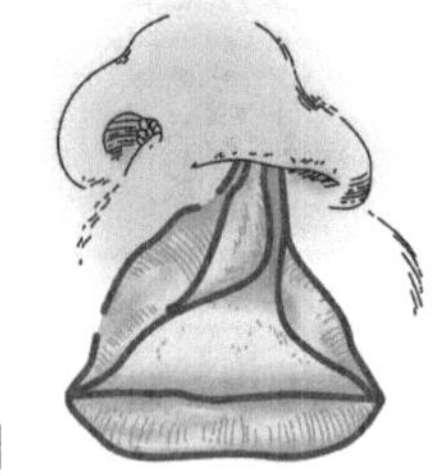

C Complete left-sided cleft lip

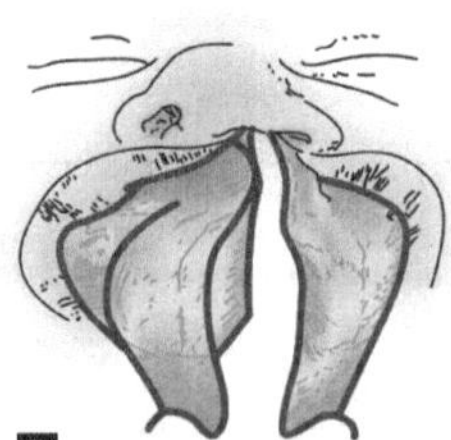

D Complete left-sided cleft lip and palate

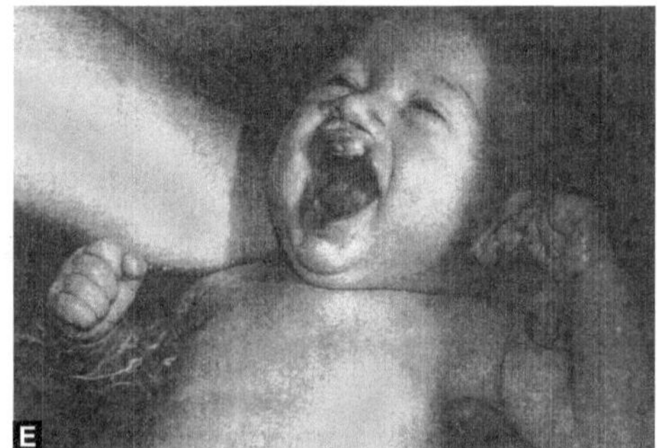

E

Figs 4.1A to E: ਕਲੈਫ਼ਟ ਲਿੱਪ ਐਂਡ ਕਲੈਫ਼ਟ ਪੈਲੇਟ

ਕਾਰਨ

- ਅਨੁਵਾਂਸ਼ਿਕ (Genetic)
- ਮਾਂ ਵਿੱਚ ਅਸਾਧਾਰਨ ਕਾਰਕ ਜਿਵੇਂ :
  - ਵਾਇਰਸ ਦਾ ਲਾਗ (ਗਰਭ ਦੇ 5-12 ਹਫ਼ਤਿਆਂ ਵਿੱਚ)

- ਕਈ ਦਵਾਈਆਂ ਕਰਕੇ
- ਨਸ਼ੀਲੇ ਪਦਾਰਥਾਂ ਦਾ ਸੇਵਨ ਕਰਕੇ
- X-ray ਕਿਰਨਾਂ ਨਾਲ ਵੱਧ ਸੰਪਰਕ
- ਖ਼ੂਨ ਦੀ ਕਮੀ (ਅਨੀਮੀਆ)
- ਖ਼ੂਨ ਵਿੱਚ ਪ੍ਰੋਟੀਨ ਦੀ ਕਮੀ (hypoproteinemia)।

ਚਿੰਨ੍ਹ/ਲੱਛਣ/ਕਾਮਪਲੀਕੇਸ਼ਨਸ

ਇਨ੍ਹਾਂ ਨੂੰ ਅਸੀ ਦੋ ਭਾਗ ਵਿੱਚ ਵੰਡਿਆ ਹੈ :

1. ਛੇਤੀ ਆਉਂਣ ਵਾਲੇ (Immediate) ਕਾਰਨ
2. ਬਾਅਦ ਵਿੱਚ ਆਉਣ ਵਾਲੇ (Long term) ਕਾਰਨ

- Immediate :
  - ਫ਼ੀਡਿੰਗ ਵਿੱਚ ਪਰੇਸ਼ਾਨੀ
  - ਕੁਪੋਸ਼ਣ
  - ਦੁੱਧ ਸਾਹ ਦੀ ਨਾਲੀ ਵਿੱਚ ਲੈ ਜਾਣਾ (Aspiration)
  - ਸਾਹ ਪ੍ਰਣਾਲੀ ਦਾ ਲਾਗ (Aspiration ਦਾ ਕਰਕੇ)
  - ਮਾਤਾ-ਪਿਤਾ ਨੂੰ ਚਿੰਤਾ ਹੋਣੀ।
- Long term :
  - ਵਾਰ-ਵਾਰ ਲਾਗ ਹੋਣਾ (ਜਿਵੇਂ otitis media)
  - ਮਾਤਾ-ਪਿਤਾ ਨਾਲ ਚੰਗੀ ਤਰ੍ਹਾਂ ਰਿਸ਼ਤਾ ਨਾ ਬਣਾ ਪਾਉਣਾ।
  - ਬੱਚਾ ਚੰਗੀ ਤਰ੍ਹਾਂ ਬੋਲ ਨਹੀਂ ਪਾਉਂਦਾ।
  - ਦੰਦਾ ਦੀ ਸਥਿਤੀ ਖਰਾਬ ਹੋ ਜਾਉਂਦੀ ਹੈ।
  - ਕਲੈਫ਼ਟ ਪੈਲੇਟ ਵਾਲੇ ਬੱਚਿਆਂ ਵਿੱਚ ਕਈ ਵਾਰੀ ਸੁਣਨ ਦੀ ਸ਼ਕਤੀ ਵੀ ਘੱਟ ਜਾਂਦੀ ਹੈ।
  - ਬੱਚੇ ਨੂੰ ਆਪਣੇ ਚਿਹਰੇ ਨੂੰ ਲੈ ਕੇ ਚਿੰਤਾ।

ਇਲਾਜ

- ਜਨਮ ਤੇ ਹੀ ਸਹੀ ਜਾਂਚ ਕਰਕੇ ਵਿਕਾਰ ਦਾ ਪਤਾ ਲਗਾਉਣਾ ਜ਼ਰੂਰੀ ਹੈ।
- ਮਾਤਾ-ਪਿਤਾ ਨੂੰ ਲੋੜੀਦੀ ਜਾਣਕਾਰੀ ਦਿਓ ਅਤੇ ਹੌਂਸਲਾ ਦਿਓ।
- ਬੱਚੇ ਨੂੰ ਲੰਬੇ ਹੈਂਡਲ ਵਾਲੇ ਚਮਚੇ ਨਾਲ ਦੁੱਧ ਪਿਲਾਓ।
- ਮਾਂ ਦਾ ਦੁੱਧ ਕੱਢ ਕੇ ਨਾਲੀ (Nasogastric tube) ਰਾਹੀ ਵੀ ਬੱਚੇ ਨੂੰ ਦਿੱਤਾ ਜਾ ਸਕਦਾ ਹੈ।
- ਸਾਫ਼ ਸੁਥਰੇ ਤਰੀਕੇ ਨਾਲ ਫ਼ੀਡਿੰਗ ਕਰਾਓ।
- ਆਪ੍ਰੇਸ਼ਨ ਨਾਲ ਵਿਕਾਰ ਠੀਕ ਕਰਵਾਓ।

2. **ਹਿਮੋਫ਼ਿਲਿਆ**

ਇਹ ਇੱਕ ਖ਼ੂਨ ਪੈਣ ਦੀ ਬਿਮਾਰੀ ਹੈ (bleeding disorder) ਹੈ ਜਿਹੜੀ ਕਿ ਪਲਾਜ਼ਮਾ coagulation factor ਦੀ ਕਮੀ ਦਾ ਕਰਕੇ ਹੁੰਦੀ ਹੈ। ਇਹ ਆਦਮੀਆਂ ਵਿੱਚ ਹੁੰਦੀ ਹੈ ਪਰੰਤੂ ਔਰਤਾਂ ਇਸ ਦੀ carriers ਹੁੰਦੀਆਂ ਹਨ।

ਕਾਰਨ

- ਖ਼ੂਨ ਜੰਮਣ ਦੀ ਕਿਰਿਆ ਵਿੱਚ ਪਰੇਸ਼ਾਨੀ
- ਖ਼ੂਨ ਜਮਾਉਣ ਵਾਲੇ ਕਾਰਕਾਂ ਦੀ ਕਮੀ।

ਕਿਸਮਾਂ

ਇਸ ਦੀਆਂ ਤਿੰਨ ਕਿਸਮਾਂ ਹਨ :

ਹਿਮੋਫ਼ਿਲਿਆ–A	**ਹਿਮੋਫ਼ਿਲਿਆ–B**	**ਹਿਮੋਫ਼ਿਲਿਆ–C**
↓	↓	↓
• ਪਲਾਜ਼ਮਾ ਫ਼ੈਕਟਰ VIII ਦੀ ਘਾਟ ਨਾਲ।	• ਪਲਾਜ਼ਮਾ ਫ਼ੈਕਟਰ IX ਦੀ ਕਮੀ ਨਾਲ।	• ਫ਼ੈਕਟਰ XI ਦੀ ਕਮੀ ਨਾਲ
• ਐਂਟੀਹੀਮੋਫ਼ਿਲਿਕ ਫ਼ੈਕਟਰ ਦੀ ਘਾਟ ਨਾਲ।		

ਚਿੰਨ੍ਹ/ਲੱਛਣ

- ਖ਼ੂਨ ਪੈਣਾ (Bleeding) ਇਸ ਦਾ ਮੁੱਖ ਲੱਛਣ ਹੈ। ਇਸ ਨਾਲ ਹੇਠ ਲਿੱਖੀਆਂ ਸਥਿਤੀਆਂ ਆ ਸਕਦੀਆਂ ਹਨ :
  - ਜੋੜਾਂ ਵਿੱਚ ਖ਼ੂਨ ਪੈਣਾ
  - ਨੱਕ ਤੋਂ ਖ਼ੂਨ ਵਗਣਾ
  - ਪਿਸ਼ਾਬ ਵਿੱਚ ਖ਼ੂਨ ਆਉਂਣਾ
- ਦਿਮਾਗ ਵਿੱਚ ਖ਼ੂਨ ਪੈਣਾ (Intracranial haemorrhage)
- ਦੰਦਾ ਵਿੱਚੋਂ ਖ਼ੂਨ ਆਉਣਾ
- ਨਾੜੂ ਵਿੱਚੋਂ ਖ਼ੂਨ ਵੱਗਣਾ
- ਅਨੀਮੀਆ

ਇਸ ਬਿਮਾਰੀ ਵਿੱਚ bleeding ਜ਼ਿਆਦਾ ਮਾਤਰਾ ਵਿੱਚ ਨਹੀਂ ਹੁੰਦੀ ਪਰੰਤੂ bleeding ਦਾ ਸਮਾ ਜ਼ਿਆਦਾ ਹੋਣ ਕਰਕੇ ਉਹ ਛੇਤੀ ਬੰਦ ਨਹੀਂ ਹੁੰਦੀ ਜਿਸ ਦਾ ਕਰਕੇ ਸਰੀਰ ਵਿੱਚੋਂ ਵੱਧ ਮਾਤਰਾ ਵਿੱਚ ਖ਼ੂਨ ਨਿਕਲ ਜਾਂਦਾ ਹੈ।

ਨਿਰੀਖਣ

- CBC (complete blood count) – ਇਸ ਵਿੱਚ ਖ਼ੂਨ ਦੇ ਸਾਰੇ ਟੈਸਟ ਕਰਵਾਏ ਜਾਂਦੇ ਹਨ ਜਿਹੜੇ ਖ਼ੂਨ ਨੂੰ ਜਮਾਉਣ ਵਿੱਚ ਕਿਸੇ ਨਾ ਕਿਸੇ ਤਰੀਕੇ ਨਾਲ ਮਦਦ ਕਰਦੇ ਹਨ।
- X-ray
- Gene ਦੀ ਜਾਂਚ
- ਗਰਭ ਦੌਰਾਨ ਹਿਮੋਫਿਲਿਆ ਦੀ ਜਾਂਚ
- DNA ਦੀ ਜਾਂਚ।

ਇਲਾਜ

- ਜਿਹੜੇ ਕਾਰਕਾਂ ਦੀ ਕਮੀ ਹੈ ਉਹ ਦੇ ਦਿਓ (ਜਿਵੇਂ ਕਾਰਕ IX ਦੀ ਘਾਟ ਹੈ ਤਾਂ ਤਾਜਾ ਜੰਮਿਆ ਹੋਇਆ Plasma ਬੱਚੇ ਨੂੰ ਚੜ੍ਹਾਓ)।

- ਲੱਛਣ ਦੇ ਅਨੁਸਾਰ ਇਲਾਜ ਕਰੋ ਜਿਵੇਂ ਬੁਖਾਰ ਹੈ ਤਾਂ Antipyretic ਦਿਓ ਅਤੇ ਜੇਕਰ ਦਰਦ ਹੈ ਤਾਂ Analgesic ਦਿਓ।
- ਮਾਤਾ-ਪਿਤਾ ਨੂੰ ਕਹੋ ਕਿ ਜਿੰਨ੍ਹਾਂ ਹੋ ਸਕੇ ਬੱਚੇ ਨੂੰ ਸੱਟਾਂ ਲੱਗਣ ਤੋਂ ਬਚਾਓ।
- ਧਿਆਨ ਰੱਖੋ ਕਿ ਬੱਚੇ ਨੂੰ Aspirin ਦਵਾਈ ਨਾ ਦਿਓ ਕਿਉਂਕਿ ਇਸ ਨਾਲ ਹੋਰ Bleeding ਹੋਵੇਗੀ।

3. **ਥੈਲਸੀਮਿਆ**

ਇਹ ਇਕ ਪੀੜੀ ਦਰ ਪੀੜੀ ਚਲਣ ਵਾਲੀ ਇੱਕ Hemolytic [Hemo–ਖੂਨ ਦੇ ਸੈਲ, lytic–ਟੁੱਟਣ] ਬਿਮਾਰੀ ਹੈ ਜਿਸ ਵਿੱਚ ਖੂਨ ਦੇ ਇੱਕ ਤੱਤ ਹੀਮੋਗਲੋਬਿਨ ਦੀ ਖੂਨ ਵਿੱਚ ਕਮੀ ਹੋ ਜਾਂਦੀ ਹੈ।

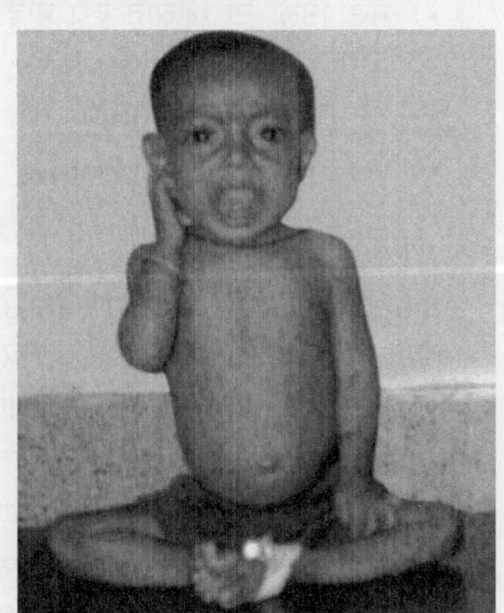

Fig. 4.2: ਥੈਲਸੀਮਿਆ

ਕਾਰਨ

- ਅਨੁਵਾਂਸ਼ਿਕ

ਕਿਸਮਾਂ

1. Thalassemia major
2. Thalassemia minor

ਚਿੰਨ੍ਹ/ਲੱਛਣ

- ਪੀਲਾ ਰੰਗ ਹੋ ਜਾਣਾ (ਖ਼ੂਨ ਦੀ ਕਮੀ ਕਾਰਨ)।
- ਪੀਲੀਆ।
- ਤਿਲੀ ਅਤੇ ਜਿਗਰ ਦਾ ਆਕਾਰ ਵੱਧ ਜਾਂਦਾ ਹੈ।
- ਵਾਰ-ਵਾਰ ਸਾਹ ਪ੍ਰਣਾਲੀ ਦਾ ਲਾਗ।
- ਲਿਮਫ਼ ਗਿਲ੍ਹਟੀਆਂ ਵੱਡੀਆਂ ਹੋ ਜਾਂਦੀਆ ਹਨ।
- ਵਿਕਾਸ ਵਿੱਚ ਰੁਕਾਵਟ।
- Mongloid characters (ਮੱਥਾ ਚੌੜਾ, ਅੱਗੇ ਅਤੇ ਕਿਨਾਰਿਆਂ ਵਿੱਚ ਉਭਾਰ, ਚੱਪਟਾ vault ਅਤੇ ਸਿੱਧਾ ਮੱਥਾ। ਉਪਰਲਾ ਜਬੜਾ ਉਭਰ ਜਾਂਦਾ ਹੈ। ਦੰਦ ਟੇਢੇ-ਮੇਢੇ ਹੁੰਦੇ ਹਨ। ਨੱਕ ਦੀ ਹੱਡੀ ਸੁੱਜੀਆਂ ਅੱਖਾਂ ਦਾ ਕਰਕੇ ਥੱਲ੍ਹੇ ਨੂੰ ਧੱਸ ਜਾਂਦੀ ਹੈ।)
- Anorexia
- ਚੰਗੀ ਤਰ੍ਹਾਂ ਫ਼ੀਡਿੰਗ ਨਹੀਂ ਕਰ ਪਾਉਂਦਾ ਬੱਚਾ।
- ਢਿੱਡ ਫ਼ੁੱਲ ਜਾਂਦਾ ਹੈ।
- ਕਦੀ ਕਦੀ ਬੁਖ਼ਾਰ ਹੋ ਜਾਂਦਾ ਹੈ।
- ਕੰਹੀ ਵਰਗਾ ਰੰਗ (ਬੱਚੇ ਦੀ ਚਮੜੀ ਦਾ) (Bronze colour)
- ਕੁਪੋਸ਼ਣ
- ਹੱਡੀਆਂ ਵਿੱਚ ਤਬਦੀਲੀਆਂ।

ਨਿਰੀਖਣ

- CBC

- Bone marrow ਦੀ ਜਾਂਚ
- X-ray

ਇਲਾਜ

- ਹੀਮੋਗਲੋਬਿਨ ਦੀ ਮਾਤਰਾ ਨੂੰ 10-11 gm/dL ਰੱਖਣ ਲਈ ਸਮੇ ਸਮੇ ਤੇ ਖ਼ੂਨ ਚੜਾਉਦੇਂ ਰਹੋ।
- ਵਾਰ ਵਾਰ ਖ਼ੂਨ ਚੜਾਉਣ ਨਾਲ ਆਉਂਣ ਵਾਲੀ complications ਤੋਂ ਬਚਾਉਣ ਲਈ Desferal ਦੀ subcutaneous infusion ਦਿਓ।
- ਜਦੋਂ ਤਿਲੀ ਦਾ ਆਕਾਰ ਵੱਧ ਜਾਵੇ ਤਾਂ ਉਸ ਨੂੰ operation ਨਾਲ ਕੱਢਾ ਦਿਓ। ਇਸ ਨੂੰ spleenectomy ਕਹਿੰਦੇ ਹਨ।
- ਬੱਚੇ ਨੂੰ Follic acid ਦਿਓ।
- Bone marrow transplant

V. ਹਾਰਮੋਨ ਦਾ ਅਸੰਤੁਲਣ

ਬੱਚਿਆਂ ਵਿੱਚ ਕਈ ਤਰ੍ਹਾਂ ਦੇ ਹਾਰਮੋਨ ਉਨ੍ਹਾਂ ਦੇ ਵ੍ਰਿਧੀ ਅਤੇ ਵਿਕਾਸ ਨੂੰ ਪ੍ਰਭਾਵਿਤ ਕਰਦੇ ਹਨ ਅਤੇ ਉਨ੍ਹਾਂ ਦੀ ਕਮੀ ਨਾਲ ਕਈ ਤਰ੍ਹਾਂ ਦੀ ਬਿਮਾਰੀਆਂ ਹੋ ਸਕਦੀਆਂ ਹਨ ਜਿਵੇਂ :

- **ਛੋਟਾ ਕੱਦ :** ਗਰੋਥ ਹਾਰਮੋਨ ਦੀ ਘਾਟ ਕਰਕੇ।
- **ਡਾਈਬਟੀਜ਼ ਇਨਸੀਪੀਡਸ :** ਐਂਟੀ ਡਾਇਯੁਰੇਟਿਕ ਹਾਰਮੋਨ ਦੀ ਕਮੀ ਨਾਲ।
- **ਹਾਈਪੋਥਾਇਰਾਇਡਿਜ਼ਮ :** ਥਾਇਰਾਇਡ ਹਾਰਮੋਨ ਦੀ ਕਮੀ ਦਾ ਕਰਕੇ।
- **ਹਾਈਪਰਥਾਇਰਾਇਡਿਜ਼ਮ :** ਥਾਇਰਾਇਡ ਹਾਰਮੋਨ ਦੀ ਵੱਧ ਮਾਤਰਾ ਨਾਲ।
- **ਗੌਇਟਰ :** ਥਾਇਰਾਇਡ ਗ੍ਰੰਥੀ ਦੇ ਵੱਧਦੇ ਆਕਾਰ ਦਾ ਕਰਕੇ।
- **Ambiguous Genitalia :** ਐਡਰੀਨਲ ਗ੍ਰੰਥੀ ਦੇ ਆਕਾਰ ਦੇ ਵੱਧਣ ਨਾਲ।
- **Cryptorchidism :** ਹਾਈਪੋਥੈਲਮਿਕ ਅਤੇ pituitary gonadal axis ਵਿੱਚ ਨੁਕਸ।

ਇਨ੍ਹਾਂ ਵਿਚੋਂ ਸੱਭ ਤੋਂ ਵੱਧ cryptorchidism ਅਤੇ ਛੋਟਾ ਕੱਦ ਹਨ :

A. **ਛੋਟਾ ਕੱਦ** (Short stature)

Short stature ਤੋਂ ਭਾਵ ਹੈ ਜਦੋਂ ਬੱਚੇ ਦੀ ਲੰਬਾਈ ਉਸ ਦੇ ਉਮਰ ਦੇ ਬਾਕੀ ਬੱਚਿਆਂ ਤੋਂ ਤੀਜੇ percentile ਤੋਂ ਵੀ ਘੱਟ ਹੋਵੇ।

ਕਾਰਨ

1. ਉੱਤਪਤੀ ਸੰਬੰਧੀ (Genetic)
   - ਜੈਨੇਟਿਕ ਬਿਮਾਰੀਆਂ ਜਿਵੇਂ Down's syndrome, cystic fibrosis ਆਦਿ।
   - ਪਰਿਵਾਰ ਵਿੱਚ ਸਾਰੇ ਛੋਟੇ ਕੱਦ ਦੇ ਹੋਣ।
   - ਸਰੀਰਕ ਜਾ ਮਾਨਸਿਕ ਵ੍ਰਿਧੀ ਵਿੱਚ ਦੇਰੀ।
   - IUGR
   - ਜਨਮ ਤੇ ਘੱਟ ਭਾਰ ਹੋਣਾ।

2. ਐਂਡੋਕ੍ਰਾਈਨ ਦੀ ਬਿਮਾਰੀਆਂ
   - ਗਰੋਥ ਹਾਰਮੋਨ ਦੀ ਕਮੀ ਨਾਲ
   - ਹਾਈਪੋਥਾਇਰਾਇਡਿਜ਼ਮ
   - ਪ੍ਰਿਕੋਸ਼ਿਅਸ ਪਿਊਬਰਟੀ
   - ਕੁਸ਼ਿੰਗ ਸਿੰਡ੍ਰੋਮ
   - ਹਾਈਪੋਗੋਨਾਡਿਜ਼ਮ
   - ਡਾਈਬਟੀਜ਼ ਮਲਾਈਟਸ।
3. ਪੋਸ਼ਣ ਦੀ ਕਮੀ ਨਾਲ ਹੋਣ ਵਾਲੀ ਬਿਮਾਰੀਆਂ ਸੰਬੰਧੀ
   - ਲੰਬੇ ਸਮੇ ਲਈ ਕੁਪੋਸ਼ਣ
   - ਰਿਕੇਟਸ
   - ਨਿਊਟਰਿਸ਼ਨਲ ਡਵਾਰਫ਼ਿਜ਼ਮ
   - ਅਨੀਮੀਆ
4. ਕ੍ਰੋਨਿਕ ਔਰਗੈਨਿਕ ਡਿਜ਼ੀਜ਼ ਸੰਬੰਧੀ
   - ਪੇਟ ਨਾਲ ਸੰਬੰਧਿਤ ਜਿਵੇਂ ਮਾਲਐਬਜ਼ਾਰਪਸ਼ਨ ਸਿੰਡਰੋਮ, ਸਿਸਟਿਕ ਫ਼ਾਈਬਰੋਸਿਸ ਆਦਿ।
   - ਦਿਲ ਨਾਲ ਸੰਬੰਧੀ ਜਿਵੇਂ ਜਮਾਂਦਰੂ ਦਿਲ ਦਾ ਰੋਗ, ਰਿਊਮੈਟਿਕ ਡਿਜ਼ੀਜ਼ ਆਦਿ।
   - ਸਾਹ ਪ੍ਰਣਾਲੀ ਨਾਲ ਸੰਬੰਧੀ ਜਿਵੇਂ ਟੀ.ਬੀ., ਐਸਥਮਾ ਆਦਿ।
   - ਪਿੰਜਰ ਨਾਲ ਸੰਬੰਧੀ ਜਿਵੇਂ ਕਾਇਫ਼ੋਸਿਸ ਆਦਿ।
   - ਲੰਬੇ ਸਮੇਂ ਲਈ ਚਲਦੀ ਆ ਰਹੀ ਬਿਮਾਰੀਆਂ (chronic disease) ਜਿਵੇਂ ਮਲੇਰੀਆ, ਕਾਲਾ ਅਜ਼ਾਰ ਆਦਿ।
   - ਲੰਬੇ ਸਮੇ ਲਈ ਗੁਰਦਿਆਂ ਦੀ ਬਿਮਾਰੀ।
5. ਦਵਾਈਆਂ ਨਾਲ
   - ਸਟੀਰਾਇਡਜ਼
   - ਕਾਰਟੀਕੋਸਟੀਰਾਇਡਜ਼
6. ਸਾਈਕੋਸੋਮੈਟਿਕ (ਮਨ ਅਤੇ ਸਰੀਰ ਨਾਲ ਸੰਬੰਧੀ)
   - ਬੱਚਿਆ ਦਾ ਸ਼ੋਸ਼ਨ
   - ਭਾਵੁਕ ਤੌਰ ਤੇ ਸਹਾਰਾ ਨਾ ਮਿਲਣਾ
   - Child neglect

ਨਿਰੀਖਣ

- ਵਿਸਤਾਰ ਵਿੱਚ ਸਿਹਤ ਇਤਿਹਾਸ ਲਵੋ।
- ਸਰੀਰਕ ਜਾਂਚ ਕਰੋ।
- Routine examination

- Bone age ਮਾਪੋ।
- ਬੱਚੇ ਦੀ ਵ੍ਰਿਧੀ ਅਤੇ ਵਿਕਾਸ ਬਾਰੇ ਜਾਣਕਾਰੀ ਲਵੋ।
- ਬੱਚੇ ਵਿੱਚ ਹਾਰਮੋਨ ਦੀ ਮਾਤਰਾ ਦੀ ਜਾਂਚ ਕਰੋ।
- Karyotyping ਕਰੋ।

ਇਲਾਜ

- ਕਾਰਨ ਦੇ ਆਧਾਰ ਤੇ ਇਲਾਜ ਕਰੋ।
- ਮਾਤਾ-ਪਿਤਾ ਨੂੰ ਇਸ ਹਾਲਾਤ ਬਾਰੇ ਸਮਝਾਓ ਅਤੇ ਹੌਂਸਲਾ ਦਿਓ।
- ਗਰੋਥ ਹਾਰਮੋਨ ਥੈਰੇਪੀ ਜੇਕਰ 11 ਸਾਲ ਦੀ ਉਮਰ ਤੇ ਸ਼ੁਰੂ ਕਰ ਦਿੱਤੀ ਜਾਵੇ ਤਾਂ ਇਹ ਬਹੁਤ ਫ਼ਾਇਦੇਮੰਦ ਹੁੰਦੀ ਹੈ। ਪਰੰਤੂ ਇਹ ਬਹੁਤ ਮਹਿੰਗੀ ਹੁੰਦੀ ਹੈ ਅਤੇ ਹਰ ਕਿਸੇ ਦੀ ਪਹੁੰਚ ਵਿੱਚ ਨਹੀਂ ਹੁੰਦੀ।

B. **ਕ੍ਰਿਪਟੋਔਰਕਿਡਿਜ਼ਮ** (Cryptorchidism)

ਇਸ ਨੂੰ "Undesended testes" ਵੀ ਕਹਿੰਦੇ ਹਨ। ਜਦੋਂ ਇੱਕ ਜਾ ਦੋਵੇਂ ਮੇਲ ਅੰਡਕੋਸ਼, inguinal canal ਰਾਹੀ ਪਤਾਲੂ ਵਿੱਚ ਨਾ ਆਉਣ। ਇਹ ਜ਼ਿਆਦਾਤਰ ਪ੍ਰੀਟਰਮ ਬੱਚਿਆਂ ਵਿੱਚ ਵੇਖਿਆ ਜਾਂਦਾ ਹੈ।

ਕਾਰਨ

- ਹਾਈਪੋਥੈਲਮਿਕ ਪਿਟਿਊਟਰੀ ਐਕਸਿਸ ਦੇ ਖ਼ਰਾਬ ਹੋਣ ਨਾਲ ਹਾਰਮੋਨ testes ਨੂੰ ਸੰਦੇਸ਼ ਨਹੀਂ ਪਹੁੰਚਾ ਪਾਉਂਦੇ ਕਿ ਉਹ ਪਤਾਲੂ ਵਿੱਚ ਚਲੇ ਜਾਣ।
- Inguinal canal ਵਿੱਚ ਕੋਈ ਰੁਕਾਵਟ।
- ਅਨੁਵਾਂਸ਼ਿਤ।
- ਗੁਣਸੂਤਰ ਵਿੱਚ ਖ਼ਰਾਬੀ।
- Anorchia
- ਛੋਟੀ Spermatic ਕੌਰਡ
- Testes ਦੀ ਗਲਤ ਸਥਿਤੀ (ਜੇਕਰ Abdominal cavity ਵਿੱਚ ਹੋਵੇ।)

ਚਿੰਨ੍ਹ/ਲੱਛਣ

- ਖਾਲੀ ਪਤਾਲੂ
- ਕਾਮਪਲੀਕੇਸ਼ਨਸ ਆ ਜਾਂਦੀਆਂ ਹਨ ਜਿਵੇਂ :
  - ਟਿਊਮਰ
  - ਸੱਟ
  - ਹਰਨੀਆ
  - ਵੱਲ (Twist)

ਨਿਰੀਖਣ

- ਸਰੀਰਕ ਜਾਂਚ
- ਇਤਿਹਾਸ ਲਵੋ

- ਅਲਟ੍ਰਾਸੋਨੋਗ੍ਰਾਫ਼ੀ
- ਲੈਪ੍ਰੋਸਕੋਪੀ
- ਹਾਰਮੋਨ ਦੀ ਜਾਂਚ

ਇਲਾਜ

- ਹਾਰਮੋਨ HCG (ਹਿਊਮਨ ਕੋਰਿਓਨਿੱਕ ਗੋਨਾਡੋਟ੍ਰਾਪਿਨ) ਦਵੋ। ਇਹ 1-2 ਸਾਲ ਦੇ ਵਿੱਚ ਦਿਓ।
- ਜੇਕਰ HCG ਦਾ ਅਸਰ ਬੱਚੇ ਤੇ ਨਹੀਂ ਹੋ ਰਿਹਾ ਤਾਂ LHRH (ਲਿਊਟਿਨਾਇਜ਼ਿੰਗ ਹਾਰਮੋਨ ਰਿਲਿਜ਼ਿੰਗ ਹਾਰ-ਮੋਨ) ਦਿੱਤਾ ਜਾ ਸਕਦਾ ਹੈ।

VI. ਮਾਨਸਿਕ ਰੋਗ

ਉਹ ਰੋਗ ਜਿਹੜੇ ਕਿਸੇ ਅਸਾਧਾਰਨ ਮਾਨਸਿਕ ਸਥਿਤੀ ਦਾ ਕਰਕੇ ਬੱਚੇ ਵਿੱਚ ਹੋਣ ਉਨ੍ਹਾਂ ਨੂੰ ਮਾਨਸਿਕ ਰੋਗ ਕਹਿੰਦੇ ਹਨ।

1. **ਅਟੈਂਸ਼ਨ ਡੈਫ਼ਿਸਿਟ ਹਾਈਪਰਐਕਟੀਵਿਟੀ ਡਿਸਆਡਰ** (ADHD) : ਇਹ ਇੱਕ ਕੇਂਦਰੀ ਤੰਤੂ ਪ੍ਰਣਾਲੀ ਦੀ ਬਿਮਾਰੀ ਹੈ ਜਿਸ ਵਿੱਚ ਬੱਚੇ ਨੂੰ learning disability ਹੋ ਜਾਂਦੀ ਹੈ ਅਤੇ ਇੱਕ ਥਾਂ ਧਿਆਨ ਲਾਉਣ ਵਿੱਚ ਪਰੇਸ਼ਾਨੀ ਆਉਂਦੀ ਹੈ।

ਕਾਰਨ

1. ਅਨੁੰਵਾਂਸ਼ਿਕ (ਜੈਨੇਟਿਕ)
2. ਵਾਤਾਵਰਨ ਸੰਬੰਧੀ

ਘਾਤਕ ਕਾਰਕ

- ਘੱਟ ਭਾਰ (Low birth weight)
- ਪ੍ਰੀਮੈਚਿਓਰਿਟੀ
- ਦਿਮਾਗ ਵਿੱਚ ਲਾਗ
- ਜੇਕਰ ਬੱਚਾ ਬਹੁਤ ਉੱਤੇਜਿਤ ਹੋਵੇ।

ਚਿੰਨ੍ਹ/ਲੱਛਣ

- ਪੜ੍ਹਨ ਵਿੱਚ ਪਰੇਸ਼ਾਨੀ
- ਗਣਿਤ ਦੇ ਸਵਾਲ ਕੱਢਣ ਵਿੱਚ ਪਰੇਸ਼ਾਨੀ
- ਯਾਦਾਸ਼ਤ ਕਮਜ਼ੋਰ ਹੋ ਜਾਂਦੀ ਹੈ
- ਭਾਸ਼ਾ ਅਤੇ ਬੋਲੀ ਦਾ ਵਿਕਾਸ ਸਹੀ ਨਹੀਂ ਹੁੰਦਾ
- ਬੋਲੇ ਗਏ ਸ਼ਬਦਾਂ ਨੂੰ ਚੰਗੀ ਤਰ੍ਹਾਂ ਨਾ ਸਮਝ ਪਾਉਣਾ
- ਗੁੱਸਾ ਬਹੁਤ ਕਰਦਾ ਹੈ
- Hyperactive
- ਉੱਤੇਜਿਤ

- Impulsive
- ਧਿਆਨ ਨਹੀਂ ਦੇ ਪਾਉਂਦਾ
- ਨਿੱਕੀ ਜਿਹੀ ਗੱਲ੍ਹ ਦਾ ਬਹੁਤ ਬੁਰਾ ਮੰਨ੍ਹਦੇ ਹਨ।

ਨਿਰੀਖਣ

- ਸਿਹਤ ਇਤਿਹਾਸ
- ਮੈਂਟਲ ਸਟੇਟਸ ਇਗਜ਼ਾਮਿਨੇਸ਼ਨ।

ਇਲਾਜ

- ਮਾਨਸਿਕ ਸਹਾਇਤਾ
- ਵਿਵਹਾਰਿਕ ਸਹਾਇਤਾ
- ਦਵਾਈਆਂ ਜਿਵੇਂ ਐਂਟੀਡਿਪਰੈਸੈਂਟ, ਐਮਫ਼ੀਟਾਮੀਨ ਆਦਿ।

2. **ਟੈਮਪਰ ਟੈਨਟ੍ਰਮ**

   ਇਹ ਇੱਕ ਵਿਵਹਾਰਿੱਕ ਬਿਮਾਰੀ ਹੈ ਜਿਹੜੀ 1½ ਤੋਂ 6 ਸਾਲ ਦੇ ਬੱਚਿਆਂ ਵਿੱਚ ਵੇਖੀ ਜਾਂਦੀ ਹੈ ਅਤੇ ਇਸ ਵਿੱਚ ਬੱਚੇ ਬਹੁਤ ਜ਼ਿਆਦਾ ਗੁੱਸਾ ਕਰਦੇ ਹਨ ਤਾਕਿ ਉਨ੍ਹਾਂ ਦੀ ਜ਼ਿਦ ਪੂਰੀ ਹੋ ਸਕੇ।

ਕਾਰਨ

ਇਸ ਉਮਰ ਵਿੱਚ ਬੱਚਿਆਂ ਨੂੰ ਆਜ਼ਾਦੀ ਚਾਹੀਦੀ ਹੈ ਅਤੇ ਉਹ ਆਪਣਾ ਕੰਮ ਆਪਣੀ ਮਰਜੀ ਨਾਲ ਕਰਨਾ ਪਸੰਦ ਕਰਦੇ ਹਨ ਅਤੇ ਕਿਸੇ ਵੀ ਤਰ੍ਹਾਂ ਦੀ ਰੋਕ ਟੋਕ ਉਨ੍ਹਾਂ ਨੂੰ ਪਸੰਦ ਨਹੀਂ ਹੁੰਦੀ। ਜੇਕਰ ਇਹ ਆਜ਼ਾਦੀ ਉਨ੍ਹਾਂ ਨੂੰ ਨਾ ਦਿੱਤੀ ਜਾਵੇ ਤਾਂ ਉਹ ਆਪਣੇ ਵਿਵਹਾਰ ਵਿੱਚ ਆਪਣਾ ਗੁੱਸਾ ਵਿਖਾਉਂਦੇ ਹਨ।

ਚਿੰਨ੍ਹ/ਲੱਛਣ

- ਬੱਚੇ ਨੂੰ ਜੋ ਵੀ ਕਰਨ ਲਈ ਕਹੋਗੇ ਉਹ ਉਸ ਤੋਂ ਉਲਟ ਕੰਮ ਕਰੇਗਾ
- ਦੰਦੀਆਂ ਕੱਟਣਾ
- ਜ਼ੋਰ ਜ਼ੋਰ ਦੀ ਰੋਣਾ
- ਠੁੱਡ ਮਾਰਨਾ
- ਚੀਜ਼ਾ ਨੂੰ ਸੁੱਟਣਾ
- ਜਮੀਨ ਦੇ ਬੈਠ ਜਾਣਾ
- ਸਿਰ ਜ਼ਮੀਨ ਤੇ ਜਾ ਕੰਧ (ਦਿਵਾਰ) ਤੇ ਮਾਰਨਾ।

ਨਿਰੀਖਣ

- ਵਿਸਤਾਰ ਵਿੱਚ ਸਿਹਤ ਇਤਿਹਾਸ
- ਮੈਂਟਲ ਸਟੇਟਸ ਇਗਜ਼ਾਮਿਨੇਸ਼ਨ।

ਇਲਾਜ

- ਜਦੋਂ ਟੈਮਪਰ ਟੈਨਟ੍ਰਮ ਦਾ ਅਟੈਕ ਪਵੇ ਤਾਂ ਬੱਚੇ ਨੂੰ ਸੱਟਾਂ ਲੱਗਣ ਤੋਂ ਬਚਾਓ।
- ਬੱਚੇ ਦੇ ਵਾਤਾਵਰਨ ਵਿੱਚ ਬਦਲਾਅ ਲਿਆਓ।

- ਬੱਚੇ ਦੀ ਹਰਕਤਾਂ ਨੂੰ ਨਜ਼ਰਅੰਦਾਜ਼ ਕਰੋ।
- ਪਿਆਰ ਨਾਲ ਬੱਚੇ ਨੂੰ ਸਮਝਾਓ।
- ਬੱਚਿਆਂ ਨਾਲ ਜ਼ਿਆਦਾ ਰੋਕ-ਟੋਕ ਨਾ ਕਰੋ।

4.2 ਰੋਕਥਾਮ ਕੀਤੀਆਂ ਜਾਣ ਵਾਲੀਆਂ ਬਿਮਾਰੀਆਂ ਦੀ ਰੋਕਥਾਮ ਲਈ ਵੈਕਸੀਨਸ (ਵੈਕਸੀਨ ਫ਼ਾਰ ਪ੍ਰਿਵੈਨਟੇਬਲ ਡੀਜੀਜ਼ਿਜ਼)

ਇਮਿਊਨਿਟੀ ਤੋਂ ਭਾਵ ਹੈ ਸਾਡੇ ਸਰੀਰ ਦੀ ਜਿਵਾਣੂਆ ਨਾਲ ਲੜਨ ਦੀ ਸ਼ਕਤੀ। ਇਸ ਸ਼ਕਤੀ ਨੂੰ ਕਾਇਮ ਰੱਖਣ ਲਈ ਜਾ ਵਧਾਉਣ ਲਈ ਵਰਤੇ ਜਾਣ ਵਾਲੇ ਪਦਾਰਥਾਂ ਨੂੰ "ਵੈਕਸੀਨ" ਕਹਿੰਦੇ ਹਨ। ਸਰਕਾਰ ਨੇ 6 ਮੁੱਖ ਬਿਮਾਰੀਆਂ ਲਈ "ਟੀਕਾਕਰਣ ਸੂਚੀ" ਵਿੱਚ ਵੈਕਸੀਨਸ ਬਾਰੇ ਦੱਸਿਆ ਹੋਇਆ ਹੈ :

ਰਾਸ਼ਟਰੀ ਟੀਕਾਕਰਣ ਸੂਚੀ

ਸਮਾ	ਬਿਮਾਰੀ	ਵੈਕਸੀਨ ਖ਼ੁਰਾਕ (ਮਿਲੀ ਲੀਟਰ)	ਦੇਣ ਦਾ ਤਰੀਕਾ
• ਜਨਮ ਤੇ	• ਤਪਦਿਕ (ਟੀ.ਬੀ.)	• ਬੀ.ਸੀ.ਜੀ. 0.05	ਇੰਟਰਾਡਰਮਲ
	• ਪੋਲੀਓ	• ਓ.ਪੀ.ਵੀ-0 ਦੋ ਬੂੰਦਾਂ (ਜ਼ੀਰੋ ਡੋਜ਼)	ਮੂੰਹ ਰਾਹੀ (Orally)
• 1½ ਮਹੀਨੇ ਤੇ	• ਤਪਦੀਕ	• ਬੀ.ਸੀ.ਜੀ. (ਜੇਕਰ ਜਨਮ ਤੇ ਨਹੀਂ ਦਿੱਤੀ)	
	• ਗਲਘੋਟੂ, ਕਾਲੀ ਖੰਘ ਅਤੇ ਟੈਟਨਸ	• ਡੀ.ਪੀ.ਟੀ-1 0.5	ਇੰਟਰਾਮਸਕੁਲਰ
	• ਪੋਲੀਓ	• ਓ.ਪੀ.ਵੀ-1 ਦੋ ਬੂੰਦਾਂ	ਮੂੰਹ ਰਾਹੀ
• 2½ ਮਹੀਨੇ ਤੇ	• ਗਲਘੋਟੂ, ਕਾਲੀ ਖੰਘ ਅਤੇ ਟੈਟਨਸ	• ਡੀ.ਪੀ.ਟੀ-2 0.5	ਇੰਟਰਾਮਕੁਲਰ
	• ਪੋਲੀਓ	• ਓ.ਪੀ.ਵੀ-2 ਦੋ ਬੂੰਦਾਂ	ਮੂੰਹ ਰਾਹੀ
• 3½ ਮਹੀਨੇ ਤੇ	• ਗਲਘੋਟੂ, ਕਾਲੀ ਖੰਘ, ਟੈਟਨਸ	• ਡੀ.ਪੀ.ਟੀ-3 0.5	ਇੰਟਰਾਮਸਕੁਲਰ
	• ਪੋਲੀਓ	• ਓ.ਪੀ.ਵੀ-3 ਦੋ ਬੂੰਦਾਂ	ਮੂੰਹ ਰਾਹੀ
• 9 ਮਹੀਨੇ ਤੇ	• ਖਸਰਾ	• ਮੀਜ਼ਲਜ਼ ਦਾ ਟੀਕਾ 0.5	ਸੱਬਕੁਟੇਨਿਅਸ
• 16-24 ਮਹੀ-ਨਿਆਂ ਤੇ	• ਗਲਘੋਟੂ, ਕਾਲੀ ਖੰਘ ਅਤੇ ਟੈਟਨਸ	• ਡੀ.ਪੀ.ਟੀ. ਬੂਸਟਰ 0.5	ਇੰਟਰਾਮਸਕੁਲਰ
		• ਓ.ਪੀ.ਵੀ ਬੂਸਟਰ ਦੋ ਬੂੰਦਾਂ	ਮੂੰਹ ਰਾਹੀ
• 5-6 ਸਾਲਾਂ ਤੇ	• ਗਲਘੋਟੂ ਅਤੇ ਟੈਟਨਸ	• ਡੀ.ਟੀ. (ਜੇਕਰ ਪਹਿਲਾਂ ਡੀ.ਪੀ.ਟੀ. ਨਹੀਂ ਲਿੱਤਾ ਤਾਂ ਡੀ.ਟੀ. ਦੀ ਦੁੱਜੀ ਖ਼ੁਰਾਕ ਇੱਕ ਮਹੀਨੇ ਦੇ ਅੰਤਰਾਲ ਵਿੱਚ ਦਿਓ)	ਇੰਨਟਰਾਮਸਕੁਲਰ
• 10 ਅਤੇ 16 ਮਹੀਨਿਆਂ ਤੇ	• ਟੈਟਨਸ	• ਟੀ.ਟੀ. 0.5	ਇੰਨਟਰਾਮਸਕੁਲਰ

ਗਰਭਵਤੀ ਔਰਤ ਲਈ

- **ਜਿੰਨ੍ਹੀ ਛੇਤੀ ਹੋ ਸਕੇ :** ਟੀ.ਟੀ.-1 ਜਾ ਬੂਸਟਰ ਜੇ ਪਹਿਲਾਂ ਟੀ.ਟੀ. ਲਗਵਾਇਆ ਹੋਵੇ।
- **ਟੀ.ਟੀ.-1 ਤੋਂ ਇੱਕ :** ਟੀ.ਟੀ.-2 ਮਹੀਨੇ ਬਾਅਦ।

ਇਮਿਊਨਾਈਜ਼ੇਸ਼ਨ ਵਿੱਚ ਨਰਸ ਦਾ ਰੋਲ

- ਵੈਕਸੀਨ ਦੇ ਦੁਸ਼ਟਪ੍ਰਭਾਵਾਂ ਬਾਰੇ ਸਤਰਕ ਰਹੋ ਜਿਵੇਂ ਤੇਜ਼ ਬੁਖਾਰ, ਸਾਹ ਪ੍ਰਣਾਲੀ ਦਾ ਲਾਗ, ਦੌਰੇ ਆਦਿ।
- Cold chain ਦੀ ਵਰਤੋ ਕਰੋ।
- ਐਲਰਜੀ ਤੋਂ ਬਚਾਉਣ ਲਈ ਪਹਿਲਾਂ ਥੋੜੀ ਜਿਹੀ ਖ਼ੁਰਾਕ ਟੈਸਟ ਡੋਜ਼ ਦੇ ਰੂਪ ਵਿੱਚ ਦਿਓ।
- ਐਮਰਜੈਂਸੀ ਸਥਿਤੀ ਦੇ ਲਈ ਪਹਿਲਾਂ ਤੋਂ ਹੀ ਦਵਾਈਆਂ ਅਤੇ ਸਮਾਨ ਤਿਆਰ ਰੱਖੋ।
- ਵੈਕਸੀਨੇਸ਼ਨ ਕਰਦੇ ਸਮੇ ਡਿਸਪੋਜ਼ੇਬਲ ਸਿਰਿੰਜਾਂ ਦੀ ਵਰਤੋ ਕਰੋ ਤਾਂਕੀ ਲਾਗ ਨਾ ਫ਼ੈਲੇ।
- ਬੱਚਿਆਂ ਨੂੰ ਟੀਕਾ ਉਸ ਦੇ ਨਿਰਧਾਰਿਤ ਸਮੇ ਤੇ ਦਿਓ।
- ਬੱਚਿਆਂ ਦੇ ਮਾਤਾ-ਪਿਤਾ ਨੂੰ ਟੀਕਾਕਰਣ ਦੀ ਤਾਰੀਖ ਅਤੇ ਸਮੇਂ ਬਾਰੇ ਸਹੀ ਜਾਣਕਾਰੀ ਦਿਓ।
- ਮਾਤਾ-ਪਿਤਾ ਨੂੰ Immunization (ਟੀਕਾਕਰਣ) ਕਿਉਂ ਜ਼ਰੂਰੀ ਹੈ ਬਾਰੇ ਦੱਸੋ।
- ਨਰਸ ਨੂੰ ਇਹ ਪ੍ਰੋਗਰਾਮ ਚਲਾਉਣ ਵਿੱਚ ਆਪਣਾ ਪੂਰਾ ਯੋਗਦਾਨ ਦੇਣਾ ਚਾਹਿਦਾ ਹੈ।
- ਸਾਲ ਬਾਅਦ ਸਰਵੇਖੱਣ ਕਰਵਾਉਣਾ ਚਾਹੀਦਾ ਹੈ ਤਾਕਿ ਟੀਕਾਕਰਣ ਪ੍ਰੋਗਰਾਮ ਦਾ ਪ੍ਰਭਾਵ ਕਿਵੇਂ ਦਾ ਰਿਹਾ ਬਾਰੇ ਪਤਾ ਲਗਾਇਆ ਜਾ ਸਕੇ।

4.3 ਸਾਹ ਪ੍ਰਣਾਲੀ ਦੇ ਤੀਬਰ ਲਾਗ (ਐਕਿਊਟ ਰੈਸਪਿਰੇਟਰੀ ਇੰਨਫ਼ੈਕਸ਼ਨਸ)

Acute Respiratory Infections ਬੱਚਿਆਂ ਦੇ ਬਿਮਾਰੀ ਦਰ ਅਤੇ ਮੌਤ ਦਰ ਨੂੰ ਵਧਾਉਣ ਦਾ ਮੁੱਖ ਕਾਰਨ ਹੈ। ਇਸ ਨਾਲ ਲਗਭਗ 3.9 ਮਿਲਿਅਨ ਮੌਤਾਂ ਹਰ ਸਾਲ ਹੁੰਦੀਆਂ (ਵਿਸ਼ਵ ਵਿੱਚ) ਹਨ। ARI 30-40% ਬੱਚਿਆਂ ਨੂੰ ਹਸਪਤਾਲ ਲੈ ਜਾਣ ਲਈ ਜਿੰਮੇਵਾਰ ਹਨ।

ਕਿਸਮਾਂ

ਇਸ ਦੀਆਂ ਦੋ ਮੁੱਖ ਕਿਸਮਾਂ ਹਨ

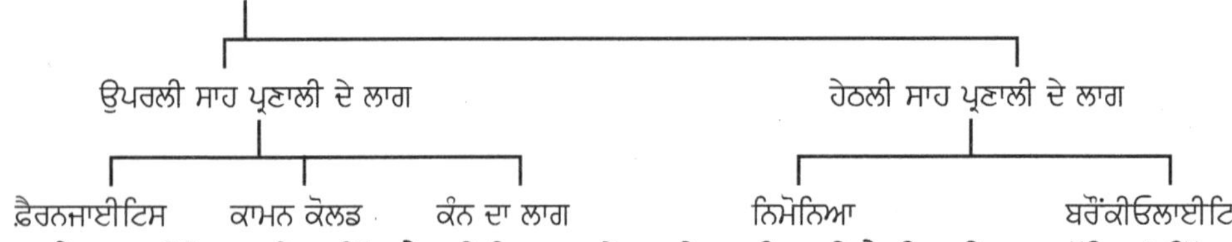

I. **ਫ਼ੈਰਨਜਾਈਟਿਸ :** ਇਹ ਇੱਕ ਬੈਕਟੀਰੀਅਲ ਅਤੇ ਵਾਈਰਲ ਬਿਮਾਰੀ ਹੈ ਜਿਹੜੀ 70% ਬੱਚਿਆਂ ਵਿੱਚ ਪਾਈ ਜਾਂਦੀ ਹੈ। ਇਹ ਪੰਜ ਸਾਲ ਤੋਂ ਵੱਧ ਬੱਚਿਆਂ ਵਿੱਚ ਹੁੰਦੀ ਹੈ।

ਕਾਰਨ

- ਸਟ੍ਰੈਪਟੋਕੋਕਸ
- ਕੋਰਾਈਨੀਬੈਕਟੀਰੀਅਮ ਡਿਪਥੀਰੀ
- ਵਾਈਰਸ (ਅਡੀਨੋਵਾਈਰਸ)
- ਫੰਗਾਈ
- ਪੌਲਿਊਟੈਂਟਸ
- ਰਸਾਇਣ

ਚਿੰਨ੍ਹ ਅਤੇ ਲੱਛਣ

1. **ਵਾਈਰਲ ਫ਼ੈਰੇਨਜਾਈਰਿਸ :** ਆਮ ਜ਼ੁਕਾਮ ਦੇ ਲੱਛਣ।
2. **ਬੈਕਟੀਰੀਅਲ ਫ਼ੈਰੇਨਜਾਈਟਿਸ :**
   - ਬੁਖ਼ਾਰ
   - ਗਲਾ ਖ਼ਰਾਬ
   - ਸੁੱਜੇ ਲਿਮਫ਼ ਨੋਡਜ਼
3. **ਫ਼ੰਗਲ ਫ਼ੈਰੇਨਜਾਈਟਿਸ :** Oral thrush
4. **ਪੌਲਿਊਟੈਂਟਸ ਨਾਲ ਹੋਣ ਵਾਲੀ ਫ਼ੈਰੇਨਜਾਈਟਿਸ :** ਇਸ ਵਿੱਚ ਜਲਨ ਹੁੰਦੀ ਹੈ।

ਨਿਰੀਖਣ

- ਸਵੈਬ ਟੈਸਟ
- ਚਿੰਨ੍ਹ ਅਤੇ ਲੱਛਣ ਵੇਖ ਕਰ

ਇਲਾਜ

1. ਗਲੇ ਦੇ ਦਰਦ ਲਈ ਐਨਾਲਜੈਸਿਕ (ਦਵਾਈ) ਦਿਓ।
2. ਸਟੀਰਾਈਡਜ਼ ਦਿਓ।
3. ਲਿਡੋਕੇਨ ਮਿਊਕਸ ਝਿੱਲਿਆਂ ਤੇ ਲਗਾਉਣ ਨਾਲ ਉਹ ਸੁੰਨ ਹੋ ਜਾਂਦੀ ਹੈ ਅਤੇ ਪੀੜ ਘੱਟ ਜਾਂਦੀ ਹੈ।
4. ਬੈਕਟੀਰੀਆ ਦੇ ਲਾਗ ਲਈ ਐਨਟੀਬਾਈਟਿਕ ਦਵਾਈਆਂ ਦਿਓ।
5. ਵਾਈਰਲ ਲਾਗ ਲਈ ਕੋਈ ਦਵਾਈ ਨਾ ਦਿਓ ਸਿਰਫ਼ ਵੱਧ ਤੋਂ ਵੱਧ ਪਾਣੀ ਬੱਚੇ ਨੂੰ ਪਿਲਾਓ ਤਾਕੀ ਵਾਇਰਸ ਪਿਸ਼ਬ ਰਾਹੀ ਨਿਕਲ ਜਾਵੇ।

II. **ਕਾਮਨ ਕੋਲਡ :** ਇਹ ਕਈ ਤਰ੍ਹਾਂ ਦੇ ਚਿੰਨ੍ਹ ਅਤੇ ਲੱਛਣ ਦਾ ਸਮੂਹ ਹੈ ਜਿਹੜਾ ਕਈ ਤਰ੍ਹਾਂ ਦੇ ਵੱਖ-ਵੱਖ ਵਾਇਰਸਾਂ ਦਾ ਕਰਕੇ ਹੁੰਦਾ ਹੈ।

ਕਾਰਨ

- ਰਾਈਨੋਵਾਇਰਸ
- ਐਨਟੀਰੋਟਾਵਾਇਰਸ
- ਕੋਰੋਨਾਵਾਇਰਸ

ਚਿੰਨ੍ਹ ਅਤੇ ਲੱਛਣ

- ਬੁਖ਼ਾਰ
- ਸਿਰ ਦਰਦ
- ਖੰਘ
- ਗਲਾ ਖ਼ਰਾਬ
- ਨੱਕ ਬੰਦ ਜਾ ਵਹਿੰਦੀ ਹੈ।

ਨਿਰੀਖਣ

- ਚਿੰਨ੍ਹ ਅਤੇ ਲੱਛਣ ਦੇ ਆਧਾਰ ਤੇ।

ਇਲਾਜ

- ਚਿੰਨ੍ਹ ਅਤੇ ਲੱਛਣਾਂ ਦਾ ਇਲਾਜ ਕਰੋ।
- ਸਟੀਮ ਦਿਓ।
- ਬੱਚੇ ਨੂੰ ਵੱਧ ਤੋਂ ਵੱਧ ਪਾਣੀ ਪਿਲਾਓ।
- ਐਨਟੀਬਾਈਟਿਕ ਦਿਓ।
- ਹੱਥ ਧੋ ਕੇ ਬੱਚੇ ਦੀ ਦੇਖਭਾਲ ਕਰੋ।

III. **ਕੰਨ ਦਾ ਲਾਗ :** ਇਹ ਇਸ ਚੈਪਟਰ ਵਿੱਚ ਅੱਗੇ ਵਿਸਤਾਰ ਵਿੱਚ ਦਿੱਤਾ ਹੈ।

IV. **ਨਿਮੋਨੀਆ :** ਨਿਮੋਨੀਆ ਇੱਕ ਫ਼ੇਫੜੇਆਂ ਦਾ ਲਾਗ ਹੈ ਜਿਹੜਾ ਕਈ ਕਿਸਮਾਂ ਦੇ ਜਿਵਾਣੂਆਂ ਦਾ ਕਰਕੇ ਹੁੰਦਾ ਹੈ ਜਿਵੇਂ ਬੈਕਟੀਰੀਆ, ਵਾਇਰਸ, ਫ਼ੰਗਾਈ ਅਤੇ ਪੈਰਾਸਾਈਟਸ।

ਕਾਰਨ

- ਵਾਇਰਸ ਜਿਵੇਂ ਅਡੀਨੋਵਾਇਰਸ, ਰਾਈਨੋਵਾਇਰਸ ਆਦਿ।
- ਸਭ ਤੋਂ ਆਮ ਕਾਰਨ ਵਾਇਰਸ ਹੈ।

ਚਿੰਨ੍ਹ ਅਤੇ ਲੱਛਣ

- ਬੁਖ਼ਾਰ
- ਖੰਘ
- ਤਰੇੜੀਆਂ
- ਨੱਕ ਬੰਦ
- ਅਸਾਧਾਰਨ ਤੇਜ਼ ਸਾਹ ਗਤੀ
- ਸਾਹ ਲੈਣ ਵਿੱਚ ਪਰੇਸ਼ਾਨੀ
- ਉਲਟੀਆਂ
- ਛਾਤੀ ਵਿੱਚ ਦਰਦ
- ਪੇਟ ਦਰਦ
- ਭੁੱਖ ਘੱਟ ਲੱਗਣੀ
- ਸਾਹ ਲੈਣ ਨਾਲ ਅਵਾਜ ਆਉਣੀ (wheezing)

ਨਿਰੀਖਣ

- Upper respiratory ਪ੍ਰਣਾਲੀ ਦੇ ਲਾਗ ਦਾ ਇਤੀਹਾਸ

ਚਿੰਨ੍ਹ ਅਤੇ ਲੱਛਣ

- ਛਾਤੀ ਦਾ X-ray

- ਬਲਗਮ ਦੀ ਜਾਂਚ।

ਇਲਾਜ

- ਐਨਟੀਬਾਈਟਿਕਸ ਦਿਓ।
- ਘਰ ਦੇ ਬਾਕੀ ਮੈਂਬਰਾਂ ਨੂੰ ਵੀ ਦਵਾਈਆਂ ਦਿਓ ਕਿਉਂਕਿ ਇਹ ਬਿਮਾਰੀ ਫ਼ੈਲ ਸਕਦੀ ਹੈ।
- ਚਿੰਨ੍ਹ ਅਤੇ ਲੱਛਣ ਦੇ ਅਨੁਸਾਰ ਇਲਾਜ ਕਰੋ।
- ਜੇਕਰ ਬੱਚੇ ਨੂੰ ਸਾਹ ਲੈਣ ਵਿੱਚ ਪਰੇਸ਼ਾਨੀ ਹੈ ਤਾਂ ਆਕਸੀਜਨ ਲਗਾ ਦਿਓ।

V. **ਬਰੌਂਕੀਓਲਾਈਟਿਸ** : ਇਹ ਹੇਠਲੀ ਸਾਹ ਪ੍ਰਣਾਲੀ ਦਾ ਲਾਗ ਹੈ ਜਿਹੜੀ 2-6 ਮਹੀਨਿਆਂ ਦੇ ਬੱਚਿਆਂ ਵਿੱਚ ਆਮਤੌਰ ਤੇ ਵੇਖੀ ਜਾਂਦੀ ਹੈ।

ਕਾਰਨ

- RSV (ਵਾਇਰਸ)
- ਮਾਈਕੋਪਲਾਜ਼ਮਾ ਨਿਮੋਨੀਏ (ਬੈਕਟੀਰੀਆ)
- ਐਨਟੀਰੋਵਾਇਰਸ
- ਇਨਫ਼ਲੂਐਨਜ਼ਾ ਵਾਇਰਸ
- ਰਾਈਨੋਵਾਇਰਸ।

ਚਿੰਨ੍ਹ ਅਤੇ ਲੱਛਣ

- ਨੱਕ ਤੋਂ ਪਾਣੀ ਆਉਣਾ
- ਖੰਘ
- ਬੁਖ਼ਾਰ
- ਸਾਹ ਲੈਣ ਵਿੱਚ ਪਰੇਸ਼ਾਨੀ
- ਰੰਗ ਨੀਲਾ ਪੈਣਾ (Cyanosis)
- ਬੱਚਾ ਕੁੱਝ ਨਹੀਂ ਖਾ ਜਾ ਪੀ ਪਾਉਂਦਾ
- ਉਲਟੀਆਂ

ਨਿਰੀਖਣ

- ਉਪਰ ਦੀ ਸਾਹ ਪ੍ਰਣਾਲੀ ਦੇ ਲਾਗ ਦਾ ਇਤਿਹਾਸ।
- ਛਾਤੀ ਦਾ X-ray।
- ਖ਼ੂਨ ਦੀ ਜਾਂਚ।

ਇਲਾਜ

- ਜੇਕਰ ਸ਼ੁਰਵਾਤੀ bronchiolitis ਹੈ ਤਾਂ ਉਹ ਥੋੜ੍ਹੇ ਸਮੇ ਬਾਅਦ ਆਪ ਹੀ ਠੀਕ ਹੋ ਜਾਂਦਾ ਹੈ ਅਤੇ ਬੱਚੇ ਦਾ ਘਰ ਵਿੱਚ ਹੀ ਇਲਾਜ ਕੀਤਾ ਜਾ ਸਕਦਾ ਹੈ। ਘਰ ਵਿੱਚ ਬੱਚੇ ਨੂੰ ਵੱਧ ਤੋਂ ਵੱਧ ਪਾਣੀ ਪਿਲਾਓ, ਸੰਪੂਰਨ ਆਹਾਰ ਦਿਓ ਅਤੇ ਬੁਖ਼ਾਰ ਘਟਾਉਣ ਲਈ ਜੋ ਕੁੱਝ ਹੋ ਸਕਦਾ ਹੈ ਉਹ ਕਰੋ।
- ਜੇਕਰ ਬੱਚਾ ਬਹੁਤ ਬਿਮਾਰ ਹੈ ਤਾਂ ਉਸ ਨੂੰ ਹਸਪਤਾਲ ਦਾਖਿਲ ਕਰਾਓ।

4.4 ਦਸਤ (ਡਾਇਰੀਆ)

ਇੱਕ ਦਿਨ ਵਿੱਚ 3 ਜਾਂ ਉਸਤੋਂ ਜਿਆਦਾ ਵਾਰ ਪਤਲਾ ਜਾਂ ਪਾਣੀ ਵਰਗਾ ਮਲ ਆਉਣ ਨੂੰ ਦਸਤ ਕਿਹਾ ਜਾਂਦਾ ਹੈ। ਦਸਤ ਮੁੱਖ ਰੂਪ ਵਿੱਚ 2 ਸਾਲ ਦੇ ਬੱਚਿਆਂ ਦੀ ਆਮ ਸਮੱਸਿਆ ਹੈ। ਦਸਤ ਆਂਤੜੀਆਂ ਦਾ ਰੋਗ ਹੈ, ਜੋ ਕਿ ਬੈਕਟੀਰੀਆਂ, ਵਾਇਰਸ ਜਾਂ ਕਿਸੇ ਪੈਰਾਸਾਈਟ (ਪਰਿਜੀਵੀ) ਕਰਕੇ ਹੋ ਸਕਦਾ ਹੈ। ਇੰਨਫੈਕਸ਼ਨ ਗੰਦੇ ਪਾਣੀ, ਭੋਜਨ ਜਾਂ ਇੱਕ ਵਿਅਕਤੀ ਤੋਂ ਦੂਸਰੇ ਵਿਅਕਤੀ ਨੂੰ ਘੱਟ ਸਾਫ ਸਫਾਈ ਕਾਰਨ ਫ਼ੈਲਦੀ ਹੈ। ਦਸਤ ਦਾ ਸਾਫ ਪਾਣੀ, ਚੀਨੀ, ਨਮਕ ਦੇ ਘੋਲ ਅਤੇ ਜਿੰਕ ਦੀਆਂ ਗੋਲੀਆਂ ਨਾਲ ਇਲਾਜ ਕੀਤਾ ਜਾ ਸਕਦਾ ਹੈ।

ਦਸਤ ਦੀਆਂ ਤਿੰਨ ਕਿਸਮਾਂ ਹਨ :

1. **ਤੀਬਰ ਦਸਤ :** ਇਸ ਵਿਚ ਦਸਤ ਅਚਾਨਕ ਲਗਦੇ ਹਨ। ਇਹ ਪਾਣੀ ਵਰਗੇ ਹੁੰਦੇ ਹਨ। ਜਿਵੇਂ ਕਿ ਹੈਜਾ। ਇਹ ਬਹੁਤ ਘੰਟਿਆਂ ਤੋਂ ਦਿਨਾਂ ਤੱਕ ਰਹਿ ਸਕਦੇ ਹਨ।
2. **ਦਸਤ ਨਾਲ ਖ਼ੂਨ ਆਉਣਾ :** ਇਸਨੂੰ ਪੇਚਿਸ (ਡਾਇਸੈਨਟਰੀ) ਵੀ ਕਿਹਾ ਜਾਂਦਾ ਹੈ। ਇਸ ਵਿੱਚ ਦਸਤ ਨਾਲ ਖ਼ੂਨ ਆਉਂਦਾ ਹੈ, ਪੇਟ ਦਰਦ, ਬੁਖਾਰ ਆਦਿ ਹੋ ਸਕਦਾ ਹੈ।
3. **ਜਿਆਦਾ ਸਮੇਂ ਤੱਕ ਰਹਿਣ ਵਾਲੇ ਦਸਤ (ਪਰਸਿਸਟੈਂਟ ਡਾਇਰਿਆ) :** ਇਹ 14 ਦਿਨ ਜਾਂ ਇਸ ਤੋਂ ਵੀ ਜਿਆਦਾ ਸਮੇਂ ਤੱਕ ਰਹਿੰਦੇ ਹਨ। ਇਹ ਜਿਆਦਾਤਰ ਇਕ ਸਾਲ ਤੋਂ ਘੱਟ ਉਮਰ ਦੇ ਬੱਚਿਆਂ ਨੂੰ ਲਗਦੇ ਹਨ।

ਕਾਰਨ

ਦਸਤ ਦੇ ਹੇਠ ਲਿਖੇ ਕਾਰਨ ਹੋ ਸਕਦੇ ਹਨ :

1. ਕੁਪੋਸ਼ਣ
2. **ਆਂਤੜੀਆਂ ਦੀ ਇੰਨਫੈਕਸਨ :** ਕਿਸੇ ਵੀ ਤਰ੍ਹਾਂ ਦੇ ਬੈਕਟੀਰੀਆ ਵਾਇਰਸ ਜਾਂ ਪਰਿਜੀਵੀ ਕਰਕੇ।
3. ਦੂਸ਼ਿਤ ਭੋਜਨ ਅਤੇ ਦੂਸ਼ਿਤ ਪਾਣੀ ਕਰਕੇ।
4. ਘੱਟ ਵਿਅਕਤੀਗਤ ਸਾਫ ਸਫਾਈ।
5. ਕਿਸੇ ਭੋਜਨ ਪਦਾਰਥ ਸੰਬੰਧੀ ਐਲਰਜੀ।
6. ਦਵਾਈਆਂ ਜਿਵੇਂ ਐਨਟੀਬਾਇਓਟਿਕ ਦਵਾਈਆਂ ਜਿਵੇਂ ਕਿ ਐਮਪੀਸੀਲਿਨ, ਅਮੋਕਸੀਸਿਲਿਨ ਆਦਿ। ਜਿਸ ਕਾਰਨ ਆਂਤੜੀਆਂ ਵਿੱਚ ਮੌਜੂਦ ਲਾਭਦਾਇਕ ਜੀਵਾਣੂ ਨਸ਼ਟ ਹੋ ਜਾਂਦੇ ਹਨ ਅਤੇ ਹਾਨੀਕਾਰਕ ਜੀਵਾਣੂ ਵੱਧ ਜਾਣ ਕਾਰਨ ਦਸਤ ਰੋਗ ਹੋ ਜਾਂਦਾ ਹੈ।
7. ਹੋਰ ਬੀਮਾਰੀਆਂ ਕਰਕੇ ਜਿਵੇਂ ਸਿਲਿਅਕ ਰੋਗ, ਆਂਤੜੀਆਂ ਟੀ.ਬੀ. ਆਦਿ।
8. ਸ਼ੋਚਾਲਿਆ ਜਾਣ ਤੋਂ ਬਾਅਦ, ਖਾਣਾ ਬਣਾਉਦੇ ਸਮੇਂ ਅਤੇ ਖਾਣੇ ਤੋਂ ਪਹਿਲਾ ਹੱਥਾਂ ਨੂੰ ਸਾਫ ਨਾ ਕਰਨਾ।

ਚਿੰਨ੍ਹ ਅਤੇ ਲੱਛਣ

ਦਸਤ ਰੋਗ ਦੇ ਹੇਠ ਲਿਖੇ ਚਿੰਨ੍ਹ ਅਤੇ ਲੱਛਣ ਹੋ ਸਕਦੇ ਹਨ :

1. ਪੇਟ ਦਰਦ
2. ਪਾਣੀ ਵਰਗਾ ਪਤਲਾ ਮਲ ਆਉਣਾ
3. ਬੁਖਾਰ

- ਭੁੱਖ ਨਾ ਲੱਗਣੀ
- ਉਲਟੀਆਂ

- ਭਾਰ ਘੱਟਣਾ
- ਪਾਣੀ ਦੀ ਕਮੀ ਹੋਣੀ (ਡੀਹਾਇਡਰੇਸ਼ਨ)
- ਸਿਰਦਰਦ
- ਬੱਚੇ ਵਿੱਚ ਚਿੜਚਿੜਾਪਣ।

ਇਲਾਜ

ਜਿਆਦਾਤਰ ਦਸਤ ਇੱਕ ਹਫਤੇ ਵਿੱਚ ਠੀਕ ਹੋ ਜਾਂਦੇ ਹਨ। ਇਸਦਾ ਇਲਾਜ ਲਈ ਹੇਠ ਲਿਖੇ ਅਨੁਸਾਰ ਕੀਤਾ ਜਾ ਸਕਦਾ ਹੈ। ਜੇਕਰ ਦਸਤ ਡੀਹਾਇਡਰੇਸ਼ਨ ਜਾ ਪਾਣੀ ਦੀ ਕਮੀ ਜਿਆਦਾ ਨਹੀਂ ਹੈ ਤਾਂ :

1. ਬੱਚੇ ਨੂੰ ਜਿਆਦਾ ਤੋਂ ਜਿਆਦਾ ਤਰਲ ਪਦਾਰਥ ਦੇਣੇ ਚਾਹੀਦੇ ਹਨ। ਕਿਉਂਕਿ ਬਹੁਤ ਸਾਰਾ ਪਾਣੀ ਉਲਟੀਆਂ ਅਤੇ ਦਸਤ ਕਾਰਨ ਸਰੀਰ ਵਿੱਚੋਂ ਨਿਕਲ ਜਾਂਦਾ ਹੈ ਅਤੇ ਬੱਚੇ ਨੂੰ ਪਾਣੀ ਦੀ ਕਮੀ ਹੋ ਸਕਦੀ ਹੈ। ਵਿਸ਼ੇਸ ਤੌਰ ਤੇ ਬਣੇ ਜੀਵਨ ਰੱਖਿਅਕ ਘੋਲ ਦੀ ਵੀ ਬੱਚਿਆਂ ਨੂੰ ਦਿੱਤਾ ਜਾ ਸਕਦਾ ਹੈ।
2. ਬੱਚਿਆਂ ਨੂੰ ਜਲਦੀ ਪਚਣ ਵਾਲੀਆਂ ਚੀਜਾਂ ਜਿਵੇਂ ਖਿਚੜੀ ਆਦਿ ਦਿੱਤੀ ਜਾਣੀ ਚਾਹੀਦੀ ਹੈ ਅਤੇ ਚਰਬੀ ਵਾਲਾ ਭੋਜਨ ਨਹੀਂ ਦੇਣਾ ਚਾਹੀਦਾ।
3. ਦਸਤ ਰੋਗ ਵਿੱਚ ਬੱਚੇ ਨੂੰ ਪਹਿਲਾਂ ਵਾਂਗ ਹੀ ਛਾਤੀ ਦਾ ਦੁੱਧ ਪਿਲਾਉਦੇ ਰਹਿਣਾ ਚਾਹੀਦਾ ਹੈ। ਜਰੂਰਤ ਅਨੁਸਾਰ ਬਜਾਰ ਤੋਂ ਮਿਲਣ ਵਾਲੇ ਜੀਵਨ ਰੱਖਿਅਕ ਘੋਲ ਵੀ ਇਸਤੇਮਾਲ ਕੀਤੇ ਜਾ ਸਕਦੇ ਹਨ।
4. ਬੁਖਾਰ ਅਤੇ ਸਿਰਦਰਦ ਲਈ ਪੈਰਾਸਿਟਾਮੋਲ ਜਾਂ ਬਰੂਫਨ ਦਿਤੀ ਜਾ ਸਕਦੀ ਹੈ।
5. ਦਸਤ ਰੋਗ ਵਿੱਚ ਜਿੰਕ ਸਪਲੀਮੈਂਟ ਦਿੱਤੇ ਜਾ ਸਕਦੇ ਹਨ। ਜਿਹੜੇ ਕਿ ਦਸਤ ਰੋਗ ਦੀ ਅਵਧੀ ਨੂੰ 25% ਤੱਕ ਘਟਾ ਦਿੰਦੇ ਹਨ।
6. **ਰੀਹਾਈਡਰੇਸ਼ਨ ਥੈਰੇਪੀ** : ਜਿਆਦਾਤਰ ਦਸਤ ਰੋਗ ਵਾਲੇ ਬੱਚਿਆਂ ਦਾ ਇਲਾਜ ਜੀਵਨ ਰੱਖਿਅਕ ਘੋਲ ਦੁਆਰਾ ਕੀਤਾ ਜਾਂਦਾ ਹੈ। ਇਸ ਦੇ ਨਾਲ ਨਾਲ ਬੱਚੇ ਨੂੰ ਮਾਂ ਦਾ ਦੁੱਧ ਜਾਂ ਖਾਣਾ ਦੇਣਾ ਚਾਹੀਦਾ ਹੈ। ਵਿਸ਼ਵ ਸਿਹਤ ਸੰਸਥਾ ਦੇ ਅਨੁਸਾਰ ਜੀਵਨ ਰੱਖਿਅਕ ਘੋਲ ਦੇ ਹੇਠ ਲਿਖੇ ਤੱਤ ਹਨ :

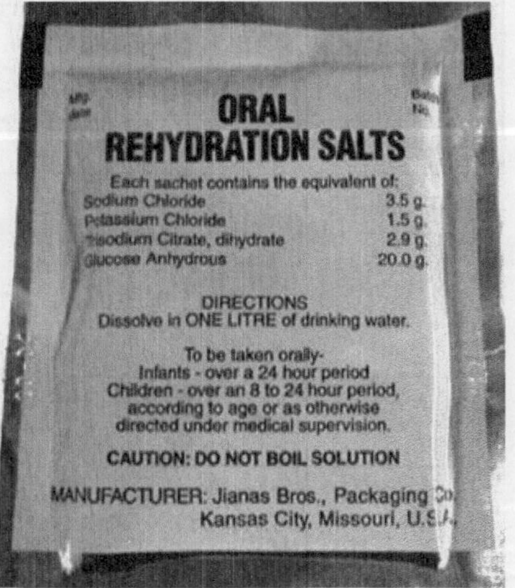

Fig. 4.3: ਜੀਵਨ ਰੱਖਿਅਕ ਘੋਲ ਦਾ ਪੈਕਟ

ਤੱਤ	ਇਕ ਨਿਟਰ ਵਿੱਚ
• ਸੋਡੀਅਮ ਕਲੋਰਾਈਡ	3.5 ਗ੍ਰਾਮ
• ਪੋਟਾਸ਼ੀਅਮ ਕਲੋਰਾਈਡ	1.5 ਗ੍ਰਾਮ
• ਸੋਡੀਅਮ ਸਿਟਰੇਟ	2.9 ਗ੍ਰਾਮ
• ਗੁਲੂਕੋਜ ਅਨਹਾਈਡਰੱਸ	20.0 ਗ੍ਰਾਮ

ਰੀਹਾਈਡਰੇਸ਼ਨ ਥੈਰਪੀ ਸ਼ੁਰੂ ਕਰਨ ਤੋਂ ਪਹਿਲਾਂ ਬੱਚੇ ਵਿਚ ਪਾਣੀ ਦੀ ਕਮੀ (ਡੀਹਾਈਡਰੇਸ਼ਨ) ਦੀ ਜਾਂਚ ਕੀਤੀ ਜਾਣੀ ਚਾਹੀਦੀ ਹੈ। ਜੋ ਕਿ ਹੇਠ ਲਿਖੇ ਤਰੀਕੇ ਨਾਲ ਕੀਤੀ ਜਾ ਸਕਦੀ ਹੈ ਅਤੇ ਇਸਦੇ ਅਨੁਸਾਰ ਰੋਗੀ ਦਾ ਇਲਾਜ ਕੀਤਾ ਜਾਂਦਾ ਹੈ।

	(A)	(B)	(C)
1. ਪੁੱਛੋ			
• ਦਸਤ	• ਦਿਨ ਵਿੱਚ 4 ਤੋਂ ਘੱਟ ਵਾਰ	• 4-10 ਪਾਣੀ ਵਰਗੇ	• 10 ਤੋਂ ਜਿਆਦਾ ਵਾਰ
• ਉਲਟੀਆਂ	• ਬਿਲਕੁਲ ਨਹੀਂ ਜਾਂ ਥੋੜੀ	• ਥੋੜੀ ਮਾਤਰਾ ਵਿੱਚ	• ਬਹੁਤ ਜਿਆਦਾ
• ਪਿਆਸ	• ਆਮ ਦੀ ਤਰ੍ਹਾਂ	• ਆਮ ਨਾਲੋ ਜਿਆਦਾ	• ਪਾਣੀ ਪੀ ਨਾ ਸਕਣਾ
• ਪਿਸ਼ਾਬ	• ਆਮ ਦੀ ਤਰ੍ਹਾਂ	• ਥੋੜਾ ਅਤੇ ਗਾੜ੍ਹਾ	• 6 ਘੰਟੇ ਤੋਂ ਪਿਸ਼ਾਬ ਨਾ ਆਉਣਾ
2. ਵੇਖੋ			
• ਹਾਲਤ	• ਵਧੀਆ, ਚੁਸਤ	• ਚਿੜਚਿੜਾ, ਸੁਸਤ	• ਬੇਹੋਸ, ਥੱਕਿਆ ਹੋ ਗਿਆ
• ਅੱਖਾਂ	• ਆਮ ਦੀ ਤਰ੍ਹਾਂ	• ਅੰਦਰ ਧੱਸੀਆਂ	• ਬਹੁਤ ਜਿਆਦਾ ਅੰਦਰ ਧੱਸੀਆਂ
• ਅੱਥਰੂ	• ਮੌਜੂਦ	• ਨਹੀਂ ਆਉਂਦੇ	• ਨਹੀਂ ਆਉਂਦੇ
• ਮੂੰਹ ਅਤੇ ਜੀਭ	• ਗਿੱਲਾ	• ਸੁੱਕੀ ਹੋਣੀ	• ਬਹੁਤ ਜਿਆਦਾ ਸੁੱਕਾ
• ਸਾਹ ਲੈਣਾ	• ਆਮ ਦੀ ਤਰ੍ਹਾਂ	• ਆਮ ਨਾਲੋਂ ਤੇਜ	• ਬਹੁਤ ਜਿਆਦਾ ਤੇਜ ਅਤੇ ਡੂੰਘੇ
3. ਮਹਿਸੂਸ ਕਰੋ			
• ਚਮੜੀ	• ਚਮੜੀ ਤੇ ਚੂੰਡੀ ਵੱਢਣ ਨਾਲ ਉਸੇ ਵੇਲੇ ਵਾਪਿਸ ਆ ਜਾਂਦੀ ਹੈ।	• ਬਹੁਤ ਹੌਲੀ ਹੌਲੀ ਵਾਪਿਸ ਆਉਦੀ ਹੈ।	• ਬਹੁਤ ਜਿਆਦਾ ਹੌਲੀ ਵਾਪਿਸ ਆਉਦਾ ਹੈ
• ਨਬਜ	• ਆਮ ਦੀ ਤਰ੍ਹਾਂ	• ਆਮ ਨਾਲੋ ਤੇਜ	• ਆਮ ਨਾਲੋਂ ਬਹੁਤ ਤੇਜ
4. ਡੀਹਾਈਡਰੇਸ਼ਨ (ਪਾਣੀ ਦੀ ਕਮੀ)	• ਰੋਗੀ ਵਿੱਚ ਡੀਹਾਈਡਰੇਸ਼ਨ ਮੌਜੂਦ ਨਹੀਂ ਹੈ।	• ਰੋਗੀ ਵਿੱਚ ਥੋੜੀ ਡੀਹਾਈ-ਡਰੇਸ਼ਨ ਹੈ।	• ਰੋਗੀ ਵਿੱਚ ਸੀਵੀਅਰ (ਬਹੁਤ ਜਿਆਦਾ) ਡੀਹਾਈਡਰੇਸ਼ਨ ਹੈ।

- ਰੀਹਾਈਡਰੇਸ਼ਨ ਥੈਰੇਪੀ ਦੌਰਾਨ ਇੱਕ ਲਿਟਰ ਪਾਣੀ ਵਿੱਚ ਜੀਵਨ ਰੱਖਿਅਕ ਘੋਲ ਬਣਾਉਣਾ ਚਾਹੀਦਾ ਹੈ।
- ਜੀਵਨ ਰੱਖਿਅਕ ਘੋਲ 24 ਘੰਟਿਆਂ ਦੇ ਅੰਦਰ ਖਤਮ ਕਰ ਦੇਣਾ ਚਾਹੀਦਾ ਹੈ। ਇਸ ਤੋਂ ਬਾਅਦ ਬੱਚਿਆ ਘੋਲ ਨਹੀਂ ਵਰਤਣਾ ਚਾਹੀਦਾ।

ਰੀਹਾਈਡਰੇਸ਼ਨ ਥੈਰੇਪੀ ਮਤਲਬ ਰੋਗੀ ਦੇ ਸਰੀਰ ਵਿਚੋਂ ਨਿਕਲੇ ਪਾਣੀ ਦੀ ਸਾਫ ਪਾਣੀ, ਚੀਨੀ ਅਤੇ ਮਿਨਰਲ ਦੁਆਰਾ ਪੂਰਾ ਕਰਨਾ। ਰੀਹਾਈਡਰੇਸ਼ਨ ਥੈਰੇਪੀ ਲਈ ਜੀਵਨ ਰੱਖਿਅਕ ਘੋਲ ਅਤੇ ਹੋਰ ਤਰਲ ਪਦਾਰਥ ਜਿਵੇਂ, ਫਲਾਂ ਦਾ ਜੂਸ, ਨਾਰੀਅਲ ਪਾਣੀ, ਦਾਲ ਦਾ ਪਾਣੀ, ਸ਼ਰਬਤ ਆਦਿ ਦੇਣਾ ਚਾਹੀਦਾ ਹੈ ਡੀਹਾਈਡਰੇਸ਼ਨ ਨਾ ਹੋਣ ਤੇ ਬੱਚਾ ਦਾ ਇਲਾਜ ਘਰ ਵਿਚ ਕੀਤਾ ਜਾ ਸਕਦਾ ਹੈ।

ਜਿਸਦੇ ਨਿਯਮ ਹੇਠ ਲਿਖੇ ਹਨ :

- ਦਸਤ ਰੋਗੀ ਨੂੰ ਪਾਣੀ ਦੀ ਕਮੀ ਨਾ ਹੋ ਜਾਵੇ, ਇਸ ਲਈ ਬੱਚੇ ਨੂੰ ਆਮ ਨਾਲੋਂ ਜਿਆਦਾ ਪਾਣੀ ਦੇਣਾ ਚਾਹੀਦਾ ਹੈ।
- ਬੱਚੇ ਨੂੰ ਨਾਲ ਨਾਲ ਲੋੜ ਅਨੁਸਾਰ ਭੋਜਨ ਦੇਣਾ ਚਾਹੀਦਾ ਹੈ ਜੇਕਰ ਬੱਚਾ ਛੋਟਾ ਹੈ ਤਾਂ ਉਸਨੂੰ ਮਾਂ ਦਾ ਦੁੱਧ ਵੀ ਨਾਲ ਦੇਣਾ ਚਾਹੀਦਾ ਹੈ। ਦਿਨ ਵਿੱਚ 6 ਵਾਰ ਬੱਚੇ ਨੂੰ ਦਾਲਾਂ, ਅਨਾਜ, ਸਬਜੀਆਂ, ਫਲ, ਫਲਾਂ ਦਾ ਜੂਸ, ਫੇਹਿਆ ਹੋਇਆ ਕੇਲਾ ਆਦਿ ਦਿਉ।
- ਜੇਕਰ 3 ਦਿਨਾਂ ਤੋਂ ਬਾਅਦ ਵੀ ਬੱਚਾ ਠੀਕ ਨਹੀਂ ਹੁੰਦਾ ਉਸਦੀ ਹਾਲਤ ਹੋਰ ਖਰਾਬ ਹੋ ਜਾਂਦੀ ਹੈ ਤਾਂ ਉਸਨੂੰ ਹੈਲਥ ਸੈਂਟਰ ਵਿੱਚ ਲੈ ਕੇ ਜਾਉ। ਹੈਲਥ ਸੈਂਟਰ (ਸਿਹਤ ਕੇਂਦਰ) ਵਿੱਚ ORS ਜੀਵਨ ਰੱਖਿਅਕ ਘੋਲ ਨੂੰ ਬਣਾਉਣ ਦਾ ਤਰੀਕਾ ਅਤੇ ਬੱਚੇ ਨੂੰ ਦੇਣ ਦਾ ਤਰੀਕਾ ਨਰਸਾਂ ਦੁਆਰਾ ਦੱਸਿਆ ਜਾਂਦਾ ਹੈ।

(a) ਜੇਕਰ ਬੱਚੇ ਨੂੰ ਦਸਤ ਨਾਲ ਥੋੜੀ ਡੀਹਾਈਡਰੇਸ਼ਨ ਹੋਵੇ ਤਾਂ ਇਸਦਾ ਇਲਾਜ ਹੈਲਥ ਵਰਕਰ ਦੀ ਨਿਗਰਾਨੀ ਹੇਠ ਕਰਨਾ ਚਾਹੀਦਾ ਹੈ। ਜੀਵਨ ਰੱਖਿਅਕ ਘੋਲ ਪਹਿਲੇ 4 ਘੰਟਿਆਂ ਵਿਚ ਹੇਠ ਲਿਖੇ ਅਨੁਸਾਰ ਦੇਣਾ ਚਾਹੀਦਾ ਹੈ।

- ਜੇਕਰ ਬੱਚੇ ਦੀ ਉਮਰ 4 ਮਹੀਨੇ ਹੈ ਅਤੇ ਭਾਰ 5 ਕਿਲੋ ਤੋਂ ਘੱਟ ਹੋਵੇ ਤਾਂ : 200-400 ਮਿਲੀਲਿਟਰ।
- ਉਮਰ 4-11 ਮਹੀਨੇ ਅਤੇ ਭਾਰ 5-7.9 ਕਿਲੋਗ੍ਰਾਮ : 400-600 ਮਿਲੀ ਲਿਟਰ।
- ਉਮਰ 12-23 ਮਹੀਨੇ ਅਤੇ 8-10.9 ਕਿਲੋਗ੍ਰਾਮ : 600-800 ਮਿਲੀ ਲਿਟਰ।
- ਉਮਰ 2-4 ਸਾਲ ਅਤੇ ਭਾਰ 11-15.9 ਕਿਲੋ : 800-1200 ਮਿਲੀ ਲਿਟਰ।
- ਉਮਰ 5-14 ਸਾਲ ਅਤੇ ਭਾਰ 16-29.9 ਕਿਲੋ : 1200-2200 ਮਿਲੀ ਲਿਟਰ।
- ਉਮਰ 15 ਸਾਲ ਜਾਂ ਵੱਧ ਅਤੇ ਭਾਰ 30 kg ਤੋਂ ਵੱਧ : 2200-4000 ਮਿਲੀ ਲਿਟਰ।

ਚਾਰ ਘੰਟਿਆਂ ਬਾਅਦ ਬੱਚੇ ਨੂੰ ਡੀਹਾਈਡਰੇਸ਼ਨ ਕਿੰਨੀ ਹੱਦ ਤੱਕ ਹੈ, ਦੁਬਾਰਾ ਚੈਕ ਕਰਨਾ ਚਾਹੀਦਾ ਹੈ। ਜੇਕਰ ਬੱਚੇ ਵਿੱਚ ਕਿਸੇ ਵੀ ਤਰ੍ਹਾਂ ਦੇ ਡੀਹਾਈਡਰੇਸ਼ਨ ਦੇ ਲੱਛਣ ਸਾਹਮਣੇ ਨਹੀਂ ਆਉਦੇ ਹਨ ਤਾਂ ਬੱਚੇ ਨੂੰ ਘਰ ਵਿੱਚ ਲਿਜਾਇਆ ਜਾ ਸਕਦਾ ਹੈ ਅਤੇ ਘਰ ਵਿੱਚ ਜਾ ਕੇ ਉਸਦਾ ਇਲਾਜ ਕੀਤਾ ਜਾ ਸਕਦਾ ਹੈ। ਜੇਕਰ ਬੱਚੇ ਨੂੰ ਜਿਆਦਾ ਡੀਹਾਈਡਰੇਸ਼ਨ ਹੋ ਗਈ ਹੋਵੇ ਤਾਂ ਉਸਨੂੰ ਹਸਪਤਾਲ ਵਿਚ ਦਾਖਲ ਕਰਕੇ ਇੰਨਟਰਾਵੇਨਸ (ਨਾੜੀਆਂ ਸਹੀ) ਘੋਲ ਦਿੱਤਾ ਜਾਂਦਾ ਹੈ।

(b) ਬਹੁਤ ਜਿਆਦਾ ਡੀਹਾਈਡਰੇਸ਼ਨ ਵਿੱਚ ਬਹੁਤ ਜਲਦੀ ਇਲਾਜ ਸ਼ੁਰੂ ਕਰ ਦੇਣਾ ਚਾਹੀਦਾ ਹੈ। ਇੰਨਟਰਾਵੇਨਸ ਫਲਿਊਡ (ਨਾੜੀਆਂ ਰਾਹੀ ਘੋਲ ਚੜਾਉਣਾ) ਜਲਦੀ ਤੋਂ ਜਲਦੀ ਰਿੰਗਰ ਲੈਕਟੇਟ ਘੋਲ ਨਾਲ 100 ਮਿਲੀ/ਲਿਟਰ ਕਿਲੋਗ੍ਰਾਮ ਦੇ ਹਿਸਾਬ ਨਾਲ ਸ਼ੁਰੂ ਕਰ ਦੇਣਾ ਚਾਹੀਦਾ ਹੈ।

- ਜੇਕਰ ਰੋਗੀ ਪੀ ਸਕਦਾ ਹੋਵੇ ਤਾਂ ਜੀਵਨ ਰੱਖਿਅਕ ਘੋਲ 5 ਮਿਲੀਗ੍ਰਾਮ/ਕਿਲੋ/ਘੰਟੇ ਦੇ ਹਿਸਾਬ ਨਾਲ ਦੇਣਾ ਚਾਹੀਦਾ ਹੈ।
- ਪਹਿਲੇ ਘੰਟੇ ਵਿੱਚ ਰਿੰਗਰ ਲੈਕਟੇਟ 30 ਮਿਲੀਲਿਟਰ/ਕਿਲੋਗ੍ਰਾਮ ਅਤੇ ਪਹਿਲੇ 5 ਘੰਟਿਆਂ ਵਿੱਚ 70 ਮਿਲੀਲਿਟਰ/ਕਿਲੋਗ੍ਰਾਮ ਸ਼ਿਸੂਆਂ ਨੂੰ ਦੇਣਾ ਚਾਹੀਦਾ ਹੈ।
- ਥੋੜੇ ਵੱਡੇ ਬੱਚਿਆਂ ਨੂੰ ਪਹਿਲੇ 30 ਮਿੰਟ 30 ਮਿਲੀਲਿਟਰ/ਕਿਲੋਗ੍ਰਾਮ ਅਤੇ 70 ਮਿਲੀਲਿਟਰ/ਕਿਲੋਗ੍ਰਾਮ 2.5 ਘੰਟਿਆਂ ਵਿੱਚ ਚੜਾਉਣਾ ਚਾਹੀਦਾ ਹੈ।
- ਰੋਗੀ ਨੂੰ ਦੀ 1 ਤੋਂ 2 ਘੰਟੇ ਤੋਂ ਬਾਅਦ ਦੁਬਾਰਾ ਜਾਂਚ ਕਰਨੀ ਚਾਹੀਦੀ ਹੈ।
- ਜਦੋਂ ਰੋਗੀ ਦੀ ਹਾਲਤ ਸੁਧਰ ਜਾਵੇ ਤਾਂ ਫਲਿਊਡ (ਨਾੜੀਆਂ ਰਾਹੀ ਦਿਤਾ ਜਾਣ ਵਾਲਾ ਘੋਲ) ਰੋਕ ਦੇਣਾ ਚਾਹੀਦਾ ਹੈ ਅਤੇ ਫਿਰ ਜੀਵਨ ਰੱਖਿਅਕ ਘੋਲ ਅਤੇ ਭੋਜਨ ਸ਼ੁਰੂ ਕਰ ਦੇਣਾ ਚਾਹੀਦਾ ਹੈ।

ਲੱਛਣਾਂ ਮੁਤਾਬਿਕ ਇਲਾਜ : ਇਸਦੇ ਲੱਛਣ ਜਿਵੇਂ ਉਲਟੀਆਂ, ਬੁਖਾਰ, ਦੌਰੇ ਪੈਣਾ, ਪੇਟ ਫੁਲਣਾ ਆਦਿ ਦਾ ਇਲਾਜ ਉਹਨਾਂ ਮੁਤਾਬਿਕ ਕੀਤਾ ਜਾਂਦਾ ਹੈ।

- ਇਸ ਤੋਂ ਇਲਾਵਾ ਬੈਕਟੀਰੀਆ ਜਾਂ ਪਰਿਜੀਵੀ ਕਾਰਨ ਹੋਣ ਵਾਲੇ ਦਸਤ ਦਾ ਇਲਾਜ ਐਮਪੀਸਿਲਿਨ, ਨੈਲੀਡੇਕਸਿਕ ਐਸਿਡ ਨੋਰਫਲੋਕਸਾਸਿਨ, ਸਿਪਰੋਫਲੋਕਸਾਸਿਨ, ਫਰਜ਼ੋਲੀਡਿਨ, ਮੈਟਰੋਨਿਡਾਜ਼ੋਲ ਆਦਿ ਐਨਟੀਬਾਇਟਕ ਵਰਤੇ ਜਾ ਸਕਦੇ ਹਨ।
- **ਖੁਰਾਕ :** ਦਸਤ ਵਿੱਚ ਖੁਰਾਕ ਦਾ ਮਹੱਤਵਪੂਰਨ ਹਿੱਸਾ ਹੈ। ਬੱਚੇ ਦੀਆਂ ਖੁਰਾਕ ਸੰਬੰਧੀ ਲੋੜਾਂ ਨੂੰ ਪੂਰਾ ਕਰਨ ਲਈ ਅਤੇ ਕੁਪੋਸ਼ਣ ਦੀ ਰੋਕਥਾਮ ਲਈ ਬੱਚੇ ਦੀ ਖੁਰਾਕ ਦੀ ਯੋਜਨਾ ਬਣਾਉਣੀ ਚਾਹੀਦੀ ਹੈ।
- ਬੱਚੇ ਨੂੰ ਜਿਆਦਾ ਊਰਜਾ ਵਾਲੇ ਭੋਜਨ ਜਿਵੇਂ ਚਾਵਲ, ਆਲੂ, ਕਣਕ, ਦਾਲਾਂ, ਦਹੀਂ, ਮੱਛੀ, ਮੀਟ, ਫਲ, ਸਬਜੀਆਂ ਆਦਿ ਦੇਣੇ ਚਾਹੀਦੇ ਹਨ।

- ਜਿਆਦਾ ਚਰਬੀ ਅਤੇ ਚੀਨੀ ਵਾਲੇ ਪਦਾਰਥ ਰੇਸ਼ੇਦਾਰ ਪਦਾਰਥ ਬੱਚੇ ਨੂੰ ਨਹੀਂ ਦੇਣੇ ਚਾਹੀਦੇ।
- ਜੀਵਨ ਰੱਖਿਅਕ ਘੋਲ ਦੇ ਨਾਲ ਨਾਲ ਮਾਂ ਦਾ ਦੁੱਧ ਵੀ ਬੱਚੇ ਨੂੰ ਦੇਣਾ ਚਾਹੀਦਾ ਹੈ।
- ਦੁੱਧ ਚਾਵਲ, ਦਲੀਆਂ, ਖਿਚੜੀ ਚਾਰ ਮਹੀਨੇ ਤੋਂ ਜਿਆਦਾ ਉਮਰ ਦੇ ਬੱਚੇ ਨੂੰ ਦੇਣਾ ਚਾਹੀਦਾ ਹੈ।
- ਖਾਣਾ ਬਣਾਉਦੇ ਸਮੇਂ ਸਾਫ ਸਫਾਈ ਰੱਖਣੀ ਚਾਹੀਦੀ ਹੈ।
- ਜੇਕਰ ਬੱਚਾ ਮਾਂ ਦਾ ਦੁੱਧ ਨਹੀਂ ਪੀਂਦਾ ਤਾਂ ਮੱਝ ਜਾਂ ਗਾਂ ਦੇ ਦੁੱਧ ਵਿੱਚ ਪਾਣੀ ਮਿਲਾ ਕੇ ਦੇਣਾ ਚਾਹੀਦਾ ਹੈ।
- 2 ਤੋਂ 3 ਘੰਟਿਆਂ ਬਾਅਦ ਬੱਚੇ ਨੂੰ ਖਾਣ ਲਈ ਦੇਣਾ ਚਾਹੀਦਾ ਹੈ।

ਇਹਨਾਂ ਤੋਂ ਇਲਾਵਾ

- ਬੱਚੇ ਦੇ ਨਬਜ, ਤਾਪਮਾਨ, ਸਾਹ ਗਤੀ ਅਤੇ ਇੰਨਪੁਟ ਆਉਟਪੁਟ ਚਾਰਟ ਬਣਾਉਣਾ ਚਾਹੀਦਾ ਹੈ।
- ਇੰਨਫੈਕਸ਼ਨ ਨੂੰ ਫੈਲਣ ਤੋਂ ਰੋਕਣ ਲਈ ਸਾਫ ਹੱਥ ਰੱਖਣੇ ਚਾਹੀਦੇ ਹਨ ਅਤੇ ਸਾਫ ਸਫਾਈ ਦਾ ਖਾਸ ਧਿਆਨ ਰੱਖਣਾ ਚਾਹੀਦਾ ਹੈ।
- ਬੱਚੇ ਦੀ ਚਮੜੀ ਦੀ ਠੀਕ ਦੇਖਭਾਲ ਕਰਨੀ ਚਾਹੀਦੀ ਹੈ। ਬੱਚੇ ਦੀ ਚਮੜੀ ਖਰਾਬ ਹੋਣ ਤੋਂ ਰੋਕਣ ਲਈ ਬੱਚੇ ਦਾ ਡਾਇਪਰ ਜਲਦੀ ਬਦਲਣਾ ਚਾਹੀਦਾ ਹੈ, ਬੱਚੇ ਨੂੰ ਸਾਫ ਅਤੇ ਸੁੱਕਾ ਰੱਖਣਾ ਚਾਹੀਦਾ ਹੈ।
- ਬੱਚੇ ਅਤੇ ਉਸਦੇ ਮਾਤਾ ਪਿਤਾ ਦੇ ਡਰ ਨੂੰ ਚੰਗੀ ਤਰ੍ਹਾਂ ਜਾਣਕਾਰੀ ਦੇ ਕੇ ਅਤੇ ਉਹਨਾਂ ਦੇ ਸਵਾਲਾਂ ਦਾ ਜਵਾਬ ਦੇ ਕੇ ਖਤਮ ਕਰਨਾ ਚਾਹੀਦਾ ਹੈ।

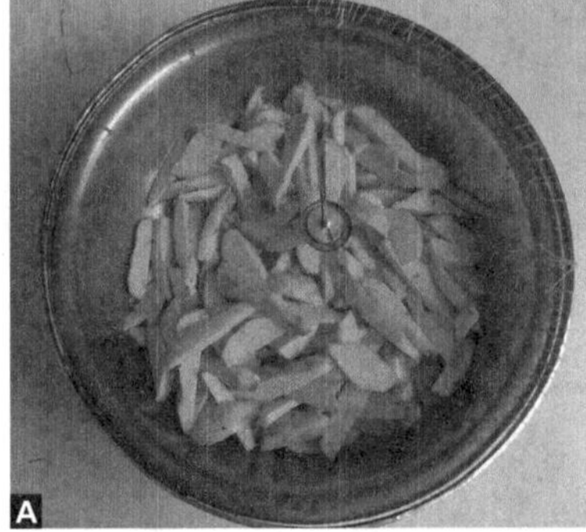

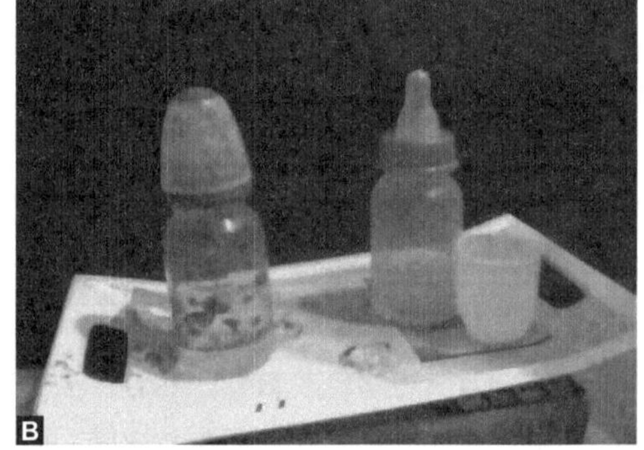

Figs 4.4A and B: ਦਸਤ ਤੋਂ ਬਚਾਅ

ਦਸਤ ਰੋਗ ਦੀ ਰੋਕਥਾਮ

- ਸਰੀਰਕ ਸਾਫ ਸਫਾਈ ਤੇ ਖਾਣਾ ਬਣਾਉਣ ਸਮੇਂ ਸਾਫ ਸਫਾਈ ਰੱਖਣੀ ਚਾਹੀਦੀ ਹੈ।
- ਆਲਾ ਦੁਆਲਾ ਵੀ ਸਾਫ ਰੱਖਣਾ ਚਾਹੀਦਾ ਹੈ।
- ਸਾਫ ਪਾਣੀ ਦਾ ਉਪਯੋਗ ਕਰਨਾ ਚਾਹੀਦਾ ਹੈ।
- ਭੋਜਨ ਨੂੰ ਢੱਕ ਕੇ ਅਤੇ ਮਿੱਟੀ ਤੋਂ ਬਚਾ ਕੇ ਰੱਖਣਾ ਚਾਹੀਦਾ ਹੈ।
- ਮੱਖੀਆਂ ਜੋ ਕਿ ਬੀਮਾਰੀ ਫੈਲਾਉਦੀਆਂ ਹਨ, ਇਨਾਂ ਤੇ ਕੰਟਰੋਲ ਰੱਖਣਾ ਚਾਹੀਦਾ ਹੈ।
- ਬੱਚੇ ਨੂੰ ਸਾਬਣ ਨਾਲ ਹੱਥ ਧੋਣ ਦੀ ਆਦਤ ਪਾਉ।
- ਫਲ ਅਤੇ ਸਬਜੀਆਂ ਧੋ ਕੇ ਖਾਣੀਆਂ ਚਾਹੀਦੀਆਂ ਹਨ।

- ਬੱਚੇ ਨੂੰ ਬੋਤਲ ਨਾਲ ਦੁੱਧ ਨਹੀਂ ਦੇਣਾ ਚਾਹੀਦਾ।
- ਪਾਣੀ ਨੂੰ ਫਿਲਟਰ ਕਰਕੇ ਜਾਂ ਉਬਾਲ ਕੇ ਪੀਣਾ ਚਾਹੀਦਾ ਹੈ।
- ਬੱਚੇ ਨੂੰ ਸਿਰਫ ਮਾਂ ਦਾ ਦੁੱਧ ਦੇਣਾ ਚਾਹੀਦਾ ਹੈ।
- ਬੱਚੇ ਨੂੰ ਸੰਤੁਲਿਤ ਭੋਜਨ ਦੇਣਾ ਚਾਹੀਦਾ ਹੈ।
- ਬੱਚੇ ਦਾ ਟੀਕਾਕਰਨ ਕਰਵਾਉਣਾ ਚਾਹੀਦਾ ਹੈ।

4.5 ਉਲਟੀਆਂ ਅਤੇ ਕਬਜ ਵਿਸ਼ੇਲਈ ਵਿਸ਼ਾ 4.1 ਵੇਖੋ

4.6 ਟੱਾਨਸਿਲਾਇਟਸ

ਟੱਾਨਸਿਲ ਦੀ ਸੋਜ ਨੂੰ ਟੱਾਨਸਿਲਾਇਟਸ ਕਿਹਾ ਜਾਂਦਾ ਹੈ। ਇਹ ਆਮ ਤੋਰ ਤੇ ਵਾਇਰਸ ਜਾਂ ਬੈਕਟੀਰੀਆ ਕਰਕੇ ਹੁੰਦਾ ਹੈ।

ਇਹ ਜਿਆਦਾਤਰ ਅਡੀਨੋਵਾਇਰਸ, ਰੀਨੋਵਾਇਰਸ, ਕਰੋਨਾਵਾਇਰਸ ਵਾਇਰਸਾਂ ਕਰਕੇ ਹੁੰਦਾ ਹੈ।

ਇਨਾਂ ਤੋਂ ਇਲਾਵਾ ਬੈਕਟੀਰੀਆ ਜਿਵੇਂ ਗਰੁੱਪ ਏ ਬੀਟਾ-ਹੀਮੋਲਿਟਿਕ ਸਟਰੈਪਟੋਕੋਕਸ ਵੀ ਇਸਦਾ ਕਾਰਨ ਹੈ। ਸਟੈਫਾਇਲੋਕੋਕਸ ਔਰੀਅਸ, ਸਟਰੈਪਟੋਕੋਕਸ ਨੀਮੋਨੋਏ, ਮਾਈਕੋਪਲਾਜਮਾ ਨੀਮੋਨੀਕਏ ਆਦਿ ਵੀ ਇਸਦੇ ਕਾਰਨ ਹੋ ਸਕਦੇ ਹਨ।

ਚਿੰਨ ਅਤੇ ਲੱਛਣ

ਟੱਾਨਸਿਲਾਇਟਸ ਦੋ ਤਰ੍ਹਾਂ ਦਾ ਹੁੰਦਾ ਹੈ।

1. ਤੀਬਰ ਟੱਾਨਸਿਲਾਇਟਸ (Acute tonsilitis)
2. ਕਰੋਨਿਕ ਟੱਾਨਸਿਲਾਇਟਸ (ਲੰਬੇ ਸਮੇਂ ਤੱਕ ਚੱਲਣ ਵਾਲੀ) (chronic tonsilitis)

1. **ਤੀਬਰ ਟਾੱਲਸਿਲਾਇਟਸ :** ਇਸਦੇ ਲੱਛਣ ਅਚਾਨਕ ਸਾਹਮਣੇ ਆਉਦੇ ਹਨ। ਇਸ ਵਿੱਚ ਗਲੇ ਦਾ ਦਰਦ ਹੁੰਦਾ ਹੈ ਜੋ ਕੇ ਕੰਨਾਂ ਤੱਕ ਪਹੁੰਚਦਾ ਹੈ।
   - ਨਿਗਲਣ ਨਾਲ ਦਰਦ
   - ਬੁਖਾਰ
   - ਕੰਬਣਾ
   - ਦੌਰੇ ਪੈਣਾ
   - ਟੱਾਨਸਿਲ ਲਾਲ ਹੋ ਜਾਂਦੇ ਹਨ
   - ਗਲਾ ਖਰਾਬ ਹੋਣਾ।
2. **ਕਰੋਨਿਕ ਟੱਾਨਸਿਲਾਇਟਸ :** ਇਸ ਵਿੱਚ ਟੱਾਨਸਿਲਾਇਟਸ ਰੋਗੀ ਨੂੰ ਬਾਰ ਬਾਰ ਹੁੰਦਾ ਹੈ। ਬੱਚੇ ਦਾ ਗਲਾ ਬਾਰ ਬਾਰ ਖਰਾਬ ਹੁੰਦਾ ਹੈ। ਇਸ ਤੋਂ ਇਲਾਵਾ ਇਸਦੇ ਹੇਠ ਲਿਖੇ ਲੱਛਣ ਹਨ :
   - ਖਾਣਾ ਘੱਟ ਖਾਣਾ
   - ਉਲਟੀਆਂ
   - ਮੂੰਹ ਵਿਚੋਂ ਬਦਬੂ ਆਉਣੀ

- ਪੇਟ ਦਰਦ
- ਨਿਗਲਣ ਅਤੇ ਸਾਹ ਲੈਣ ਵਿੱਚ ਤਕਲੀਫ
- ਗਲਾ ਖੁਸ਼ਕ ਹੋਣਾ
- ਅਕੜੀ ਹੋਈ ਗਰਦਨ/ਸੋਜ
- ਸਰੀਰ ਵਿੱਚ ਦਰਦ
- ਲਿੰਫ ਨੋਡਸ ਵਿੱਚ ਸੋਜ।

ਇਲਾਜ

ਤੀਬਰ ਟਾੱਨਸਿਲਾਇਟਸ (Acute tonsilitis)

1. ਬੱਚੇ ਨੂੰ ਆਰਾਮ ਕਰਨ ਦੀ ਸਲਾਹ ਦੇਣੀ ਚਾਹੀਦੀ ਹੈ।
2. ਉਸਨੂੰ ਦੂਸਰੇ ਬੱਚਿਆਂ ਤੋਂ ਅਲੱਗ ਰੱਖਣਾ ਚਾਹੀਦਾ ਹੈ ਤਾਂ ਕਿ ਇੰਨਫੈਕਸ਼ਨ ਦੂਸਰੇ ਬੱਚਿਆਂ ਤੱਕ ਫੈਲ ਨਾ ਸਕੇ।
3. ਬੱਚੇ ਨੂੰ ਨਰਮ ਜਾਂ ਤਰਲ ਖੁਰਾਕ ਦੇਣੀ ਚਾਹੀਦੀ ਹੈ ਤਾਂ ਕਿ ਬੱਚੇ ਨੂੰ ਨਿਗਲਣ ਵਿੱਚ ਤਕਲੀਫ ਨਾ ਹੋਵੇ।
4. ਦਰਦ ਨੂੰ ਘੱਟ ਕਰਨ ਲਈ ਅਸੈਟਾਅਮਾਇਨੋਫਨ ਦਿੱਤੀ ਜਾ ਸਕਦੀ ਹੈ।
5. ਬੁਖਾਰ ਘੱਟ ਕਰਨ ਲਈ ਪੈਰਾਸਿਟਾਮੋਲ ਦਿਓ।
6. ਇੰਨਫੈਕਸ਼ਨ ਨੂੰ ਖਤਮ ਕਰਨ ਲਈ ਪੈਨਸਿਲੀਨ ਦੇ ਟੀਕੇ 7 ਦਿਨਾਂ ਲਈ ਲਗਾਏ ਜਾਂਦੇ ਹਨ।
7. ਇਸ ਤੋਂ ਇਲਾਵਾ ਅਰਿਥਰੋਮਾਇਸਨ ਸਫੈਲੈਕਸਿਨ ਐਨਟੀਬਾਓਟਿਕ ਵੀ ਦਿੱਤੇ ਜਾ ਸਕਦੇ ਹਨ।
8. ਕੋਸੇ ਪਾਣੀ ਨਾਲ ਜਾਂ ਵਿੱਚ ਐਸਪੀਰਿੰਨ ਪਾ ਕੇ ਗਰਾਰੇ ਕਰਨੇ ਚਾਹੀਦੇ ਹਨ।
9. ਬੱਚੇ ਨੂੰ ਜਿਆਦਾ ਤਰਲ ਪਦਾਰਥ ਦੇਣੇ ਚਾਹੀਦੇ ਹਨ ਤਾਂ ਕਿ ਉਸਦਾ ਗਲਾ ਖੁਸ਼ਕ ਨਾ ਹੋਵੇ।
10. ਬੱਚੇ ਨੂੰ ਕੋਸੇ ਤਰਲ ਪਦਾਰਥ ਜਿਵੇਂ ਚਾਹ, ਕੌਫੀ, ਕੋਸੇ ਪਾਣੀ ਵਿੱਚ ਸ਼ਹਿਦ ਆਦਿ ਮਿਲਾ ਕੇ ਦਿਉ। ਇਸ ਨਾਲ ਬੱਚੇ ਨੂੰ ਬਿਹਤਰ ਮਹਿਸੂਸ ਹੁੰਦਾ ਹੈ।
11. ਬੱਚੇ ਨੂੰ ਸਿਗਰੇਟ ਦੇ ਧੂੰਏ ਆਦਿ ਤੋਂ ਦੂਰ ਰੱਖੋ।

ਕਰੋਨਿਕ ਟਾੱਨਸਿਲਾਇਟਸ

ਜੇਕਰ ਟਾੱਨਸਿਲਾਇਟਸ ਬਾਰ ਬਾਰ ਹੋ ਰਿਹਾ ਹੋਵੇ ਅਤੇ ਕਿਸੇ ਦਵਾਈ ਨਾਲ ਫਰਕ ਨਾ ਪਵੇ ਤਾਂ ਉਸ ਦਾ ਇਲਾਜ ਕਰਨ ਲਈ ਟਾੱਨਸਿਲ ਨੂੰ ਕੱਢ ਦਿੱਤਾ ਜਾਂਦਾ ਹੈ। ਜਿਸਨੂੰ "ਟਾੱਨਸਿਲੈਕਟਮੀ" ਕਿਹਾ ਜਾਂਦਾ ਹੈ।

ਜਦੋਂ ਇੱਕ ਸਾਲ ਵਿੱਚ ਟਾੱਨਸਿਲਾਇਟਸ 6 ਵਾਰ, ਦੋ ਸਾਲ ਲਗਾਤਾਰ ਹੋਵੇ ਤਾਂ ਵੀ ਟਾੱਨਸਿਲੈਕਟਸੀ ਦੀ ਸਲਾਹ ਦਿੱਤੀ ਜਾਂਦੀ ਹੈ। ਇਸ ਤੋਂ ਇਲਾਵਾ ਜੇਕਰ ਸੌਣ ਸਮੇਂ ਸਾਹ ਰੁਕਣਾ, ਸਾਹ ਲੈਣ ਵਿੱਚ ਪਰੇਸ਼ਾਨੀ, ਕੋਈ ਵੀ peritonsillar abscess ਜਿਹੜਾ ਕਿਸੇ antibiotic ਨਾਲ ਠੀਕ ਨਾ ਹੋਵੇ ਤਾਂ ਟਾੱਨਸਿਲੈਕਟਸੀ ਕੀਤੀ ਜਾਂਦੀ ਹੈ।

4.7 **ਕੰਨਪੇੜੇ** (Mumps)

ਕੰਨਪੇੜੇ ਇੱਕ ਛੂਤ ਦੀ ਬੀਮਾਰੀ ਹੈ ਜਿਹੜੀ ਕਿ ਵਾਇਰਸ ਦੁਆਰਾ ਹੁੰਦੀ ਹੈ। ਇਸ ਵਾਇਰਸ ਨਾਲ ਪਰੋਟਿਡ ਗ੍ਰੰਥੀ ਦੀ ਸੋਜ ਹੋ ਜਾਂਦੀ ਹੈ ਅਤੇ ਦਰਦ ਹੋਣੀ ਸ਼ੁਰੂ ਹੋ ਜਾਂਦੀ ਹੈ। ਇਹ ਜਿਆਦਾਤਰ ਬੱਚਿਆਂ ਵਿੱਚ ਹੁੰਦੀ ਹੈ।

ਇਹ ਮਿਗਜੋਵਾਇਰਸ ਪੈਰੋਟੀਡਾਇਟਸ ਵਾਇਰਸ ਕਾਰਨ ਹੁੰਦਾ ਹੈ। ਇਹ ਵਾਇਰਸ ਲਾਰ ਵਿੱਚ ਮੌਜੂਦ ਹੁੰਦਾ ਹੈ। ਇਹ ਬਿਮਾਰੀ ਲੱਛਣ ਆਉਣ ਤੋਂ 4-6 ਦਿਨ ਪਹਿਲਾਂ ਜਾਂ ਲੱਛਣ ਆਉਣ ਤੋਂ ਇੱਕ ਹਫਤਾ ਜਾਂ ਬਾਅਦ ਵਿੱਚ ਦੇ ਅੰਤਰਾਲ ਵਿੱਚ ਫੈਲ ਸਕਦੀ ਹੈ। ਗ੍ਰੰਥੀ ਦੀ ਸੋਜ ਖਤਮ ਹੋਣ ਤੋਂ ਬਾਅਦ ਰੋਗੀ ਤੋਂ ਬਿਮਾਰੀ ਨਹੀਂ ਫੈਲ ਸਕਦੀ।

ਫੈਲਣ ਦਾ ਤਰੀਕਾ : ਇਹ ਜਿਆਦਾਤਰ ਲਾਰ ਦੁਆਰਾ ਫੈਲਦਾ ਹੈ। ਜਦੋਂ ਰੋਗੀ ਨਾਲ ਸਿੱਧੇ ਸੰਪਰਕ ਵਿੱਚ ਆਉਣ ਕਾਰਨ ਬਿਮਾਰੀ ਫੈਲ ਸਕਦੀ ਹੈ। ਇਸ ਤੋਂ ਇਲਾਵਾ ਇਹ ਰੋਗੀ ਦੀਆਂ ਵਰਤੀਆਂ ਚੀਜਾਂ (ਫੋਮਾਇਟਸ) ਦੁਆਰਾ ਫੈਲਦਾ ਹੈ।

ਚਿੰਨ੍ਹ ਅਤੇ ਲੱਛਣ

1. ਬੁਖਾਰ
2. ਸਿਰਦਰਦ
3. ਸਰੀਰ ਵਿੱਚ ਦਰਦ
4. ਭੁੱਖ ਨਾ ਲੱਗਣਾ
5. ਗਲਾ ਖਰਾਬ ਹੋਣਾ
6. ਕੰਨ ਅਤੇ ਕੰਨ ਦੇ ਪਿਛਲੇ ਪਾਸੇ ਨਿਗਲਣ ਅਤੇ ਚਬਾਉਣ ਸਮੇਂ ਦਰਦ ਹੋਣਾ
7. 1-3 ਦਿਨਾਂ ਵਿੱਚ ਕੰਨ ਦੇ ਪਿਛੇ ਸੋਜ ਹੋ ਜਾਂਦੀ ਹੈ।

ਉਲਝਣਾਂ (Complications) : ਕੰਨਪੇੜੇ ਵਿੱਚ ਜਿਆਦਾਤਰ ਉਲਝਣਾਂ ਆਮ ਹੁੰਦੀਆਂ ਹਨ। ਪਰ ਜਿਆਦਾ ਗੰਭੀਰ ਨਹੀਂ ਹੁੰਦੀਆਂ। ਜਿਆਦਾਤਰ ਟੈਸਟੀਜ ਦੀ ਸੋਜ ਹੁੰਦੀ ਹੈ ਜਿਸ ਕਾਰਨ ਦਰਦ ਹੁੰਦਾ ਹੈ ਅਤੇ ਇਹ sterlity ਦਾ ਕਾਰਨ ਵੀ ਬਣ ਸਕਦੀ ਹੈ। ਕਿਸ਼ੋਰ ਲੜਕੀਆਂ ਵਿੱਚ ਕੰਨਪੇੜੇ ਕਾਰਨ ਅੰਡਕੋਸ਼ ਦੀ ਸੋਜ ਹੋ ਜਾਂਦੀ ਹੈ ਅਤੇ ਗਰਭਵਤੀ ਮਹਿਲਾਵਾਂ ਵਿੱਚ ਪਹਿਲੇ ਤਿੰਨ ਮਹੀਨਿਆਂ ਵਿਚ ਇਸ ਕਾਰਨ ਘੱਟ ਭਾਰ ਵਾਲਾ ਸ਼ਿਸੂ ਪੈਦਾ ਹੋ ਸਕਦਾ ਹੈ ਜਾਂ ਭਰੂਣ ਦੀ ਮੌਤ ਵੀ ਹੋ ਸਕਦੀ ਹੈ ਇਹਨਾਂ ਤੋਂ ਇਲਾਵਾ :

- ਦਿਮਾਗ ਅਤੇ ਦਿਮਾਗ ਦੀਆਂ ਪਰਤਾਂ ਦੀ ਸੋਜ
- ਪੈਨਕਿਰਿਆ ਦੀ ਸੋਜ
- ਮੈਸਟੋਇਡ ਗ੍ਰੰਥੀ ਦੀ ਸੋਜ
- ਹੈਪਾਟਾਇਟਸ (ਜਿਗਰ ਦੀ ਸੋਜ)
- ਥਾਇਰੋਡ ਦੀ ਸੋਜ
- ਬੋਲਾਪਣ

ਇਲਾਜ

1. ਇਸਦੇ ਇਲਾਜ ਲਈ ਬੁਖਾਰ ਨੂੰ ਠੀਕ ਕਰਨ ਲਈ ਐਂਟੀਪਾਇਰੈਟਿਕਸ ਜਿਵੇਂ ਪੈਰਾਸਿਟਾਮੋਲ ਦੇਣੀ ਚਾਹੀਦੀ ਹੈ।
2. ਦਰਦ ਨੂੰ ਘੱਟ ਕਰਨ ਲਈ ਐਨਲਜੈਸਿਕ ਦਿਉ। ਜਿਵੇਂ ਬਰੂਫਨ
3. ਬੱਚੇ ਨੂੰ ਆਰਾਮ ਕਰਨ ਦੀ ਸਲਾਹ ਦੇਣੀ ਚਾਹੀਦੀ ਹੈ।
4. ਬੱਚੇ ਨੂੰ ਪੀਣ ਵਾਸਤੇ ਜਿਆਦਾ ਮਾਤਰਾ ਵਿੱਚ ਤਰਲ ਪਦਾਰਥ ਦੇਣੇ ਚਾਹੀਦੇ ਹਨ।
5. ਬੱਚੇ ਨੂੰ ਨਰਮ ਅਤੇ ਬਿਨਾਂ ਮਸਾਲਿਆਂ ਤੋਂ ਭੋਜਨ ਦੇਣਾ ਚਾਹੀਦਾ ਹੈ।
6. ਕੋਸੇ ਪਾਣੀ ਵਿੱਚ ਨਮਕ ਪਾ ਕੇ ਗਰਾਰੇ ਕਰਨੇ ਚਾਹੀਦੇ ਹਨ।
7. ਬੱਚੇ ਨੂੰ ਸਕੂਲ ਨਾ ਭੇਜੋ।

ਰੋਕਥਾਮ

MMR ਵੈਕਸਿਨ ਦੁਆਰਾ ਕੰਨਪੇੜੇ, ਖਸਰਾ ਅਤੇ ਰੁਬੈਲਾ ਦੀ ਰੋਕਥਾਮ ਕੀਤੀ ਜਾ ਸਕਦੀ ਹੈ। ਇਹ 9 ਮਹੀਨੇ ਦੇ ਬੱਚਿਆਂ ਨੂੰ ਦਿੱਤੀ ਜਾਂਦੀ ਹੈ।

4.8 ਆਂਤੜੀਆਂ ਦੇ ਕੀੜੇ (ਵਰਮ ਇੰਨਫੈਸਟੇਸ਼ਨ)

ਆਂਤੜੀਆਂ ਦੇ ਕੀੜੇ ਬੱਚਿਆਂ ਵਿੱਚ ਹੋਣ ਵਾਲੀ ਇੱਕ ਆਮ ਸਮੱਸਿਆ ਹੈ। ਜੋ ਕਿ ਮਨੁੱਖ ਦੇ ਮਲ ਨੂੰ ਸਹੀ ਤਰੀਕੇ ਨਾਲ dispose ਨਾ ਕਰਨ ਕਰਕੇ ਫੈਲਦੀ ਹੈ। ਜਿਆਦਾਤਰ ਰਾਊਡਵਰਮਸ, ਥਰੈਡ ਵਰਮਸ, ਹੁੱਕ ਵਰਮ ਅਤੇ ਟੇਪ ਵਰਮ ਮਨੁੱਖੀ ਸਰੀਰ ਵਿੱਚ ਸਮੱਸਿਆ ਦਾ ਕਾਰਨ ਬਣਦੇ ਹਨ। ਇਹ ਮਲ ਦੁਆਰਾ ਅਲੱਗ ਤਰੀਕਿਆ ਨਾਲ ਇਹਨਾਂ ਦੇ ਅੰਡੇ, ਸਿਸਟ ਲਾਰਵਾ ਆਦਿ ਦੇ ਰੂਪ ਵਿੱਚ ਬੱਚੇ ਦੇ ਅੰਦਰ ਚਲੇ ਜਾਂਦੇ ਹਨ।

I. **ਰਾਊਡਵਰਮਸ :** ਇਹ ਸਭ ਤੋਂ ਜਿਆਦਾ ਇਹ ਛੋਟੀ ਆਂਤੜੀ ਵਿੱਚ ਰਹਿੰਦਾ ਹੈ। ਪੂਰੇ ਪਲੇ ਹੋਏ ਮਦੀਨ ਦੀ ਲੰਬਾਈ 20-40 ਸੈਂਟੀਮੀਟਰ ਅਤੇ ਨਰ ਦੀ ਲੰਬਾਈ 12-30 ਸੈਂਟੀਮੀਟਰ ਹੁੰਦੀ ਹੈ। ਹਰੇਕ ਮਾਦਾ ਦਿੱਨ ਵਿੱਚ 2,40,000 ਆਂਡੇ ਭੋਜਨ, ਪਾਣੀ, ਅਤੇ ਮਿੱਟੀ ਨਾਲ ਮਿਲ ਕੇ ਬੱਚੇ ਦੇ ਅੰਦਰ ਚਲੇ ਜਾਂਦੇ ਹਨ ਅਤੇ ਬੱਚੇ ਦੇ ਅੰਦਰ ਆਂਤੜੀਆਂ ਵਿੱਚ ਪਹੁੰਚ ਜਾਂਦੇ ਹਨ। ਅਤੇ ਇਸ ਤੋਂ ਬਾਅਦ ਉਹ ਖੂਨ ਦੀਆਂ ਨਾੜੀਆਂ ਰਾਹੀ ਜਿਗਰ ਅਤੇ ਫੇਫੜਿਆਂ ਵਿੱਚ ਪਹੁੰਚ ਜਾਂਦੇ ਹਨ। ਫਿਰ ਇਹ ਫੇਫੜਿਆਂ ਦੇ ਅੰਦਰ bronchoiles ਵਿੱਚ ਪਹੁੰਚ ਜਾਂਦੇ ਹਨ ਅਤੇ ਖੰਘਣ ਕਾਰਨ ਫਿਰ trachea ਤੋਂ ਨਿਗਲ ਲਏ ਜਾਂਦੇ ਹਨ ਅਤੇ ਛੋਟੀ ਆਂਤੜੀ ਵਿੱਚ ਦੁਬਾਰਾ ਪਹੁੰਚ ਜਾਂਦੇ ਹਨ। ਜਿਥੇ ਇਹ 60-80 ਦਿਨਾਂ ਵਿੱਚ ਪੂਰੇ ਵੱਧ ਜਾਂਦੇ ਹਨ। ਇਹ ਘੱਟ ਤੋਂ ਘੱਟ 6-12 ਮਹੀਨੇ ਅਤੇ ਵੱਧ ਤੋਂ ਵੱਧ 1.5-2 ਸਾਲ ਤੱਕ ਜੀਅ ਸਕਦੇ ਹਨ।

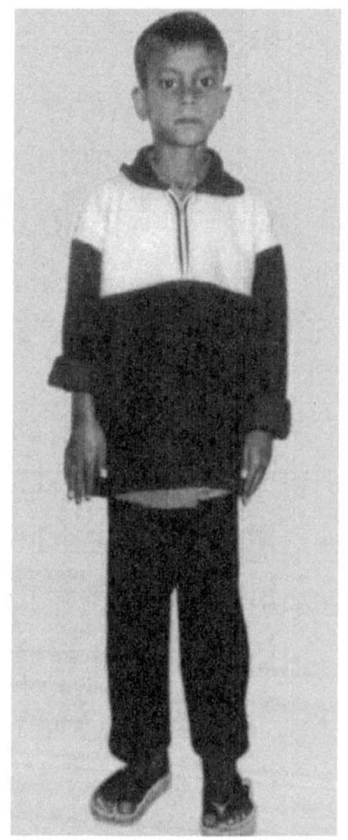

Fig. 4.5: ਰਾਊਡਵਾਰਮ ਨਾਲ ਪੀੜਿਤ ਬੱਚਾ

ਫੈਲਣ ਦਾ ਤਰੀਕਾ

ਜਿਆਦਾਤਰ ਗੰਦੇ ਹੱਥਾਂ ਦੁਆਰਾ, ਅਸ਼ੁੱਧ ਭੋਜਨ, ਮਿੱਟੀ ਦੁਆਰਾ ਆਂਡੇ ਬੱਚਿਆਂ ਦੇ ਅੰਦਰ ਚਲੇ ਜਾਂਦੇ ਹਨ। ਅਤੇ ਅੰਦਰ ਜਾ ਕੇ ਵੱਧਦੇ ਹਨ।

ਚਿੰਨ੍ਹ ਅਤੇ ਲੱਛਣ

ਇਸਦੇ ਚਿੰਨ੍ਹ ਅਤੇ ਲੱਛਣ ਹੇਠ ਲਿਖੇ ਹਨ :

1. ਪੇਟ ਵਿੱਚ ਦਰਦ
2. ਪੇਟ ਫੁੱਲਣਾ ਜਾਂ ਵੱਧਣਾ
3. ਭਾਰ ਘੱਟਣਾ
4. ਸਰੀਰ ਦੇ ਵਾਧੇ ਵਿੱਚ ਰੁਕਾਵਟ
5. ਖੂਨ ਦੀ ਕਮੀ
6. ਵਿਟਾਮਿਨ ਦੀ ਕਮੀ
7. ਦੰਦ ਕਰੀਚਣਾ

8. ਭੁੱਖ ਬਹੁਤ ਜਿਆਦਾ ਲੱਗਣੀ
9. ਮਲ ਵਿੱਚ ਕੀੜੇ ਦਿਖਾਏ ਦੇਣਾ।

ਇਸਦੇ ਨਾਲ ਨਾਲ ਹੋਰ ਸਮੱਸਿਆਵਾਂ ਜਿਵੇਂ ਨੀਂਦ ਦੀ ਕਮੀ ਜਾਂ ਨੀਂਦ ਨਾ ਆਉਣਾ, ਚਿੜਚਿੜਾਹਟ, ਬੁਖ਼ਾਰ ਦਸਤ ਲੱਗਣਾ ਆਦਿ ਵੀ ਹੋ ਸਕਦੀਆਂ ਹਨ।

ਇਲਾਜ

1. ਇਸ ਵਿੱਚ ਆਮ ਤੌਰ ਤੇ ਅਲਬੈਂਡਾਜੋਲ 15 ਮਿਲੀਗ੍ਰਾਮ/ਕਿਲੋਗ੍ਰਾਮ ਜਾਂ ਮਬੈਂਡਾਜੋਨ 100 ਮਿਲੀਗ੍ਰਾਮ ਦੋ ਵਾਰ ਤਿੰਨ ਦਿਨਾਂ ਲਈ ਦਿੱਤਾ ਜਾਂਦਾ ਹੈ।
2. ਪਿਪਰਾਜਿਨ ਸਿਟਰੇਟ ਇਸਦੇ ਲਈ ਸਭ ਤੋਂ ਉੱਤਮ ਹੈ। ਇਹ ਰਾਤ ਸਮੇਂ ਇੱਕ ਜਾਂ 2 ਦਿਨਾਂ ਲਈ 100-150 ਮਿਲੀਗ੍ਰਾਮ/ਕਿਲੋਗ੍ਰਾਮ ਦੇ ਹਿਸਾਬ ਨਾਲ ਸਿਰਪ ਜਾਂ ਗੋਲੀਆਂ ਦੇ ਰੂਪ ਵਿੱਚ ਦਿੱਤੀ ਜਾਂਦੀ ਹੈ।
3. ਲਿਵਾਮੀਸੋਲ 2.5 ਮਿਲੀਗ੍ਰਾਮ/ਕਿਲੋਗ੍ਰਾਮ ਜਾਂ ਪਾਇਰੈਨਟਲ ਪਾਮੋਏਟ 10 ਮਿਲੀਗ੍ਰਾਮ/ਕਿਲੋਗ੍ਰਾਮ ਦੀ ਇਕੋ ਖੁਰਾਕ ਵੀ ਦਿੱਤੀ ਜਾ ਸਕਦੀ ਹੈ।

ਰੋਕਥਾਮ

ਇਸਦੇ ਫੈਲਣ ਦੇ ਤਰੀਕਿਆਂ ਤੇ ਰੋਕ ਲਗਾ ਕੇ ਆਂਤੜੀਆਂ ਦੇ ਕੀੜਿਆਂ ਤੋਂ ਬੱਚਿਆ ਜਾ ਸਕਦਾ ਹੈ। ਇਸਦੀ ਰੋਕਥਾਮ ਹੇਠ ਲਿਖੇ ਤਰੀਕਿਆਂ ਨਾਲ ਕੀਤੀ ਜਾ ਸਕਦੀ ਹੈ।

1. ਮਨੁੱਖੀ ਮਲ ਪਦਾਰਥ ਨੂੰ ਸਹੀ ਤਰੀਕੇ ਨਾਲ dispose ਕਰਨਾ।
2. ਸਾਫ ਪੀਣ ਵਾਲੇ ਪਾਣੀ ਦਾ ਉਪਯੋਗ ਕਰਨਾ ਚਾਹੀਦਾ ਹੈ।
3. ਖਾਣਾ ਬਣਾਉਦੇ ਸਮੇ ਅਤੇ ਖਾਣ ਤੋਂ ਪਹਿਲਾਂ ਹੱਥ ਚੰਗੀ ਤਰ੍ਹਾਂ ਧੋਣੇ ਚਾਹੀਦੇ ਹਨ।
4. ਸਬਜੀਆਂ ਨੂੰ ਕੱਟਣ ਤੋਂ ਪਹਿਲਾਂ ਸਭ ਤੋਂ ਪਹਿਲਾਂ ਸਾਫ ਪਾਣੀ ਨਾਲ ਧੋਵੇ।
5. ਸਰੀਰਕ ਸਫਾਈ ਠੀਕ ਤਰੀਕੇ ਨਾਲ ਰੱਖਣੀ ਚਾਹੀਦੀ ਹੈ।
6. ਪਖਾਨੇ ਵਿੱਚ ਜਾਣ ਤੋਂ ਬਾਅਦ ਅਤੇ ਖਾਣਾ ਖਾਣ ਤੋਂ ਪਹਿਲਾਂ ਚੰਗੀ ਤਰ੍ਹਾਂ ਹੱਥ ਧੋਵੇ।
7. ਬੱਚਿਆਂ ਨੂੰ ਮਿੱਟੀ ਨਾਲ ਖੇਡਣ ਤੋਂ ਅਤੇ ਮਿੱਟੀ ਖਾਣ ਤੋਂ ਰੋਕੋ।
8. ਲੋਕਾਂ ਨੂੰ ਸਾਫ ਸੁਥਰੇ ਪਖਾਨਿਆਂ ਦੀ ਵਰਤੋਂ ਕਰਨ ਬਾਰੇ ਸਿਹਤ ਸਿੱਖਿਆ ਦੇਣੀ ਚਾਹੀਦੀ ਹੈ।
9. ਬੱਚਿਆਂ ਦੇ ਨਹੁੰ ਠੀਕ ਤਰੀਕੇ ਨਾਲੇ ਕੱਟੇ ਹੋਣੇ ਚਾਹੀਦੇ ਹਨ।

II. **ਪਿੰਨ ਵਰਮਸ ਜਾਂ ਥਰੈਡ ਵਰਮ :** ਇਹ ਕੀੜੇ ਜਿਆਦਾਤਰ ਸ਼ਿਸ਼ੂ ਅਤੇ ਛੋਟੇ ਬੱਚਿਆਂ ਵਿੱਚ ਹੁੰਦੇ ਹਨ। ਇਹ ਕੀੜੇ ਮਨੁੱਖੀ ਸਰੀਰ ਵਿੱਚ ਨਹੀਂ ਵੱਧਦੇ।

ਮਾਦਾ ਪਿੰਨ ਵਰਮ ਰਾਤ ਦੇ ਸਮੇਂ ਏਨਸ (ਮਲ ਦੁਆਰ) ਦੇ ਦੁਆਲੇ ਆਂਡੇ ਦਿੰਦੀ ਹੈ ਜਿਸ ਨਾਲ ਉਸ ਹਿੱਸੇ ਵਿੱਚ ਖਾਰਿਸ਼ ਹੁੰਦੀ ਹੈ। ਹਰੇਕ ਆਂਡਾ 30-60 mcm ਦਾ ਹੁੰਦਾ ਹੈ ਅਤੇ 6 ਘੰਟਿਆਂ ਵਿਚ ਲਾਰਵਾ ਵਿੱਚ ਬਦਲ ਜਾਂਦਾ ਹੈ ਅਤੇ 20 ਦਿਨਾਂ ਤੱਕ ਰਹਿ ਸਕਦਾ ਹੈ।

ਜਦੋਂ ਬੱਚਾ ਆਪਣੇ ਮਲ ਦੁਆਰ ਦੇ ਹਿੱਸੇ ਤੇ ਖਾਰਿਸ਼ ਕਰਦਾ ਹੈ ਤਾਂ ਉਸਦੇ ਉਗਲੀਆਂ ਦੇ ਨਹੁੰਆਂ ਵਿੱਚ ਆਂਡੇ ਫਸ ਜਾਂਦੇ ਹਨ ਅਤੇ ਇਹਨਾਂ ਤੋਂ ਇਲਾਵਾ ਕੱਪੜਿਆਂ, ਚਾਦਰਾਂ ਅਤੇ ਮਿੱਟੀ ਦੁਆਰਾ ਬੱਚੇ ਦੇ ਅੰਦਰ ਚਲੇ ਜਾਂਦੇ ਹਨ। ਇਹ ਆਂਡੇ ਛੋਟੀ ਆਂਤੜੀ ਵਿੱਚ ਚਲੇ ਜਾਂਦੇ ਹਨ ਅਤੇ ਆਂਤੜੀ ਦੇ ਅਖੀਰਲੇ ਹਿੱਸੇ ਵਿੱਚ (ਸੀਕਮ) ਜਾ ਕੇ ਪੂਰੀ ਤਰਾਂ ਵਿਕਸਿਤ ਹੋ ਜਾਂਦੇ ਹਨ।

ਚਿੰਨ੍ਹ ਅਤੇ ਲੱਛਣ

1. ਭੁੱਖ ਘੱਟ ਲੱਗਣੀ
2. ਭਾਰ ਘੱਟਣਾ
3. ਦੰਦ
4. ਪੇਟ ਦਰਦ
5. ਉਲਟੀਆਂ
6. ਦਸਤ ਲੱਗਣਾ
7. ਮਲ ਦੁਆਰ ਤੇ ਖਾਰਿਸ਼ ਹੋਣੀ
8. ਦੰਦ ਕਰੀਚਣਾ
9. ਚਿੜਚਿੜਾਪਣ
10. ਠੀਕ ਨਾ ਆਉਣਾ
11. ਬਿਸਤਰਾ ਗਿੱਲਾ ਕਰਨਾ।

ਇਲਾਜ

1. ਇਸਦੇ ਲਈ ਅਲਬੈਂਡਾਜੋਲ 10-14 ਮਿਲੀਗ੍ਰਾਮ/ਕਿਲੋਗ੍ਰਾਮ ਜਾਂ ਮਬੈਂਡਾਜੋਲ 100 ਮਿਲੀਗ੍ਰਾਮ ਦੀ ਇੱਕ ਖੁਰਾਕ ਦਿੱਤੀ ਜਾਂਦੀ ਹੈ।
2. ਇਸ ਤੋਂ ਇਲਾਵਾ ਪਿਪਰਾਜ਼ਿਨ ਅਤੇ ਪਾਇਰੀਵੀਨੀਅਮ ਵੀ ਦਿਤੀਆ ਜਾ ਸਕਦੀਆ ਹਨ।
3. ਸਾਰੇ ਪਰਿਵਾਰ ਦੀ ਮੈਂਬਰਾਂ ਦੀ ਚੰਗੀ ਤਰ੍ਹਾਂ ਜਾਂਚ ਕਰਨੀ ਚਾਹੀਦੀ ਹੈ ਅਤੇ ਚੰਗੀ ਤਰਾਂ ਇਸਦਾ ਇਲਾਜ ਕੀਤਾ ਜਾਣਾ ਚਾਹੀਦਾ ਹੈ ਤਾਕਿ ਇਸਨੂੰ ਫੈਲਣ ਤੋਂ ਰੋਕਿਆ ਜਾ ਸਕੇ।
4. ਕਰੋਟਾਮਿਟੋਨ ਕਰੀਮ ਮਲ ਦੁਆਰ ਦੇ ਦੁਆਲੇ ਲਗਾਉਣੀ ਚਾਹੀਦੀ ਹੈ ਤਾਕਿ ਖਾਰਿਸ਼ ਅਤੇ irritation ਦਾ ਇਲਾਜ ਕੀਤਾ ਜਾ ਸਕੇ।

ਰੋਕਥਾਮ

ਇਸਦੀ ਰੋਕਥਾਮ ਲਈ ਹੇਠ ਲਿਖੀਆਂ ਗੱਲਾਂ ਦਾ ਧਿਆਨ ਰੱਖਣਾ ਚਾਹੀਦਾ ਹੈ।

1. ਸਰੀਰਕ ਸਾਫ ਸਫਾਈ ਰੱਖੋ।
2. ਮਲ ਤਿਆਗਣ ਤੋਂ ਬਾਅਦ ਚੰਗੀ ਤਰ੍ਹਾਂ ਹੱਥ ਸਾਬਣ ਨਾਲ ਧੋਵੋ।
3. ਖਾਣਾ ਬਣਾਉਣ ਅਤੇ ਖਾਣ ਤੋਂ ਪਹਿਲਾਂ ਵੀ ਚੰਗੀ ਤਰ੍ਹਾਂ ਹੱਥ ਧੋਵੋ।
4. ਹੱਥਾਂ ਦੇ ਨਹੁੰਆਂ ਨੂੰ ਕੱਟ ਕੇ ਰੱਖੋ।
5. ਨਹੁੰਆਂ ਨੂੰ ਚੰਗੀ ਤਰਾਂ ਸਾਬਣ ਅਤੇ ਬੁਰਸ਼ ਨਾਲ ਸਾਫ ਕਰੋ।
6. ਸਾਰੇ ਪਰਿਵਾਰ ਦੇ ਮੈਂਬਰਾਂ ਦਾ ਠੀਕ ਤਰੀਕੇ ਨਾਲ ਇਲਾਜ ਕੀਤਾ ਜਾਣਾ ਚਾਹੀਦਾ ਹੈ।
7. ਕੱਪੜੇ ਅਤੇ ਚਾਦਰਾਂ ਨੂੰ ਚੰਗੀ ਤਰ੍ਹਾਂ ਧੋਣਾ ਚਾਹੀਦਾ ਹੈ।
8. ਬੱਚਿਆਂ ਦੇ ਕੱਪੜੇ ਰੋਜ ਬਦਲੋ।

III. **ਹੁੱਕ ਵਰਮ :** ਨਰ ਕੀੜੇ ਦੀ ਲੰਬਾਈ 5-11 ਮਿਲੀਮੀਟਰ ਅਤੇ ਮਾਦਾ ਕੀੜੇ ਦੀ ਲੰਬਾਈ 9-13 ਮਿਲੀਮੀਟਰ ਹੁੰਦੀ ਹੈ। ਇਸਦੇ ਅਗਲੇ ਪਾਸੇ ਸਰੀਰ ਦੇ ਹਿਸਾਬ ਨਾਲ ਸਿਰ ਮੁੜਿਆ ਹੁੰਦਾ ਹੈ, ਜੋ ਕਿ ਹੁੱਕ ਵਾਂਗ ਹੁੰਦਾ ਹੈ। ਇਸ ਲਈ ਇਸਨੂੰ ਹੁੱਕ ਵਰਮ ਕਿਹਾ ਜਾਂਦਾ ਹੈ। ਇਸਦੇ ਚਾਰ ਦੰਦ ਹੁੰਦੇ ਹਨ।

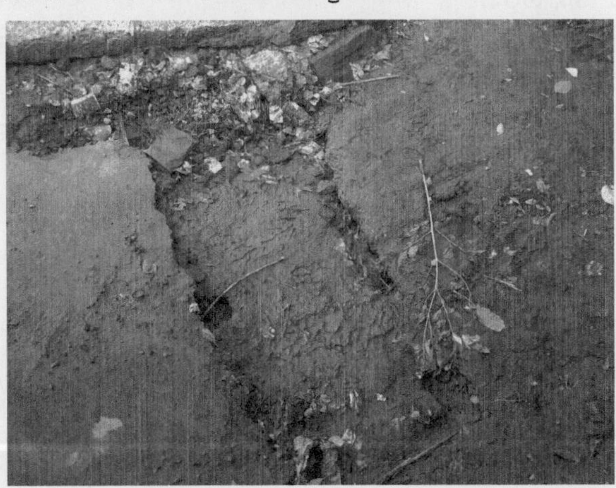

Fig. 4.6: ਮਿੱਟੀ ਉਪਰ ਨੰਗੇ ਪੈਰ ਚੱਲਣ ਕਾਰਨ

ਇਸਦੇ ਆਂਡੇ ਮਲ ਪਦਾਰਥ ਵਿੱਚ ਨਿਕਲਦੇ ਹਨ ਅਤੇ ਗਿੱਲੀ ਮਿੱਟੀ ਤੇ 1-2 ਦਿਨਾਂ ਵਿੱਚ ਇਹ ਆਂਡੇ ਲਾਰਵੇ ਵਿੱਚ ਤਬਦੀਲ ਹੋ ਜਾਂਦੇ ਹਨ। ਇੰਨਫੈਕਸ਼ਨ ਮਿੱਟੀ ਉਤੇ ਨੰਗੇ ਪੈਰ ਚੱਲਣ ਕਾਰਨ ਹੁੰਦੀ ਹੈ। ਇਹ ਚਮੜੀ ਰਾਹੀਂ ਸਰੀਰ ਵਿੱਚ ਦਾਖਲ ਹੋ ਜਾਂਦੇ ਹਨ। ਸਰੀਰ ਵਿੱਚ ਦਾਖਲ ਹੋਣ ਤੋਂ ਬਾਅਦ ਲਾਰਵਾ ਖੂਨ ਦੀਆਂ ਨਾੜੀਆਂ ਅਤੇ ਲਿੰਫੈਟਿਕਸ ਦੁਆਰਾ ਫੇਫੜਿਆ ਵਿੱਚ ਦਾਖਲ ਹੋ ਜਾਂਦੇ ਹਨ। ਫਿਰ ਬਾਅਦ ਵਿੱਚ ਰਾਊਡਵਰਮ ਦੀ ਤਰ੍ਹਾਂ ਬਰੋਕਿਊਲਸ ਅਤੇ ਟਰੈਕਿਆ ਤੋਂ ਮੁੜ ਵਾਪਸ ਛੋਟੀ ਆਂਤੜੀ ਵਿੱਚ ਪਹੁੰਚ ਜਾਂਦੇ ਹਨ। ਜਿਥੇ ਇਹ ਪੂਰੇ ਤਰੀਕੇ ਨਾਲ ਵਿਕਸਿਤ ਹੋ ਜਾਂਦੇ ਹਨ ਇਹ 1 ਤੋਂ 4 ਸਾਲਾਂ ਤੱਕ ਜਿਉਂਦੇ ਰਹਿ ਸਕਦੇ ਹਨ।

ਫੈਲਣ ਦਾ ਤਰੀਕਾ

ਇਹ ਮਿੱਟੀ ਤੋਂ ਨੰਗੇ ਪੈਰਾਂ ਰਾਹੀਂ ਸਰੀਰ ਵਿੱਚ ਚਮੜੀ ਦੁਆਰਾ ਦਾਖਲ ਹੁੰਦੇ ਹਨ। ਇਸ ਤੋਂ ਇਲਾਵਾ ਇਹ ਗੰਦੀਆਂ ਸਬਜੀਆਂ ਅਤੇ ਫਲਾਂ ਦੇ ਖਾਣ ਨਾਲ ਵੀ ਸਰੀਰ ਵਿੱਚ ਦਾਖਲ ਹੋ ਸਕਦੇ ਹਨ।

ਚਿੰਨ੍ਹ ਅਤੇ ਲੱਛਣ

1. ਇਹ ਕੀੜੇ ਖੂਨ ਚੂਸਦੇ ਹਨ। ਜਿਸ ਕਾਰਨ ਅਨੀਮੀਆ (ਖੂਨ ਦੀ ਕਮੀ) ਹੋ ਸਕਦਾ ਹੈ
2. ਭੁੱਖ ਨਾ ਲੱਗਣੀ
3. ਪੇਟ ਦੇ ਉਪਰਲੇ ਹਿੱਸੇ ਵਿੱਚ ਦਰਦ
4. ਸੁਆਦ ਖਰਾਬ ਹੋਣਾ
5. ਮਿੱਟੀ ਖਾਣਾ
6. ਮਲ ਪਦਾਰਥ ਦਾ ਰੰਗ ਕਾਲਾ ਹੋਣਾ
7. ਕਦੀ ਕਬਜ ਕਦੀ ਦਸਤ ਲੱਗਣਾ
8. ਅੱਖ ਦੀ ਅੰਦਰਸ ਦਾ ਰੰਗ ਪੀਲਾ ਹੋ ਜਾਂਦਾ ਹੈ।

ਇਲਾਜ

1. ਹੁਕਵਰਮ ਦੇ ਇਲਾਜ ਲਈ ਅਲਬੈਂਡਾਜੋਲ 10 ਮਿਲੀਗ੍ਰਾਮ/ਕਿਲੋਗ੍ਰਾਮ ਦੀ ਇੱਕ ਖੁਰਾਕ ਜਾਂ 5 ਮਿਲੀਗ੍ਰਾਮ/ਕਿਲੋਗ੍ਰਾਮ 3 ਦਿਨਾਂ ਤੱਕ ਲਉ।
2. ਇਹਨਾਂ ਤੋਂ ਇਲਾਵਾ ਹੁਕਵਰਮ ਦੇ ਇਲਾਜ ਲਈ ਮਬੈਨਡਾਜ਼ੋਲ 100 ਮਿਲੀਗ੍ਰਾਮ ਦਿਨ ਵਿੱਚ ਦੋ ਵਾਰ 3 ਦਿਨਾਂ ਲਈ ਦਿਉ। ਪਾਇਰੈਨਟਿਲ ਪਾਮੋਏਟ ਜਾ ਲੈਵੀਮਿਸੋਲ ਵੀ ਦਿੱਤੀ ਜਾ ਸਕਦੀ ਹੈ।
3. ਅਨੀਮੀਆ ਦੇ ਇਲਾਜ ਲਈ ਫੋਲਿਕ ਐਸਿਡ ਦੀਆਂ ਗੋਲੀਆਂ ਦਿੱਤੀਆ ਜਾ ਸਕਦੀਆਂ ਹਨ। ਜਿਆਦਾ ਖ਼ੂਨ ਦੀ ਕਮੀ ਵਿੱਚ ਰੋਗੀਆਂ ਨੂੰ ਖ਼ੂਨ ਚੜਾਇਆ ਜਾਂਦਾ ਹੈ।
4. ਅਨੀਮੀਆ ਦੇ ਇਲਾਜ ਲਈ ਨਾਲ ਨਾਲ ਰੋਗੀ ਨੂੰ ਆਇਰਨ ਭਰਪੂਰ ਭੋਜਨ ਦੇਣਾ ਚਾਹੀਦਾ ਹੈ।

ਰੋਕਥਾਮ

ਇਸਦੀ ਰੋਕਥਾਮ ਹੇਠ ਲਿਖੇ ਤਰੀਕਆ ਨਾਲ ਕੀਤੀ ਜਾ ਸਕਦੀ ਹੈ :

1. ਖੁਲੇ ਮੈਦਾਨ ਵਿੱਚ ਮਲ ਤਿਆਗ ਨਹੀਂ ਕਰਨਾ ਚਾਹੀਦਾ।
2. ਸਰੀਰਕ ਸਾਫ ਸਫਾਈ ਦਾ ਆਦਤ ਪਾਉ।
3. ਨੰਗੇ ਪੈਰ ਮਿੱਟੀ ਤੇ ਨਾ ਤੁਰੋ।
4. ਸਾਫ ਸੁਥਰੀ ਲੈਟਰੀਨ ਦਾ ਉਪਯੋਗ ਕਰੋ।
5. ਰੋਗੀ ਦਾ ਠੀਕ ਢੰਗ ਨਾਲ ਇਲਾਜ ਕਰਵਾਉ ਤਾਕਿ ਇੰਨਫੈਕਸਨ ਅੱਗੇ ਨਾ ਫੈਲ ਸਕੇ।

IV. **ਟੇਪਵਰਮ :** ਟੇਪਵਰਮ ਬੱਚਿਆਂ ਵਿੱਚ ਪਾਏ ਜਾਂਦੇ ਹਨ। ਇਹ ਜਿਆਦਾਤਰ ਅਣਪੱਕੇ ਖਾਣੇ ਮੀਟ ਦੁਆਰਾ ਜਾਂ ਬਿਨਾ ਧੋਤੀਆਂ ਹੋਈਆ ਸਬਜੀਆ ਅਤੇ ਅਸ਼ੁੱਧ ਪਾਣੀ ਦੁਆਰਾ ਸਰੀਰ ਵਿੱਚ ਦਾਖਿਲ ਹੁੰਦੇ ਹਨ। ਇਸਦੇ ਆਂਡੇ ਮਲ ਪਦਾਰਥ ਵਿੱਚ ਨਿਕਲਦੇ ਹਨ ਜੋ ਕਿ ਸੂਰਾਂ ਦੁਆਰਾ ਖਾਧੇ ਜਾਂਦੇ ਹਨ ਅਤੇ ਉਹਨਾਂ ਦੇ ਮੀਟ ਰਾਹੀਂ ਇਹ ਦੁਬਾਰਾ ਮਨੁੱਖੀ ਸਰੀਰ ਵਿੱਚ ਦਾਖਿਲ ਹੋ ਜਾਂਦੇ ਹਨ।

ਚਿੰਨ੍ਹ ਅਤੇ ਲੱਛਣ

1. ਸਿਰ ਦਰਦ
2. ਪੇਟ ਦਰਦ
3. ਪੇਟ ਦਾ ਫੁੱਲਣਾ
4. ਬਾਰ ਬਾਰ ਦਸਤ ਲੱਗਣਾ
5. ਵਾਧੇ ਦਾ ਰੁੱਕਣਾ
6. ਬਹੁਤ ਜਿਆਦਾ ਭੁੱਖ ਲੱਗਣਾ।

ਜੇਕਰ ਦਿਮਾਗ ਨੂੰ ਪ੍ਰਭਾਵਿਤ ਕਰ ਦੇਣ ਤਾਂ ਦੌਰੇ ਪੈ ਸਕਦੇ ਹਨ। ਰੋਗੀ ਹਾਈਡਰੋਸਫੈਲਸ, ਮੈਨਿਗਜਾਇਟਸ ਆਦਿ ਬੀਮਾਰੀਆਂ ਹੋ ਸਕਦੀਆਂ ਹਨ।

ਇਲਾਜ

1. ਮੀਟ ਨੂੰ ਠੀਕ ਤਰੀਕੇ ਨਾਲ ਪਕਾ ਕੇ ਖਾਣਾ ਚਾਹੀਦਾ ਹੈ ਅਤੇ ਮੀਟ ਦੀ inspection ਹੋਣੀ ਚਾਹੀਦੀ ਹੈ ਤਾਕਿ ਇਸ ਤੋਂ ਬੀਮਾਰੀ ਨਾ ਫੈਲ ਸਕੇ।

2. ਲੋਕਾਂ ਨੂੰ ਇਸ ਬਾਰੇ ਸਿਹਤ ਸਿੱਖਿਆ ਦੇਣੀ ਚਾਹੀਦੀ ਹੈ।
3. ਕੱਚੀਆਂ ਸਬਜੀਆਂ ਅਤੇ ਫਲਾ ਨੂੰ ਚੰਗੀ ਤਰ੍ਹਾਂ ਧੋ ਕੇ ਖਾਣਾ ਚਾਹੀਦਾ ਹੈ।
4. ਪਾਣੀ, ਮਿੱਟੀ ਅਤੇ ਭੋਜਨ ਨੂੰ ਮਲ ਨਾਲ ਪ੍ਰਦੂਸ਼ਿਤ ਹੋਣ ਤੋਂ ਬਚਾਉਣਾ ਚਾਹੀਦਾ ਹੈ।
5. ਮਲ ਤਿਆਗਣ ਤੋਂ ਬਾਅਦ ਅਤੇ ਖਾਣਾ ਖਾਣ ਤੋਂ ਪਹਿਲਾਂ ਚੰਗੀ ਤਰ੍ਹਾਂ ਹੱਥ ਧੋਣ ਦੀ ਆਦਤ ਪਾਉ।
6. ਬੱਚੇ ਦੀਆਂ ਉਰਜਾ ਸੰਬੰਧੀ ਲੋੜਾਂ ਨੂੰ ਘੱਟ ਕਰਨ ਲਈ ਉਸਨੂੰ ਆਰਾਮ ਕਰਨ ਲਈ ਕਰੋ।
7. ਬੱਚੇ ਨੂੰ ਜਿਆਦਾ ਮਾਤਰਾ ਵਿੱਚ ਤਰਲ ਪਦਾਰਥ ਦਿਉ ਤਾਕਿ ਉਸਨੂੰ ਪਾਣੀ ਦੀ ਕਮੀ ਨਾ ਹੋ ਜਾਵੇ।
8. ਬੱਚੇ ਦੀ ਹਾਲਤ ਦੇ ਅਨੁਸਾਰ ਉਸਨੂੰ ਹਲਕੀ ਅਤੇ ਜਲਦੀ ਪਚਣ ਵਾਲੀ ਖੁਰਾਕ ਦਿੱਤੀ ਜਾਣੀ ਚਾਹੀਦੀ ਹੈ।
9. ਬੱਚੇ ਦੀ ਸਾਫ ਸਫਾਈ ਦਾ ਪੂਰਾ ਧਿਆਨ ਰੱਖਣਾ ਚਾਹੀਦਾ ਹੈ। ਬੱਚੇ ਦੀ ਮੂੰਹ ਅਤੇ ਚਮੜੀ ਦੀ ਸਫਾਈ ਦਾ ਖਿਆਲ ਰੱਖਣਾ ਚਾਹੀਦਾ ਹੈ।
10. ਬੱਚੇ ਨੂੰ ਢਿੱਲੇ ਅਤੇ ਸੂਤੀ ਕੱਪੜੇ ਪਾਉਣੇ ਚਾਹੀਦੇ ਹਨ। ਜਿਨਾਂ ਵਿੱਚ ਬੱਚਾ ਸਹਿਜ ਮਹਿਸੂਸ ਕਰੇ।
11. ਬੱਚੇ ਦੇ vital signs (ਬਲੱਡ ਪ੍ਰੈਸ਼ਰ, ਸਾਹ ਗਤੀ, ਨਾੜੀ ਗਤੀ, ਤਾਪਮਾਨ) ਚੈਕ ਕਰਕੇ ਰਹੋ।
12. ਜਲਦੀ ਤੋਂ ਜਲਦੀ ਬੁਖ਼ਾਰ ਦੇ ਕਾਰਨ ਦਾ ਪਤਾ ਕਰਕੇ ਉਸਦੇ ਮੁਤਾਬਿਕ ਇਲਾਜ ਸ਼ੁਰੂ ਕਰ ਦੇਣਾ ਚਾਹੀਦਾ ਹੈ।

4.9 ਮਲੇਰਿਆ

ਮਲੇਰਿਆ ਇਕ ਅਜਿਹੀ ਬਿਮਾਰੀ ਹੈ ਜਿਹੜੀ ਕਿ ਮਲੇਰੀਆ ਪਰਜੀਵੀ ਪਲਾਜਮੋਡੀਅਮ ਦੇ ਕਰਕੇ ਹੁੰਦੀ ਹੈ। ਜਿਹੜੀ ਕਿ ਮਾਦਾ ਐਨੋਫਲੀਨ ਮੱਛਰ ਕਾਰਨ ਫੈਲਦੀ ਹੈ।

5 ਸਾਲ ਤੋਂ ਘੱਟ ਉਮਰ ਦੇ ਬੱਚਿਆਂ ਵਿੱਚ ਮਲੇਰਿਆ ਸਭ ਤੋਂ ਵੱਧ ਪਾਇਆ ਜਾਂਦਾ ਹੈ ਅਤੇ ਇਸ ਕਾਰਨ ਮੌਤਾਂ ਵੀ ਹੁੰਦੀਆਂ ਹਨ। ਮਲੇਰਿਆ ਚਾਰ ਤਰ੍ਹਾਂ ਦੀਆਂ ਕਿਸਮਾਂ ਕਰਕੇ ਹੁੰਦਾ ਹੈ :

- ਪਲਾਜ਼ਮੋਡੀਅਮ ਵਿਵਿਕਸ
- ਪਲਾਜ਼ਮੋਡੀਅਮ ਫੈਲਸੀਪੇਰਮ
- ਪਲਾਜ਼ਮੋਡੀਅਮ ਮਲੇਰੀਏ
- ਪਲਾਜ਼ਮੋਡੀਅਮ ਉਵੇਲ

ਮਲੇਰਿਆ ਪੈਰਾਸਾਈਟ (ਪਰਜੀਵੀ) ਦਾ ਜਿੰਦਗੀ ਚੱਕਰ (ਲਾਈਫ ਸਾਇਕਲ) ਮਨੁੱਖ ਅਤੇ ਮੱਛਰ ਵਿੱਚ ਪੂਰਾ ਹੁੰਦਾ ਹੈ। ਜਦੋਂ ਐਨੋਫਲੀਜ ਮੱਛਰ ਕਿਸੇ ਵਿਅਕਤੀ ਨੂੰ ਕੱਟਦਾ ਹੈ ਤਾਂ ਸਪੋਰੋਜੋਇਟਸ ਵਿਅਕਤੀ ਦੇ ਸਰੀਰ ਵਿੱਚ ਦਾਖਲ ਹੋ ਜਾਂਦੇ ਹਨ। ਪਲਾਜਮੋਡਿਅਮ ਦੇ ਇਹ ਵਿਅਕਤੀ ਦੀਆਂ ਖੂਨ ਦੀਆਂ ਨਾੜੀਆਂ ਦੁਆਰਾ ਜਿਗਰ ਵਿੱਚ ਪਹੁੰਚ ਜਾਂਦਾ ਹੈ। ਜਿਥੇ ਉਹ ਜਿਗਰ ਦੇ ਸੈਲਾਂ ਤੱਕ ਪਹੁੰਚ ਜਾਂਦਾ ਹੈ। ਇਥੇ ਉਹ ਵੱਧਣਾ ਸ਼ੁਰੂ ਹੋ ਜਾਂਦੇ ਹਨ ਅਤੇ ਵਿਭਾਜਿਤ ਹੋ ਕੇ ਹਜਾਰਾਂ ਮੀਰੋਜੋਇਟਸ ਵਿੱਚ ਤਬਦੀਲ ਹੋ ਜਾਂਦੇ ਹਨ। ਜਿਹੜੇ ਕਿ ਜਿਗਰ ਦੇ ਸੈਲਾਂ ਤੋਂ ਬਾਹਰ ਆ ਕੇ ਖੂਨ ਵਿੱਚ ਮਿਲ ਜਾਂਦੇ ਹਨ। ਇਹ ਬਾਅਦ ਵਿੱਚ ਜਾ ਕੇ ਲਾਲ ਰਕਤ ਕਣਾਂ ਵਿੱਚ ਪਹੁੰਚ ਜਾਂਦੇ ਹਨ ਅਤੇ ਉਹਨਾਂ ਦੇ ਅੰਦਰ ਵਿਭਾਜਿਤ ਹੋਣੇ ਸ਼ੁਰੂ ਹੋ ਜਾਂਦੇ ਹਨ। ਲਾਲ ਰਕਤ ਕਣਾਂ ਵਿੱਚ ਇਹਨਾਂ ਦੀਆਂ ਬਹੁਤ ਸਾਰੀਆਂ ਅਵਸਥਾਵਾਂ ਜਿਵੇਂ ਰਿੰਗ, ਟਰੋਫੋਜਾਇਟ ਅਤੇ ਸਾਇਜੋਨਟਸ ਬਣਨ ਕਾਰਨ ਇਹ ਕਣ ਫਟ ਜਾਂਦੇ ਹਨ ਅਤੇ ਇਹਨਾਂ ਕਣਾਂ ਵਿਚੋਂ ਬਹੁਤ ਸਾਰੇ ਮੀਰੋਜੋਇਟਸ ਅਤੇ ਟਾੱਕਸਿਨ ਨਿਕਲਦੇ ਹਨ। ਜੋ ਹੋਰ ਲਾਲ ਰਕਤ ਕਣਾਂ ਨੂੰ ਵੀ ਪ੍ਰਭਾਵਿਤ ਕਰਦੇ ਹਨ। ਕਈ ਚੱਕਰ ਪੂਰੇ ਹੋਣ ਤੋਂ ਬਾਅਦ ਮੀਰੋਜੋਇਟਸ ਤੋਂ ਨਰ ਅਤੇ ਮਾਦਾ "ਗਮੀਟੋਸਾਇਟ" ਵਿੱਚ ਬਦਲ ਜਾਂਦੇ ਹਨ। ਜਦੋਂ ਐਨੋਫਿਲੀਜ਼ ਮੱਛਰ ਪ੍ਰਭਾਵਿਤ (ਸੰਕ੍ਰਮਿਤ) ਵਿਅਕਤੀ ਨੂੰ ਖੂਨ ਦੇ ਨਾਲ ਮੱਛਰ ਵਿੱਚ ਪ੍ਰਵੇਸ਼ ਕਰ ਜਾਂਦਾ ਹੈ। ਜੋ fertilization ਅਤੇ ਵਿਭਾਜਨ ਦੁਆਰਾ ਸਪੋਰੋਜੋਇਟਸ ਬਣ ਜਾਂਦੇ

ਹਨ ਅਤੇ ਮੱਛਰ ਦੀਆਂ ਲਾਰ ਗ੍ਰੰਥੀਆਂ ਵਿੱਚ ਇਕੱਠੇ ਹੋ ਜਾਂਦੇ ਹਨ। ਅਤੇ ਫਿਰ ਇਸ ਮੱਛਰ ਦੇ ਕੱਟਣ ਨਾਲ ਇਹ ਦੁਬਾਰਾ ਕਿਸੇ ਮਨੁੱਖੀ ਸਰੀਰ ਵਿੱਚ ਦਾਖਲ ਹੋ ਜਾਂਦੇ ਹਨ। ਇਹ ਚੱਕਰ ਚੱਲਦਾ ਰਹਿੰਦਾ ਹੈ।

ਚਿੰਨ੍ਹ ਅਤੇ ਲੱਛਣ

ਮਲੇਰਿਆ ਬੁਖਾਰ ਤਿੰਨ ਅਵਥਾਵਾਂ ਵਿੱਚ ਹੁੰਦਾ ਹੈ। ਜੋ ਕਿ ਠੰਡੀ ਅਵਸਥਾ, ਗਰਮ ਅਵਸਥਾ ਅਤੇ ਪਸੀਨੇ ਦੀ ਅਵਸਥਾ ਹਨ।

1. **ਠੰਡੀ ਅਵਸਥਾ** (Cold stage) : ਇਸ ਅਵਸਥਾ ਵਿੱਚ ਊਰਜਾ ਕੀ ਕਮੀ, ਸਿਰਦਰਦ, ਭੁੱਖ ਨਾ ਲੱਗਣਾ, ਲੱਤਾਂ ਵਿੱਚ ਦਰਦ, ਰੋਗੀ ਨੂੰ ਸਰਦੀ ਲੱਗਣਾ ਅਤੇ ਕੰਬਣੀ ਆਉਣੀ ਬਾਅਦ ਵਿੱਚ ਸਰੀਰ ਦਾ ਤਾਪਮਾਨ ਵੀ 39-41°C ਹੋ ਜਾਂਦਾ ਹੈ ਅਤੇ ਸਿਰਦਰਦ ਵੱਧ ਜਾਂਦਾ ਹੈ, ਬੇਚੈਨੀ, ਕਮਜੋਰੀ, ਨਬਜ ਤੇਜ ਹੋ ਜਾਂਦੀ ਹੈ ਅਤੇ ਉਲਟੀਆਂ ਸ਼ੁਰੂ ਹੋ ਜਾਂਦੀਆਂ ਹਨ।
2. **ਗਰਮ ਅਵਸਥਾ** (Hot stage) : ਇਸ ਅਵਸਥਾ ਦੌਰਾਨ ਰੋਗੀ ਨੂੰ ਬਹੁਤ ਗਰਮੀ ਲੱਗਦੀ ਹੈ। ਉਸਦੀ ਚਮੜੀ ਵੀ ਗਰਮ ਅਤੇ ਖੁਸ਼ਕ ਹੋ ਜਾਂਦੀ ਹੈ। ਸਿਰਦਰਦ ਹੋਰ ਵੱਧ ਜਾਂਦੀ ਹੈ ਅਤੇ ਨਾਲ ਨਾਲ ਨਬਜ ਅਤੇ ਸਾਹ ਗਤੀ ਵੀ ਵੱਧ ਜਾਂਦੀ ਹੈ। ਇਹ ਅਵਸਥਾ 2-6 ਘੰਟਿਆਂ ਤੱਕ ਰਹਿੰਦੀ ਹੈ।
3. **ਪਸੀਨੇ ਦੀ ਅਵਸਥਾ** (Sweating stage) : ਇਸ ਅਵਸਥਾ ਦੌਰਾਨ ਸਰੀਰ ਦਾ ਤਾਪਮਾਨ ਜਲਦੀ ਨਾਲ ਘੱਟਣਾ ਸ਼ੁਰੂ ਹੋ ਜਾਂਦਾ ਹੈ। ਰੋਗੀ ਨੂੰ ਬਹੁਤ ਪਸੀਨਾ ਆਉਂਦਾ ਹੈ। ਚਮੜੀ ਠੰਡੀ ਹੋ ਜਾਂਦੀ ਹੈ ਅਤੇ ਖੁਸ਼ਕ ਨਹੀਂ ਰਹਿੰਦੀ। ਰੋਗੀ ਠੀਕ ਮਹਿਸੂਸ ਕਰਦਾ ਹੈ। ਇਹ ਅਵਸਥਾ 2-4 ਘੰਟਿਆਂ ਤੱਕ ਰਹਿੰਦੀ ਹੈ।

   ਕੁਝ ਬੱਚਿਆਂ ਨੂੰ ਦਸਤ, ਉਲਟੀਆਂ, ਪੇਟ ਦਰਦ ਅਤੇ ਦੌਰੇ ਵੀ ਪੈਂਦੇ ਹਨ।

ਇਲਾਜ

1. ਮਲੇਰਿਆ ਲਈ ਕਲੋਰੋਕੁਨੀਨ ਅਤੇ ਪਰੀਮਾਕੀਨ ਦਿਤੀਆ ਜਾਂਦੀਆਂ ਹਨ। ਇਸ ਤੋਂ ਇਲਾਵਾ ਕੁਨੀਨ ਵੀ ਦਿੱਤੀ ਜਾਂਦੀ ਹੈ।
2. ਜਿਆਦਾ ਬਿਮਾਰ ਵਿਅਕਤੀ ਨੂੰ ਹਸਪਤਾਲ ਵਿੱਚ ਦਾਖਲ ਕਰਵਾਉਣਾ ਚਾਹੀਦਾ ਹੈ।
3. ਪਲਾਜ਼ਮੋਡੀਅਮ ਫਾਲਸੀਪੇਰਸ ਜਿਹੜੇ ਕਿ ਕਲੋਰੋਕੁਨੀਨ ਤੋਂ resistant ਹੁੰਦੇ ਹਨ। ਇਹਨਾਂ ਨਾਲ ਗ੍ਰਸਤ ਰੋਗੀਆਂ ਦਾ ਇਲਾਜ ਸਲਫਾਲੀਨ ਜਾਂ ਸਲਫਾੱਕਸੀਡਿਨ ਨਾਲ ਕੀਤਾ ਜਾਂਦਾ ਹੈ।
4. ਬੁਖਾਰ ਘੱਟ ਕਰਨ ਲਈ ਪੈਰਾਸਿਟਾਮੋਲ ਦਿੱਤੀ ਜਾ ਸਕਦੀ ਹੈ।
5. ਰੋਗੀ ਨੂੰ ਤਰਲ ਪਦਾਰਥ ਜਿਆਦਾ ਦੇਣੇ ਚਾਹੀਦੇ ਹਨ।
6. ਉਸਨੂੰ ਆਰਾਮ ਕਰਨ ਦੀ ਸਲਾਹ ਦੇਣੀ ਚਾਹੀਦੀ ਹੈ।
7. ਬੱਚੇ ਨੂੰ ਸੰਤੁਲਿਤ ਆਹਾਰ ਦੇਣਾ ਚਾਹੀਦਾ ਹੈ।
8. ਰੋਗੀ ਦੀ ਸਾਫ ਸਫਾਈ ਦਾ ਪੂਰਾ ਧਿਆਨ ਰੱਖਣਾ ਚਾਹੀਦਾ ਹੈ।
9. ਬੱਚੇ ਦੀ ਦੇਖਭਾਲ ਵਿੱਚ ਉਸਦੇ ਮਾਪਿਆ ਨੂੰ ਵੀ ਸ਼ਾਮਿਲ ਕਰਨਾ ਚਾਹੀਦਾ ਹੈ।
10. ਬਹੁਤ ਜਿਆਦਾ ਗੰਭੀਰ ਰੋਗੀਆਂ ਨੂੰ ਖੂਨ ਚੜਾਉਣ ਦੀ ਜਰੂਰਤ ਵੀ ਪੈ ਜਾਂਦੀ ਹੈ।

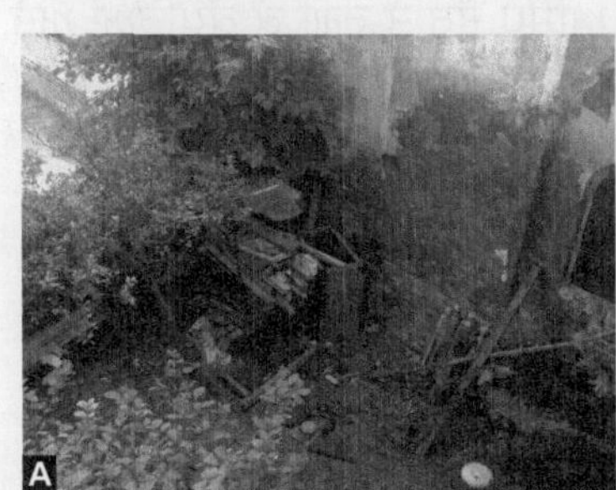
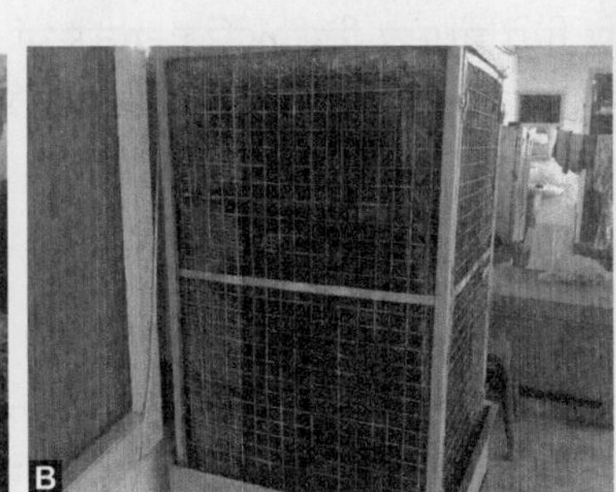
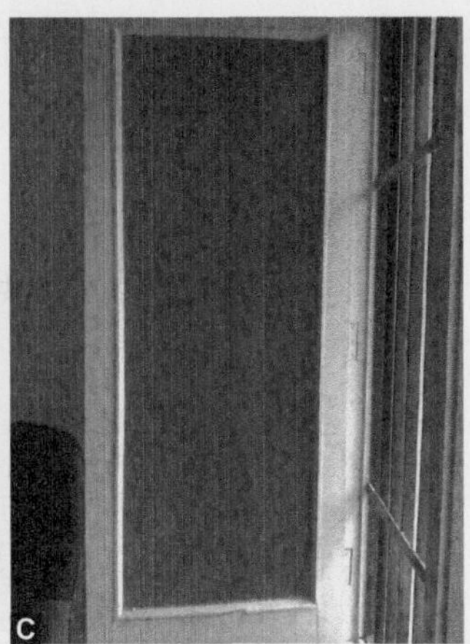

Figs 4.7A to C: ਮਲੇਰਿਆ ਤੋਂ ਬਚਾਅ

ਰੋਕਥਾਮ

1. ਮਲੇਰਿਆ ਦੀ ਰੋਕਥਾਮ ਲਈ ਵਾਤਾਵਰਨ ਵਿੱਚ ਸੁਧਾਰ ਲਿਆਦਾ ਜਾਣਾ ਚਾਹੀਦਾ ਹੈ।
2. ਬੁਖਾਰ ਹੋਣ ਤੇ ਖੂਨ ਦੀ ਜਾਂਚ ਕਰਵਾਉਣੀ ਚਾਹੀਦੀ ਹੈ। ਇਸਤੋਂ ਉਪਰੰਤ ਠੀਕ ਢੰਗ ਨਾਲ ਇਲਾਜ ਕਰਵਾਉਣਾ ਚਾਹੀਦਾ ਹੈ।
3. ਘਰਾਂ ਦੇ ਲਾਗੇ ਕਿਸੇ ਵੀ ਜਗ੍ਹਾਂ ਤੇ ਪਾਣੀ ਇਕੱਠਾ ਨਹੀਂ ਹੋਣ ਦੇਣਾ ਚਾਹੀਦਾ ਅਤੇ ਪਾਣੀ ਨਾਲ ਭਰੇ ਟੋਇਆਂ ਵਿੱਚ ਮਿੱਟੀ ਨਾਲ ਭਰ ਦੇਣਾ ਚਾਹੀਦਾ ਹੈ। ਕਿਉਂਕਿ ਮੱਛਰ ਪਾਣੀ ਤੋਂ ਪੈਦਾ ਹੁੰਦੇ ਹਨ।
4. ਘਰਾਂ ਦੀਆਂ ਕੰਧਾਂ ਅਤੇ ਛੱਤਾਂ ਤੇ ਕੀਟਨਾਸ਼ਕ ਦਵਾਈਆਂ ਜਿਵੇਂ ਡੀ.ਡੀ.ਟੀ., ਮੈਲਥਿਆਨ, ਫੈਨੀਟ੍ਰੋਪਿਆਨ ਆਦਿ ਦਾ ਛਿੜਕਾਅ ਕਰਨਾ ਚਾਹੀਦਾ ਹੈ।
5. ਹਫਤੇ ਵਿੱਚ ਇੱਕ ਵਾਰ ਕੂਲਰ ਵਿੱਚ ਪਾਣੀ ਸੁਕਾ ਕੇ ਦੁਬਾਰਾ ਭਰਨਾ ਚਾਹੀਦਾ ਹੈ।
6. ਪਾਣੀਆਂ ਦੀਆਂ ਟੈਂਕੀਆਂ ਅਤੇ ਬਰਤਨਾਂ ਨੂੰ ਢੱਕ ਕੇ ਰੱਖਣਾ ਚਾਹੀਦਾ ਹੈ। ਖਾਲੀ ਡੱਬੇ, ਟਾਇਰਾਂ ਆਦਿ ਨੂੰ ਨਸ਼ਟ ਕਰ ਦੇਣਾ ਚਾਹੀਦਾ ਹੈ ਤਾਕਿ ਉਹਨਾਂ ਵਿੱਚ ਪਾਣੀ ਇਕੱਠਾ ਨਾ ਹੋਵੇ।
7. ਸੌਣ ਸਮੇਂ ਮੱਛਰਦਾਨੀ ਦਾ ਉਪਯੋਗ ਕਰਨਾ ਚਾਹੀਦਾ ਹੈ।
8. ਸਰੀਰ ਨੂੰ ਕੱਪੜਿਆਂ ਨਾਲ ਢੱਕ ਕੇ ਰੱਖੋ।
9. ਮੱਛਰਾਂ ਵਾਲੀਆਂ ਟਿੱਕੀਆਂ ਜਾਂ ਘੋਲ ਜਿਵੇਂ ਆੱਲ ਆਊਟ ਆਦਿ ਇਸਤੇਮਾਲ ਕਰੋ। ਮੱਛਰ ਪ੍ਰਤਿਰੋਧਕ ਕਰੀਮ ਦਾ ਉਪਯੋਗ ਵੀ ਕੀਤਾ ਜਾ ਸਕਦਾ ਹੈ।
10. ਜੇਕਰ ਸੰਭਵ ਹੋਵੇ ਤਾਂ ਖਿੜਕੀਆਂ ਤੇ ਜਾਲੀਆਂ ਲਗਾਉਣੀਆਂ ਚਾਹੀਦੀਆਂ ਹਨ।

4.10 ਚਮੜੀ ਦੀ ਲਾਗ (ਇੰਨਫੈਕਸ਼ਨ)

ਚਮੜੀ ਸਾਡੇ ਸਰੀਰ ਦੀ ਸੁਰੱਖਿਆਤਮਕ ਪਰਤ ਹੈ ਜਿਹੜੀ ਕਿ ਸਾਡੇ ਸਰੀਰ ਨੂੰ ਰੋਗ ਹੋਣ ਤੋਂ ਬਚਾਉਦੀ ਹੈ। ਬੱਚਿਆਂ ਦੀ ਚਮੜੀ ਮੁਲਾਇਮ ਅਤੇ ਵੱਡਿਆਂ ਦੀ ਤੁਲਨਾ ਵਿੱਚ ਖੁਸ਼ਕ ਹੁੰਦੀ ਹੈ। ਇਸ ਕਾਰਨ ਜਲਦੀ ਰੋਗ ਗ੍ਰਸਤ ਹੋ ਜਾਂਦੀ ਹੈ। ਇਸ ਲਈ ਬੱਚਿਆਂ ਦੀ ਚਮੜੀ ਦੀ ਦੇਖਭਾਲ ਬਹੁਤ ਜਰੂਰੀ ਹੈ।

ਬੱਚਿਆਂ ਵਿੱਚ ਚਮੜੀ ਸੰਬੰਧੀ ਹੇਠ ਲਿਖੇ ਰੋਗ ਹੋ ਸਕਦੇ ਹਨ :

I. **ਸਕੇਬੀਜ਼** (Scabies) **:** ਸਕੇਬੀਜ ਜਿਆਦਾਤਰ ਸਕੂਲੀ ਬੱਚਿਆਂ ਵਿੱਚ ਪਾਈ ਜਾਂਦੀ ਹੈ। ਜਿਹੜੀ ਕਿ ਪਰਿਜੀਵੀ ਕੀੜੇ ਕਰਕੇ ਹੁੰਦੀ ਹੈ ਜੋ ਚਮੜੀ ਦੀ ਉਪਰਲੀ ਪਰਤ (ਐਪੀਡਰਮਿਸ) ਵਿੱਚ ਮੌਜੂਦ ਹੁੰਦਾ ਹੈ।

ਸਕੇਬੀਜ ਰੋਗੀ ਦੀ ਚਮੜੀ ਦੇ ਸਿੱਧੇ ਸੰਪਰਕ ਵਿੱਚ ਆਉਣ ਕਾਰਨ ਜਾਂ ਅਸਿੱਧੇ ਤੌਰ ਤੇ ਰੋਗੀ ਕੇ ਕੱਪੜਿਆਂ ਅਤੇ ਬਿਸਤਰੇ ਦੇ ਸੰਪਰਕ ਵਿੱਚ ਆਉਣ ਕਾਰਨ ਫੈਲਦੀ ਹੈ। ਇਹ ਘੱਟ ਸਾਫ ਸਫਾਈ ਰੱਖਣ ਕਾਰਨ ਹੁੰਦੀ ਹੈ।

ਚਿੰਨ੍ਹ ਅਤੇ ਲੱਛਣ

- ਚਮੜੀ ਤੇ ਖਾਰਿਸ਼ ਹੋਣਾ
- ਇਹ ਉਗਲਾਂ ਦੇ ਵਿੱਚਕਾਰ, ਕਲਾਈ ਦੇ ਸਿੱਧੇ ਪਾਸੇ ਕੂਹਣੀਆਂ ਅਤੇ ਬਗਲਾਂ (Axilla) ਵਿੱਚ, ਲੱਕ ਅਤੇ ਪੱਟਾਂ ਤੇ ਬਾਹਰੀ ਜਣਨ ਅੰਗਾਂ ਉਤੇ ਫੋੜੇ ਜਾਂ ਬਰੀਕ ਚੀਰਿਆਂ ਦੇ ਰੂਪ ਵਿੱਚ ਪ੍ਰਗਟ ਹੁੰਦੀ ਹੈ।
- ਚਮੜੀ ਤੇ ਲਾਲ ਰੰਗ ਦੇ ਦਾਣੇ ਨਿਕਲ ਆਉਦੇ ਹਨ। ਜਿਆਦਾਤਰ ਚਮੜੀ ਅਤੇ groin ਤੇ।

ਇਲਾਜ

- ਇਸ ਵਿੱਚ ਆਮ ਤੌਰ ਤੇ scabicidal ਜਿਵੇਂ 25% ਬੈਨਜਾੱਇਲ ਬੈਨਜੋਏਟ ਨੂੰ ਪਾਣੀ ਵਿੱਚ ਮਿਲਾ ਕੇ ਜਾਂ ਕੈਲਾਮਾਂਇਨ ਵਿੱਚ ਮਿਲਾ ਕੇ ਲਈ ਜਾਂਦੀ ਹੈ। ਛੋਟੇ ਬੱਚਿਆਂ ਵਿੱਚ ਉਹਨਾਂ ਦੇ ਸਾਰੇ ਸਰੀਰ ਉਪਰ ਦਵਾਈ ਲਗਾਉਣੀ ਚਾਹੀਦੀ ਹੈ।
- ਇਸ ਤੋਂ ਇਲਾਵਾ 5% ਪਰਮੈਥਰਿਨ ਕਰੀਮ ਦਾ ਇਸਤੇਮਾਲ 2 ਮਹੀਨੇ ਅਤੇ ਇਸ ਤੋਂ ਵੱਡੇ ਬੱਚੇ ਲਈ ਕੀਤਾ ਜਾ ਸਕਦਾ ਹੈ।
- ਲਿਨਡੇਨ 1% ਕਰੋਮਿਟੋਨ ਆਦਿ ਵੀ ਦਿੱਤੇ ਜਾਂਦੇ ਹਨ।
- ਜੇਕਰ ਖੁਜਲੀ ਲਗਾਤਾਰ ਰਹਿੰਦੀ ਹੈ ਤਾਂ ਇਸਦੇ ਲਈ ਐਨਟੀਹਿਸਟਾਮਾਇਨ ਦਵਾਈ ਦਿੱਤੀ ਜਾ ਸਕਦੀ ਹੈ।
- ਦਸਤਾਨੇ ਪਾ ਕੇ ਹੀ ਸਕੇਬੀਜ ਕੇ ਰੋਗੀ ਦੀ ਦੇਖਭਾਲ ਕੀਤੀ ਜਾਂਦੀ ਹੈ।
- ਇਲਾਜ ਦੇ ਮਗਰੋਂ ਸਾਰੇ ਕੱਪੜੇ ਅਤੇ ਬਿਸਤਰ ਦੇ ਕੱਪੜੇ ਵੀ ਧੋ ਦਿਉ।
- ਜੇਕਰ ਠੀਕ ਨਾ ਹੋਵੇ ਤਾਂ ਇਲਾਜ ਦੁਹਰਾਉ। ਜੇ ਦੁਬਾਰਾ ਬੈਨਜਾਇਲ ਘੋਲ ਨਾਲ ਨਾ ਠੀਕ ਹੋਵੇ ਤਾਂ ਮੁਢਲੇ ਸਿਹਤ ਕੇਂਦਰ ਰੈਫਰ ਕਰ ਦਿਉ।

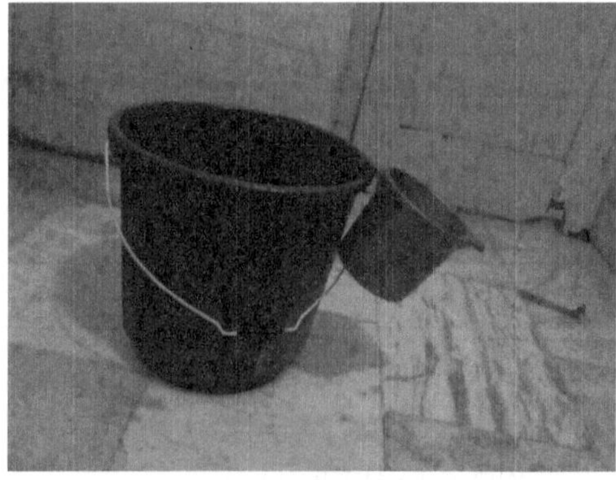

Fig. 4.8: ਸਰੀਰਕ ਸਾਫ ਸਫਾਈ

ਰੋਕਥਾਮ

- ਕੱਪੜਿਆਂ ਨੂੰ ਧੁੱਪ ਵਿੱਚ ਸੁਕਾਉਣਾ ਚਾਹੀਦਾ ਹੈ। ਸਾਰੇ ਪਰਿਵਾਰ ਦੇ ਮੈਂਬਰਾਂ ਜਿਹੜੇ ਸੰਪਰਕ ਵਿੱਚ ਆਏ ਹਨ ਉਹਨਾਂ ਦਾ ਇਲਾਜ ਵੀ ਕੀਤਾ ਜਾਂਦਾ ਹੈ।
- ਸਾਰੇ ਪਰਿਵਾਰ ਦੇ ਮੈਂਬਰਾਂ ਦੇ ਤੌਲੀਏ ਵੱਖਰੇ ਹੋਣੇ ਚਾਹੀਦੇ ਹਨ।
- ਸਕੇਬੀਜ਼ ਰੋਗੀ ਦੇ ਸੰਪਰਕ ਵਿੱਚ ਆਉਣ ਤੋਂ ਬਚੋ।
- ਰੋਜਾਨਾ ਸਾਫ ਪਾਣੀ ਨਾਲ ਨਹਾਉਣ ਲਈ ਕਹੋ।

II. **ਧੱਦਰ (ਰਿੰਗਵਰਮ ਇੰਨਫੈਕਸ਼ਨ) :** ਇਹ ਫੰਗਸ ਇੰਨਫੈਕਸ਼ਨ ਹੁੰਦੀ ਹੈ ਜਿਹੜੀ ਕਿ ਚਮੜੀ ਨੂੰ ਪ੍ਰਭਾਵਿਤ ਕਰਦੀ ਹੈ। ਇਹ ਉਪਰਲੀ ਤਹਿ ਤੱਕ ਜਾਂ ਡੂੰਘੀ ਹੁੰਦੀ ਹੈ। ਇਹ ਇੰਨਫੈਕਸਨ ਇੱਕ ਬੱਚੇ ਤੋਂ ਦੂਸਰੇ ਬੱਚੇ ਤੱਕ ਸਿੱਧੇ ਸੰਪਰਕ ਵਿੱਚ ਆਉਣ ਕਾਰਨ ਜਾਂ ਇੱਕ ਦੂਸਰੇ ਦੇ ਸਿਰਹਾਣੇ, ਤੌਲੀਏ, ਕੰਘੀ ਆਦਿ ਵਰਤਣ ਨਾਲ ਫੈਲਦੀ ਹੈ। ਅਕਸਰ ਇਹ ਗੋਲਾਈ ਵਿੱਚ ਬਾਹਰ ਨੂੰ ਵੱਧਦੀ ਹੈ। ਇਸ ਲਈ ਇਸਨੂੰ ਰਿੰਗ ਵਰਮ ਇੰਨਫੈਕਸ਼ਨ ਕਿਹਾ ਜਾਂਦਾ ਹੈ।

ਧੱਦਰ ਦੀਆਂ ਕਿਸਮਾਂ

- **ਟੀਨੀਆ ਕੈਪੀਟਸ :** ਇਹ ਫੰਗਸ ਇੰਨਫੈਕਸ਼ਨ ਸਿਰ ਤੇ ਮਾਇਕਰੋਸਪੋਰਮ ਕਾਰਨ ਹੁੰਦੀ ਹੈ।
- **ਟੀਨੀਆ ਕੋਰਪੋਰਮ :** ਇਹ ਫੰਗਸ ਇਨਫੈਕਸ਼ਨ ਚਮੜੀ ਦੀ ਹੁੰਦੀ ਹੈ ਜੋ ਕਿ ਮਾਇਕਰੋਮਪੋਰਮ ਕਾਰਨ ਹੁੰਦੀ ਹੈ।
- **ਟੀਨੀਆ ਕਰੂਰਿਸ :** ਇਹ ਫੰਗਸ ਇੰਨਫੈਕਸ਼ਨ perineal folds ਤੋਂ ਲੈ ਕੇ ਪੱਟਾਂ ਦੇ ਉਪਰਲੇ ਅਤੇ ਅੰਦਰਲੇ ਪਾਸੇ ਤੱਕ ਫੈਲੀ ਹੁੰਦੀ ਹੈ। ਇਹ ਐਪੀਡਰਮੋਫਾਇਟੋਨ ਕਾਰਨ ਹੁੰਦੀ ਹੈ।
- **ਟੀਨੀਆ ਪੈਡਿਸ :** ਇਹ ਪੈਰਾਂ ਦੀ ਚਮੜੀ ਦੀ ਫੰਗਸ ਇੰਨਫੈਕਸ਼ਨ ਹੈ, ਖਾਸ ਤੌਰ ਤੇ ਪੈਰਾਂ ਦੀਆਂ ਉਗਲੀਆਂ ਅਤੇ ਤਲੇ ਦੇ ਹੁੰਦੀ ਹੈ ਜੋ ਕਿ ਐਪੀਡਰਮੋਫਾਇਟੋਨ ਕਾਰਨ ਹੁੰਦੀ ਹੈ।
- **ਟੀਨੀਆ ਵਰਸੀਕੋਲੋਰ :** ਇਹ ਵੀ ਫੰਗਸ ਇੰਨਫੈਕਸ਼ਨ ਹੈ। ਜਿਸ ਵਿੱਚ ਚਮੜੀ ਤੇ ਬਹੁਤ ਸਾਰੇ macular patches ਬਣ ਜਾਂਦੇ ਹਨ।
- **ਟੀਨੀਆ ਅਨਗੋਈਅਮ :** ਨਹੁੰਆਂ ਦੀ ਫੰਗਸ ਇਨਫੈਕਸ਼ਨ ਕਹਿੰਦੇ ਹਨ।

ਚਿੰਨ੍ਹ ਅਤੇ ਲੱਛਣ

- ਟੀਨੀਆ ਕੈਪੀਟਸ : ਇਹ ਜਿਆਦਾਤਰ 3-10 ਸਾਲਾਂ ਦੀ ਉਮਰ ਵਿੱਚ ਹੁੰਦਾ ਹੈ।
  - ਇਸ ਵਿੱਚ scalp ਤੇ scaly ਧੱਬੇ ਪੈ ਜਾਂਦੇ ਹਨ।
  - ਵਾਲ ਝੜਦੇ ਹਨ
  - ਵਾਲ ਟੁੱਟਦੇ ਹਨ
  - ਖਾਰਿਸ਼ ਹੁੰਦੀ ਹੈ
  - (ਕਰੀਓਨ) ਜਖਮ ਬਣ ਜਾਂਦੇ ਹਨ।
- **ਟੀਨੀਆ ਕੋਰਪੋਰਮ :** ਇਸ ਵਿੱਚ ਚਮੜੀ ਦੇ ਕਿਸੇ ਵੀ ਹਿੱਸੇ ਤੇ ਛੋਟੇ ਗੋਲ ਧੱਬੇ ਬਣ ਜਾਂਦੇ ਹਨ। ਇਹ ਧੱਬੇ ਵੱਡੇ ਹੋ ਜਾਂਦੇ ਹਨ ਅਤੇ ਬਾਅਦ ਵਿੱਚ ਇਸਦੇ ਕੇਂਦਰ ਦਾ ਰੰਗ ਪੀਲਾ ਹੋ ਜਾਂਦਾ ਅਤੇ ਇਸਦੇ ਕੰਢੇ ਉਭਰ ਜਾਂਦੇ ਹਨ। ਇਸ ਵਿੱਚ ਖੁਜਲੀ ਹੁੰਦੀ ਹੈ। ਇਸਦੇ ਕਾਰਨ ਹੋਰ ਵੀ ਬੈਕਟੀਰੀਆ ਕਾਰਨ ਇੰਨਫੈਕਸ਼ਨ ਹੋ ਸਕਦੀਆਂ ਹਨ।
- **ਟੀਨੀਆ ਕਰੂਰਿਸ :** ਇਸ ਵਿੱਚ (lesion) ਜਖਮ ਸਮਾਨ ਅਨੁਪਾਤਿਕ (ਇਕੋ ਜਿਹੇ) ਅਤੇ ਬਾਹਰ ਇੱਕ ਵੱਖਰਾ border ਹੁੰਦਾ ਹੈ। ਇਸ ਤੋਂ ਇਲਾਵਾ ਖਾਰਿਸ਼ ਵੀ ਹੁੰਦੀ ਹੈ।

- **ਟੀਨੀਆ ਪੀਡਿਸ :** ਪੈਰਾਂ ਦੀ ਉਂਗਲੀਆਂ ਅਤੇ ਤਲੇ ਤੇ ਇਹ ਇੰਨਫੈਕਸ਼ਨ ਹੋ ਜਾਂਦੀ ਹੈ। ਇਸ ਵਿੱਚ ਪੈਰਾਂ ਦੇ ਹੇਠਲੇ ਪਾਸੇ vesicular patches (ਛਾਲੇ) ਬਣ ਜਾਂਦੇ ਹਨ। ਇਸ ਤੋਂ ਇਲਾਵਾ ਹੋਰ ਇੰਨਫੈਕਸ਼ਨਾਂ, ਖੁਜਲੀ ਅਤੇ ਗੰਦੀ ਬਦਬੂ ਆਉਦੀ ਹੈ।
- **ਟੀਨੀਆ ਵਰਸੀਕੋਲੋਰ :** ਇਹ ਚਮੜੀ ਦੀ ਉਪਰਲੀ ਸਤ੍ਹਾ ਦੀ ਇੰਨਫੈਕਸ਼ਨ ਹੁੰਦੀ ਹੈ। ਜਿਸ ਵਿੱਚ ਚਮੜੀ ਤੇ ਪੀਲੇ ਭੂਰੇ ਰੋਗ ਦੇ macules ਬਣ ਜਾਂਦੇ ਹਨ। ਇਸ ਤੋਂ ਬਾਅਦ ਚਿਹਰੇ, ਗਰਦਨ, ਬਾਹਰਾਂ ਆਦਿ ਤੇ ਵੀ lesions ਬਣ ਜਾਂਦੇ ਹਨ।
- **ਟੀਨੀਆ ਅਨਗੁਈਅਮ :** ਇਸ ਵਿੱਚ ਨਹੁੰ ਖਰਾਬ ਹੋਣੇ ਸ਼ੁਰੂ ਹੋ ਜਾਂਦੇ ਹਨ।

ਇਲਾਜ

- ਟੀਨੀਆ ਕੈਪੀਟਸ ਦੇ ਇਲਾਜ ਲਈ ਮੂੰਹ ਰਾਹੀ 15-20 ਮਿਲੀਗ੍ਰਾਮ/ਕਿਲੋਗ੍ਰਾਮ/ਦਿਨ ਦੇ ਹਿਸਾਬ ਨਾਲ ਮੂੰਹ ਰਾਹੀ ਦਿੱਤੀ ਜਾਂਦੈ ਹੈ।
- ਕੋਈ ਵੀ ਐਟੀਫੰਗਲ ਕਰੀਮ ਚਮੜੀ ਤੇ ਲਗਾਉਣ ਲਈ ਦਿੱਤੀ ਜਾਂਦੀ ਹੈ। ਜਿਵੇਂ ਕਲੋਟਰੀਮੈਗਜ਼ੋਲ।
- ਸਲੀਨਿਅਮ ਸਲਫਾਇਡ ਲੋਸ਼ਨ ਦੀ ਵਰਤੋਂ ਹਫਤੇ ਵਿੱਚ ਦੋ ਵਾਰ ਕੀਤੀ ਜਾਣੀ ਚਾਹੀਦੀ ਹੈ।

ਟੀਨੀਆ ਕੋਰਪੋਰਸ

- ਇਸਦੇ ਇਲਾਜ ਲਈ ਕੈਲਾਮਾਇਨ ਲੋਸ਼ਨ ਦਾ ਉਪਯੋਗ ਕੀਤਾ ਜਾਣਾ ਚਾਹੀਦਾ ਹੈ।
- ਗਰੀਮੀਓਫਲਵਿਨ ਦਾ ਇਸਤੇਮਾਲ ਵੀ ਕੀਤਾ ਜਾ ਸਕਦਾ ਹੈ।
- ਟੋਲਨਾਫਟੇਟ ਕਰੀਮ ਵੀ ਇੰਨਫੈਕਸ਼ਨ ਤੋਂ ਖਤਮ ਕਰਨ ਲਈ ਲਾਭਕਾਰੀ ਹੈ।

ਟੀਨੀਆ ਕਰੂਰਿਸ

- ਗਰੀਸੀਔਥਲਵਿਨ ਜਾਂ ਟੋਲਨਾਫਟੇਟ ਕਰੀਮ ਦੀ ਵਰਤੋਂ ਚਮੜੀ ਤੇ ਕੀਤੀ ਜਾ ਸਕਦੀ ਹੈ।

ਟੀਨੀਆ ਪੀਡਿਸ

- ਇਸਦਾ ਇਲਾਜ ਐਲਮੀਨੀਅਮ ਕਲੋਰਾਇਡ ਅਤੇ ਜੈਨਸ਼ਨ ਵਾਇਲਟ ਨਾਲ ਕੀਤਾ ਜਾ ਸਕਦਾ ਹੈ।
- ਅਮੋਰੋਲਫਿਨ ਸਪਰੇਅ ਵੀ 3-6 ਹਫਤਿਆਂ ਤੱਕ ਇਸਤੇਮਾਲ ਕੀਤੀ ਜਾ ਸਕਦੀ ਹੈ ਜਿਸਦੇ ਵਧੀਆ ਨਤੀਜੇ ਨਿਕਲਦੇ ਹਨ।
- ਪੈਰਾਂ ਦੀ ਉਂਗਲੀਆਂ ਦੇ ਵਿਚਕਾਰ ਜਗ੍ਹਾਂ ਨੂੰ ਖੁਸ਼ਕ ਰੱਖਣਾ ਚਾਹੀਦਾ ਹੈ।

ਟੀਨੀਆ ਵਰਸੀਕੋਲੋਰ

- ਟੋਲਨਾਫਟੇਟ ਅਤੇ ਸਲੀਨਅਿਸ ਸਲਫਾਇਡ ਦਾ 15-20 ਮਿੰਟਾਂ ਤੱਕ ਚਮੜੀ ਤੇ ਰੋਜਾਨਾ 1-2 ਹਫਤਿਆਂ ਤੱਕ ਇਸਤੇਮਾਲ ਕਰਨ ਨਾਲ ਇਸਦਾ ਇਲਾਜ ਕੀਤਾ ਜਾ ਸਕਦਾ ਹੈ।
- ਇਸਦੇ ਨਾਲ ਹੀ ਚਮੜੀ ਦੀ ਸਾਫ ਸਫਾਈ ਵੀ ਜਰੂਰੀ ਹੈ।

ਟੀਨੀਆ ਅਨਗੋਈਅਮ

- ਇਸਦਾ ਇਲਾਜ ਲੰਬੇ ਸਮੇਂ ਤੱਕ ਚਲਦਾ ਹੈ। ਗਰੀਸੀਔਫਲਵਿਨ ਜਾਂ ਹੋਰ ਐਨਟੀਫੰਗਲ ਦਾ ਇਸਤੇਮਾਲ 3-4 ਮਹੀਨਿਆਂ ਲਈ ਨਹੁੰਆਂ ਉਪਰ ਕਰਨਾ ਚਾਹੀਦਾ ਹੈ। ਅਤੇ 6-12 ਮਹੀਨਿਆਂ ਲਈ ਪੈਰਾਂ ਦੇ ਨਹੁੰਆਂ ਤੇ ਇਸਤੇਮਾਲ ਕਰਨਾ ਚਾਹੀਦਾ ਹੈ।

- ਇਹਨਾਂ ਤੋ ਇਲਾਵਾ ਸਿਕਲੋਪੀਰੋਕਸ ਅਤੇ ਨਾਟੀਫਿਨ ਨਾਲ ਵੀ ਇਸਦਾ ਇਲਾਜ ਕੀਤਾ ਜਾ ਸਕਦਾ ਹੈ।

ਰੋਕਥਾਮ

- ਜਿਸਨੂੰ ਧੱਦਰ ਹੋਈ ਹੋਵੇ ਉਸਦੀਆਂ ਵਸਤੂਆਂ (ਚੀਜਾਂ) ਅਲੱਗ ਰੱਖੋ।
- ਬੱਚੇ ਨੂੰ ਸਕੂਲ ਨਾ ਭੇਜੋ ਕਿਉਂਕਿ ਇਹ ਦੂਸਰੇ ਬੱਚਿਆਂ ਤੱਕ ਵੀ ਫੈਲ ਸਕਦਾ ਹੈ।
- ਘਰ ਵਿੱਚ ਮਾਵਾਂ ਅਤੇ ਸਕੂਲਾਂ ਵਿੱਚ ਬੱਚਿਆਂ ਨੂੰ ਸਾਫ ਸਫਾਈ ਬਾਰੇ ਦੱਸੋ।

III. **ਪਿੱਤ** (Prickly Heat) : ਸਰੀਰ ਉਪਰ ਜਲਣ ਕਰਨ ਵਾਲੇ ਧੱਫੜ ਨਿਕਲ ਆਉਦੇ ਹਨ ਇਹ ਸਰੀਰ ਦੇ ਉਹਨਾਂ ਹਿੱਸਿਆਂ ਤੇ ਜਿਆਦਾ ਹੁੰਦੇ ਹਨ ਜਿਥੇ ਪਸੀਨੇ ਦੀਆਂ ਗ੍ਰੰਥੀਆਂ ਜਿਆਦਾ ਹੋਣ, ਜਿਸ ਤਰਾਂ ਧੜ, ਬਗਲਾਂ, ਲੱਤਾਂ ਆਦਿ। ਇਹ ਗਰਮੀ ਦੇ ਮੌਸਮ ਵਿੱਚ ਹੁੰਦੀ ਹੈ। ਸਰੀਰ ਉਤੇ ਲਾਲ ਦਾਣੇ ਨਿਕਲ ਆਉਂਦੇ ਹਨ। ਕਦੀ ਕਦੀ ਪਕ ਜਾਂਦੀ ਹੈ ਅਤੇ ਬਹੁਤ ਦਰਦ ਹੁੰਦੀ ਹੈ।

ਇਲਾਜ

- ਕੈਲਾਮਾਇਨ ਲੋਸ਼ਨ ਲਗਾਉ।

ਰੋਕਥਾਮ

- ਰੋਜਾਨਾ ਨਹਾਉ ਤਾਕਿ ਚਮੜੀ ਤੋਂ ਪਸੀਨਾ ਉਤਾਰਿਆ ਜਾਵੇ।
- ਧੁੱਪ ਤੋਂ ਬੱਚੋ।
- ਗਰਮੀਆਂ ਵਿੱਚ ਹਲਕੇ ਸੂਤੀ ਕੱਪੜੇ ਪਾਉ।
- ਧੂੜਨ ਵਾਲਾ ਪਾਊਡਰ (Talcum powder) ਦਾ ਇਸਤੇਮਾਲ ਕਰੋ।

IV. **ਉਪਰਲੀ ਚਮੜੀ ਦੀਆਂ ਬੈਕਟੀਰੀਆ ਨਾਲ ਹੋਣ ਵਾਲੀ ਲਾਗ (ਪਾਇਉਡਰਮਾ)** : ਚਮੜੀ ਦੀ ਲਾਗ ਜਿਆਦਾਤਰ ਸਟੈਫਾਈਲੋਕੋਕਸ ਔਰੀਅਸ ਜਾਂ ਗਰੁਪ ਏ ਬੀਟਾ ਹੀਮੋਲਿਟਕ ਸਟਰੈਪਟੋਕੋਕਸ ਕਾਰਨ ਹੁੰਦੀਆਂ ਹਨ। ਆਮ ਬੈਕਟੀਰੀਆ ਨਾਲ ਹੋਣ ਵਾਲੀਆਂ ਇੰਨਫੈਕਸ਼ਨ ਇੰਮਪੈਟੀਗੋ, ਫੋਲੀਕੁਲਾਇਟਸ, ਸੈਲੂਲਾਇਟਸ ਆਦਿ ਹਨ।

ਇੰਮਪੈਟੀਗੋ (Impetigo) : ਇਹ 10 ਸਾਲ ਦੇ ਬੱਚਿਆਂ ਤੋਂ ਘੱਟ ਉਮਰ ਦੇ ਬੱਚਿਆਂ ਵਿੱਚ ਹੋਣ ਵਾਲੀ ਇੰਨਫੈਕਸ਼ਨ ਹੈ। ਇਹ ਸਟੈਫਾਈਲੋਕੋਕਸ ਔਰਿਅਸ ਅਤੇ ਸਟਰੈਪਟੋਕੋਕਸ ਪਾਇਉਜੈਨਸ ਕਾਰਨ ਹੁੰਦੀ ਹੈ। ਇਹ ਘੱਟ ਸਰੀਰਕ ਸਾਫ ਸਫਾਈ ਰੱਖਣ ਕਾਰਨ ਹੁੰਦੀ ਹੈ।

ਇਹ ਰੋਗੀ ਨਾਲ ਸਿਧੇ ਸੰਪਰਕ ਵਿੱਚ ਆਉਣ ਕਾਰਨ ਫੈਲਦੀ ਹੈ। ਇਸ ਤੋਂ ਇਲਾਵਾ ਕਿਸੇ ਤਰਾਂ ਦਾ ਚਮੜੀ ਵਿੱਚ ਜਖਮ ਜਾਂ ਝਰੀਟਾਂ ਵੀ ਇੰਨਫੈਕਸ਼ਨ ਦਾ ਰਸਤਾ ਬਣ ਸਕਦੀਆਂ ਹਨ।

ਚਿੰਨ੍ਹ ਅਤੇ ਲੱਛਣ

- ਇਸ ਵਿੱਚ ਗੁਲਾਬੀ ਰੰਗ ਦੇ ਦਾਣੇ ਬਣ ਜਾਂਦੇ ਹਨ। ਜਿਨਾਂ ਵਿੱਚ ਬਾਅਦ ਵਿੱਚ ਪਾਣੀ ਭਰ ਜਾਂਦਾ ਹੈ। ਜੋ ਫਟ ਜਾਂਦੇ ਹਨ ਅਤੇ ਉਨਾਂ ਉਪਰ ਇਕ ਪਰਤ (ਕਰੱਸਟ) ਜੰਮ ਜਾਂਦੀ ਹੈ।
- ਇਹਨਾਂ ਤੋਂ ਇਲਾਵਾ bullous lesions ਸਰੀਰ ਦੇ ਕਿਸੇ ਵੀ ਹਿੱਸੇ ਵਿੱਚ ਹੋ ਸਕਦੇ ਹਨ। ਪਰ ਜਿਆਦਾਤਰ ਇਹ ਚਿਹਰੇ, ਬਗਲ ਅਤੇ ਚੱਡੇ (groin) ਵਿੱਚ ਹੁੰਦੇ ਹਨ। ਇਹ ਵੱਡੇ ਪਤਲੀ ਪਰਤ ਵਾਲੇ ਛਾਲਿਆਂ ਦੇ ਰੂਪ ਵਿੱਚ ਹੁੰਦੇ ਹਨ। ਫੱਟਣ ਤੋਂ ਬਾਅਦ ਇਹਨਾਂ ਉਪਰ ਹਲਕੇ ਭੂਰੇ ਰੰਗ ਦੀ ਪਰਤ ਆ ਜਾਂਦੀ ਹੈ। ਇਸ ਤੋਂ ਇਲਾਵਾ ਖਾਰਿਸ਼ ਹੁੰਦੀ ਹੈ ਅਤੇ ਲਿੰਫ ਗ੍ਰੰਥੀਆਂ ਦਾ ਆਕਾਰ ਵੀ ਵੱਧ ਸਕਦਾ ਹੈ।

ਇਲਾਜ

- ਇੰਮਪੈਟੀਗੋ ਦੇ ਇਲਾਜ ਲਈ ਉਸ ਜਗਾ ਨੂੰ ਸਾਬਣ ਅਤੇ ਪਾਣੀ ਨਾਲ ਦਿਨ ਵਿੱਚ 3 ਵਾਰ ਧੋਣਾ ਚਾਹੀਦਾ ਹੈ। ਇਸਦੀਆਂ ਉਪਰਲੀਆਂ ਪਰਤਾਂ ਨੂੰ ਵੀ ਨਾੱਰਮਲ ਸਲਾਇਨ ਜਾਂ ਕੋਨਡੀ ਲੋਸ਼ਨ ਨਾਲ ਉਤਾਰਨਾ ਚਾਹੀਦਾ ਹੈ।
- ਸਿਫੈਲੋਮਪੋਰੀਨ ਅਤੇ ਅਰਿਥਰੋਮਾਇਸਨ ਇੰਨਫੈਕਸ਼ਨ ਖਤਮ ਕਰਨ ਲਈ ਦਿੱਤੇ ਜਾਣੇ ਚਾਹੀਦੇ ਹਨ।
- ਐਨਟੀਬੈਕਟੀਰੀਅਲ ਕਰੀਮ ਦੀ ਵਰਤੋਂ ਵੀ ਕੀਤੀ ਜਾ ਸਕਦੀ ਹੈ।
- ਰੋਗੀ ਬੱਚੇ ਨੂੰ ਦੂਸਰੇ ਬਾਕੀ ਬੱਚਿਆਂ ਤੋਂ ਦੂਰ ਰੱਖਣਾ ਚਾਹੀਦਾ ਹੈ ਤਾਕਿ ਬਿਮਾਰੀ ਫੈਲ ਨਾ ਸਕੇ।
- ਬੱਚਿਆਂ ਦੇ ਨਹੁੰ ਕੱਟੇ ਹੋਣੇ ਚਾਹੀਦੇ ਹਨ।
- ਬੱਚੇ ਦੇ ਹੱਥ ਚੰਗੀ ਤਰ੍ਹਾਂ ਅਤੇ ਬਾਰ ਬਾਰ ਧੋਣੇ ਚਾਹੀਦੇ ਹਨ ਤਾਕਿ ਇੰਨਫੈਕਸ਼ਨ ਵੱਧ ਨਾ ਸਕੇ।
- ਬੱਚੇ ਦੇ ਕੱਪੜੇ, ਤੌਲੀਆਂ, ਬਿਸਤਰੇ ਦੀ ਚਾਦਰ ਚੰਗੀ ਤਰ੍ਹਾਂ ਧੌਦੇ ਰਹਿਣਾ ਹੈ ਤਾਕਿ ਇੰਨਫੈਕਸ਼ਨ ਫੈਲ ਨਾ ਸਕੇ।
- ਬੱਚੇ ਨੂੰ ਰੋਜ ਨਹਿਲਾਉਣਾ ਚਾਹੀਦਾ ਹੈ।

4.11 ਕੰਨਾ ਦੀ ਲਾਗ (Ear Infections)

ਕੰਨਾਂ ਦੀ ਲਾਗ ਬੱਚਿਆਂ ਵਿੱਚ ਆਮ ਪਾਈ ਜਾਂਦੀ ਹੈ। ਚਾਰ ਵਿੱਚ ਤਿੰਨ ਬੱਚਿਆਂ ਨੂੰ ਕੰਨਾਂ ਦੀ ਲਾਗ ਉਹਨਾਂ ਦੇ ਤੀਸਰੇ ਜਨਮਦਿਨ ਤੋਂ ਪਹਿਲਾਂ ਹੋ ਜਾਂਦੀ ਹੈ। ਇਹ ਬੈਕਟੀਰੀਆ ਕਾਰਨ ਹੁੰਦੀ ਹੈ। ਕੰਨ ਦੀ ਲਾਗ ਦਾ ਵਿਗਿਆਨਿਕ ਨਾਮ ਓਟਾਇਟਸ ਮੀਡੀਆ ਹੈ।

ਓਟਾਇਟਸ ਮੀਡੀਆਂ : ਵਿਚਕਾਰਲੇ ਕੰਨ (ਮਿਡਲ ਈਅਰ) ਦੀ ਸੋਜ ਨੂੰ ਓਟਾਇਟਸ ਮੀਡੀਆ ਕਿਹਾ ਜਾਂਦਾ ਹੈ। ਬੱਚਿਆਂ ਵਿੱਚ ਇਹ ਆਮ ਪਾਇਆ ਜਾਂਦਾ ਹੈ। ਕਿਉਂਕਿ :

1. ਬੱਚਿਆਂ ਵਿੱਚ ਅਸਟੇਸ਼ੀਅਨ ਟਿਊਬ (eustachain tube) ਛੋਟੀ, ਚੌੜੀ ਅਤੇ horizontal ਹੁੰਦੀ ਹੈ ਜਿਸ ਕਾਰਨ ਨੇਜ਼ੋਫੇਰੰਕਸ (Nasopharynx) ਦੀਆਂ ਇਨੰਫੈਕਸ਼ਨ ਵਿਚਕਾਰਲੇ ਕੰਨ ਤੱਕ ਪਹੁੰਚ ਜਾਂਦੀਆਂ ਹਨ।
2. ਬੱਚਿਆਂ ਵਿੱਚ ਸਾਹ ਦੀਆਂ ਬਿਮਾਰੀਆਂ ਜਿਆਦਾ ਹੁੰਦੀਆਂ ਹਨ।
3. ਬੱਚਿਆਂ ਦੇ ਦੰਦ ਨਿਕਲਣ ਕਾਰਨ ਮਸੂੜਿਆਂ ਵਿੱਚ ਵੀ congestion ਹੁੰਦੀ ਹੈ।

ਇਹਨਾਂ ਹਾਲਤਾਂ ਕਰਕੇ ਇੰਨਫੈਕਸ਼ਨ ਐਸਟੇਸ਼ੀਅਨ ਟਿਊਬ ਤੋਂ ਵਿਚਕਾਰਲੇ ਕੰਨ (ਮਿਡਲ ਈਅਰ) ਤੱਕ ਪਹੁੰਚ ਜਾਂਦੀ ਹੈ। ਉਟਾਇਟਸ ਮੀਡੀਆ ਤਿੰਨ ਕਿਸਮਾਂ ਦਾ ਹੁੰਦਾ ਹੈ :

1. ਤੀਬਰ ਉਟਾਇਟਸ ਮੀਡੀਆ (Acute otitis media)
2. ਅਫਿਊਜ਼ਨ ਨਾਲ ਓਟਾਇਟਸ ਮੀਡੀਆ (Otitis media with effusion)
3. ਕਰੋਨਿਕ ਸੁਪੁਰੇਟਿਵ ਓਟਾਇਟਸ ਮੀਡੀਆ (Chronic supurative otitis media)

ਤੀਬਰ ਓਟਾਇਟਸ ਮੀਡੀਆ : ਇਹ ਜਿਆਦਾਤਰ ਸਾਹ ਪ੍ਰਣਾਲੀ ਦੀ ਲਾਗ ਕਾਰਨ ਹੁੰਦਾ ਹੈ। ਇਹ ਖਸਰੇ, ਰੁਬੈਲਾ ਆਦਿ ਤੋਂ ਬਾਅਦ ਹੁੰਦਾ ਹੈ।

ਓਟਾਇਟਸ ਮੀਡੀਆ ਨਾਲ ਅਫਿਊਜ਼ਨ : ਇਹ ਆਮ ਤੌਰ ਤੇ ਤੀਬਰ ਉਟਾਇਟਸ ਮੀਡੀਆ ਨਾਲ ਸੰਬੰਧ ਰੱਖਦੀ ਹੈ। ਪਰ ਜਿਆਦਾਤਰ ਬੱਚਿਆਂ ਨੂੰ ਤੀਬਰ ਉਟਾਇਟਸ ਮੀਡੀਆ ਨਹੀਂ ਹੋਇਆ ਹੁੰਦਾ।

ਚਿੰਨ੍ਹ ਅਤੇ ਲੱਛਣ

ਇਸ ਵਿੱਚ ਜਿਆਦਾਤਰ ਬੱਚਾ ਦੇ ਵਿਚਕਾਰਲੇ ਕੰਨ (ਮਿਡਲ ਈਅਰ) ਵਿੱਚ fluid ਇਕੱਠਾ ਹੋ ਜਾਂਦਾ ਹੈ ਜਿਸਨੂੰ ਅਫਿਊਜ਼ਨ ਕਹਿੰਦੇ ਹਨ ਅਤੇ ਬੱਚੇ ਨੂੰ ਬੁਖਾਰ ਰਹਿੰਦਾ ਹੈ। ਅਫਿਊਜਨ ਕਿਸੇ ਇਨਫੈਕਸ਼ਨ, ਐਲਰਜੀ ਆਦਿ ਕਰਕੇ ਹੋ ਸਕਦੀ ਹੈ।

- ਬੱਚੇ ਨੂੰ ਸੁਣਨਾ ਘੱਟ ਜਾਂਦਾ ਹੈ।
- ਕੰਨ ਬੰਦ ਮਹਿਸੂਸ ਹੁੰਦੇ ਹਨ।
- Sypmpanic membrane ਕੰਨ ਦੇ ਪਰਦੇ ਵਿੱਚ ਚਮਕ ਨਹੀਂ ਰਹਿੰਦੀ ਅਤੇ ਗਤੀ (mobility) ਘੱਟ ਜਾਂਦੀ ਹੈ।

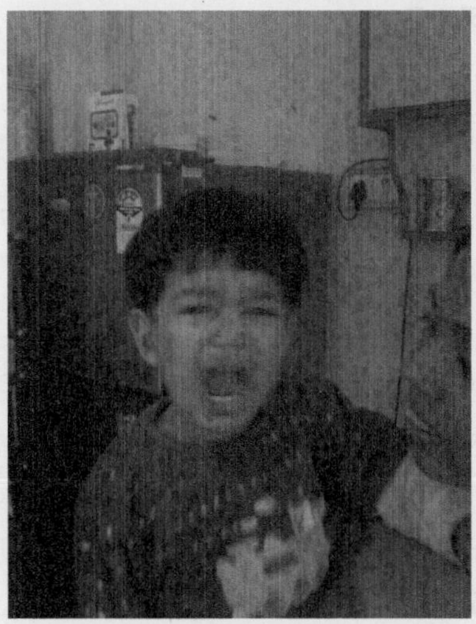

Fig. 4.9: ਚਿੜਚਿੜਾਪਣ

ਇਲਾਜ

ਇਸਦੇ ਜਿਆਦਾਤਰ ਰੋਗੀ ਆਪਣੇ ਆਪ ਤਿੰਨ ਮਹੀਨੇ ਵਿੱਚ ਠੀਕ ਹੋ ਜਾਂਦੇ ਹਨ। ਪਰ ਜੇਕਰ 3 ਮਹੀਨੇ ਤੋਂ ਵੱਧ ਸਮਾਂ ਇਹ ਰਹੇ ਤਾਂ ਇਸਦਾ ਇਲਾਜ ਕਰਨਾ ਪੈਂਦਾ ਹੈ।

1. ਇਸਦੇ ਇਲਾਜ ਲਈ ਐਨਟੀਬਾਇਓਟਿਕ ਦਿਤੇ ਜਾਂਦੇ ਹਨ।
2. ਇਸਤੋਂ ਇਲਾਵਾ ਮਾਇਰਿਜੋਟਮੀ ਅਤੇ ਟਿੰਮਪੈਨੋਓਮਟਮੀ ਟਿਊਬ ਵੀ ਪਾਈ ਜਾਂਦੀ ਹੈ। ਜਿਸ ਨਾਲ secretions ਨੂੰ ਬਾਹਰ ਕੱਢਿਆ ਜਾਂਦਾ ਹੈ।
3. ਇਸ ਤੋਂ ਇਲਾਵਾ ਜੇਕਰ ਕੰਨ ਵਿੱਚ ਦਰਦ ਹੋਵੇ, ਬੱਚਾ ਅਸਹਿਜ ਮਹਿਸੂਸ ਕਰੇ ਵਰਤਾਅ ਬਦਲ ਜਾਵੇ, ਦੇਰੀ ਨਾਲ ਬੋਲਣਾ ਸ਼ੁਰੂ ਕਰੇ, ਉਟਾਇਟਸ ਮੀਡੀਆ ਬਾਰ ਬਾਰ ਹੋਵੇ ਅਤੇ ਸੁਣਾਈ ਬਹੁਤ ਘੱਟ ਦੇਵੇ ਤਾਂ ਟਿੰਮਪੈਨੋਓਸਟਮੀ ਟਿਊਬ ਪਾ ਦੇਣੀ ਚਾਹੀਦੀ ਹੈ।
4. ਇਸਦੀ ਰੋਕਥਾਮ ਲਈ ਬੱਚਿਆਂ ਨੂੰ ਤੈਰਨ ਤੋਂ ਰੋਕਣਾ ਚਾਹੀਦਾ ਹੈ ਤਾਕਿ ਮਿਡਲ ਈਅਰ ਇੰਨਫੈਕਸ਼ਨ ਨਾ ਹੋ ਸਕੇ। ਹੀਮੋਫਿਲਸ ਨਿਮੋਨੀਏ ਅਤੇ ਹੀਮੋਫਿਲੱਸ ਇੰਨਫਲੂਐਂਜ਼ੇ ਕਾਰਨ ਹੁੰਦਾ ਹੈ।

ਚਿੰਨ੍ਹ ਅਤੇ ਲੱਛਣ

- ਕੰਨ ਵਿੱਚ ਦਰਦ
- ਅਸਹਿਜ ਮਹਿਸੂਸ ਕਰਨਾ
- ਬੱਚਾ ਚਿੜਚਿੜਾ ਹੋ ਜਾਂਦਾ ਹੈ
- ਲਗਾਤਾਰ ਰੋਣਾ

- ਬੁਖਾਰ
- ਦਸਤ
- ਉਲਟੀਆਂ
- ਬੱਚਾ ਕੰਨ ਨੂੰ ਖਿੱਚਦਾ ਅਤੇ ਰਗੜਦਾ ਹੈ
- Discharge
- ਸੁਣਨ ਵਿੱਚ ਪਰੇਸ਼ਾਨੀ।

ਟਿੰਮਪੈਨਿਕ ਮੈਮਬਰੇਨ (ਕੰਨ ਦਾ ਪਰਦਾ) ਖੁਰਦਰਾ, ਲਾਲ ਅਤੇ ਬਾਹਰ ਨੂੰ ਉਭਰ ਜਾਂਦਾ ਹੈ।

Ear drum ਵਿੱਚ ਮੋਰੀ (perforation) ਹੋ ਸਕਦੀ ਹੈ। ਜਿਸ ਕਾਰਨ ਲਾਲ ਭੂਰੇ ਰੰਗ ਦਾ ਤਰਲ ਨਿਕਲਦਾ ਹੈ ਜੋ ਬਾਹਰਲੇ ਕੰਨ ਨਾਲੀ ਵਿੱਚ ਇਕੱਠਾ ਹੋਣਾ ਸ਼ੁਰੂ ਹੋ ਜਾਂਦਾ ਹੈ।

ਇਲਾਜ

1. ਅਮੋਕਸੀਸਲਿਨ, ਅਰਿਥਰੋਮਾਇਨ ਜਾਂ ਸਿਫੈਲੋਸਪੋਰਿਨ 10-15 ਦਿਨਾਂ ਤੱਕ ਦੇਣੀ ਚਾਹੀਦੀ ਹੈ।
2. ਇਸ ਤੋਂ ਇਲਾਵਾ ਚਿੰਨ ਅਤੇ ਲੱਛਣ ਦੇ ਮੁਤਾਬਿਕ ਬੁਖਾਰ ਲਈ ਪੈਰਾਸਿਟਾਮੋਲ (ਐਨਟੀਪਾਇਰੈਟਿਕ), ਦਰਦ ਘਟਾਉਣ ਲਈ ਐਨਲਜੈਸਿਕ ਜਿਵੇਂ ਬਰੂਫਨ ਆਦਿ ਦਿੱਤੀ ਜਾਣੀ ਚਾਹੀਦੀ ਹੈ।
3. ਕੰਨਾਂ ਵਿੱਚ ਐਨਟੀਬਾਇਓਟਿਕ ਦੀਆਂ ਬੂੰਦਾਂ ਵੀ ਦਿੱਤੀਆ ਜਾ ਸਕਦੀਆਂ ਹਨ।
4. Local heat application ਵੀ ਲਾਭਦਾਇਕ ਹੈ।
5. ਮਿਡਲ ਈਅਰ ਦੀ secretions ਨੂੰ ਕੱਢਣ ਲਈ ਟਿੰਮਪੈਨੋਸੈਨਟਸਿਸ ਜਾਂ ਟਿੰਮਪੈਨੋਟਮੀ ਕੀਤੀ ਜਾਂਦੀ ਹੈ।
6. ਕੰਨ ਵਿੱਚੋਂ ਹੋਣੇ ਵਾਲੇ discharge ਨੂੰ ਸਾਫ ਕੀਤਾ ਜਾਣਾ ਚਾਹੀਦਾ ਹੈ ਤਾਕਿ ਹਿੱਸਾ ਖੁਸ਼ਕ ਰਹੇ।

ਕਰੋਨਿਕ ਸੁਪੁਰੇਟਿਵ ਓਟਾਇਟਸ ਮੀਡੀਆ

ਕਰੋਨਿਕ ਓਟਾਇਟਸ ਮੀਡੀਆ ਵਿੱਚ ਟਿੰਮਪੈਨਿਕ ਮੈਮਬਰੇਨ ਵਿੱਚ ਛੇਦ ਹੋ ਜਾਂਦਾ ਹੈ ਅਤੇ ਕੰਨਾਂ ਵਿਚੋਂ fluid/secretion ਬਾਹਰ ਨਿਕਲਦੀਆਂ ਰਹਿੰਦੀਆਂ ਹਨ ਅਤੇ ਜਿਸ ਕਾਰਨ ਬੋਲਾਪਣ ਵੀ ਹੋ ਸਕਦਾ ਹੈ। ਇਹ ਆਮ ਤੌਰ ਤੇ ਤੀਬਰ ਉਟਾਇਟਸ ਮੀਡੀਆ ਦੀ ਉਲਝਣ ਕਾਰਨ ਜਾਂ ਬਾਰ ਬਾਰ ਹੋਣ ਕਰਕੇ ਹੁੰਦਾ ਹੈ।

ਇਸ ਵਿੱਚ ਕੋਲੈਸਟੀਟੋਮਾ ਜੋ ਕਿ ਇਕ cyst ਵਾਂਗ ਸਕੁਐਮਸ ਐਪੀਥੀਲੀਅਸ ਤੋਂ ਬਣਿਆ ਹੁੰਦਾ ਹੈ, ਜਿਹੜਾ ਕਿ ear drum ਤੋਂ ਵਿਚਕਾਰਲੇ ਕੰਨ ਤੱਕ ਵਧਿਆ ਹੋਇਆ ਹੁੰਦਾ ਹੈ। ਇਸ ਨਾਲ ਔਸੀਕਲ (ਕੰਨ ਦੀਆਂ ਹੱਡੀਆਂ) ਵੀ ਖਰਾਬ ਹੋ ਸਕਦੀਆਂ ਹਨ।

ਇਲਾਜ

1. ਇਸਦਾ ਇਲਾਜ ਲਈ ਖਾਣ ਲਈ, ਲਗਾਉਣ ਲਈ ਜਾਂ ਨਾੜੀਆਂ ਰਾਹੀਂ ਐਨਟੀਬਾਇਓਟਿਕ ਦਵਾਈਆਂ ਦਿਤੀਆਂ ਜਾਂਦੀਆਂ ਹਨ।
2. ਜੇਕਰ ਮੈਸਟੋਇਡ ਪਰੋਸੈਸ ਦੀ ਸੋਜ ਹੋ ਜਾਵੇ ਤਾਂ ਕਈ ਬਾਰ ਇਸਨੂੰ ਵੀ ਕੱਢਣਾ ਪੈਂਦਾ ਹੈ। ਜਿਸਨੂੰ ਮੈਸਟੋਇਡੈਕਟਮੀ ਕਹਿੰਦੇ ਹਨ।
3. ਕੋਲੈਸਟੀਟੋਮਾ ਨੂੰ ਵੀ ਕੱਢਿਆ ਜਾਂਦਾ ਹੈ।
4. 8 ਸਾਲ ਤੋਂ ਵੱਧ ਉਮਰ ਦੀ ਬੱਚਿਆਂ ਵਿੱਚ ਜਿਨਾਂ ਦੀ ਟਿੰਮਪੈਨਿਕ ਮੈਮਬਰੇਨ ਵਿੱਚ ਸਿਰਫ ਛੇਦ ਹੋਇਆ ਹੈ। ਉਹਨਾਂ ਦੀ ਟਿੰਮਪੈਨੋਪਲਾਸਟੀ ਕੀਤੀ ਜਾਂਦੀ ਹੈ।

5. ਔਸੀਕਲਸ ਨੂੰ ਠੀਕ ਕਰਨ ਲਈ ਔਸੀਕਲੋਪਲਾਸਟੀ ਵੀ ਕਈ ਵਾਰ ਕਰਨੀ ਪੈਂਦੀ ਹੈ।

4.12 **ਦੁਰਘੱਟਨਾਵਾਂ**

ਚੈਪਟਰ 1 ਵੇਖੋ।

4.13 **ਖਸਰਾ**

ਵਿਸ਼ਾ 4.2 ਵੇਖੋ।

4.14 IMNCI **ਪਰੋਟੋਕਾਲ ਇਮਪਲੀਮੈਨਟੇਸ਼ਨ**

ਇਹ ਪ੍ਰੋਗਰਾਮ WHO ਅਤੇ UNICEF ਨੇ 1990 ਦੇ ਦਸ਼ਕ ਵਿੱਚ ਪੇਸ਼ ਕੀਤਾ ਸੀ। IMNCI ਤੋਂ ਭਾਵ ਹੈ "ਇਨਟਿਗਰੇਟਿਡ ਮੈਨੇਜਮੈਂਟ ਆਫ ਚਾਇਲਡਹੁੱਡ ਇਲਨੈਸ" ਇਸ ਦਾ ਟੀਚਾ ਕੀ ਕਿ ਪੰਜ ਸਾਲ ਤੋਂ ਘੱਟ ਉਮਰ ਦੇ ਬੱਚਿਆਂ ਵਿੱਚ ਬਿਮਾਰੀ ਅਤੇ ਮੌਤ ਦਰ ਨੂੰ ਘਟਾਉਣਾ।

ਇਸ ਵਿੱਚ ਹੱਸਪਤਾਲਾਂ ਨੂੰ ਵੱਖ ਵੱਖ ਲੈਵਲ ਤੇ ਵੰਡਿਆ ਗਿਆ ਹੈ।

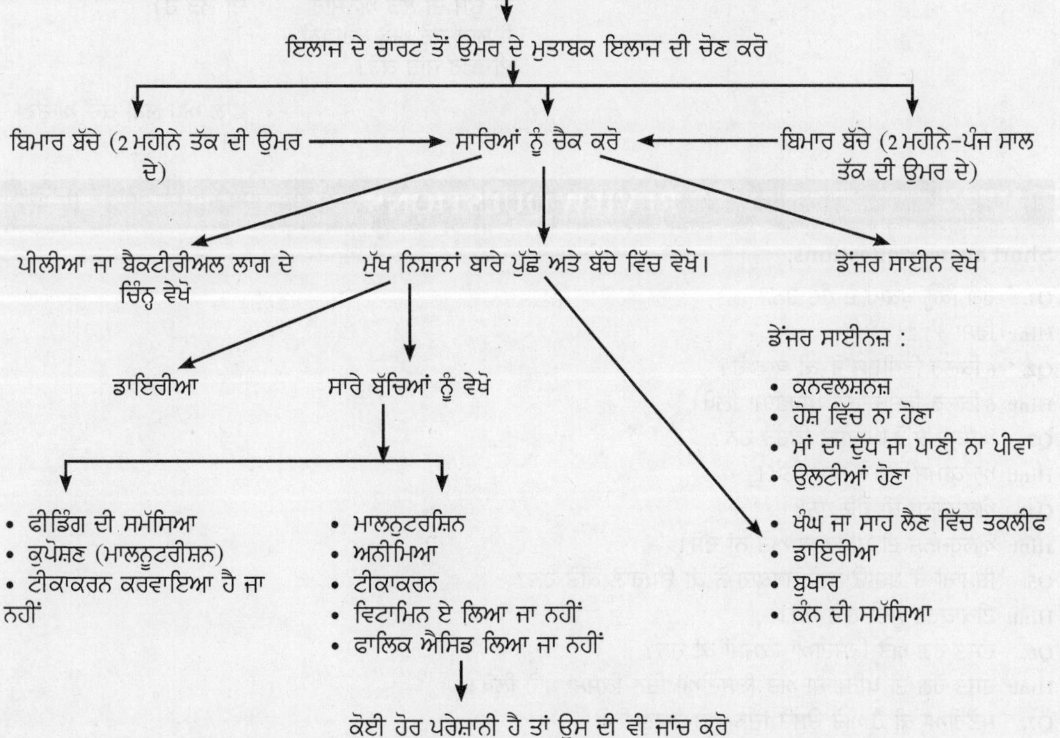

↓

ਬਿਮਾਰੀ ਦੀ ਵੰਡ ਕਰੋ ਅਤੇ ਇਲਾਜ ਦੀ ਉਸ ਦੇ ਆਧਾਰ ਤੇ ਚੋਣ ਕਰੋ ਅਤੇ ਇਲਾਜ ਦੀ ਵੰਡ ਰੰਗਾਂ ਦੇ ਆਧਾਰ ਤੇ ਕਰੋ

ਗੁਲਾਬੀ (ਅਰਜੈਂਟ ਰੈਫਰਲ)

ਉ.ਪੀ.ਡੀ. ਸਹੂਲਤਾਂ

ਰੈਫਰਲ ਇਲਾਜ ਮਾਤਾ-ਪਿਤਾ ਨੂੰ ਸਲਾਹ ਜਿਆਦਾ ਛੋਟੀ ਉਮਰ ਦੇ ਬੱਚੇਆਂ ਨੂੰ ਰੈਫਰ ਕਰਨਾ

ਰੈਫਰਲ ਸਹੂਲਤਾਂ

- ਐਮਰਜੈਂਸੀ ਟਰਾਇਜ ਅਤੇ ਇਲਾਜ
- ਡਾਇਗਨਾਸਿਸ
- ਇਲਾਜ
- ਜਾਂਚਣਾ ਅਤੇ ਫਾਲੋ ਅੱਪ

ਪੀਲਾ (ਉ.ਪੀ.ਡੀ. ਵਿੱਚ ਇਲਾਜ)

ਉ.ਪੀ.ਡੀ. ਸਹੂਲਤਾਂ

- ਲੋਕਲ ਲਾਗ ਦਾ ਇਲਾਜ ਕਰਨਾ
- ਖਾਣ ਵਾਲੀ ਦਵਾਈਆਂ ਦੇਣਾ
- ਬੱਚੇ ਦਾ ਖਿਆਲ ਰੱਖਣ ਵਾਲੇ ਨੂੰ ਸਲਾਹ ਦੇਣਾ ਅਤੇ ਸਿਖਾਉਣਾ
- ਫਾਲੋ ਅੱਪ
- ਜਦੋਂ ਵੀ ਬੱਚਾ ਵਾਪਸ ਆਏ ਤਾਂ ਉਸ ਦੀ ਲੋੜ ਅਨੁਸਾਰ ਇਲਾਜ ਕਰੋ ਅਤੇ ਪਰੇਸ਼ਾਨੀ ਦੀ ਫਿਰ ਜਾਂਚ ਕਰੋ।

ਹਰਾ (ਘਰ ਤੇ ਇਲਾਜ ਬੱਚੇ ਦਾ ਇਲਾਜ)

ਬੱਚੇ ਦਾ ਖਿਆਲ ਰੱਖਣ ਵਾਲੇ ਨੂੰ ਦੱਸੋ ਕਿ ਕਿਵੇਂ :

- ਖਾਣ ਵਾਲੀ ਦਵਾਈਆਂ ਦੇਣੀ ਹੈ।
- ਲੋਕਲ ਲਾਗ ਨੂੰ ਠੀਕ ਕਰਨਾ
- ਐਕਸਕਲੂਜਿਵ ਬਰੈਸਟ ਫੀਡਿੰਟ ਜਾਰੀ ਰੱਖਣਾ।
- ਬੱਚੇ ਨੂੰ ਨਿਘਾ ਰੱਖਣਾ
- ਕਦੋਂ ਵਾਪਸ ਹਸਪਤਾਲ ਆਉਣ ਦੀ ਲੋੜ ਹੈ।
- ਫਾਲੋ ਅੱਪ ਲਈ ਕਦੋਂ ਆਉਣਾ ਹੈ।

REVIEW QUESTIONS

Short answer questions:

Q1. ਰੋਗ ਕਿੰਨ੍ਹੇ ਪ੍ਰਕਾਰ ਦੇ ਹੁੰਦੇ ਹਨ?

Hint: ਵਿਸ਼ਾ 4.1.2।

Q2. 6 ਕਿਲਰ ਡਿਜ਼ੀਜ਼ਸ ਤੋਂ ਕੀ ਭਾਵ ਹੈ?

Hint: 6 ਕਿਲਰ ਡਿਜ਼ੀਜ਼ਾਂ ਦੀ ਪਰਿਭਾਸ਼ਾ ਲਿੱਖੋ।

Q3. ਅਸੰਕ੍ਰਾਮਕ ਰੋਗ ਕਿਹੜੇ ਕਿਹੜੇ ਹਨ?

Hint: ਅਸੰਕ੍ਰਾਮਸ ਰੋਗ ਦੇ ਨਾਮ ਲਿੱਖੋ।

Q4. ਐਲਰਜਨਸ ਕੀ ਹੁੰਦੇ ਹਨ?

Hint: ਐਲਰਜਨਸ ਦੀ ਪਰਿਭਾਸ਼ਾ ਅਤੇ ਨਾਂ ਦੱਸੋ।

Q5. ਬਿਮਾਰੀ ਤੋਂ ਬਚਾਓ ਲਈ ਸਰਕਾਰ ਨੇ ਕੀ ਉਪਰਾਲੇ ਕੀਤੇ ਹਨ?

Hint: ਟੀਕਾਕਰਣ ਸੂਚੀ ਬਾਰੇ ਦੱਸੋ।

Q6. ਦਸਤ ਰੋਗ ਅਤੇ ਇਸਦੀਆਂ ਕਿਸਮਾਂ ਕੀ ਹਨ?

Hint: ਦਸਤ ਰੋਗ ਦੀ ਪਰਿਭਾਸ਼ਾ ਅਤੇ ਇਸਦੀਆਂ ਤਿੰਨ ਕਿਸਮਾਂ ਬਾਰੇ ਲਿਖੋ।

Q7. ਮਲੇਰੀਆ ਕੀ ਹੈ ਅਤੇ ਉਸਦੇ ਚਿੰਨ ਅਤੇ ਲੱਛਣ ਲਿਖੋ।

Hint: ਮਲੇਰੀਆ ਦੀ ਪਰਿਭਾਸ਼ਾ ਅਤੇ ਇਸਦੀਆਂ 3 ਅਵਸਥਾਵਾਂ ਮੁਤਾਬਿਕ ਚਿੰਨ ਅਤੇ ਲੱਛਣ ਲਿਖੋ।

Q8. ਕੰਨਪੇੜੇ ਅਤੇ ਉਸਦੇ ਫੈਲਣ ਦੇ ਤਰੀਕੇ ਬਾਰੇ ਲਿਖੋ।

Hint: ਕੰਨਪੇੜੇ ਦੀ ਪਰਿਭਾਸ਼ਾ ਅਤੇ ਫੈਲਣ ਦਾ ਤਰੀਕੇ ਬਾਰੇ ਲਿਖੋ।

Q9. ਚਮੜੀ ਦੇ ਰੋਗਾਂ ਬਾਰੇ ਲਿਖੋ।

Hint: ਚਮੜੀ ਦੇ ਰੋਗਾਂ ਦੇ ਨਾਮ ਲਿਖੋ।

Q10. ਓਟਾਇਟਸ ਮੀਡੀਆ ਅਤੇ ਇਸਦੀਆਂ ਕਿਸਮਾਂ ਕੀ ਹਨ?

Hint: ਓਟਾਇਟਸ ਮੀਡੀਆ ਦੀ ਪਰਿਭਾਸ਼ਾ ਅਤੇ ਉਸਦੀ 3 ਕਿਸਮਾਂ ਬਾਰੇ ਲਿਖੋ।

Long answer type questions:

Q1. ਪੋਲੀਓ ਬਾਰੇ ਵਿਸਤਾਰ ਵਿੱਚ ਲਿਖੋ।

Hint: ਪੋਲੀਓ ਬਾਰੇ ਵਿਸਤਾਰ ਵਿੱਚ ਦੱਸੋ।

Q2. ਸਰੀਰ ਕਿਰਿਆ ਦੇ ਅਸੰਤੁਲਣ ਨਾਲ ਹੋਣ ਵਾਲੀ ਬਿਮਾਰੀਆਂ ਬਾਰੇ ਦੱਸੋ।

Hint: ਮਿਰਗੀ ਰੋਗ, ਕਬਜ਼ ਅਤੇ ਐਲਰਜੀ ਬਾਰੇ ਲਿੱਖੋ।

Q3. ਜਮਾਂਦਰੂ ਰੋਗ ਕੀ ਹੁੰਦੇ ਹਨ? ਦਿਨ੍ਹਾਂ ਬਾਰੇ ਵਿਸਤਾਰ ਵਿੱਚ ਦੱਸੋ।

Hint: ਜਮਾਂਦਰੂ ਰੋਗਾਂ ਬਾਰੇ ਦੱਸੋ।

Q4. ਟੀ.ਬੀ. ਰੋਗ ਬਾਰੇ ਤੁਸੀ ਕੀ ਜਾਣਦੇ ਹੋ?

Hint: ਟੀ.ਬੀ. ਰੋਗ ਬਾਰੇ ਲਿਖੋ।

Q5. ਬੱਚਿਆ ਵਿੱਚ ਹੋਣ ਵਾਲੇ ਸਾਹ ਪ੍ਰਣਾਲੀ ਦੇ ਲਾਗ ਬਾਰੇ ਲਿਖੋ।

Hint: ਸਾਹ ਪ੍ਰਣਾਲੀ ਦੇ ਲਾਗ ਬਾਰੇ ਦੱਸੋ।

Q6. ਕੰਨ ਦੀ ਲਾਗ ਬਾਰੇ ਵਿਸਥਾਰ ਵਿੱਚ ਲਿਖੋ।

Hint: ਕੰਨ ਦੀ ਲਾਗ ਬਾਰੇ ਵਿਸਥਾਰ ਨਾਲ ਦੱਸੋ।

Q7. ਚਮੜੀ ਦੇ ਰੋਗਾਂ ਬਾਰੇ ਵਿਸਥਾਰ ਨਾਲ ਲਿਖੋ।

Hint: ਚਮੜੀ ਦੇ ਰੋਗਾਂ ਬਾਰੇ ਵਿਸਥਾਰ ਪੂਰਵਕ ਦੱਸੋ।

Q8. ਮਲੇਰੀਆ ਅਤੇ ਇਸਦੇ ਇਲਾਜ ਬਾਰੇ ਵਿਸਥਾਰ ਵਿੱਚ ਲਿਖੋ।

Hint: ਮਲੇਰੀਆ ਅਤੇ ਇਸਦੇ ਇਲਾਜ ਬਾਰੇ ਵਿਸਥਾਰ ਪੂਰਵਕ ਦੱਸੋ।

Q9. ਦਸਤ ਰੋਗ ਕੀ ਹੈ ਅਤੇ ਇਸਦੇ ਇਲਾਜ ਬਾਰੇ ਲਿਖੋ।

Hint: ਦਸਤ ਰੋਗ ਅਤੇ ਇਸਦੇ ਇਲਾਜ ਬਾਰੇ ਵਿਸਥਾਰ ਵਿੱਚ ਦੱਸੋ।

Q10. ਆਂਤੜੀਆਂ ਦੇ ਕੀੜੇ ਅਤੇ ਇਹਨਾਂ ਦੇ ਇਲਾਜ ਅਤੇ ਰੋਕਥਾਮ ਬਾਰੇ ਲਿਖੋ।

Hint: ਆਂਤੜੀਆਂ ਦੇ ਕੀੜੇ ਅਤੇ ਇਹਨਾਂ ਦੇ ਇਲਾਜ ਅਤੇ ਰੋਕਥਾਮ ਬਾਰੇ ਵਿਸਥਾਰ ਪੂਰਵਕ ਦੱਸੋ।

Multiple choice questions:

Q1. ਮਿਕਜ਼ੋ ਵਾਇਰਸ ਨਾਲ ਕਿਹੜੀ ਬਿਮਾਰੀ ਹੁੰਦੀ ਹੈ?

(a) ਟੀ.ਬੀ (b) ਟੈਟਨਸ

(c) ਖਸਰਾ (d) ਹਿਮੋਫ਼ਿਲਿਆ

Q2. DOTS ਕਿਸ ਬਿਮਾਰੀ ਲਈ ਵਰਤੀ ਜਾਂਦੀ ਹੈ?

(a) ਕਾਲੀ ਖੰਘ (b) ਗੱਲਘੋਟੂ

(c) ਖਸਰਾ (d) ਟੀ.ਬੀ.

Q3. MMR ਤੋਂ ਕੀ ਭਾਵ ਹੈ?

(a) ਇੱਕ ਜਿਵਾਣੂ (b) ਇਲਾਜ ਦਾ ਤਰੀਕਾ

(c) ਇੱਕ ਬਿਮਾਰੀ (d) ਰੋਕਥਾਮ ਦਾ ਤਰੀਕਾ

Q4. ਵੈਕਸੀਨ ਲਈ ਇਨ੍ਹਾਂ ਵਿੱਚੋਂ ਕੀ ਜ਼ਰੂਰੀ ਹੈ?
(a) ਕੋਲਡ ਚੇਨ (b) ਕੋਲਡ ਵਾਲ
(c) ਗੋਲਡ ਚੇਨ (d) ਹਾਟ ਚੇਨ

Q5. ਇਨ੍ਹਾਂ ਵਿੱਚੋਂ ਕਿਹੜੀ ਵੈਕਸੀਨ ਨਹੀਂ ਹੈ?
(a) BCG (b) CDC
(c) MMR (d) DPT

Q6. ਸਕੇਬੀਜ ਕਿਸ ਦੀ ਬੀਮਾਰੀ ਹੈ?
(a) ਦਿਲ ਦੀ (b) ਚਮੜੀ ਦੀ
(c) ਦਿਮਾਗ ਦੀ (d) ਅੱਖਾਂ ਦੀ

Q7. ਮਲੇਰੀਆ ਕਿਸ ਦੁਆਰਾ ਫੈਲਦਾ ਹੈ?
(a) ਬੈਕਟੀਰੀਆ ਕਾਰਨ (b) ਵਾਇਰਸ ਕਾਰਨ
(c) ਪਰੀਜੀਵੀ (d) ਫੰਗਸ ਕਾਰਨ

Q8. ਕੰਨ ਪੇੜੇ ਵਿੱਚ ਕਿਸ ਗ੍ਰੰਥੀ ਵਿੱਚ ਸੋਜ ਹੋ ਜਾਂਦੀ ਹੈ?
(a) ਪਰੋਟਿਡ ਗ੍ਰੰਥੀ (b) ਪਸੀਨੇ ਦੀ ਗ੍ਰੰਥੀਆ
(c) ਮੈਸਟੋਇਡ ਗ੍ਰੰਥੀ (d) ਥਾਇਰੋਡ ਗ੍ਰੰਥੀ

Q9. ਉਪਰਲੀ ਚਮੜੀ ਦੀਆਂ ਬੈਕਟੀਰੀਆ ਨਾਲ ਹੋਣ ਵਾਲੀ ਲਾਗ ਨੂੰ ਕੀ ਕਿਹਾ ਜਾਂਦਾ ਹੈ?
(a) ਬੁਲੱਸ ਲੀਜ਼ਨ (b) ਧੱਫਰ
(c) ਸਕੇਬੀਜ਼ (d) ਪਾਇਉਡਰਮਾ

Q10. ਇੰਮਪੈਟੀਗੋ ਬੀਮਾਰੀ ਕਿਸ ਕਾਰਨ ਹੁੰਦੀ ਹੈ?
(a) ਬੈਕਟੀਰੀਆ (b) ਵਾਇਰਸ
(c) ਪਰਿਜੀਵੀ (d) ਫੰਗਸ

ANSWERS (Multiple Choice Questions)

1.	(b)	2.	(d)	3.	(d)	4.	(a)	5.	(b)
6.	(b)	7.	(c)	8.	(a)	9.	(d)	10.	(a)

CHAPTER 5

ਸਕੂਲੀ ਬੱਚਿਆਂ ਦੀ ਦੇਖਭਾਲ
(Care of School Children)

ਸ਼ਬਦਾਵਲੀ (Key Terms)

- **ਕੰਮਿਉਨਟੀ ਹੈਲਥ :** ਕੰਮਿਉਨਟੀ ਹੈਲਥ ਤੋਂ ਭਾਵ ਕੰਮਿਉਨਟੀ ਦੇ ਲੋਕਾਂ ਦੀ ਸਿਹਤ ਉਹਨਾਂ ਦੀਆਂ ਸਿਹਤ ਸੰਬੰਧੀ ਸਮੱਸਿਆਵਾਂ ਅਤੇ ਸਿਹਤ ਸੰਬੰਧੀ ਕੰਮਿਉਨਟੀ ਵਿਚ ਪ੍ਰਦਾਨ ਕੀਤੀ ਜਾਣ ਵਾਲੀ ਦੇਖਭਾਲ ਹੈ।
- **ਪੁਸ਼ਟ ਆਹਾਰ :** ਜਿਸ ਆਹਾਰ ਵਿੱਚ ਸਾਡੇ ਸਰੀਰ ਲਈ ਲੋੜੀਦੇ ਪੋਸ਼ਕ ਤੱਤ ਸਹੀ ਮਾਤਰਾ ਵਿੱਚ ਮੌਜੂਦ ਹੁੰਦੇ ਹਨ।
- **ਡੈਂਟਲ ਕੇਰੀਜ਼ :** ਦੰਦਾਂ ਦੀਆਂ ਬਾਹਰਲੀਆਂ ਪਰਤਾਂ ਐਨਾਮਿਲ ਅਤੇ ਡੈਨਟਿਲ ਵਿੱਚ ਬੈਕਟੀਰੀਆ ਦੁਆਰਾ ਛੇਦ ਹੋ ਜਾਣ ਨੂੰ ਡੈਂਟਲ ਕੇਰੀਜ਼ (ਦੰਦਾਂ ਵਿੱਚ ਖੋੜ੍ਹ ਹੋਣਾ) ਕਹਿੰਦੇ ਹਨ।
- **Food & Agriculture Organisation (FAO) :** ਇੱਕ ਵਿਸ਼ਵ ਪੱਧਰੀ ਸੰਸਥਾ ਹੈ ਜਿਸਦਾ ਮੁੱਖ ਉਦੇਸ਼ ਸੰਸਾਰ ਦੀ ਵੱਧਦੀ ਹੋਣੀ ਜਨਸੰਖਿਆਂ ਦੇ ਅਨੁਸਾਰ ਖੇਤੀਬਾੜੀ ਦਾ ਉਤਪਾਦਨ ਵਧਾਉਣਾ ਹੈ।
- **United Nations International Children's Emergency Fund (UNICEF) :** ਇਹ ਸੰਸਥਾ ਇਕ ਵਿਸਵ ਪੱਧਰੀ ਸੰਸਥਾ ਹੈ ਇਸਦਾ ਮੁੱਖ ਉਦੇਸ਼ ਵਿਸ਼ਵ ਦੇ ਸਾਰੇ ਲੋਕਾਂ ਨੂੰ ਸਿਹਤ ਸੇਵਾਵਾਂ ਪ੍ਰਦਾਨ ਕਰਕੇ ਸਿਹਤਮੰਦ ਬਣਾਉਣਾ ਹੈ।
- **ਹਿਸਟੀਰੀਆ :** ਇਹ ਮਾਨਸਿਕ ਬਿਮਾਰੀ ਹੈ ਜਿਸ ਵਿੱਚ ਰੋਗੀ ਬਹੁਤ ਜਿਆਦਾ ਭਾਵਨਾਤਮਿਕ ਉਤੇਜਨਾ ਜਿਵੇਂ ਡਰ ਆਦਿ ਦਰਸਾਉਦਾ ਹੈ ਅਤੇ ਕਈ ਵਾਰ ਬਿਨਾਂ ਕਿਸੇ ਸਰੀਰਕ ਕਾਰਨ ਦੇ।
- **ਪੈਰੀਐਡੋਨਟਿਲ ਬੀਮਾਰੀਆ :** ਇਹ ਇੱਕ ਬੈਕਟੀਰੀਆ ਨਾਲ ਹੋਣ ਵਾਲੀ ਲਾਗ ਹੈ ਜਿਹੜੀ ਦੰਦਾਂ ਦੀ ਪਕੜ ਬਣਾਈ ਰੱਖਣ ਵਾਲੇ ਰੇਸ਼ੇ ਅਤੇ ਹੱਡੀਆਂ ਨੂੰ ਨੁਕਸਾਨ ਪਹੁੰਚਾਉਦੀ ਹੈ। ਜਿਸ ਨਾਲ ਦੰਦ ਡਿੱਗ ਸਕਦੇ ਹਨ।
- **ਮਾਲ ਅਕਲੂਜ਼ਨ :** ਦੰਦਾਂ ਦਾ ਜਬਾੜਿਆ ਵਿੱਚ ਅਨਿਯਮਿਤ ਰੂਪ ਨਾਲ ਜਾਂ ਟੇਢੇ ਮੇਢੇ ਆਉਣ ਨੂੰ ਮਾਲ ਅਕਲੂਜ਼ਨ ਕਹਿੰਦੇ ਹਨ।
- **ਜਿੰਜੀਵਾਇਟਸ :** ਮਸੂੜਿਆਂ ਦੀ ਸੋਜ ਨੂੰ ਜਿੰਜੀਵਾਇਟਸ ਕਿਹਾ ਜਾਂਦਾ ਹੈ।
- **ਹੈਲੀਟੋਸਿਸ :** ਮੂੰਹ ਵਿਚੋਂ ਬਦਬੂ ਆਉਣ ਨੂੰ ਹੈਲੀਟੋਸਿਸ ਕਿਹਾ ਜਾਂਦਾ ਹੈ। ਇਹ ਮੂੰਹ ਦੀ ਠੀਕ ਸਾਫ ਸਫਾਈ ਨਾ ਹੋਣ ਤੰਬਾਕੂ ਜਾਂ ਸ਼ਰਾਬ ਦਾ ਸੇਵਨ, ਸਾਹ ਦੀ ਬੀਮਾਰੀ ਕਾਰਨ ਹੋ ਸਕਦੀ ਹੈ।
- **ਪਾਇਓਰੀਆ :** ਮਸੂੜਿਆਂ ਅਤੇ ਦੰਦਾਂ ਦੇ ਵਿਚੋਂ ਰੇਸ਼ਾ ਨਿਕਲਣ ਨੂੰ ਪਾਇਓਰੀਆ ਕਿਹਾ ਜਾਂਦਾ ਹੈ ਜਿਸ ਨਾਲ ਦੰਦਾਂ ਦੀ ਪਕੜ ਢਿੱਲੀ ਹੋ ਜਾਂਦੀ ਹੈ।
- **ਕੰਜਕਟੀਵਾਇਟਸ :** ਕੰਨਜਕਟੀਬਾਇਟਸ ਅੱਖਾਂ ਦੀ ਪੁਤਲੀ ਦੀ ਸਤ੍ਹਾ ਦੀ ਝਿੱਲੀ ਦੀ ਸੋਜ ਨੂੰ ਕਿਹਾ ਜਾਂਦਾ ਹੈ।
- **ਸਕੁਇੰਟ :** ਅੱਖਾਂ ਦੀਆਂ ਮਾਸਪੇਸ਼ੀਆਂ ਦੀ ਆਪਸੀ ਤਾਲਮੇਲ ਵਿੱਚ ਕਮੀ ਹੋਣ ਕਰਕੇ ਦੋਵੇਂ ਅੱਖਾਂ ਇੱਕ ਹੀ ਦਿਸ਼ਾ ਵਿੱਚ ਦੇਖਣ ਦੀ ਬਜਾਏ ਤਿਰਛਾ ਵੇਖਣ ਲੱਗ ਜਾਂਦੀਆਂ ਹਨ। ਜਿਸਨੂੰ ਭੈਂਗਾਪਣ ਕਿਹਾ ਜਾਂਦਾ ਹੈ।
- **ਕੁੱਕਰੇ :** ਇਹ ਅੰਦਰਮ ਅਤੇ ਕੋਰਨੀਆ ਦੀ ਇੰਨਫੈਕਸਨ (ਲਾਗ) ਹੈ। ਜਿਸ ਵਿੱਚ ਅੱਖਾਂ ਦੀ ਮਿਊਕਸ ਝਿੱਲੀ ਦੀ ਸੋਜ ਹੋ ਜਾਂਦੀ ਹੈ ਅਤੇ ਬਾਅਦ ਵਿੱਚ ਝਿਮਣੀਆ ਅੰਦਰ ਨੂੰ ਮੁੜ ਜਾਂਦੀਆਂ ਹਨ।
- **ਫੋਮਾਇਟਸ :** ਕੋਈ ਵੀ ਬੇਜਾਨ ਵਸਤੂ ਜਿਹੜੀ ਕਿ ਇੰਨਫੈਕਸਨ ਕਰਨ ਵਾਲੇ ਬੈਕਟੀਰੀਆ, ਪਰਿਜੀਵੀ, ਜੀਵਾਣੂ ਆਦਿ ਆਪਣੇ ਤੇ ਲੈ ਕੇ ਵਾਹਕ ਬਣ ਜਾਂਦੀ ਹੈ ਅਤੇ ਬੀਮਾਰੀ ਕਰਨ ਦੀ ਸਮੱਰਥਾ ਰੱਖਦੀ ਹੈ ਉਸਨੂੰ ਫੋਮਾਇਟਸ ਕਹਿੰਦੇ ਹਨ।

- **ਅੰਧਰਾਤਾ :** ਰੈਟੀਨਾ ਵਿੱਚ ਮੌਜੂਦ "ਰੋਡ ਸੈਲ" ਜੋ ਰੋਸ਼ਨੀ ਪ੍ਰਤਿ ਸੰਵੇਦਨਸ਼ੀਲ ਹੁੰਦੇ ਹਨ। ਜਦੋਂ ਉਹ ਠੀਕ ਤਰ੍ਹਾਂ ਨਾਲ ਕੰਮ ਨਹੀਂ ਕਰਦੇ ਤਾਂ ਰੋਗੀ ਦੀ ਘੱਟ ਰੋਸ਼ਨੀ ਵਿੱਚ ਵੇਖਣ ਦੀ ਸਮਰੱਥਾ ਘੱਟ ਜਾਂਦੀ ਹੈ। ਜਿਸਨੂੰ ਅੰਧਰਾਤਾ ਕਿਹਾ ਜਾਂਦਾ ਹੈ।
- **ਮਾਇਓਪੀਆ :** ਇਹ ਨਜਰ ਦਾ ਵਿਕਾਰ ਹੈ ਜਿਸ ਵਿਚ ਦੂਰ ਦੀਆਂ ਚੀਜਾਂ ਧੁੰਦਲੀਆਂ ਦਿਖਾਣੀ ਦਿੰਦੀਆਂ ਹਨ ਕਿਉਂਕਿ ਪ੍ਰਤਿਬਿੰਬ (ਇਮੇਜ) ਰੈਟੀਨਾ ਤੇ ਪਹੁੰਚਣ ਤੋਂ ਪਹਿਲਾਂ ਫੋਕਸ ਹੋ ਜਾਂਦੀ ਹੈ।
- **ਹਾਇਪਰਓਪੀਆ :** ਇਹ ਨਜਰ ਦਾ ਵਿਕਾਰ ਹੈ ਜਿਸ ਵਿਚ ਦੂਰ ਦੀਆਂ ਚੀਜਾਂ ਨੇੜੇ ਦੀਆਂ ਚੀਜਾਂ ਤੋ ਸਾਫ਼ ਦਿਖਾਈ ਦਿੰਦੀਆਂ ਹਨ। ਕਿਉਂਕਿ ਅੱਖ ਦੀ ਪੁਤਲੀ ਛੋਟੀ ਹੋਣ ਕਾਰਨ ਪ੍ਰਤਿਬਿੰਬ ਰੈਟੀਨਾ ਤੋਂ ਪਿਛੇ ਬਣਦਾ ਹੈ।
- **ਕੁਪੋਸ਼ਣ :** ਸਰੀਰ ਵਿੱਚ ਕਿਸੇ ਵੀ ਪ੍ਰਕਾਰ ਦੇ ਪੋਸ਼ਕ ਤੱਤਾਂ ਦੀ ਕਮੀ ਜਾਂ ਜਿਆਦਾ ਮਾਤਰਾ ਵਿੱਚ ਹੋਣ ਕਰਦੇ ਹੋਣ ਵਾਲੇ ਨਤੀਜਿਆਂ ਨੂੰ ਕੁਪੋਸ਼ਣ ਕਿਹਾ ਜਾਂਦਾ ਹੈ।
- **ਮਰਾਸਮਸ :** ਇਹ ਕੁਪੋਸ਼ਣ ਦੀ ਇੱਕ ਕਿਸਮ ਹੈ ਕਿ ਬੱਚੇ ਦਾ ਠੀਕ ਢੰਮ ਨਾਲ ਊਰਜਾ ਭਰਪੂਰ ਅਤੇ ਪੋਸ਼ਟਿਕ ਆਹਾਰ ਨਾ ਲੈਣ ਕਰਕੇ ਹੁੰਦਾ ਹੈ। ਇੱਕ ਵਿੱਚ ਬੱਚੇ ਦਾ ਭਾਰ ਉਮਰ ਮੁਤਾਬਿਕ ਭਾਰ ਨਾਲੋਂ 40% ਘੱਟ ਹੋ ਜਾਂਦਾ ਹੈ।
- **ਹਾਈਡਰੋਸਫੈਲਿਸ :** ਇਹ ਜਿਆਦਾਤਰ ਜਮਾਂਦਰੂ ਬੀਮਾਰੀ ਹੈ ਜਿਸ ਵਿੱਚ ਸੈਰੀਬਰੋਸਪਾਇਨਲ ਫਲਿਊਂਡ (ਦਿਮਾਗ ਅਤੇ ਰੀੜ ਦੀ ਹੱਡੀ ਵਿੱਚ ਪਾਇਆ ਜਾਣ ਵਾਲਾ ਤਰਲ) ਜਿਆਦਾ ਬਣਨਾ ਸ਼ੁਰੂ ਹੁੰਦਾ ਹੈ ਜਿਸ ਨਾਲ ਸਿਰ ਦਾ ਆਕਾਰ ਜਿਆਦਾ ਵੱਧ ਜਾਂਦਾ ਹੈ।
- **ਕਵਾਸ਼ਿਓਕਰ :** ਕਵਾਸ਼ਿਓਕਰ ਕੁਪੋਸ਼ਣ ਦੀ ਕਿਸਮ ਹੈ ਜੋ ਕਿ ਲੋੜ ਨਾਲੋਂ ਘੱਟ ਪ੍ਰੋਟੀਨ ਅਤੇ ਘੱਟ ਊਰਜਾ ਵਾਲਾ ਭੋਜਨ ਲੈਣ ਕਾਰਨ ਹੁੰਦਾ ਹੈ ਜਿਸ ਕਾਰਨ ਬੱਚੇ ਦਾ ਵਿਕਾਸ ਰੁੱਕ ਜਾਂਦਾ ਹੈ।
- **ਬੇਰੀ ਬੇਰੀ :** ਬੇਰੀ ਬੇਰੀ ਨਾੜੀ ਪ੍ਰਣਾਲੀ ਦਾ ਰੋਗ ਹੈ ਜੋ ਕਿ ਵਿਟਾਮਿਨ B_1 ਦੀ ਕਮੀ ਕਾਰਨ ਹੁੰਦਾ ਹੈ। ਵਿਟਾਮਿਨ B_1 ਗੁਲੂਕੋਜ ਨੂੰ ਤੋੜਨ ਵਿਚ ਜਰੂਰੀ ਹੁੰਦਾ ਹੈ ਅਤੇ neuron ਦੀ ਪਰਤ ਵਿੱਚ ਮੌਜੂਦ ਹੁੰਦਾ ਹੈ।
- **ਇੰਨਸੁਲਿਨ :** ਇੰਨਸੁਨਿਲ ਅਜਿਹਾ ਹਾਰਮੋਨ ਹੈ ਜੋ pancreas ਦੁਆਰਾ ਬਣਾਇਆ ਜਾਂਦਾ ਹੈ ਅਤੇ ਕਾਰਬੋਹਾਈਡੇਟ ਅਤੇ ਚਰਬੀ ਦੀਆਂ ਪਾਚਣ ਕਿਰਿਆਵਾਂ ਲਈ ਜਰੂਰੀ ਹੈ। ਇਹ ਹਾਰਮੋਨ ਖ਼ੂਨ ਵਿਚੋਂ ਗੁਲੂਕੋਜ ਨੂੰ "ਗਲਾਇਕੋਜਨ" ਵਿਚ ਬਦਲ ਕੇ ਸਟੋਰ ਕਰਨ ਵਿੱਚ ਮਦਦ ਕਰਦਾ ਹੈ।
- **ਡਿਮੈਨਸ਼ੀਆ :** ਇਹ ਦਿਮਾਗ ਨਾਲ ਸੰਬੰਧਿਤ ਸਮੱਸਿਆ ਹੈ ਜਿਸ ਵਿੱਚ ਰੋਗੀ ਦੀ ਯਾਦਾਸ਼ਤ, ਸੋਚਣ ਸਕਤੀ, ਭਾਸ਼ਾ, ਵਿਵਹਾਰ ਆਦਿ ਤੇ ਬੁਰਾ ਪ੍ਰਭਾਵ ਪੈਂਦਾ ਹੈ।
- **ਡਰਮੈਟਾਇਟਸ :** ਕਿਸੇ ਵੀ ਕਾਰਨ ਕਰਕੇ ਜਿਵੇਂ ਐਲਰਜੀ ਜਲਣ ਪੈਦਾ ਕਰਨ ਵਾਲੇ ਆਦਿ ਪਦਾਰਥ ਕਰਕੇ ਹੋਣ ਵਾਲੀ ਚਮੜੀ ਦੀ ਸੋਜ ਨੂੰ ਡਰਮੈਟਾਇਟਸ ਕਿਹਾ ਜਾਂਦਾ ਹੈ।
- **ਸਕਰਵੀ :** ਸਕਰਵੀ ਉਹ ਰੋਗ ਹੈ ਜੋ ਵਿਟਾਮਿਨ ਸੀ ਦੀ ਕਮੀ ਕਾਰਨ ਹੁੰਦਾ ਹੈ ਜਿਸ ਕਾਰਨ ਅਨੀਮੀਆ, ਥਕਾਵਟ ਅਤੇ ਚਮੜੀ ਤੇ ਧੱਬੇ ਪੈ ਜਾਂਦੇ ਹਨ।
- **ਰਿਕੇਟਸ :** ਰਿਕੇਟਸ ਵਿਟਾਮਿਨ ਡੀ ਦੀ ਕਮੀ ਕਾਰਨ ਹੁੰਦਾ ਹੈ। ਜਿਸ ਵਿੱਚ ਬੱਚਿਆਂ ਦੀਆਂ ਹੱਡੀਆਂ ਕਮਜੋਰ ਅਤੇ ਨਰਮ ਹੋ ਜਾਂਦੀਆਂ ਹਨ ਅਤੇ ਹੱਡੀਆਂ ਦੇ ਅਕਾਰ ਅਤੇ ਢਾਂਚੇ ਵਿੱਚ ਵਿਕਰਤੀ ਆ ਜਾਂਦੀ ਹੈ।
- **ਅਨੀਮੀਆ :** ਖ਼ੂਨ ਵਿੱਚ ਘੱਟ ਲਾਲ ਰਕਤ ਕਣ ਜਾਂ ਸਧਾਰਨ ਮਾਤਰਾ ਨਾਲੋਂ ਘੱਟ ਹੀਮੋਗਲੋਬਿਨ ਨੂੰ ਅਨੀਮੀਆ ਕਿਹਾ ਜਾਂਦਾ ਹੈ।
- **ਫੋਨਟੇਨਿਲ :** ਬੱਚੇ ਦੀ ਖੋਪੜੀ ਦੀਆਂ ਹੱਡੀਆਂ ਵਿਚਕਾਰ ਨਰਮ ਜਗ੍ਹਾ ਨੂੰ ਫੋਨਟੇਨਿਲ ਕਿਹਾ ਜਾਂਦਾ ਹੈ।
- **ਕਰੈਟੋਮਲੇਸ਼ੀਆ :** ਵਿਟਾਮਿਨ ਏ ਕੀ ਕਮੀ ਕਾਰਨ ਕਾਰਨੀਆ ਨਰਮ ਹੋ ਜਾਂਦਾ ਹੈ ਅਤੇ ਇਸ ਓਪਰ ਜਖ਼ਮ ਹੋ ਜਾਂਦੇ ਹਨ।
- **ਫੋਟੋਫੋਬਿਆ :** ਅੱਖਾਂ ਦੀ ਰੋਸਨੀ ਪ੍ਰਤਿ ਸੰਵੇਦਨਸੀਲਤਾ ਵੱਧਣ ਨੂੰ ਫੋਟੋਫੋਬਿਆ ਕਿਹਾ ਜਾਂਦਾ ਹੈ। ਜਿਸਦਾ ਕਾਰਨ, ਅੱਖਾਂ ਦੀ ਸੋਜ, ਅਤੇ ਹੋਰ ਅੱਖਾਂ ਦੀ ਬੀਮਾਰੀਆਂ ਹੋ ਸਕਦੀਆਂ ਹਨ।

ਸਕੂਲੀ ਸਿਹਤ ਸੇਵਾਵਾਂ

ਸਕੂਲ ਸਿਹਤ ਸੇਵਾਵਾਂ ਕੰਮਿਉਨਟੀ ਹੈਲਥ ਦਾ ਇੱਕ ਜਰੂਰੀ aspect ਹੈ। ਸਕੂਲ ਸਿਹਤ ਸੇਵਾਵਾਂ ਦੁਆਰਾ ਕੰਮਿਉਨਟੀ ਅਤੇ ਆਉਣ ਵਾਲੀਆਂ ਪੀੜੀਆਂ ਦੇ ਸਿਹਤ ਪੱਧਰ ਦਾ ਵਿਕਾਸ ਕੀਤਾ ਜਾ ਸਕਦਾ ਹੈ। ਸਿਹਤ ਸੇਵਾਵਾਂ ਖਾਸ ਸੇਵਾਵਾਂ ਹਨ ਜਿਸ ਵਿੱਚ ਬੱਚਿਆਂ ਦੀ ਪੂਰੀ ਦੇਖਭਾਲ ਅਤੇ ਭਲਾਈ ਸ਼ਾਮਿਲ ਹਨ।

ਸਕੂਲ ਸਿਹਤ ਸੇਵਾਵਾਂ ਸਿੱਖਿਆ ਪ੍ਰੋਗਰਾਮ ਦਾ ਹਿੱਸਾ ਹੈ ਜਿਸ ਰਾਹੀਂ ਸਿਹਤਮੰਦ ਜਿੰਦਗੀ ਜਿਉਣ ਲਈ ਸਿਹਤ ਸੰਬੰਧੀ ਜਾਣਕਾਰੀ ਅਤੇ ਵਰਤਾਵ ਵਿੱਚ ਬਦਲਾਵ ਲਿਆਂਦਾ ਜਾ ਸਕਦਾ ਹੈ।

5.1 ਸਕੂਲ ਸਿਹਤ ਸੇਵਾਵਾਂ ਦੇ ਉਦੇਸ਼ (ਉਬਜੈਕਟਿਵਸ ਆਫ਼ ਸਕੂਲ ਹੈਲਥ ਸਰਵਸਿਸ)

ਸਕੂਲ ਸਿਹਤ ਸੇਵਾਵਾਂ ਦੇ ਉਦੇਸ਼ ਹੇਠ ਲਿਖੇ ਹਨ :

1. ਬੱਚਿਆਂ ਦੀ ਸਿਹਤ ਦੇ ਪੱਧਰ ਵਿੱਚ ਵਾਧਾ ਕਰਨਾ।
2. ਬੱਚਿਆਂ ਦੀ ਸਿਹਤ ਸੰਬੰਧੀ ਜਾਗਰੂਕਤਾ ਨੂੰ ਵਧਾਉਣਾ।
3. ਬੱਚਿਆਂ ਵਿੱਚ ਛੂਤ-ਲਾਗ ਦੀਆਂ ਬਿਮਾਰੀਆਂ ਨੂੰ ਸ਼ੁਰੂ ਵਿਚ ਪਹਿਚਾਨਣਾ ਅਤੇ ਉਹਨਾਂ ਦੀ ਰੋਕਥਾਮ ਅਤੇ ਕੰਟਰੋਲ ਕਰਨਾ।
4. ਬੱਚਿਆਂ ਨੂੰ ਸਿਹਤਮੰਦ ਆਦਤਾਂ ਅਤੇ ਸਿਹਤਮੰਦ ਜਿੰਦਗੀ ਜਿਉਣ ਦੇ ਤਰੀਕੇ ਬਾਰੇ ਸਿੱਖਿਆ ਦੇਣੀ ਅਤੇ ਬੱਚਿਆਂ ਨੂੰ ਬੁਰੀਆਂ ਆਦਤਾਂ ਨੂੰ ਤਿਆਗਣ ਬਾਰੇ ਪ੍ਰੇਰਣਾ ਦੇਣੀ।
5. ਸਿਹਤਮੰਦ ਸਕੂਲੀ ਵਾਤਾਵਰਨ ਪ੍ਰਦਾਨ ਕਰਨਾ।
6. ਬੱਚਿਆਂ ਵਿੱਚ ਆਮ ਹੋਣ ਵਾਲੀਆਂ ਬਿਮਾਰੀਆਂ ਨੂੰ ਲੱਭਣਾ ਅਤੇ ਇਲਾਜ ਕਰਨਾ।
7. ਸਿਹਤ ਸੰਬੰਧੀ ਦੇਖਭਾਲ ਅਤੇ ਪੁਸ਼ਟ ਆਹਾਰ ਪ੍ਰੋਗਰਾਮ ਦੁਆਰਾ ਸਕੂਲੀ ਬੱਚਿਆਂ ਦੀ ਵ੍ਰਿਧੀ ਅਤੇ ਵਿਕਾਸ ਵਿੱਚ ਵਾਧਾ ਕਰਨਾ।
8. ਅਧਿਆਪਕਾਂ ਨੂੰ ਸਿਹਤ ਸੰਬੰਧੀ ਜਾਣਕਾਰੀ ਦੇਣੀ ਤਾਂ ਕਿ ਉਹ ਸਿਹਤਮੰਦ ਵਾਤਾਵਰਨ ਵਿੱਚ ਸਿਹਤ ਸੰਬੰਧੀ ਵਧੀਆ ਸਿੱਖਿਆ ਪ੍ਰਦਾਨ ਕਰ ਸਕਣ।

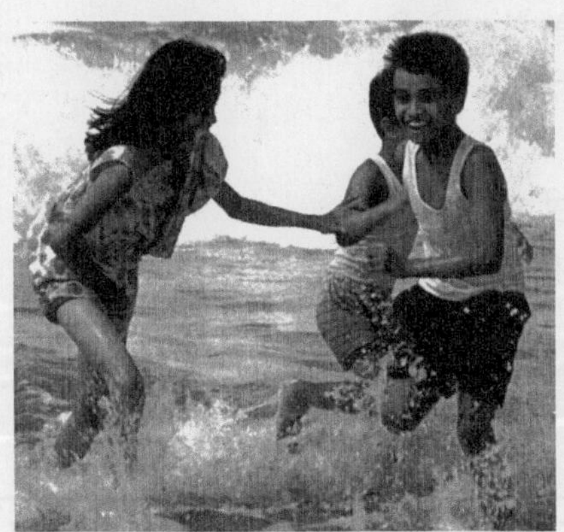

Fig. 5.1: ਸਿਹਤਮੰਦ ਸਕੂਲੀ ਬੱਚੇ

5.2 ਸਕੂਲੀ ਬੱਚਿਆਂ ਦੀਆਂ ਸਿਹਤ ਸਮੱਸਿਆਵਾਂ (ਪ੍ਰੋਬਲਮਸ ਆਫ਼ ਸਕੂਲ ਚਿਲਡਰਨ)

ਸਿਹਤ ਸੇਵਾਵਾਂ ਸਕੂਲੀ ਬੱਚਿਆਂ ਦੀਆਂ ਸਥਾਨਿਕ ਸਿਹਤ ਸਮੱਸਿਆਵਾਂ, ਕੰਮਿਊਨਟੀ ਦੇ ਸਭਿਆਚਾਰ ਅਤੇ ਉਪਲੱਪਧ ਸ੍ਰੋਤਾਂ ਦੇ ਅਧਾਰ ਤੇ ਹੋਣੀਆਂ ਚਾਹੀਦੀਆਂ ਹਨ। ਬੱਚਿਆਂ ਦੀਆਂ ਸਿਹਤ ਸੰਬੰਧੀ ਸਮੱਸਿਆਵਾਂ ਇੱਕ ਜਗ੍ਹਾ ਤੋਂ ਦੂਸਰੀ ਜਗ੍ਹਾ ਦੇ ਅਨੁਸਾਰ ਬਦਲਦੀਆਂ ਹਨ। ਭਾਰਤ ਵਿੱਚ ਕੀਤੇ ਗਏ ਇੱਕ ਸਰਵੇਖਣ ਦੇ ਅਨੁਸਾਰ ਸਕੂਲੀ ਬੱਚੇ ਹੇਠ ਲਿਖੀਆਂ ਸਮੱਸਿਆਵਾਂ ਦਾ ਸ਼ਿਕਾਰ ਹੋ ਸਕਦੇ ਹਨ।

1. ਪੁਸ਼ਟ ਆਹਾਰ ਸੰਬੰਧੀ ਸਮੱਸਿਆਵਾਂ :
   - ਖੂਨ ਦੀ ਕਮੀ

- ਵਿਟਾਮਿਨਾਂ ਦੀ ਕਮੀ
- ਕੁਪੋਸ਼ਣ
- ਸਕਰਵੀ
- ਪ੍ਰੋਟੀਨ ਕੈਲੋਰੀ, ਪੋਸ਼ਟਿਕ ਆਹਾਰ ਦੀ ਘਾਟ।

2. ਛੂਤ - ਲਾਗ ਦੀਆਂ ਬੀਮਾਰੀਆਂ ਦਾ ਸ਼ਿਕਾਰ ਹੋ ਸਕਦੇ ਹਨ।

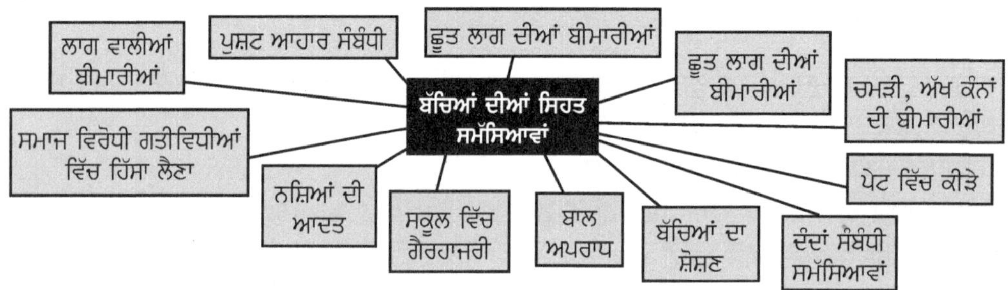

3. ਚਮੜੀ, ਅੱਖਾਂ ਅਤੇ ਕੰਨਾਂ ਦੀਆਂ ਬੀਮਾਰੀਆਂ।
4. ਪੇਟ ਵਿੱਚ ਕੀੜੇ ਹੋਣਾ।
5. ਦੰਦਾਂ ਸੰਬੰਧੀ ਸਮੱਸਿਆਵਾਂ ਜਿਵੇਂ ਡੈਂਟਲ ਕੇਰੀਜ਼।
6. ਖੇਡਦੇ ਸਮੇਂ ਦੁਰਘਟਨਾਵਾਂ ਦਾ ਸ਼ਿਕਾਰ ਹੋਣਾ।
7. ਬਾਲ ਅਪਰਾਧ।
8. ਨਸ਼ਿਆਂ ਅਤੇ ਸਿਗਰਟ ਪੀਣ ਦੀ ਆਦਤ ਪੈਣਾ।
9. ਸਮਾਜ ਵਿਰੋਧੀ ਗਤੀਵਿਧੀਆਂ ਵਿੱਚ ਸ਼ਾਮਿਲ ਹੋਣਾ।
10. ਸਕੂਲ ਵਿੱਚ ਗੈਰ ਹਾਜਰੀ।
11. ਬੱਚਿਆਂ ਦਾ ਸ਼ੋਸ਼ਣ ਹੋਣਾ।
12. ਲਾਗ ਵਾਲੀਆਂ ਬੀਮਾਰੀਆਂ।

5.3 ਸਕੂਲੀ ਬੱਚਿਆਂ ਦੀ ਦੇਖਭਾਲ ਲਈ ਪ੍ਰੋਗਰਾਮ (ਪ੍ਰੋਗਰਾਮ ਰਿਲੇਟਡ ਟੂ ਕੇਅਰ ਆਫ਼ ਸਕੂਲ ਗੋਇੰਗ ਚਿਲਡਰਨ)

ਸਕੂਲ ਹੈਲਥ ਪ੍ਰੋਗਰਾਮ ਉਹ ਪ੍ਰੋਗਰਾਮ ਹੈ ਜਿਨਾਂ ਦੁਆਰਾ ਵਿਦਿਆਰਥੀਆਂ ਦੇ ਸਿਹਤ ਪੱਧਰ ਵਿੱਚ ਵਿਕਾਸ ਕੀਤਾ ਜਾਂਦਾ ਹੈ। ਜਿਸ ਵਿੱਚ ਸਿਹਤ ਸੇਵਾਵਾਂ ਜਿਵੇਂ ਸਿਹਤਮੰਦ ਸਕੂਲੀ ਵਾਤਾਵਰਨ ਅਤੇ ਸਿਹਤ ਸਿੱਖਿਆ ਵੀ ਸ਼ਾਮਿਲ ਹਨ। ਸਕੂਲੀ ਬੱਚਿਆਂ ਦੀ ਸਿਹਤ ਵਿੱਚ ਵਾਧਾ ਕਰਨ ਲਈ ਹੇਠ ਲਿਖੇ ਪ੍ਰੋਗਰਾਮ ਚਲਾਏ ਜਾਂਦੇ ਹਨ।

1. ਮਿਡ ਡੇ ਮਿਲ ਪ੍ਰੋਗਰਾਮ
2. ਇੰਨਟੇਗਰੇਟਿਡ ਚਾਇਲਡ ਡਵੈਲਪਮੈਂਟ ਸਕੀਮ
3. ਅਪਲਾਈਡ ਨਿਉਟਰੀਸ਼ਨ ਪ੍ਰੋਗਰਾਮ
4. ਸਪੈਸ਼ਲ ਨਿਉਟਰੀਸ਼ਨ ਪ੍ਰੋਗਰਾਮ।

5.3.1 ਮਿਡ ਡੇ ਮੀਲ ਪ੍ਰੋਗਰਾਮ

ਮਿਡ ਡੇ ਮੀਲ ਪ੍ਰੋਗਰਾਮ ਨੂੰ "ਸਕੂਲ ਲੰਚ ਪ੍ਰੋਗਰਾਮ" ਵੀ ਕਹਿੰਦੇ ਹਨ। ਇਹ ਪ੍ਰੋਗਰਾਮ 1961 ਤੋਂ ਸਾਡੇ ਦੇਸ਼ ਵਿੱਚ ਲਾਗੂ ਹੈ। ਇਸ ਪ੍ਰੋਗਰਾਮ ਦਾ ਮੁੱਖ ਉਦੇਸ਼ ਬੱਚਿਆਂ ਨੂੰ ਸਕੂਲ ਵਿਚ ਦਾਖਲ ਕਰਨ ਲਈ ਆਕਰਸ਼ਿਤ ਕਰਨਾ ਅਤੇ ਉਹਨਾਂ ਦੀ ਸਕੂਲ ਵਿੱਚ ਪੂਰੀ ਹਾਜਰੀ ਰੱਖਣਾ ਹੈ।

ਮਿਡ ਡੇ ਮੀਲ ਪ੍ਰੋਗਰਾਮ ਦੇ ਉਦੇਸ਼ :

1. ਸਕੂਲੀ ਬੱਚਿਆਂ ਦੇ ਪੁਸ਼ਟ ਆਹਾਰ ਦੀਆਂ 1/3rd ਜਰੂਰਤਾਂ ਨੂੰ ਪੂਰਾ ਕਰਨਾ।
2. ਬੱਚਿਆਂ ਵਿੱਚ ਸਕੂਲ ਅਤੇ ਸਿੱਖਿਆ ਸੰਬੰਧੀ ਦਿਲਚਸਪੀ ਪੈਦਾ ਕਰਨਾ।
3. ਬੱਚਿਆਂ ਦੀ ਗੈਰ-ਹਾਜਰੀ ਨੂੰ ਘੱਟ ਕਰਨਾ।
4. ਗਰੀਬ ਬੱਚਿਆਂ ਦੇ ਮਾਤਾ-ਪਿਤਾ ਨੂੰ ਆਰਥਿਕ ਸਹਾਇਤਾ ਦੇ ਕੇ ਸਿਹਤ ਪ੍ਰਦਾਨ ਕਰਨੀ।

ਮਿਡ ਡੇ ਮੀਲ ਪ੍ਰੋਗਰਾਮ ਦੇ ਸਿਧਾਂਤ :

1. ਮਿਡ ਡੇ ਮੀਲ ਪ੍ਰੋਗਰਾਮ ਵਿੱਚ ਰੋਜਾਨਾ ਸਕੂਲੀ ਬੱਚਿਆਂ ਦੀਆਂ 1/3 ਉਰਜਾ ਅਤੇ ਅੱਧੀ ਪ੍ਰੋਟੀਨ ਜਰੂਰਤਾਂ ਪੂਰੀਆਂ ਹੋਣੀਆਂ ਚਾਹੀਦੀਆਂ ਹਨ।
2. ਭੋਜਨ ਮੁਫਤ ਜਾਂ ਬਹੁਤ ਘੱਟ ਕੀਮਤ ਦਾ ਹੋਣਾ ਚਾਹੀਦਾ ਹੈ।
3. ਭੋਜਨ ਸਕੂਲ ਵਿੱਚ ਹੀ ਬਣਾਇਆ ਜਾਣਾ ਚਾਹੀਦਾ ਹੈ। ਇਸ ਲਈ ਅਸਾਨੀ ਨਾਲ ਬਣਨ ਵਾਲਾ ਭੋਜਨ ਹੀ ਚੁਣਨਾ ਚਾਹੀਦਾ ਹੈ।
4. ਭੋਜਨ ਤਿਆਰ ਕਰਨ ਲਈ ਸਥਾਨਿਕ ਉਪਲੱਪਧ ਸਬਜੀਆਂ ਆਦਿ ਦਾ ਇਸਤੇਮਾਲ ਕਰਨਾ ਚਾਹੀਦਾ ਹੈ ਅਤੇ ਭੋਜਨ ਬਣਾਉਦੇ ਸਮੇਂ ਸਾਫ ਸਫਾਈ ਦਾ ਖਾਸ ਧਿਆਨ ਦੇਣਾ ਚਾਹੀਦਾ ਹੈ।
5. ਭੋਜਨ ਸੂਚੀ ਨੂੰ ਬਦਲਦੇ ਰਹਿਣਾ ਚਾਹੀਦਾ ਹੈ ਤਾਂ ਕਿ ਬੱਚੇ ਰੋਜਾਨਾ ਇਕੋ ਤਰਾਂ ਦਾ ਭੋਜਨ ਖਾ ਕੇ ਅੱਕ ਨਾ ਜਾਣ।
6. ਮਿਡ ਡੇ ਮੀਲ ਪ੍ਰੋਗਰਾਮ ਬੱਚਿਆਂ ਦੇ ਪੁਸ਼ਟ ਆਹਾਰ ਨੂੰ ਪੂਰਾ ਕਰਦਾ ਹੈ। ਇਹ ਉਹਨਾਂ ਦੇ ਆਹਾਰ ਦੀ ਜਗ੍ਹਾਂ ਤੇ ਨਹੀਂ ਦਿੱਤਾ ਜਾਂਦਾ। ਇਸ ਲਈ ਬੱਚਿਆਂ ਨੂੰ ਆਪਣੇ ਘਰਾਂ ਵਿੱਚ ਵੀ ਠੀਕ ਤਰ੍ਹਾਂ ਨਾਲ ਭੋਜਨ ਖਾਣਾ ਚਾਹੀਦਾ ਹੈ।

   ਮਿਡ ਡੇ ਮੀਲ ਦੀ ਭੋਜਨ ਸੂਚੀ ਦਾ ਨਮੂਨਾ :

   ਅਨਾਜ - 15 gm ਪ੍ਰਤਿ ਦਿਨ ਪ੍ਰਤਿ ਬੱਚਾ

   ਦਾਲਾਂ - 30gm ਪ੍ਰਤਿ ਦਿਨ ਪ੍ਰਤਿ ਬੱਚਾ

   ਹਰੀਆਂ ਸਬਜੀਆਂ - 30 ਗ੍ਰਾਮ ਪ੍ਰਤਿ ਦਿਨ ਪ੍ਰਤਿ ਬੱਚਾ

   ਹੋਰ ਸਬਜੀਆਂ - 30 ਗ੍ਰਾਮ ਪ੍ਰਤਿ ਦਿਨ ਪ੍ਰਤਿ ਬੱਚਾ

   ਤੇਲ - 8 ਗ੍ਰਾਮ ਪ੍ਰਤਿ ਦਿਨ ਪ੍ਰਤਿ ਬੱਚਾ

   ਨੈਸ਼ਨਲ ਇੰਸਟੀਟਿਉਟ ਆਫ ਨਿਉਟਰੀਸ਼ਨ ਦੇ ਅਨੁਸਾਰ ਇਹ ਪ੍ਰੋਗਰਾਮ ਸਾਲ ਦੇ 250 ਦਿਨ ਚਲਾਇਆ ਜਾਣਾ ਚਾਹੀਦਾ ਹੈ। ਇਸ ਵਿਚ ਬੱਚਿਆਂ ਦੇ ਮਾਤਾ ਪਿਤਾ ਅਤੇ ਅਧਿਆਪਕਾਂ ਦਾ ਸਹਿਯੋਗ ਹੋਣਾ ਚਾਹੀਦਾ ਹੈ।

5.3.2 ਇੰਨਟਰੇਗਰੇਟਿਡ ਚਾਇਲਡ ਡਿਵੈਲਪਮੈਂਟ ਸਕੀਮ

ਇੰਨਟਰੇਗਰੇਟਿਡ ਚਾਇਲਡ ਡਿਵੈਲਪਮੈਂਟ ਸਕੀਮ "ਨੈਸ਼ਨਲ ਚਿਲਡਰਨ ਪਾੱਲਿਸੀ" ਦੇ ਅਧੀਨ 1975 ਵਿੱਚ ਸ਼ੁਰੂ ਹੋਈ। ਇਸ ਸਕੀਮ ਅਧੀਨ 6 ਸਾਲ ਤੋਂ ਘੱਟ ਉਮਰ ਦੇ ਬੱਚੇ, ਗਰਭਵਤੀ ਔਰਤਾਂ ਆਦਿ ਨੂੰ ਸੇਵਾਵਾਂ ਪ੍ਰਦਾਨ ਕੀਤੀਆਂ ਜਾਂਦੀਆਂ ਹਨ।

ਇਸ ਸਕੀਮ ਅਧੀਨ ਹੇਠ ਲਿਖੀਆਂ ਸੇਵਾਵਾਂ ਪ੍ਰਦਾਨ ਕੀਤੀਆਂ ਜਾਦੀਆਂ ਹਨ :

1. ਸਿਹਤ ਦੀ ਜਾਂਚ
2. ਟੀਕਾਕਰਨ
3. ਪੁਸ਼ਟ ਆਹਾਰ
4. ਮੈਡੀਕਲ ਕੌਂਸਲਿੰਗ ਸੇਵਾਵਾਂ
5. ਪੁਸ਼ਟ ਆਹਾਰ ਅਤੇ ਇਸ ਸੰਬੰਧੀ ਸਿਹਤ ਸਿੱਖਿਆ।
6. 6 ਸਾਲ ਤੋਂ ਘੱਟ ਉਮਰ ਦੇ ਬੱਚਿਆਂ, ਗਰਭਵਤੀ ਮਹਿਲਾਵਾਂ

5.3.3 **ਅਪਲਾਈਡ ਨਿਊਟਰੀਸ਼ਨ ਪ੍ਰੋਗਰਾਮ**

ਇਹ ਪ੍ਰੋਗਰਾਮ ਭਾਰਤ ਸਰਕਾਰ ਦੁਆਰਾ FAO, UNICEF ਅਤੇ WHO ਨਾਲ ਮਿਲ ਕੇ 1963 ਵਿੱਚ ਸ਼ੁਰੂ ਕੀਤਾ ਗਿਆ। ਇਸ ਪ੍ਰੋਗਰਾਮ ਦਾ ਮੁੱਖ ਉਦੇਸ਼ ਗਰਭਵਤੀ ਅਤੇ ਦੁੱਧ ਪਿਲਾਉਣ ਵਾਲੀਆਂ ਮਹਿਲਾਵਾਂ ਅਤੇ ਬੱਚਿਆਂ ਨੂੰ ਪੋਸ਼ਟਿਕ ਆਹਾਰ ਦੇਣਾ ਹੈ।

ਪ੍ਰੋਗਰਾਮ ਦੇ ਉਦੇਸ

1. ਰੱਖਿਅਕ ਭੋਜਨ ਦੇ ਉਤਪਾਦਨ ਨੂੰ ਵਧਾਉਣਾ ਜਿਵੇਂ ਦੁੱਧ, ਫਲ, ਸਬਜ਼ੀਆਂ, ਅੰਡੇ, ਮੱਛੀ ਆਦਿ।
2. ਗਰੀਬ ਵਰਗ ਦੇ ਬੱਚਿਆ ਅਤੇ ਔਰਤਾਂ ਵਿੱਚ ਇਹਨਾਂ ਦੇ ਸੇਵਨ ਨੂੰ ਵਧਾਉਣਾ।
3. ਪੁਸ਼ਟ ਆਹਾਰ ਸੰਬੰਧੀ ਸਿੱਖਿਆ ਦੇਣੀ ਤਾਂ ਕਿ ਕੰਮਿਉਨਟੀ ਦੇ ਲੋਕ ਪੋਸ਼ਟਿਕ ਆਹਾਰ ਲੈ ਸਕਣ।
4. ਮਾਂਵਾਂ, ਅਧਿਆਪਕਾਂ ਅਤੇ ਕਰਮਚਾਰੀਆਂ ਨੂੰ ਪੁਸ਼ਟ ਆਹਾਰ ਸੰਬੰਧੀ ਸਿੱਖਿਆ ਦੇਣੀ।

ਅਪਲਾਈਡ ਨਿਊਟਰੀਸ਼ਨ ਪ੍ਰੋਗਰਾਮ ਦੀਆਂ ਗਤੀਵਿਧਿਆਂ :

1. **ਸਿੱਖਿਆ ਅਤੇ ਸਿਖਲਾਈ :** ਇਸ ਅਧੀਨ ਸਿਹਤ ਕਰਮਚਾਰੀਆਂ ਨੂੰ ਮੁਰਗੀਪਾਲਣ, ਡੇਅਰੀ, ਮੱਛੀ ਪਾਲਣ, ਬਾ-ਗਬਾਨੀ ਆਦਿ ਵਿੱਚ ਸਿਖਲਾਈ ਦਿੱਤੀ ਜਾਂਦੀ ਹੈ। ਇਕ ਪ੍ਰੋਗਰਾਮ ਨੂੰ ਬਾਅਦ ਵਿੱਚ ਹੋਰ ਸਿਖਲਾਈ ਕੇਦਰਾਂ ਜਿਵੇਂ ਕਿ ਪਿੰਡਾਂ ਵਿੱਚ ਸਿਖਲਾਈ ਕੇਦਰਾਂ ਵਿੱਚ ਫੈਲਾ ਦਿੱਤਾ ਗਿਆ।
2. **ਰਾਜ ਗਤੀਵਿਧੀਆਂ :** ਇਸ ਅਧੀਨ ਰਾਜ ਦਾ ਨਿਊਟਰੀਸ਼ਨ ਆਫਿਸਰ ਆਫਿਸ ਇੰਨਚਾਰਜ ਦੀ ਸਲਾਹ ਨਾਲ ਵੱਖਰੇ ਕਰਮਚਾਰੀਆਂ ਲਈ ਟਰੇਨਿੰਗ ਪ੍ਰੋਗਰਾਮ ਬਣਾਉਦੇ ਹਨ ਤਾਂ ਕਿ ਅਪਲਾਈਡ ਨਿਊਟਰੀਸ਼ਨ ਪ੍ਰੋਗਰਾਮ ਨੂੰ ਸਹੀ ਢੰਗ ਨਾਲ ਲਾਗੂ ਕੀਤਾ ਜਾ ਸਕੇ।
3. **ਰੱਖਿਅਕ ਭੋਜਨ ਦਾ ਉਤਪਾਦਨ :** ਇਸ ਵਿੱਚ ਮੁਰਗੀਖਾਨੇ ਬਣਾਉਣਾ, ਮੱਛੀ ਪਾਲਣ ਲਈ ਸਥਾਨਿਕ ਟੈਂਕ ਬਣ-ਵਾਉਣਾ ਅਤੇ ਦੁੱਧ ਦਾ ਉਤਪਾਦਨ ਆਦਿ ਸ਼ਾਮਿਲ ਹਨ।

5.3.4 **ਸਪੈਸ਼ਲ ਨਿਊਟਰੀਸ਼ਨ ਪ੍ਰੋਗਰਾਮ**

ਸਪੈਸ਼ਲ ਨਿਊਟਰੀਸ਼ਨ ਪ੍ਰੋਗਰਾਮ 1970-71 ਵਿੱਚ ਸ਼ੁਰੂ ਹੋਇਆ। ਇਸ ਅਧੀਨ 6 ਸਾਲ ਤੋਂ ਘੱਟ ਉਮਰ ਦੇ ਬੱਚਿਆਂ, ਗਰ-ਭਵਤੀ ਅਤੇ ਔਰਤਾਂ ਨੂੰ ਸੇਵਾਵਾਂ ਪ੍ਰਦਾਨ ਕੀਤੀਆਂ ਜਾਂਦੀਆਂ ਹਨ। ਇਹ ਪ੍ਰੋਗਰਾਮ ਹੇਠ ਲਿਖੀਆਂ ਸਥਾਨਾਂ ਤੇ ਚਲਾਇਆ ਜਾਂਦਾ ਹੈ।

1. ਸ਼ਹਿਰੀ ਬਸਤੀਆਂ (ਅਰਬਨ ਸਲੱਮਸ)
2. ਕਬੀਲੀ ਇਲਾਕੇ (ਟਰਾਈਬਲ ਏਰੀਆਜ)

3. ਪਿਛੜੇ ਪੇਡੂ ਇਲਾਕੇ

ਹਰ ਸਾਲ ਦੇ 300 ਦਿਨ ਦਿੱਤਾ ਜਾਂਦਾ ਹੈ। ਇਸ ਵਿਚ ਛੇ ਸਾਲ ਤੋਂ ਘੱਟ ਉਮਰ ਦੇ ਬੱਚਿਆਂ ਨੂੰ 300 ਕੈਲੋਰੀ ਅਤੇ 10-12 ਗ੍ਰਾਮ ਪ੍ਰੋਟੀਨ ਯੁਕਤ ਭੋਜਨ ਦਿੱਤਾ ਜਾਂਦਾ ਹੈ ਅਤੇ ਗਰਭਵਤੀ ਅਤੇ ਦੁੱਧ ਪਿਲਾਉਣ ਵਾਲੀਆਂ ਔਰਤਾਂ ਨੂੰ 500 ਕੈਲੋਰੀ ਅਤੇ 25 ਗ੍ਰਾਮ ਪ੍ਰੋਟੀਨ ਯੁਕਤ ਭੋਜਨ ਦਿੱਤਾ ਜਾਂਦਾ ਹੈ।

ਸ਼ੁਰੂ ਵਿੱਚ ਇਹ ਪ੍ਰੋਗਰਾਮ ਕੇਂਦਰ ਸਰਕਾਰ ਦੇ ਅਧੀਨ ਸੀ। ਇਹ ਜਿੰਮੇਵਾਰੀ ਬਾਅਦ ਵਿੱਚ ਰਾਜ ਸਰਕਾਰ ਅਧੀਨ "ਮਿਨਿਮਮ ਨੀਡ ਪ੍ਰੋਗਰਾਮ" ਨੂੰ ਦੇ ਦਿੱਤੀ ਗਈ। ਹੁਣ ਇਹ ਸਪੈਸ਼ਲ ਨਿਊਟਰੀਸ਼ਨ ਪ੍ਰੋਗਰਾਮ "ਇੰਨਟੇਗਰੇਟਿਡ ਚਾਇਲਡ ਡਿਵੈਲਪਮੈਂਟ ਸਕੀਮ" ਨਾਲ ਮਿਲ ਕੇ ਕੰਮ ਕਰਦਾ ਹੈ।

5.4 ਸਕੂਲੀ ਵਾਤਾਵਰਨ (ਸਕੂਲ ਇੰਨਵਾਇਰਮੈਂਟ)

ਸਕੂਲੀ, ਇਮਾਰਤ ਜਗ੍ਹਾਂ, ਸਕੂਲੀ ਵਾਤਾਵਰਨ ਦਾ ਮਹੱਤਵਪੂਰਨ ਹਿੱਸਾ ਹਨ ਜਿਸ ਵਿੱਚ ਵਿਦਿਆਰਥੀਆਂ ਦੀ ਵ੍ਰਿਧੀ ਅਤੇ ਵਿਕਾਸ ਹੁੰਦਾ ਹੈ। ਇਸ ਲਈ ਸਕੂਲੀ ਬੱਚਿਆਂ ਦੀ ਸਮਾਜਿਕ, ਮਾਨਸਿਕ ਅਤੇ ਸਰੀਰਕ ਸਿਹਤ ਲਈ ਵਧੀਆ ਸਿਹਤਮੰਦ ਸਕੂਲੀ ਵਾਤਾਵਰਨ ਬਹੁਤ ਜਰੂਰੀ ਹੈ। ਵਧੀਆ ਸਕੂਲੀ ਵਾਤਾਵਰਨ ਲਈ ਹੇਠ ਲਿਖੀਆਂ ਗੱਲਾਂ ਦਾ ਧਿਆਨ ਰੱਖਣਾ ਚਾਹੀਦਾ ਹੈ।

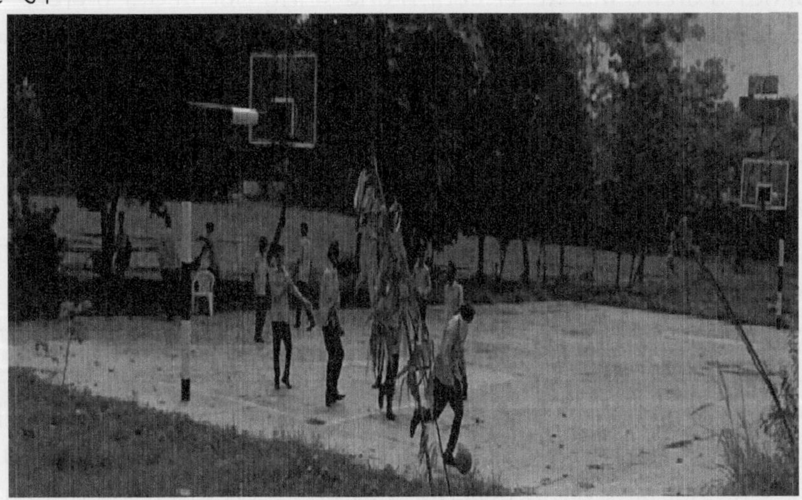

Fig. 5.2: ਸਕੂਲੀ ਬੱਚੇ

1. **ਸਥਾਨ :** ਸਕੂਲ ਹਮੇਸ਼ਾ ਭੀੜ ਵਾਲੀਆਂ ਜਗ੍ਹਾਂਵਾਂ, ਸੜਕਾਂ, ਫੈਕਟਰੀਆਂ, ਰੇਲਵੇ ਲਾਈਨਾਂ ਅਤੇ ਬਜਾਰ ਆਦਿ ਤੋਂ ਦੂਰੀ ਤੇ ਸਥਿਤ ਹੋਣਾ ਚਾਹੀਦਾ ਹੈ। ਸਕੂਲ ਦੇ ਆਲੇ ਦੁਆਲੇ ਚਾਰ ਦੀਵਾਰੀ ਹੋਣੀ ਚਾਹੀਦੀ ਹੈ।
2. **ਜਗ੍ਹਾਂ :** ਸਕੂਲ ਥੋੜੀ ਉੱਚੀ ਜਗ੍ਹਾ ਤੇ ਸਥਿਤ ਹੋਣਾ ਚਾਹੀਦਾ ਹੈ ਅਤੇ ਕਿਸੇ ਤਰ੍ਹਾਂ ਦੀ ਨਮੀ ਨਹੀਂ ਹੋਣੀ ਚਾਹੀਦੀ। "ਸਕੂਲ ਹੈਲਥ ਕੰਮੇਟੀ" ਦੇ ਅਨੁਸਾਰ ਪ੍ਰਾਇਮਰੀ ਸਕੂਲਾਂ ਲਈ 5 ਏਕੜ ਅਤੇ ਦਸਵੀ ਕਲਾਸ ਦੇ ਸਕੂਲਾਂ ਲਈ 10 ਏਕੜ ਜਮੀਨ ਹੋਣੀ ਚਾਹੀਦੀ ਹੈ।
3. **ਬਨਾਵਟ :** ਨਰਸਰੀ ਅਤੇ 12 ਵੀਂ ਕਲਾਸ ਤੱਕ ਦੇ ਸਕੂਲ ਇੱਕ ਮੰਜਿਲਾ ਹੋਣੇ ਚਾਹੀਦੇ ਹਨ। ਸਕੂਲ ਦੀਆਂ ਬਾਹਰ ਵਾਲੀਆਂ ਦੀਵਾਰਾਂ ਘੱਟ ਤੋਂ ਘੱਟ 10 ਇੰਚ ਮੋਟੀਆਂ ਹੋਣੀਆਂ ਚਾਹੀਦੀਆਂ ਹਨ ਅਤੇ ਇਹ ਤਾਪਮਾਨ ਪ੍ਰਤੀਰੋਧੀ ਹੋਣੀਆਂ ਚਾਹੀਦੀਆਂ ਹਨ।

4. **ਕਲਾਸ :** ਹਰੇਕ ਕਲਾਸ ਦੇ ਸਾਹਮਣੇ ਇੱਕ ਵਰਾਂਡਾ ਜਰੂਰ ਹੋਣਾ ਚਾਹੀਦਾ ਹੈ। ਕਿਸੇ ਵੀ ਕਲਾਸ ਵਿੱਚ 40 ਤੋਂ ਵੱਧ ਵਿਦਿਆਰਥੀ ਨਹੀਂ ਹੋਣੇ ਚਾਹੀਦੇ। ਹਰ ਵਿਦਿਆਰਥੀ ਕੋਲ ਘੱਟ ਤੋਂ ਘੱਟ 10 ਸੁਕੇਅਰ ਫੁੱਟ ਦਾ ਖੇਤਰਫਲ ਹੋਣਾ ਚਾਹੀਦਾ ਹੈ।
5. **ਫਰਨੀਚਰ :** ਫਰਨੀਚਰ ਵਿਦਿਆਰਥੀਆਂ ਦੀ ਉਮਰ ਦੇ ਮੁਤਾਬਿਕ ਹੋਣਾ ਚਾਹੀਦਾ ਹੈ। ਕੁਰਸੀਆਂ ਅਰਾਮਦਾਇਕ ਹੋਣੀਆਂ ਚਾਹੀਦੀਆਂ ਹਨ ਤਾਕਿ ਜ਼ਿਆਦਾ ਦੇਰ ਤਕ ਬੈਠਣ ਨਾਲ ਕਮਰ ਦਰਦ ਨਾ ਹੋਵੇ ਅਤੇ ਲਿਖਣ ਲਈ ਵੀ ਵਧੀਆ ਮੇਜ ਹੋਣੇ ਚਾਹੀਦੇ ਹਨ।
6. **ਦਰਵਾਜੇ ਅਤੇ ਖਿੜਕੀਆਂ :** ਖਿੜਕੀਆਂ ਚੌੜੀਆਂ ਅਤੇ ਜਮੀਨ ਤੋਂ 2 ਤੋਂ 3 ਫੁੱਟ ਦੀ ਉਚਾਈ ਤੇ ਹੋਣੀਆਂ ਚਾਹੀਦੀਆਂ ਹਨ। ਦਰਵਾਜੇ ਅਤੇ ਖਿੜਕੀਆਂ ਮਿਲਾ ਕੇ ਪੂਰੇ ਕਮਰੇ ਦੇ ਫਰਸ਼ ਦਾ 25% ਹੋਣੀਆਂ ਚਾਹੀਦੀਆਂ ਹਨ। ਖਿੜਕੀਆਂ ਅਲੱਗ ਅਲੱਗ ਕੰਧਾ ਵਿੱਚ ਹੋਣੀਆਂ ਚਾਹੀਦੀਆਂ ਹਨ ਤਾਕਿ ਵਧੀਆਂ ਹਵਾ ਦਾ ਨਿਕਾਸ ਹੋ ਸਕੇ।
7. **ਰੰਗ :** ਕਲਾਸ ਵਿੱਚ ਦੀਵਾਰਾਂ ਅਤੇ ਛੱਤ ਦਾ ਰੰਗ ਚਿੱਟਾ ਹੋਣਾ ਚਾਹੀਦਾ ਹੈ। ਕਲਾਸ ਵਿੱਚ ਜਿਆਦਾ ਭੜਕੀਲੇ ਰੰਗ ਨਹੀਂ ਹੋਣੇ ਚਾਹੀਦੇ।
8. **ਰੋਸ਼ਨੀ :** ਕਲਾਸ ਵਿੱਚ ਰੋਸ਼ਨੀ ਹੋਣੀ ਚਾਹੀਦੀ ਹੈ ਤਾਕਿ ਬੱਚਿਆਂ ਦੀ ਨਜਰ ਤੇ ਬੁਰਾ ਅਸਰ ਨਾ ਪਏ। ਰੋਸ਼ਨੀ ਖੱਬੇ ਪਾਸਿਉ ਆਉਣੀ ਚਾਹੀਦੀ ਹੈ ਅਤੇ ਕਦੇ ਵੀ ਰੋਸ਼ਨੀ ਸਾਹਮਣੇ ਪਾਸਿਉ ਨਹੀਂ ਆਉਣੀ ਚਾਹੀਦੀ।
9. **ਪਾਣੀ :** ਸਕੂਲ ਵਿੱਚ ਪੀਣ ਵਾਲਾ ਪਾਣੀ ਸਾਫ ਅਤੇ ਪੀਣ ਯੋਗ ਹੋਣਾ ਚਾਹੀਦਾ ਹੈ। ਪਾਣੀ ਦੀ ਸਪਲਾਈ ਲਗਾਤਾਰ ਹੋਣੀ ਚਾਹੀਦੀ ਹੈ।
10. **ਖਾਣ ਲਈ ਸੁਵਿਧਾ :** ਮਿਡ ਡੇ ਮੀਲ ਲਈ ਵਿਦਿਆਰਥੀਆਂ ਲਈ ਇੱਕ ਵੱਖਰਾ ਕਮਰਾ ਹੋਣਾ ਚਾਹੀਦਾ ਹੈ।
11. **ਸ਼ੋਚਾਲਿਆ :** ਸਕੂਲ ਵਿੱਚ ਲੜਕੇ ਅਤੇ ਲੜਕੀਆਂ ਲਈ ਵਿਦਿਆਰਥੀਆਂ ਦੀ ਸੰਖਿਆ ਦੇ ਮੁਤਾਬਿਕ ਵੱਖਰੇ ਵੱਖਰੇ ਪਖਾਨੇ ਹੋਣੇ ਚਾਹੀਦੇ ਹਨ।

ਇਹਨਾਂ ਤੋਂ ਇਲਾਵਾ ਸਕੂਲ ਦੇ ਫਰਸ਼ ਸਾਫ ਸੁਥਰੇ ਹੋਣੇ ਚਾਹੀਦੇ ਹਨ ਪਰ ਫਰਸ਼ ਤੇ ਫਿਸਲਣ ਨਹੀਂ ਹੋਣੀ ਚਾਹੀਦੀ। ਪੌੜੀਆਂ ਅਤੇ ਛੱਤ ਦੇ ਨਾਲ ਨਾਲ ਰੇਲਿੰਗ (ਸਹਾਰਾ) ਜਰੂਰ ਹੋਣਾ ਚਾਹੀਦਾ ਹੈ।

5.5 ਸਕੂਲੀ ਬੱਚਿਆਂ ਦੀ ਸਿਹਤ ਜਾਂਚ (ਅਸੈਸਮੈਂਟ ਆਫ ਹੈਲਥ ਆਫ ਸਕੂਲ ਚਿਲਡਰਨ)

ਸਕੂਲੀ ਬੱਚਿਆਂ ਦੀ ਸਿਹਤ ਜਾਂਚ ਸਕੂਲ ਸਿਹਤ ਸੇਵਾਵਾਂ ਦਾ ਮਹੱਤਵਪੂਰਨ ਹਿੱਸਾ ਹਨ। ਕੰਮਿਉਨਿਟੀ ਹੈਲਥ ਨਰਸ ਦੇ ਨਾਲ ਨਾਲ ਅਧਿਆਪਕ, ਡਾਕਟਰ ਆਦਿ ਵੀ ਸਿਹਤ ਜਾਂਚ ਵਿੱਚ ਮਦਦ ਕਰਦੇ ਹਨ। ਸਕੂਲ ਹੈਲਥ ਨਰਸ ਸਕੂਲੀ ਬੱਚਿਆ ਦੀ ਸਿਹਤ ਦਾ ਨਿਰੀਖਣ ਤੇ ਜਾਂਚ ਪੜਤਾਲ ਕਰਨ ਵਿੱਚ ਮਹੱਤਵਪੂਰਨ ਭੂਮਿਕਾ ਨਿਭਾਉਦੀ ਹੈ।

1. ਸਕੂਲੀ ਬੱਚਿਆਂ ਦਾ ਨਿਸ਼ਚਿਤ ਸਮੇਂ ਦੇ ਬਾਅਦ ਮੈਡੀਕਲ ਜਾਂਚ ਹੋਣੀ ਚਾਹੀਦੀ ਹੈ। ਜਿਆਦਾਤਰ ਹਰ ਚਾਰ ਸਾਲ ਬਾਅਦ ਸਕੂਲੀ ਵਿਦਿਆਰਥੀਆਂ ਦੀ ਮੈਡੀਕਲ ਜਾਂਚ ਕੀਤੀ ਜਾਂਦੀ ਹੈ।
2. ਸਕੂਲ ਵਿੱਚ ਬੱਚਿਆਂ ਦੇ ਦਾਖਲੇ ਤੋਂ ਪਹਿਲਾਂ ਅਤੇ ਸਕੂਲ ਛੱਡਣ ਸਮੇਂ ਬੱਚਿਆਂ ਦਾ ਚੰਗੀ ਤਰ੍ਹਾਂ ਨਿਰੀਖਣ ਤੇ ਸਿਹਤ ਜਾਂਚ ਕਰਨੀ ਚਾਹੀਦੀ ਹੈ।
3. ਸਕੂਲੀ ਬੱਚਿਆਂ ਦਾ ਹੇਠ ਲਿਖਿਆ ਮੈਡੀਕਲ ਨਿਰੀਖਣ ਹੋਣਾ ਚਾਹੀਦਾ ਹੈ ਜਿਵੇਂ :
   - ਬੱਚਿਆਂ ਦਾ ਭਾਰ ਅਤੇ ਉਚਾਈ ਨੂੰ ਸਮੇਂ ਸਿਰ ਮਾਪਣਾ
   - ਦੰਦਾਂ ਦਾ ਨਿਰੀਖਣ
   - ਅੱਖਾਂ ਦਾ ਨਿਰੀਖਣ

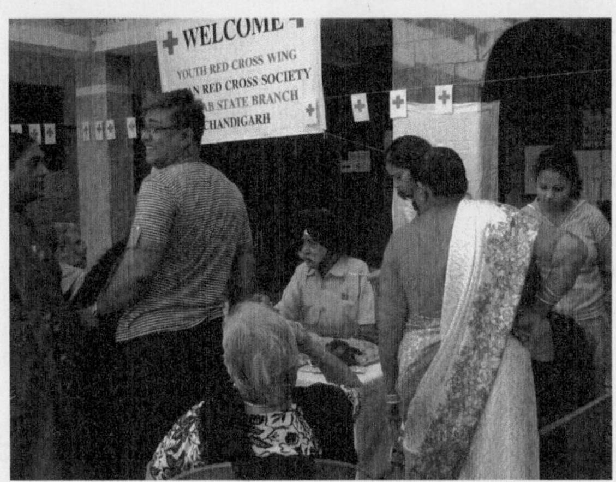

Fig. 5.3: ਸਕੂਲੀ ਬੱਚਿਆਂ ਦਾ ਨਿਰੀਖਣ

- ਕੰਨਾਂ ਦਾ ਨਿਰੀਖਣ
- ਪੇਟ ਵਿੱਚ ਕੀੜਿਆਂ ਦੀ ਜਾਂਚ ਕਰਨੀ।
- ਸਮੇਂ ਸਿਰ ਖੂਨ ਅਤੇ ਪਿਸ਼ਾਬ ਦੀ ਜਾਂਚ ਕਰਨੀ।

ਜਾਂਚ ਦੁਆਰਾ ਸਕੂਲੀ ਬੱਚਿਆਂ ਦੀਆਂ ਸਿਹਤ ਸਮੱਸਿਆਵਾਂ ਨੂੰ ਸ਼ੁਰੂ ਵਿੱਚ ਹੀ ਪਹਿਚਾਣਿਆ ਜਾ ਸਕਦਾ ਹੈ ਅਤੇ ਇਹਨਾਂ ਦਾ ਇਲਾਜ ਕਰਕੇ ਅੱਗੇ ਵੱਧਣ ਤੋਂ ਰੋਕਿਆ ਜਾ ਸਕਦਾ ਹੈ।

4. ਬੱਚਿਆਂ ਦੀ ਸਿਹਤ ਦਾ ਨਿਰੀਖਣ ਰੋਜਾਨਾ ਅਧਿਆਪਕਾਂ ਦੁਆਰਾ ਕੀਤਾ ਜਾਣਾ ਚਾਹੀਦਾ ਹੈ। ਇਸ ਲਈ ਜਰੂਰੀ ਹੈ ਕਿ ਅਧਿਆਪਕਾਂ ਨੂੰ ਸਕੂਲੀ ਬੱਚਿਆਂ ਦੀ ਸਿਹਤ ਜਾਂਚ ਦੌਰਾਨ ਅਧਿਆਪਕਾਂ ਨੂੰ ਹੇਠ ਲਿਖੀਆਂ ਬਿਮਾਰੀਆਂ ਤੇ ਧਿਆਨ ਦੇਣਾ ਚਾਹੀਦਾ ਹੈ :
   - ਖਾਂਸੀ ਅਤੇ ਜੁਕਾਮ ਦੇ ਲੱਛਣਾਂ ਦੀ ਜਾਂਚ
   - ਸਿਰ ਦਰਦ
   - ਚਮੜੀ ਦੀਆਂ ਬਿਮਾਰੀਆਂ
   - ਬੁਖਾਰ ਦੀ ਜਾਂਚ ਪੜਤਾਲ
   - ਅੱਖਾਂ ਵਿੱਚ ਲਾਲੀ ਅਤੇ ਪਾਣੀ ਵੱਗਣਾ
   - ਦਸਤ, ਨੀਂਦ ਨਾ ਆਉਣਾ ਅਤੇ ਸਰੀਰਕ ਦਰਦਾਂ ਦੀ ਜਾਂਚ ਪੜਤਾਲ ਕਰਨੀ
   - ਸਕੂਲੀ ਬੱਚਿਆਂ ਵਿੱਚ ਪੱਕਿਆ ਹੋਇਆ ਗਲਾ, ਸਿਰ ਦਰਦ, ਆਕੜੀ ਹੋਣੀ ਗਰਦਨ ਅਤੇ ਕਾਂਬੇ ਦੀ ਜਾਂਚ ਪੜਤਾਲ।
   - ਸਕੂਲੀ ਬੱਚਿਆਂ ਦੀ ਮਾਨਸਿਕ ਜਾਂ ਮਨੋਵਿਗਿਆਨਕ ਤੌਰ ਤੇ ਵੀ ਜਾਂਚ ਪੜਤਾਲ ਕਰਨੀ ਚਾਹੀਦੀ ਹੈ ਜਿਵੇਂ ਕਿ :
     - ਚੋਰੀ
     - ਪੜ੍ਹਾਈ ਵਿੱਚ ਧਿਆਨ ਨਾ ਲੱਗ ਪਾਉਣਾ
     - ਅੰਗੂਠਾ ਚੁੰਘਣਾ, ਨਹੁੰ ਖਾਣੇ ਅਤੇ ਬਿਸਤਰਾ ਗਿੱਲਾ ਕਰਨਾ।

- ਬਾਲ ਅਪਰਾਧ
- ਵਹਿਮ-ਭਰਮ, ਦਮਾ ਅਤੇ ਹਿਸਟੀਰੀਆਂ ਆਦਿ ਦੀ ਜਾਂਚ ਪੜਤਾਲ ਕਰਨੀ।

5. ਵਧੀਆਂ ਅਤੇ ਸਿਹਤਮੰਦ ਵਾਤਾਵਰਨ ਵਿੱਚ ਸਕੂਲੀ ਬੱਚਿਆਂ ਦੀ ਵ੍ਰਿਧੀ ਅਤੇ ਵਿਕਾਸ ਤੇਜੀ ਨਾਲ ਹੁੰਦਾ ਹੈ। ਇਸ ਲਈ ਸਕੂਲੀ ਵਾਤਾਵਰਨ ਦਾ ਨਿਰੀਖਣ ਕਰਨਾ ਬਹੁਤ ਹੀ ਮਹੱਤਵਪੂਰਨ ਹੈ।
6. ਪੌਸ਼ਟਿਕ ਆਹਾਰ ਦੀ ਕਮੀ ਕਾਰਨ ਆਉਣ ਵਾਲੀਆਂ ਬਿਮਾਰੀਆਂ ਦੀ ਜਾਂਚ ਪੜਤਾਲ ਕਰਨੀ ਜਿਵੇਂ ਪ੍ਰੋਟੀਨ ਕੈਲੋਰੀ ਪੋਸ਼ਟਿਕ ਅਹਾਰ ਦੀ ਘਾਟ, ਕੁਪੋਸ਼ਣ, ਅੰਧਰਾਤਾ ਆਦਿ।
7. ਸਕੂਲੀ ਬੱਚਿਆਂ ਦੀ ਵਿਅਕਤੀਗਤ ਅਤੇ ਪਰਿਵਾਰਕ ਇਤਿਹਾਸ ਬਾਰੇ ਜਾਣਕਾਰੀ ਲੈਣੀ ਚਾਹੀਦੀ ਹੈ। ਇਹ ਜਾਣਕਾਰੀ ਬੱਚਿਆਂ ਦੀ ਮਾਤਾ ਪਿਤਾ ਤੋਂ ਦਾਖਲੇ ਦੇ ਸਮੇਂ ਜਾਂ ਬਾਅਦ ਵਿੱਚ ਮਾਤਾ ਪਿਤਾ ਅਤੇ ਅਧਿਆਪਕਾਂ ਦੀ ਮੀਟਿੰਗ ਵਿੱਚ ਲਈ ਜਾ ਸਕਦੀ ਹੈ। ਇਹ ਜਾਣਕਾਰੀ ਸਿਹਤ ਨਿਰੀਖਣ ਲਈ ਜਰੂਰੀ ਹੈ।
8. ਉਲਟੀਆਂ, ਚੱਕਰ ਅਤੇ ਜੂੰਆਂ ਦੀ ਰੋਕਥਾਮ ਅਤੇ ਇਲਾਜ ਕਰਨ ਲਈ ਸਹੀ ਸਮੇਂ ਤੇ ਬੱਚਿਆਂ ਦੀ ਨਿਰੀਖਣ ਕੀਤਾ ਜਾਣਾ ਚਾਹੀਦਾ ਹੈ।

5.6 ਦੰਦਾਂ ਦੀਆਂ ਬਿਮਾਰੀਆਂ (ਡੈਂਟਲ ਡਿਸਔਡਰਸ)

ਦੰਦਾਂ ਦੀ ਸਫਾਈ ਦੰਦਾਂ ਦੀ ਦੇਖਭਾਲ ਦਾ ਇੱਕ ਮਹੱਤਵਪੂਰਨ ਹਿੱਸਾ ਹੈ। ਜੇਕਰ ਦੰਦਾਂ ਦੀ ਸਫਾਈ ਠੀਕ ਢੰਗ ਨਾਲ ਨਾ ਕੀਤੀ ਜਾਵੇ ਤਾਂ ਕਈ ਸਮੱਸਿਆਵਾਂ ਦਾ ਸਾਹਮਣਾ ਕਰਨਾ ਪੈ ਸਕਦਾ ਹੈ। ਸਕੂਲੀ ਬੱਚਿਆਂ ਵਿੱਚ ਦੰਦਾਂ ਦੀਆਂ ਬੀਮਾਰੀਆਂ ਆਮ ਪਾਈਆਂ ਜਾਂਦੀਆਂ ਹਨ। ਇਸਦਾ ਮੁੱਖ ਕਾਰਨ ਬੱਚਿਆਂ ਵਲੋਂ ਮਿੱਠੀਆਂ ਚੀਜਾਂ ਜਿਵੇਂ ਟਾਫੀਆਂ, ਕੋਲਡ ਡ੍ਰਿੰਕ, ਚਾੱਕਲੇਟ ਆਦਿ ਦਾ ਜਿਆਦਾ ਸੇਵਨ ਕਰਨਾ ਹੈ। ਬੱਚਿਆਂ ਵਿਚ ਆਮ ਹੋਣ ਵਾਲੀਆਂ ਬੀਮਾਰੀਆਂ ਹੇਠ ਲਿਖੇ ਅਨੁਸਾਰ ਹਨ :

1. ਦੰਦਾਂ ਦਾ ਦਰਦ (ਟੂਥ ਏਕ)
2. ਡੈਂਟਲ ਕੇਰੀਜ਼
3. ਮਾਲਅਕਲੂਜ਼ਨ
4. ਪੈਰੀਔਡੋਨਟਿਲ ਬੀਮਾਰੀਆਂ
5. ਹੈਲੀਟੋਸਿਸ
6. ਪਾਇਓਰੀਆ

5.6.1 ਦੰਦਾਂ ਦਾ ਦਰਦ (ਟੂਥਏਕ)

ਕਿਸੇ ਵੀ ਦੰਦਾਂ ਦੀ ਸਮੱਮਿਆ ਕਰਕੇ ਦੰਦਾਂ ਜਾਂ ਮਸੂੜਿਆ ਦੇ ਆਲੇ ਦੁਆਲੇ ਦਰਦ ਹੁੰਦਾ ਹੈ। ਜਿਆਦਾਤਰ ਦੰਦਾਂ ਦੇ ਦਰਦ ਦਾ ਕਾਰਨ ਦੰਦਾਂ ਦੀਆਂ ਸਮੱਸਿਆਵਾਂ ਜਿਵੇਂ ਡੈਂਟਲ ਕੇਰੀਜ, ਪੈਰੀਔਡੋਨਟਿਲ ਬਿਮਾਰੀਆਂ ਆਦਿ ਹੁੰਦਾ ਹੈ। ਦੰਦਾਂ ਦਾ ਦਰਦ ਜਿਆਦਾ ਗਰਮ ਜਾਂ ਠੰਡਾ ਖਾਣ ਨਾਲ ਵੱਧ ਸਕਦਾ ਹੈ। ਇਸ ਲਈ ਇਹਨਾਂ ਦਾ ਸੇਵਨ ਕਰਨ ਤੋਂ ਬਚਣਾ ਚਾਹੀਦਾ ਹੈ।

5.6.2 ਡੈਂਟਲ ਕੇਰੀਜ਼

ਦੰਦਾਂ ਦੀਆਂ ਬਾਹਰਲੀਆ ਦੋ ਪਰਤਾਂ ਹੁੰਦੀਆਂ ਹਨ। ਜਿਨਾਂ ਨੂੰ "ਐਨਾਮਿਲ" ਅਤੇ "ਡੈਂਨਟਿਨ" ਕਿਹਾ ਜਾਂਦਾ ਹੈ ਜੋ ਕਿ ਦੰਦਾਂ ਦੇ ਅੰਦਰਲੇ ਸੰਵੇਦਨਸ਼ੀਣ ਭਾਗ ਜਿਸ ਵਿੱਚ ਨਸਾਂ ਅਤੇ ਖੂਨ ਦੀਆਂ ਨਾੜੀਆਂ ਹੁੰਦੀਆਂ ਹਨ, ਜਿਸਨੂੰ "ਪਲਪ" ਕਿਹਾ ਜਾਂਦਾ ਹੈ, ਉਸਨੂੰ ਬਚਾ ਕੇ ਰੱਖਦੀਆਂ ਹਨ। ਸਭ ਤੋਂ ਬਾਹਰਵਾਲੀ ਚਿੱਟੇ ਰੰਗ ਦੀ ਪਰਤ "ਐਨਾਮਿਲ" ਅਤੇ ਉਸਦੇ ਨੀਚੇ

ਪੀਲੇ ਰੰਗ ਦੀ ਪਰਤ "ਡੈਨਟਿੰਨ" ਹੁੰਦੀ ਹੈ। ਜਦੋਂ ਇਹਨਾਂ ਦੋਵਾਂ ਪਰਤਾਂ ਵਿੱਚ ਛੇਦ ਹੋ ਜਾਂਦਾ ਹੈ ਉਸਨੂੰ "ਡੈਂਟਲ ਕੇਰੀਜ਼" ਕਿਹਾ ਜਾਂਦਾ ਹੈ। ਬੈਕਟੀਰੀਆਂ ਸ਼ੂਗਰ (ਮਿੱਠਾ) ਨੂੰ ਤੇਜ਼ਾਬ ਵਿੱਚ ਬਦਲ ਦਿੰਦਾਂ ਹੈ ਅਤੇ ਇਹ ਤੇਜ਼ਾਬ ਦੰਦਾਂ ਦੀਆ ਬਾਹਰ-ਲੀਆਂ ਪਰਤਾਂ ਨੂੰ ਖੋਰ ਦਿੰਦਾ ਹੈ ਜਿਸ ਕਾਰਨ ਦੰਦਾਂ ਵਿੱਚ ਛੇਦ ਹੋ ਜਾਂਦੇ ਹਨ ਜਿਸਨੂੰ "ਡੈਂਟਲ ਕੇਰੀਜ਼" ਕਿਹਾ ਜਾਂਦਾ ਹੈ।

ਜਿਸ ਕਾਰਨ ਸੰਵੇਦਨਸ਼ੀਲ "ਪਲਪ" ਭੋਜਨ ਠੰਡੇ, ਗਰਮ ਆਦਿ ਤਰਲ ਪਦਾਰਥਾਂ ਦੇ ਸੰਪਰਕ ਵਿੱਚ ਆ ਜਾਂਦਾ ਹੈ। ਜਿਸ ਕਾਰਨ ਦੰਦਾਂ ਦਾ ਦਰਦ ਸ਼ੁਰੂ ਹੋ ਜਾਂਦਾ ਹੈ।

5.6.3 ਮਾਲਅਕਲੂਜ਼ਨ

ਸਕੂਲੀ ਬੱਚਿਆਂ ਵਿੱਚ ਇਹ ਦੰਦਾਂ ਦੀ ਆਮ ਸਮੱਸਿਆ ਹੈ। ਦੰਦਾਂ ਦਾ ਜਬਾੜਿਆਂ ਵਿਚ ਅਨਿਯਮਤ ਰੂਪ ਨਾਲ ਜਾਂ ਟੇਢੇ ਮੇਢੇ ਆਉਣ ਨੂੰ ਮਾਲਅਕਲੂਜਨ ਕਹਿੰਦੇ ਹਨ। ਇਸ ਨਾਲ ਬੱਚੇ ਨੂੰ ਕਾਫੀ ਪਰੇਸ਼ਾਨੀਆਂ ਆ ਸਕਦੀਆਂ ਹਨ। ਮਾਲਅਕ-ਲੂਜ਼ਨ ਦਾ ਕਾਰਨ ਡੈਂਟਲ ਕੇਰੀਜ਼ ਕਰਕੇ ਜਾਂ ਹੋਰ ਕਾਰਨਾਂ ਕਰਕੇ ਦੰਦਾਂ ਦਾ ਜਲਦੀ ਟੁੱਟ ਜਾਣਾ, ਜਿਆਦਾ ਜਾਂ ਵਾਧੂ ਦੰਦਾਂ ਦਾ ਉਗਣਾ, ਅਤੇ ਦੰਦਾਂ ਦਾ ਅਕਾਰ ਅਸਧਾਰਨ ਹੋਣਾ ਹੈ। ਇਸ ਨਾਲ ਬੱਚੇ ਨੂੰ ਚਬਾਉਣ ਜਾਂ ਖਾਣਾ ਖਾਣ, ਵਿਚ ਪਰੇਸ਼ਾਨੀ, ਬੋਲਣ ਵਿਚ ਪਰੇਸ਼ਾਨੀ ਅਤੇ ਪੋਸ਼ਣ ਸੰਬੰਧੀ ਪਰੇਸ਼ਾਨੀਆਂ ਹੋ ਸਕਦੀਆਂ ਹਨ।

5.6.4 ਪੈਰੀਔਡੋਨਟਿਲ ਬੀਮਾਰੀਆਂ

ਮਸੂੜਿਆਂ ਸੰਬੰਧੀ ਬੀਮਾਰੀਆਂ ਨੂੰ ਪੈਰੀਔਡੋਨਟਿਲ ਬੀਮਾਰੀਆਂ ਕਿਹਾ ਜਾਂਦਾ ਹੈ। ਪੈਰੀਓਡੋਂਨਟਿਲ ਬੀਮਾਰੀਆਂ ਮਸੂੜਿਆਂ ਦੀ ਸੋਜ (ਜਿੰਜੀਵਾਇਟਸ) ਤੋਂ ਲੈ ਕੇ ਗੰਭੀਰ ਬੀਮਾਰੀ ਜਿਸ ਵਿੱਚ ਲਾਗ ਦੰਦਾਂ ਦੁਆਲੇ ਟਿਸ਼ੂ ਅਤੇ ਹੱਡੀ ਤੱਕ ਪਹੁੰਚ ਸਕਦੀ ਹੈ, ਉਸਦਾ ਰੂਪ ਧਾਰਨ ਕਰ ਸਕਦੀ ਹੈ।

ਸਾਡੇ ਮੂੰਹ ਵਿੱਚ ਜਿਹੜੇ ਬੈਕਟੀਰੀਆਂ ਹੁੰਦੇ ਹਨ ਉਹ ਨਾਲ ਮਿਲ ਕੇ ਚਿਪਚਿਪਾ ਪਦਾਰਥ ਜਿਸਨੂੰ "ਪਲੇਕ" ਕਿਹਾ ਜਾਂਦਾ ਹੈ ਉਹ ਬਣਾਉਂਦੇ ਹਨ। ਜੇਕਰ ਚੰਗੀ ਤਰਾਂ ਬੁਰਸ਼ ਨਾ ਕੀਤਾ ਜਾਵੇ ਤਾ ਇਹ ਸਖ਼ਤ ਹੋ ਜਾਂਦਾ ਹੈ ਅਤੇ "ਤਾਰਤਰ" ਦਾ ਰੂਪ ਧਾਰਨ ਕਰ ਜਾਂਦਾ ਹੈ। ਜੋ ਕਿ ਅੱਗੇ ਜਾ ਕੇ ਮਸੂੜਿਆਂ ਦੀ ਸੋਜ (ਜਿੰਜੀਵਾਇਟਸ) ਬਣ ਜਾਂਦੀ ਹੈ ਅਤੇ ਜੇਕਰ ਇਲਾਜ ਨਾ ਕੀਤਾ ਜਾਵੇ ਤਾਂ ਇਹ "ਪੈਰੀਔਨਡਾਇਟਸ" (ਦੰਦਾਂ ਦੇ ਦੁਆਲੇ ਸੋਜ) ਹੋ ਜਾਂਦਾ ਹੈ। ਜਿਸ ਕਾਰਨ ਲਾਗ ਟਿਸ਼ੂ, ਅਤੇ ਹੱਡੀਆਂ ਪਹੁੰਚ ਕੇ ਜਾਂਦੀ ਹੈ ਅਤੇ ਦੰਦਾਂ ਦੀ ਪਕੜ ਢਿੱਲੀ ਹੋ ਜਾਂਦੀ ਹੈ ਅਤੇ ਇਹ ਟੁੱਟ ਸਕਦੇ ਹਨ। ਇਸਦੇ ਲੱਛਣ ਮੂੰਹ ਵਿਚ ਬਦਬੂ, ਲਾਲ ਅਤੇ ਸੁਜੇ ਹੋਏ ਮਸੁੜੇ, ਢਿੱਲੇ ਦੰਦ, ਮਸੂੜਿਆਂ ਵਿੱਚ ਖੂਨ ਆਉਣਾ ਆਦਿ ਹੈ।

5.6.5 ਹੈਲੀਟੋਸਿਸ

ਮੂੰਹ ਵਿਚੋਂ ਬਦਬੂ ਆਉਣ ਨੂੰ ਮੈਡੀਕਲ ਭਾਸ਼ਾ ਵਿਚ ਹੈਲੀਟੋਸਿਸ ਕਿਹਾ ਜਾਂਦਾ ਹੈ। ਇਹ ਹੋਰ ਗੰਭੀਰ ਦੰਦਾਂ ਦੀਆਂ ਸਮੱਸਿਆਵਾਂ ਦਾ ਲੱਛਣ ਹੋ ਸਕਦੀ ਹੈ। ਜੇਕਰ ਰੋਜ਼ਾਨਾ ਚੰਗੀ ਤਰਾਂ ਦੰਦਾਂ ਦੀ ਸਫਾਈ ਨਾ ਕੀਤੀ ਜਾਵੇ ਤਾਂ ਮੂੰਹ ਵਿੱਚ ਮੋਜੂਦ ਬੈਕਟੀਰੀਆ ਵਧਣੇ ਸ਼ੁਰੂ ਹੋ ਜਾਂਦੇ ਹਨ ਅਤੇ ਮੂੰਹ ਵਿਚੋਂ ਬਦਬੂ ਆਉਣੀ ਸ਼ੁਰੂ ਹੋ ਜਾਂਦੀ ਹੈ। ਇਸ ਤੋਂ ਇਲਾਵਾ ਸਿਗਰਟ ਪੀਣ ਅਤੇ ਤੰਬਾਕੂ ਚਬਾਉਣ ਜਾਂ ਨਕਲੀ ਦੰਦਾਂ ਦੀ ਸਫਾਈ ਨਾ ਕਰਨ ਕਾਰਨ ਵੀ ਹੈਲੀਟੋਸਿਸ ਹੋ ਸਕਦੀ ਹੈ।

5.6.6 ਪਾਇਓਰੀਆ

ਮਸੂੜਿਆਂ ਵਿੱਚ ਖੂਨ ਆਉਣ ਨੂੰ ਪਾਇਓਰੀਆ ਕਿਹਾ ਜਾਂਦਾ ਹੈ। ਪਾਇਓਰੀਆਂ ਮਸੂੜਿਆਂ ਦੀ ਸੋਜ, ਮਾੜੀ ਖੁਰਾਕ, ਅਤੇ ਪੋਸ਼ਕ ਤੱਤਾਂ ਜਿਵੇਂ ਵਿਟਾਮਿਨ ਅਤੇ ਮਿਨਰਲ ਆਦਿ ਦੀ ਘਾਟ ਕਰਕੇ ਵੀ ਹੋ ਸਕਦਾ ਹੈ। ਇਹ ਜਿਆਦਾਤਰ ਪੈਰੀਓਨਡੋਂਨਟਿਲ ਬੀਮਾਰੀਆਂ ਕਰਕੇ ਹੁੰਦਾ ਹੈ। ਪਾਇਓਰੀਆਂ ਕਰਕੇ ਦੰਦ ਡਿੱਗ ਵੀ ਸਕਦੇ ਹਨ। ਪਾਇਓਰੀਆਂ ਦੇ ਮੁੱਖ ਲੱਛਣ ਸੁੱਜੇ ਹੋਏ ਮਸੁੜੇ, ਮਸੁੜਿਆਂ ਵਿਚੋਂ ਖੂਨ ਆਉਣਾ, ਢਿੱਲ ਦੰਦ, ਮੂੰਹ ਦੇ ਛਾਲੇ ਅਤੇ ਦੰਦਾਂ ਦੁਆਲੇ ਰੇਸ਼ਾ ਪੈਦਾ ਹੋਣਾ ਆਦਿ ਹਨ।

5.6.7 ਦੰਦਾਂ ਦੀਆਂ ਬੀਮਾਰੀਆਂ ਦੀ ਰੋਕਥਾਮ ਅਤੇ ਇਲਾਜ

1. ਦੰਦਾਂ ਨੂੰ ਰੋਜ਼ਾਨਾ ਸਵੇਰੇ ਖਾਣਾ ਖਾਣ ਤੋਂ ਪਹਿਲਾਂ ਅਤੇ ਰਾਤ ਸਮੇਂ ਖਾਣਾ ਖਾਣ ਤੋਂ ਬਾਅਦ ਜਰੂਰ ਸਾਫ ਕਰਨਾ ਚਾਹੀਦਾ ਹੈ।
2. ਪੂਰੇ ਮੂੰਹ ਦੀ ਸਫਾਈ ਜਰੂਰੀ ਹੈ। ਇਸ ਲਈ ਦੰਦਾਂ ਦੇ ਨਾਲ-ਨਾਲ ਜੀਭ ਨੂੰ ਵੀ ਚੰਗੀ ਤਰਾਂ ਸਾਫ ਰੱਖਣਾ ਚਾਹੀਦਾ ਹੈ।
3. ਦੰਦਾਂ ਦੀ ਸਫਾਈ ਕਰਨ ਲਈ ਸਿਰਫ ਉਹੀ ਪੇਸਟ ਇਸਤੇਮਾਲ ਕਰਨੀ ਚਾਹੀਦੀ ਹੈ। ਜਿਸ ਵਿਚ ਫਲੋਰਾਇਡ ਸਹੀ ਮਾਤਰਾ ਵਿੱਚ ਮੌਜੂਦ ਹੋਵੇ।
4. ਸਾਲ ਵਿਚੋਂ ਦੋ ਵਾਰ ਦੰਦਾਂ ਦੇ ਡਾਕਟਰ ਕੋਲੋਂ ਬੱਚਿਆਂ ਦੇ ਦੰਦਾਂ ਦਾ ਨਿਰੀਖਣ ਕਰਵਾਉਣਾ ਚਾਹੀਦਾ ਹੈ ਤਾਂ ਕਿ ਦੰਦਾਂ ਦੀਆਂ ਬੀਮਾਰੀਆਂ ਨੂੰ ਸ਼ੁਰੂ ਵਿੱਚ ਹੀ ਪਹਿਚਾਣਿਆ ਜਾ ਸਕੇ ਅਤੇ ਉਹਨਾਂ ਦਾ ਇਲਾਜ ਕਰਕੇ ਅੱਗੇ ਵੱਧਣ ਤੋਂ ਰੋਕਿਆ ਜਾ ਸਕੇ।
5. ਸਿਗਰਟ ਪੀਣ ਜਾਂ ਤੰਬਾਕੂ ਖਾਣ ਵਰਗੀਆਂ ਬੁਰੀਆਂ ਆਦਤਾਂ ਜਿਹੜੀਆ ਕਿ ਦੰਦਾਂ ਨੂੰ ਵੀ ਪ੍ਰਭਾਵਿਤ ਕਰਦੀਆਂ ਹਨ। ਇਹਨਾਂ ਤੋਂ ਬੱਚਿਆਂ ਨੂੰ ਬਚਾ ਕੇ ਰੱਖਣਾ ਚਾਹੀਦਾ ਹੈ।
6. ਜਿਆਦਾ ਤੋਂ ਜਿਆਦਾ ਪਾਣੀ ਪੀਣਾ ਚਾਹੀਦਾ ਹੈ ਜਿਹੜਾ ਕਿ ਬੈਕਟੀਰੀਆਂ ਅਤੇ ਭੋਜਨ ਕਣਾਂ ਕੀ ਸਫਾਈ ਕਰਨ ਵਿੱਚ ਮਦਦ ਕਰਦਾ ਹੈ।
7. ਬੱਚਿਆਂ ਨੂੰ ਡੈਂਟਲ ਕੇਰੀਜ ਤੋਂ ਬਚਾਉਣ ਲਈ ਜਿਆਦਾ ਮਿੱਠੀਆਂ ਚੀਜਾਂ ਤੋਂ ਦੂਰ ਰੱਖਣਾ ਚਾਹੀਦਾ ਹੈ। ਕਿਉਂਕਿ ਇਹ ਬੈਕਟੀਰੀਆ ਦੁਆਰਾ ਤੇਜ਼ਾਬ ਵਿੱਚ ਬਦਲ ਕੇ ਦੰਦਾਂ ਦਾ ਨੁਕਸਾਨ ਕਰਦੀਆਂ ਹਨ।
8. ਬੱਚਿਆਂ ਨੂੰ ਪੋਸ਼ਟਿਕ ਖੁਰਾਕ ਦੇਣੀ ਚਾਹੀਦੀ ਹੈ ਤਾਂ ਕਿ ਉਹਨਾਂ ਦੀ ਬੀਮਾਰੀਆਂ ਨਾਲ ਲੜਣ ਦੀ ਪ੍ਰਤੀਰੋਧਕ ਸ਼ਕਤੀ ਨੂੰ ਵਧਾਇਆ ਜਾ ਸਕੇ। ਬੱਚਿਆਂ ਨੂੰ ਵਿਟਾਮਿਨ ਈ ਭਰਪੂਰ ਭੋਜਨ ਜਿਵੇਂ ਹਰੀਆਂ ਸਬਜੀਆਂ ਆਦਿ ਅਤੇ ਵਿਟਾਮਿਨ ਸੀ ਭਰਪੂਰ ਭੋਜਨ ਜਿਵੇਂ ਸੰਤਰਾ, ਮੌਸੰਮੀ ਆਦਿ ਦੇਣੇ ਚਾਹੀਦੇ ਹਨ ਤਾਂ ਕਿ ਉਹਨਾਂ ਨੂੰ ਪੈਰੀਔਡੋਨਟਿਲ ਬੀਮਾਰੀਆਂ ਤੋਂ ਬਣਾਇਆ ਜਾ ਸਕੇ।
9. ਜੇਕਰ ਦੰਦਾਂ ਦਾ ਦਰਦ ਜਿਆਦਾ ਹੈ ਤਾਂ ਇਸਨੂੰ ਲੌਂਗਾਂ ਦੇ ਤੇਲ ਲਗਾ ਕੇ ਜਾਂ ਨਮਕੀਨ ਪਾਣੀ ਨਾਲ ਕੁਰਲੀ ਕਰਕੇ ਘਟਾਇਆ ਜਾ ਸਕਦਾ ਹੈ। ਇਸ ਤੋਂ ਇਲਾਵਾ "ਬਰੂਫਨ", ਨੈਰੋਫਨ ਆਦਿ ਦਵਾਇਆਂ ਨਾਲ ਦੰਦ ਦੇ ਦਰਦ ਨੂੰ ਘਟਾਇਆ ਜਾ ਸਕਦਾ ਹੈ।
10. ਬੱਚਿਆਂ ਅਤੇ ਮਾਤਾ ਪਿਤਾ ਨੂੰ ਦੰਦਾਂ ਦੀ ਦੇਖਭਾਲ, ਦੰਦਾਂ ਦੀ ਬੀਮਾਰੀਆਂ ਦੇ ਕਾਰਨ ਅਤੇ ਬਚਾਉ ਦੇ ਢੰਗਾਂ ਬਾਰੇ ਪੂਰੀ ਜਾਣਕਾਰੀ ਦੇ ਕੇ, ਬੱਚਿਆਂ ਦੀਆਂ ਦੰਦਾਂ ਨਾਲ ਸੰਬੰਧਿਤ ਬੀਮਾਰੀਆਂ ਨੂੰ ਰੋਕਿਆ ਜਾ ਸਕਦਾ ਹੈ।

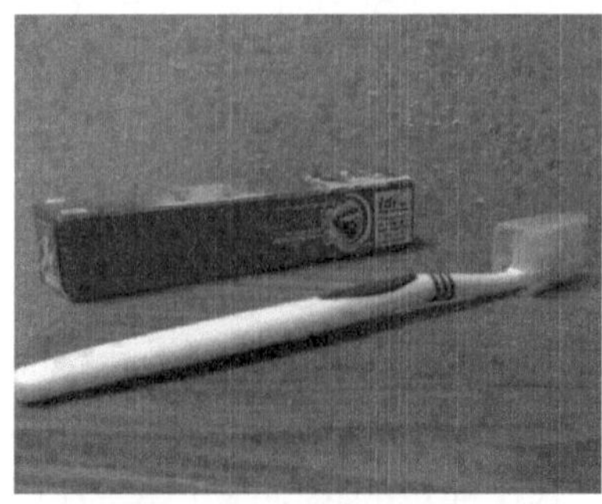

Fig. 5.4: ਦੰਦਾਂਦੀ ਸਫਾਈ

11. ਮਾਲਅਕਲੂਜਨ ਨੂੰ ਠੀਕ ਕਰਨ ਲਈ ਦੰਦਾਂ ਤੇ ਤਾਰ ਲਗਾਈ (ਬਰੇਸਿਸ) ਜਾਂਦੀ ਹੈ। ਜਿਸ ਨਾਲ ਦੰਦ ਉਚੇ ਨੀਵੇਂ ਨਹੀਂ ਰਹਿੰਦੇ।
12. ਹੈਲੀਟੋਸਿਸ ਨੂੰ ਦੂਰ ਦਰਨ ਲਈ ਜੀਭ ਦੀ ਦਿਨ ਵਿੱਚ ਦੋ ਵਾਰ ਸਫਾਈ ਦੀਤੀ ਜਾਣੀ ਚਾਹੀਦੀ ਹੈ।
13. ਰਾਤ ਨੂੰ ਸੌਣ ਤੋਂ ਪਹਿਲਾਂ ਗਰਾਰੇ ਕਰਨ ਨਾਲ ਵੀ ਹੈਲੀਟੋਸਿਸ ਤੋਂ ਬਚਿਆ ਸਕਦਾ ਹੈ।
14. ਮੂੰਹ ਦੀ ਸਫਾਈ ਚੰਗੀ ਤਰਾਂ ਕਰਨੀ ਚਾਹੀਦੀ ਹੈ ਅਤੇ ਸ਼ੱਕਰ ਰਹਿਤ ਬੱਬਲਗਮ ਦੇ ਨਾਲ ਵੀ ਮੂੰਹ ਵਿਚੋਂ ਬਦਬੂ (ਹੈਲੀਟੋਸਿਸ) ਨਹੀਂ ਆਉਦੀ। ਕਿਉਂਕਿ ਖੁਸ਼ਕ ਮੂੰਹ ਇਸਦਾ ਕਾਰਨ ਹੋ ਸਕਦਾ ਹੈ ਅਤੇ ਇਹ ਸਲਾਇਵਾ ਬਣਾਉਣ ਵਿਚ ਮਦਦ ਕਰਦੀ ਹੈ।
15. ਪਾਇਓਰੀਆਂ ਨੂੰ ਪਹਿਲੇ ਪੜਾਅ ਵਿਚ ਹੀ ਰੋਕਣ ਲਈ ਮਾਉਥਵਾਸ਼ (ਮੂੰਹ ਦੀ ਸਫਾਈ ਲਈ ਘੋਲ) ਦੀ ਵਰਤੋਂ ਦੀਤੀ ਜਾ ਸਕਦੀ ਹੈ। ਜਿਵੇਂ ਕਿ ਕਲੋਰਹੈਕਸਾਡਿਨ ਗਲੂਕੋਨੇਟ।
16. ਜਰੂਰਤ ਪੈਣ ਤੇ ਡਾਕਟਰ ਕੋਲੋ ਦੰਦਾਂ ਦੀ ਸਫਾਈ ਕਰਵਾਉਣੀ ਚਾਹੀਦੀ ਹੈ। ਜੇਕਰ ਪਲੇਕ ਜੰਮਿਆਂ ਹੋਵੇ ਤਾਂ ਡਾਕਟਰ ਇਹਨਾਂ ਦੀ ਸਫਾਈ ਕਰਦੇ ਹਨ ਜਿਸਨੂੰ ਸਕੇਲਿੰਗ ਕਿਹਾ ਜਾਂਦਾ ਹੈ। ਜਿਸ ਨਾਲ ਬੀਮਾਰੀ ਤੋਂ ਵੇਖਣ ਤੋਂ ਰੋਕਿਆ ਜਾ ਸਕਦਾ ਹੈ।

5.7 ਅੱਖਾਂ ਦੀਆਂ ਸਮੱਸਿਆਵਾਂ (ਆਈ ਪਰੋਬਲਮਸ)

ਅੱਖਾਂ ਦੀਆਂ ਸਮੱਸਿਆਵਾਂ ਸਕੂਲੀ ਬੱਚਿਆਂ ਵਿੱਚ ਆਮ ਪਾਈਆਂ ਜਾਂਦੀਆਂ ਹਨ। ਇਹਨਾਂ ਦੇ ਗੰਭੀਰ ਨਤੀਜੇ ਨਿਕਲ ਸਕਦੇ ਹਨ ਅਤੇ ਅੱਖਾਂ ਦੀ ਨਜਰ ਵੀ ਖਰਾਬ ਹੋ ਜਾਂਦੀ ਹੈ। ਸਕੂਲੀ ਬੱਚਿਆਂ ਵਿਚ ਹੇਠ ਲਿਖੀਆਂ ਬੀਮਾਰੀਆਂ/ਸਮੱਸਿਆਵਾਂ ਹੋ ਸਕਦੀਆਂ ਹਨ।

1. ਅੰਦਰਸ ਦੀ ਸੋਜ (ਕੰਨਜਕਟਿਵਾਇਟਸ)
2. ਭੈਂਗਾਪਣ (ਸੰਕੁਇੰਨਟ)
3. ਕੁੱਕਰੇ (ਟਰਾਇਕੋਮਾ)
4. ਅੰਧਰਾਤਾ (ਨਾਈਟ ਬਲਾਇੰਡਨੈਸ)
5. ਗੁਹਾਰਨੀ (ਸਟਾਈ)
6. ਨੇੜੇ ਦੀ ਨਜਰ ਦਾ ਕਮਜੋਰ ਹੋਣਾ (ਨੀਅਰ ਸਾਇਟਡਨੈਸ)
7. ਦੂਰ ਦੀ ਨਜਰ ਦਾ ਕਮਜੋਰ ਹੋਣਾ (ਫਾਰ ਸਾਇਟਡਨੈਸ)
8. ਮੋਤੀਆਬਿੰਦ।

5.7.1 ਅੰਦਰਸ ਦੀ ਸੋਜ (ਕੰਨਜੰਕਟਿਵਾਇਟਸ)

ਇਸਨੂੰ "ਆਈ ਫਲੂ" ਜਾਂ ਅੱਖਾਂ ਆਉਣਾ ਵੀ ਕਿਹਾ ਜਾਂਦਾ ਹੈ। ਇਹ ਕਿਸੇ ਵੀ ਉਮਰ ਵਿੱਚ ਹੋ ਸਕਦਾ ਹੈ ਪਰ ਸਕੂਲੀ ਬੱਚਿਆਂ ਵਿੱਚ ਇਹ ਜਿਆਦਾ ਫੈਲਦਾ ਹੈ।

ਇਹ ਅਕਸਰ ਪਾਕ ਬਣਾਉਣ ਵਾਲੇ ਕਿਰਮ ਵਾਇਰਸ ਦੁਆਰਾ ਹੁੰਦਾ ਹੈ। ਇਸ ਨਾਲ ਅੱਖਾਂ ਨਾਲ ਹੋ ਜਾਂਦੀਆਂ ਹਨ ਅਤੇ ਅੱਖਾਂ ਵਿਚੋਂ ਪਾਣੀ ਵਗਦਾ ਹੈ।

ਕਾਰਨ

1. ਇਹ ਜਿਆਦਾ ਅਡੀਨੋ ਵਾਇਰਸ ਕਾਰਨ ਫੈਲਦਾ ਹੈ।

2. ਇਹ ਬੈਕਟੀਰੀਆਂ ਕਾਰਨ ਵੀ ਫੈਲਦਾ ਹੈ ਜਿਵੇਂ ਕਲੈਮਾਈਡੀਆ ਟਰੈਕੋਮੈਟਿਸ, ਸਟਰੈਪਟੋਕੋਕਸ ਗਰੁੱਪ ਏ ਅਤੇ ਬੀ ਆਦਿ।
3. ਇਸਦਾ ਕਾਰਨ ਕੋਈ ਧੂੰਏ, ਪ੍ਰਦੂਸ਼ਣ ਆਦਿ ਤੋਂ ਐਲਰਜੀ ਵੀ ਹੋ ਸਕਦੀ ਹੈ।

ਚਿੰਨ੍ਹ ਅਤੇ ਲੱਛਣ

1. ਅੱਖਾਂ ਲਾਲ ਹੋਣਾ
2. ਅੱਖਾਂ ਵਿਚ ਜਲਣ ਹੋਣਾ
3. ਅੱਖਾਂ ਵਿਚ ਖੁਜਲੀ ਹੋਣਾ
4. ਅੱਖਾਂ ਵਿਚ ਦਰਦ ਮਹਿਸੂਸ ਹੋਣਾ
5. ਅੱਖ ਦੇ ਛੱਪਰ (ਆਈ ਲਿੱਡ) ਦੀ ਸੋਜ
6. ਅੱਖਾਂ ਵਿੱਚ ਰੜਕ ਪੈਣਾ
7. ਅੱਖਾਂ ਵਿਚੋਂ ਪਾਣੀ ਆਉਣਾ
8. ਸਵੇਰ ਸਮੇਂ ਅੱਖਾਂ ਦਾ ਚਿਪਕਣਾ
9. ਰੋਸ਼ਨੀ ਸਹਿਣ ਨਾ ਹੋਣਾ (ਫੋਟੋਫੋਬਿਆ)

ਫੈਲਣ ਦਾ ਤਰੀਕਾ

ਸਿੱਧੇ ਸੰਪਰਕ ਦੁਆਰਾ :

- ਆਪਸ ਵਿੱਚ ਹੱਥ ਮਿਲਾਉਣ ਨਾਲ
- ਰੋਗੀ ਦੇ ਕੱਪੜਿਆਂ ਆਦਿ ਨਾਲ
- ਇੱਕਠੇ ਸੌਣ ਨਾਲ।

ਇਲਾਜ ਅਤੇ ਦੇਖਭਾਲ

1. ਅੱਖਾਂ ਨੂੰ ਸਾਫ ਕਰਨ ਲਈ ਸਾਫ ਰੂੰ ਦਾ ਇਸਤੇਮਾਲ ਕਰੋ। ਇਸ ਲਈ ਉਬਾਲੇ ਹੋਏ ਪਾਣੀ ਦੀ ਵਰਤੋਂ ਕਰਨੀ ਚਾਹੀਦੀ ਹੈ। ਇੱਕ ਬਰਤਨ ਵਿੱਚ ਪਾਣੀ ਅਤੇ ਇੱਕ ਚੁਟਕੀ ਨਮਕ ਪਾ ਕੇ ਉਬਾਲੋ ਅਤੇ ਹੋਰ ਬਰਤਨ ਵਿਚ ਰੂੰ ਜਾਂ ਸੂਤੀ ਕੱਪੜੇ ਨੂੰ ਉਬਾਲੋ ਅਤੇ ਇਸ ਨਾਲ ਅੱਖਾਂ ਦੀ ਸਫਾਈ ਕਰਨੀ ਚਾਹੀਦੀ ਹੈ।
2. ਅੱਖਾਂ ਦੀ ਸਫਾਈ ਕਰਨ ਲਈ ਸਭ ਤੋਂ ਪਹਿਲਾ ਹੱਥਾਂ ਨੂੰ ਚੰਗੀ ਤਰ੍ਹਾਂ ਸਾਫ ਕਰੋ। ਬਾਅਦ ਵਿੱਚ ਇੱਕ ਰੂੰ ਦੇ ਫੰਬੇ (ਸਵੈਬ) ਨਾਲ ਅੱਖ ਨੂੰ ਨੱਕ ਵਾਲੇ ਪਾਸੇ ਤੋਂ ਬਾਹਰ ਵੱਲ ਨੂੰ ਸਾਫ ਕਰੋ। ਇੱਕ ਫੰਬਾ ਇੱਕ ਵਾਰ ਹੀ ਵਰਤੋ। ਇਸੇ ਤਰਾਂ ਦੋਵੇਂ ਅੱਖਾਂ ਸਾਫ ਕਰਨੀਆਂ ਚਾਹੀਦੀਆਂ ਹਨ।
3. ਅੱਖਾਂ ਨੂੰ ਬੋਰਿਕ ਐਸਿਡ ਪਾਊਡਰ ਨੂੰ ਪਾਣੀ ਵਿੱਚ ਮਿਲਾ ਕੇ ਇਸ ਨਾਲ ਅੱਖਾਂ ਸਾਫ ਕਰੋ।
4. ਨੀਚੇ ਵਾਲੇ ਅੱਖ ਦੇ ਛੱਪਰ (ਲੋਅਰ ਆਈਲਿਡ) ਨੂੰ ਥੋੜ੍ਹਾ ਜਿਹਾ ਹੇਠਾਂ ਖਿੱਚ ਕੇ ਐਨਟੀਬੋਇਟਿਕ ਜਿਵੇਂ ਕਲੋਰਮ-ਫੈਨੀਕੋਲ ਜਾਂ ਫਯੂਡੀਸਿਕ ਐਸਿਡ ਦੀਆਂ ਡਰਾਪਸ (ਬੂੰਦਾ) ਦਿਨ ਵਿੱਚ ਤਿੰਨ ਵਾਰ ਪਾਉ। ਜੇਕਰ ਇੰਨਫੈਕਸਨ ਬੈਕਟੀਰੀਆ ਕਰਕੇ ਹੈ।
5. ਅੱਖਾਂ ਦੇ ਦਰਦ ਨੂੰ ਘਟਾਉਣ ਲਈ ਅੱਖਾਂ ਉਪਰ ਠੰਡੀਆਂ ਪੱਟੀਆਂ ਕੀਤੀਆ ਜਾ ਸਕਦੀਆਂ ਹਨ।
6. ਇਸ ਤੋਂ ਇਲਾਵਾ ਪੈਰਾਸਿਟਾਮੋਲ ਜਾਂ ਬਰੂਫਨ ਦੀਆਂ ਗੋਲੀਆਂ ਦੇਣੀਆਂ ਚਾਹੀਦੀਆ ਹਨ।
7. ਮਾਂ ਨੂੰ ਬੱਚੇ ਦੀਆਂ ਅੱਖਾਂ ਸਾਫ ਕਰਨੀਆਂ ਅਤੇ ਦਵਾਈ ਪਾਉਣੀ ਸਿਖਾ ਦਿਓ।

ਰੋਕਥਾਮ

1. ਜਿਸਨੂੰ ਕੰਨਜੰਕਟੀਵਾਇਟਸ ਹੋਇਆ ਹੋਵੇ ਉਹਨਾਂ ਬੱਚਿਆਂ ਨੂੰ ਸਕੂਲ ਅਤੇ ਘਰ ਵਿੱਚ ਬਾਕੀ ਬੱਚਿਆਂ ਅਤੇ ਘਰ ਦੇ ਮੈਂਬਰਾਂ ਤੋਂ ਦੂਰ ਰੱਖਣਾ ਚਾਹੀਦਾ ਹੈ।
2. ਹੱਥਾ ਅਤੇ ਚਿਹਰੇ ਦੀ ਸਾਫ ਸਫਾਈ ਰੱਖੋ।
3. ਇਹ ਇੰਨਫੈਕਸ਼ਨ ਇੱਕ ਤੋਂ ਅੱਖ ਤੇ ਦੂਸਰੀ ਅੱਖ ਤੱਕ ਫੈਲ ਸਕਦੀ ਹੈ। ਇਸ ਲਈ ਅੱਖਾਂ ਨੂੰ ਰਗੜਨਾ ਨਹੀਂ ਚਾਹੀਦਾ ਅਤੇ ਅੱਖਾਂ ਨੂੰ ਹੱਥ ਲਗਾਉਣ ਤੋਂ ਬਾਅਦ ਚੰਗੀ ਤਰਾਂ ਹੱਥ ਸਾਫ ਕਰੋ।
4. ਕੰਨਜਕਟਿਵਾਇਟਸ ਵਾਲੇ ਬੱਚੇ ਦੇ ਰੁਮਾਲ ਅਤੇ ਤੋਲੀਏ, ਕੱਪੜੇ ਆਦਿ ਅਲਗ ਰੱਖੋ।
5. ਕਿਸੇ ਵੀ ਗੰਦੇ ਕਪੜੇ ਨਾਲ ਅੱਖਾਂ ਸਾਫ ਨਾ ਕਰੋ ਇਸਦੇ ਲਈ ਸਾਫ ਕੀਤੇ ਹੋਵੇ ਫੰਬਿਆਂ ਦੀ ਵਰਤੋਂ ਕਰੋ।

5.7.2 **ਭੈਗਾਪਣ (ਸੰਕੁਇੰਨਟ)**

ਅੱਖਾਂ ਦੀਆਂ ਮਾਸਪੇਸ਼ੀਆ ਦੀ ਆਪਸੀ ਤਾਲਮੇਲ ਵਿੱਚ ਕਮੀ ਹੋਣ ਕਾਰਨ ਜਾਂ ਸਰੰਚਨਾਤਮਿਕ ਵਿਕਾਰ ਹੋਣ ਕਰਕੇ ਦੋਵੇਂ ਅੱਖਾਂ ਇੱਕ ਹੀ ਦਿਸ਼ਾ ਵਿੱਚ ਵੇਖਣ ਲੱਗ ਜਾਂਦੀਆ ਹਨ। ਜਿਸਨੂੰ ਭੈਂਗਾਪਣ (ਸੰਕੁਇੰਨਟ) ਕਿਹਾ ਜਾਂਦਾ ਹੈ। ਨਵੇਂ ਜੰਮੇ ਬੱਚਿਆਂ ਵਿੱਚ ਪਹਿਲੇ ਕੁੱਝ ਮਹੀਨਿਆਂ ਤੱਕ ਇਹ ਆਮ ਹੁੰਦਾ ਹੈ ਜੋ ਕਿ 3 ਤੋਂ 6 ਮਹੀਨਿਆਂ ਤੱਕ ਠੀਕ ਹੋ ਜਾਂਦਾ ਹੈ। ਜੇਕਰ ਇਹ ਇਸ ਤੋਂ ਬਾਅਦ ਵੀ ਰਹਿੰਦਾ ਹੈ ਤਾਂ ਬੱਚੇ ਨੂੰ ਭੈਂਗੇਪਣ ਲਈ ਡਾਕਟਰ ਤੋਂ ਨਿਰੀਖਣ ਕਰਵਾ ਲੈਣਾ ਚਾਹੀਦਾ ਹੈ।

ਕਾਰਨ

1. ਅੱਖਾਂ ਦੀਆਂ ਮਾਸਪੇਸ਼ੀਆਂ ਵਿੱਚ ਤਾਲਮੇਲ ਨਾ ਹੋਣਾ।
2. ਘੱਟ ਦਿਖਾਈ ਦੇਣਾਂ ਜਾਂ ਘੱਟ ਨਜਰ।
3. ਹੋਰ ਬੀਮਾਰੀਆਂ ਜਿਵੇਂ ਮੋਤੀਆਬਿੰਦ ਆਦਿ।
4. ਜਹਿਰ ਦਾ ਦਿਮਾਗ ਤੇ ਪ੍ਰਭਾਵ ਪੈਣ ਨਾਲ।
5. ਜਨਮ ਸਮੇਂ ਸਿਰ ਵਿੱਚ ਸੱਟ ਲੱਗਣ ਨਾਲ।
6. ਆਪਟੀਕਲ ਨਸਾਂ ਦਾ ਕਮਜੋਰ ਹੋਣਾ।

ਲੱਛਣ

1. ਤਿਰਛਾ ਦੇਖਣਾ
2. ਦੇਖਣ ਲਈ ਸਿਰ ਨੂੰ ਘੁੰਮਾਉਣਾ
3. ਦੋਹਰੀ ਦ੍ਰਿਸ਼ਟੀ (ਡਿਪਲੋਪੀਆ)
4. ਕਈ ਵਾਰ ਚਲਨ ਫਿਰਣ ਵਿੱਚ ਪਰੇਸ਼ਾਨੀ ਆਉਣੀ।

ਜਾਂਚ

1. ਅੱਖਾਂ ਦਾ ਨਿਰੀਖਣ ਕਰਨਾ
2. ਨਜਰ ਚੈਕ ਕਰਨਾ
3. ਆਈ ਕਵਰ ਟੈਸਟ

ਇਲਾਜ : ਭੈਗਾਪਣ ਜਾਂ ਸੰਕੁਇੰਟ ਨੂੰ ਠੀਕ ਕਰਨ ਲਈ ਅੱਖਾਂ ਦਾ ਆਪਰੇਸ਼ਨ ਕੀਤਾ ਜਾਂਦਾ ਹੈ। ਜਿਸ ਵਿੱਚ ਅੱਖਾਂ ਦੀਆਂ ਮਾਸਪੇਸ਼ੀਆਂ ਨੂੰ ਮਜਬੂਤ ਬਣਾਇਆ ਜਾਂਦਾ ਹੈ ਤਾਕਿ ਉਹ ਆਪਸੀ ਤਾਲਮੇਲ ਬਣਾ ਸਕਣ। ਇਹ ਆਪਰੇਸ਼ਨ 9 ਮਹੀਨੇ ਤੋਂ 2 ਸਾਲਾਂ ਦੀ ਉਮਰ ਵਿੱਚ ਕਰ ਦੇਣਾ ਚਾਹੀਦਾ ਹੈ ਜੇਕਰ ਆਪਰੇਸ਼ਨ ਇਸ ਉਮਰ ਤੋਂ ਬਾਅਦ ਕੀਤਾ ਜਾਵੇ ਤਾਂ ਘਟੀਹੋਈ ਨਜਰ ਨੂੰ ਠੀਕ ਨਹੀਂ ਕੀਤਾ ਜਾ ਸਕਦਾ।

5.7.3 **ਕੁੱਕਰੇ (ਟਰਾਇਕੋਮਾ)**

ਟਰਾਇਕੋਮਾ ਅੰਦਰਸ (ਕੰਨਜਕਟਾਇਵਾ) ਅਤੇ ਕੋਰਨੀਆ ਦੀ ਇੱਕ ਖਤਰਨਾਕ ਇੰਨਫੈਕਸ਼ਨ ਹੈ। ਜਿਸ ਵਿੱਚ ਛਪਰਿਆਂ (ਆਈਲਿਡਸ) ਦੀ ਅੰਦਰਲੀ ਸਤ੍ਹਾ ਖੁਰਦਰੀ ਹੋ ਜਾਂਦੀ ਹੈ। ਇਸ ਵਿੱਚ ਅੱਖਾਂ ਦੀ ਮਿਊਕਸ ਝਿੱਲੀ (ਮਿਊਕਸ ਮੈਮਬਰੇਨ) ਦੀ ਸੋਜ ਹੋ ਜਾਂਦੀ ਹੈ। ਇਹ ਜਿਆਦਾਤਰ ਬਚਪਨ ਤੋਂ ਸ਼ੁਰੂ ਹੋ ਜਾਂਦੀ ਹੈ ਅਤੇ ਲੰਬੇ ਸਮੇਂ ਤੱਕ ਚੱਲ ਸਕਦੀ ਹੈ। ਜੇਕਰ (ਇੰਨਫੈਕਸ਼ਨ ਦਾ ਇਲਾਜ ਨਾ ਕੀਤਾ ਜਾਵੇ ਤਾਂ ਛਪਰੇ (ਆਈਲਿਡਸ) ਅੰਦਰਲੇ ਪਾਸੇ ਮੁੜ ਜਾਂਦੇ ਹਨ ਅਤੇ ਪੋਪਟੇ (ਆਈ ਲੈਸ਼ਿਜ) ਅੱਖਾਂ ਨਾਲ ਰਗੜ ਖਾਦੇ ਹਨ। ਜਿਸ ਕਾਰਨ ਅੱਖਾਂ ਵਿੱਚ ਦਰਦ ਹੁੰਦਾ ਹੈ ਅਤੇ ਅੱਖਾਂ ਦੇ ਸਾਹਮਣੇ ਕਾਰਨੀਆ ਉਪਰ ਦਾਗ (ਸਕਾਰ) ਬਣ ਜਾਂਦੇ ਹਨ। ਜਿਸ ਕਾਰਨ ਬਾਅਦ ਵਿੱਚ ਅੰਨਾਂਪਨ ਹੋ ਸਕਦਾ ਹੈ।

ਕਾਰਨ

1. ਕੁੱਕਰੇ "ਕਲੈਮਾਇਡਿਆ ਟਰੈਕੋਮੈਟਿਸ" ਬੈਕਟੀਰੀਆ ਕਾਰਨ ਹੁੰਦਾ ਹੈ।
2. ਪਾਣੀ ਸਾਫ ਨਾ ਹੋਣਾ।
3. ਸਰੀਰਕ ਸਫਾਈ ਦੀ ਘਾਟ।
4. ਘੱਟ ਅਰੋਗ ਪ੍ਰਬੰਧ।

ਫੈਲਣ ਦਾ ਤਰੀਕਾ : ਇਹ ਰੋਗੀ ਦੀਆਂ ਅੱਖਾਂ, ਨੱਕ, ਗਲੇ ਦੀਆਂ ਰਸਾਵ ਨਾਲ ਸਿੱਧੇ ਸੰਪਰਕ ਵਿੱਚ ਆਉਣ ਨਾਲ ਫੈਲਦਾ ਹੈ। ਇਸ ਤੋਂ ਇਲਾਜ ਰੋਗੀ ਦੇ ਕੱਪੜੇ, ਤੌਲੀਏ ਆਦਿ। ਫੋਮਾਇਟਸ (ਰੋਗੀ ਦੁਆਰਾ ਵਰਤੀਆਂ ਗਈਆਂ ਚੀਜ਼ਾ) ਵਰਤਣ ਨਾਲ ਫੈਲ ਸਕਦਾ ਹੈ। ਮਖੀਆਂ ਵੀ ਇਸਦੇ ਫੈਲਣ ਦਾ ਇੱਕ ਆਮ ਸਾਧਨ ਹਨ।

ਚਿੰਨ੍ਹ ਅਤੇ ਲੱਛਣ : ਬਿਮਾਰੀ ਦੀ ਸ਼ੁਰੂਆਤ ਵਿੱਚ :

1. ਹਲਕੀ ਖਾਰਿਸ਼
2. ਅੱਖਾਂ ਨਾਲ ਹੋ ਜਾਂਦੀਆਂ ਹਨ
3. ਅੱਖਾਂ ਵਿਚੋਂ ਜਿਆਦਾ ਪਾਣੀ ਆਉਂਦਾ ਹੈ।
4. ਅੱਖਾਂ ਰੋਸ਼ਨੀ ਪ੍ਰਤਿ ਜਿਆਦਾ ਸੰਵੇਦਨਸ਼ੀਲ ਹੋ ਜਾਂਦੀਆਂ ਹਨ (ਫੋਟੋਫੋਬਿਆ)
5. ਧੁੰਦਲਾਪਣ
6. ਅੱਖਾਂ ਦਾ ਦਰਦ
7. ਫਿਰ ਉਪਰ ਵਾਲੀ ਅੱਖ ਦੇ ਛੱਪਰ ਤੇ ਭੂਰੇ ਰੰਗ ਦੇ ਦਾਣੇ ਨਿਕਲ ਆਉਂਦੇ ਹਨ। ਹੌਲੀ ਹੌਲੀ ਕਾਰਨੀਆਂ ਉਪਰ ਅਸਰ ਹੁੰਦਾ ਹੈ ਅਤੇ ਦਾਗ (ਸਕਾਰ) ਬਣ ਜਾਂਦੇ ਹਨ। ਅੱਖਾਂ ਪੂਰੀ ਤਰ੍ਹਾਂ ਬੰਦ ਨਹੀਂ ਹੁੰਦੀਆਂ ਅਤੇ ਝਿਮਣੀਆਂ ਅੰਦਰ ਵੱਲ ਨੂੰ ਮੁੜ ਜਾਂਦੀਆਂ ਹਨ। ਬੈਕਟੀਰੀਆ ਦੀ ਇੰਨਫੈਕਸ਼ਨ ਹੋਰ ਵੱਧ ਜਾਂਦੀ ਹੈ ਅਤੇ ਅੰਨ੍ਹਾਪਨ ਹੋ ਜਾਂਦਾ ਹੈ।

ਇਲਾਜ ਅਤੇ ਦੇਖਭਾਲ

ਇਸਦੇ ਇਲਾਜ ਲਈ ਜਿਆਦਾਤਰ ਮੂੰਹ ਰਾਹੀ ਐਨਟੀਬਾਇਟਕ ਦਵਾਈਆਂ ਦਿੱਤੀਆਂ ਜਾਂਦੀਆਂ ਹਨ। ਸਾਫ ਪਾਣੀ ਅਤੇ ਸਾਫ ਸਫਾਈ ਦੇ ਬਾਰੇ ਸਿੱਖਿਆ ਦੇਣੀ ਚਾਹੀਦੀ ਹੈ।

ਵਿਸ਼ਵ ਸਿਹਤ ਸੰਸਥਾ (ਵਰਲਡ ਹੈਲਥ ਔਰਗਨਾਇਜੇਸ਼ਨ) ਦੇ ਅਨੁਸਾਰ ਇਸਦਾ ਇਲਾਜ ਹੇਠ ਲਿਖੇ ਤਰੀਕਿਆਂ ਨਾਲ ਕੀਤਾ ਜਾਣਾ ਚਾਹੀਦਾ ਹੈ।

1. ਰੋਗੀ ਨੂੰ ਅਰਿਥਰੋਮਾਇਮਿਨ ਦੀਆਂ ਗੋਲੀਆਂ (20 mg/kg) ਜਾਂ 1% ਟੈਟਰਾਸਾਇਕਲਿਨ ਦੀ ਮਲਮ ਦੀ ਵਰਤੋਂ ਕਰਨ ਦੀ ਸਲਾਹ ਦਿਉ।
2. ਬਾਹਰੀ ਵਾਤਾਵਰਨ ਵਿੱਚ ਸੁਧਾਰ ਲਿਆਉਣਾ ਚਾਹੀਦਾ ਹੈ ਤਾਂ ਕਿ ਬਿਮਾਰੀ ਤੋਂ ਬੱਚਿਆ ਜਾ ਸਕੇ। ਕਿਉਂਕਿ ਟਰਾਇਕੋਮਾ ਗੰਦਗੀ ਕਾਰਨ ਵੀ ਫੈਲਦਾ ਹੈ। ਮੱਖੀਆਂ ਤੋਂ ਵੀ ਬੱਚਣਾ ਚਾਹੀਦਾ ਹੈ।
3. ਚਿਹਰੇ ਦੀ ਸਫਾਈ ਚੰਗੀ ਤਰ੍ਹਾਂ ਰੱਖਣੀ ਚਾਹੀਦੀ ਹੈ।
4. ਜੇਕਰ ਟਰਾਇਕੋਮਾ ਜਿਆਦਾ ਵੱਧ ਜਾਵੇ ਅਤੇ ਪਲਕਾਂ ਅੰਦਰ ਨੂੰ ਮੁੜ ਜਾਣ ਤਾਂ ਇਹ ਸਰਜਰੀ ਨਾਲ ਠੀਕ ਕੀਤਾ ਜਾਂਦਾ ਹੈ ਜੇਕਰ ਪਲਕਾਂ ਅੰਦਰ ਨੂੰ ਮੁੜਣ ਕਾਰਨ ਕਾਰਨੀਆ ਤੇ ਦਾਗ ਪੈ ਜਾਣ ਜਾਂ ਧੁੰਦਲਾਪਣ ਹੋ ਜਾਵੇ ਤਾਂ ਕਾਰਨੀਆਂ ਨੂੰ ਟਰਾਂਸਪਲਾਂਟ ਕੀਤਾ ਜਾ ਸਕਦਾ ਹੈ।

ਹੋਰ ਇਲਾਜ ਅਤੇ ਰੋਕਥਾਮ :

1. ਸਕੂਲ ਵਿੱਚ ਬੱਚਿਆਂ ਨੂੰ ਇੱਕ ਹੀ ਤੌਲੀਆ ਵਰਤਣ ਤੋਂ ਰੋਕੋ।
2. ਬੱਚਿਆਂ ਨੂੰ ਮੱਖੀਆਂ ਤੋਂ ਬਚਾਉ।
3. ਅੱਖਾਂ ਨੂੰ ਬੋਰਿਕ ਐਸਿਡ ਲੋਸ਼ਨ ਨਾਲ ਸਾਫ ਕਰੋ।
4. ਡਾਕਟਰ ਦੇ ਦੱਸੇ ਅਨੁਸਾਰ ਅੱਖਾਂ ਵਿੱਚ ਦਵਾਈ ਪਾਉ।
5. ਦੂਸਰਿਆਂ ਦੇ ਰੁਮਾਲ ਅਤੇ ਕੱਪੜੇ ਨਾ ਵਰਤੋ।
6. ਰੋਗੀ ਨੂੰ ਆਪਣੇ ਹੱਥ ਵੀ ਸਾਫ ਰੱਖਣੇ ਚਾਹੀਦੇ ਹਨ। ਕਿਉਂਕਿ ਇਹਨਾਂ ਹੱਥਾਂ ਕਾਰਨ ਬੀਮਾਰੀ ਇੱਕ ਵਿਅਕਤੀ ਤੋਂ ਦੂਸਰੇ ਵਿਅਕਤੀ ਤੱਕ ਫੈਲ ਸਕਦੀ ਹੈ।

5.7.4 ਅੰਧਰਾਤਾ

ਰੈਟੀਨਾ ਵਿੱਚ ਮੌਜੂਦ "ਰੋਡ ਸੈਲ" ਜੋ ਰੋਸ਼ਨੀ ਪ੍ਰਤੀ ਸੰਵੇਦਨਸ਼ੀਲ ਹੁੰਦੇ ਹਨ ਅਤੇ ਵੇਖਣ ਵਿੱਚ ਮਦਦ ਦਰਦੇ ਹਨ। ਜਦੋਂ ਉਹ ਠੀਕ ਤਰਾਂ ਨਾਲ ਕੰਮ ਨਹੀਂ ਦਰਦੇ। ਇਸ ਨਾਲ ਰੋਗੀ ਦੀ ਘੱਟ ਰੋਸ਼ਨੀ ਵਿੱਚ ਵੇਖਣ ਦੀ ਸੱਮਰਥਾ ਘੱਟ ਜਾਂਦੀ ਹੈ। ਜਾਂ ਬਿਲਕੁੱਲ ਹੀ ਦਿਖਾਈ ਨਹੀਂ ਦਿੰਦਾ। ਜਿਸਨੂੰ ਅੰਧਰਾਤਾ ਕਿਹਾ ਜਾਂਦਾ ਹੈ।

ਕਾਰਨ

1. **ਰੈਟੀਨਾਇਟਸ ਪਿਗਮਨਟੋਸਾ :** ਜਿਆਦਾਤਰ ਅੰਧਰਾਤਾ "ਰੈਟੀਨਾਇਟਸ ਪਿਗਮਨਟੋਸਾ" ਨਾਮ ਦੀ ਬਿਮਾਰੀ ਕਾਰਨ ਹੁੰਦਾ ਹੈ। ਇਹ ਬਿਮਾਰੀ ਜਨਮ ਤੋਂ ਹੀ ਹੁੰਦੀ ਹੈ। ਜਿਸ ਵਿੱਚ ਜਨਮ ਤੋਂ ਹੀ "ਰੋਡ ਸੈਲ" ਬਹੁਤ ਘੱਟ ਜਾਂ ਬਿਲਕੁਲ ਕੰਮ ਨਹੀਂ ਕਰਦੇ। ਜਿਸ ਕਾਰਨ ਘੱਟ ਰੋਸ਼ਨੀ ਵਿਚ ਨਹੀਂ ਦਿਖਾਈ ਦਿੰਦਾ ਅਤੇ ਬਾਅਦ ਵਿੱਚ ਦਿਨ ਸਮੇਂ ਨਜ਼ਰ ਵੀ ਘੱਟਣੀ ਸ਼ੁਰੂ ਹੋ ਜਾਂਦੀ ਹੈ।
2. **ਵਿਟਾਮਿਨ ਏ ਦੀ ਘਾਟ ਕਾਰਨ :** ਅੰਧਰਾਤਾ ਵਿਟਾਮਿਨ ਏ (ਰੈਟੀਨੋਲ) ਦੀ ਘਾਟ ਕਾਰਨ ਵੀ ਹੋ ਸਕਦਾ ਹੈ। ਇਹ ਸੰਤੁਲਿਤ ਆਹਾਰ ਨਾ ਲੈਣ ਕਾਰਨ ਜਾਂ ਵਿਟਾਮਿਨ ਏ ਭਰਪੂਰ ਭੋਜਨ ਨਾ ਖਾਣ ਕਰਕੇ ਹੁੰਦਾ ਹੈ। ਵਿਟਾਮਿਨ ਏ ਜਿਆਦਾਤਾ ਦੁੱਧ ਅਤੇ ਦੁੱਧ ਤੋਂ ਬਣੇ ਪਦਾਰਥ, ਮੱਛੀ ਦੇ ਤੇਲ ਆਦਿ ਵਿਚ ਹੁੰਦਾ ਹੈ।
3. ਇਸਦੇ ਹੋਰ ਕਾਰਨ ਜਿਵੇਂ ਜਿੰਕ ਦੀ ਘਾਟ ਜੋ ਵਿਟਾਮਿਨ ਏ ਨੂੰ ਸਹੀ ਤਰੀਕੇ ਨਾਲ ਕੰਮ ਕਰਨ ਵਿਚ ਮਦਦ ਕਰਦਾ ਹੈ। ਇਸ ਤੋਂ ਇਲਾਵਾ ਦੂਰ ਦੀ ਨਜ਼ਰ ਘੱਟ ਹੋਣਾ, ਮੋਤੀਆਬਿੰਦ ਦਾ ਅੱਖਾਂ ਦਾ ਆਪਰੇਸ਼ਨ ਵੀ ਇਸਦੇ ਕਾਰਨ ਹੋ ਸਕਦੇ ਹਨ।

ਚਿੰਨ੍ਹ ਅਤੇ ਲੱਛਣ

1. ਰੋਸ਼ਨੀ ਤੋਂ ਘੱਟ ਰੋਸ਼ਨੀ ਵਾਲੀ ਜਗ੍ਹਾ ਤੇ ਜਾਣ ਤੋਂ ਬਾਅਦ ਅੱਖਾਂ ਨੂੰ ਠੀਕ ਤਰ੍ਹਾਂ ਵੇਖਣ ਵਿੱਚ ਵੱਧ ਸਮਾਂ ਲਗਣਾ।
2. ਟੀ.ਵੀ. ਵੇਖਣ ਜਾਂ ਕਿਤਾਬ ਪੜ੍ਹਨ ਸਮੇਂ ਅੱਖਾਂ ਦਾ ਜਲਦੀ ਥੱਕਣਾ।
3. ਘੱਟ ਰੋਸ਼ਨੀ ਵਿੱਚ ਨਾ ਦਿਖਣਾ ਜਾਂ ਦਿੱਖਣ ਵਿੱਚ ਪਰੇਸ਼ਾਨੀ।
4. ਅੱਖਾਂ ਦਾ ਖੁਸ਼ਕ ਹੋਣਾ।
5. ਆਕਾਸ਼ ਵਿੱਚ ਤਾਰੇ ਨਾ ਦਿਖਾਈ ਦੇਣਾ।
6. ਘੱਟ ਰੋਸ਼ਨੀ ਵਿੱਚ ਲਿੱਖਣ ਪੜ੍ਹਨ ਵਿੱਚ ਪਰੇਸ਼ਾਨੀ।

ਰੋਕਥਾਮ ਅਤੇ ਇਲਾਜ : ਅੰਧਰਾਤੇ ਦਾ ਇਲਾਜ ਇਸਦੇ ਕਾਰਨਾਂ ਦੇ ਅਨੁਸਾਰ ਕੀਤਾ ਜਾਂਦਾ ਹੈ। ਕਿਉਂਕਿ ਇਸਦੇ ਬਹੁਤ ਸਾਰੇ ਕਾਰਨ ਹੋ ਸਕਦੇ ਹਨ ਅਤੇ ਇਹਨਾਂ ਅਨੁਸਾਰ ਹੀ ਅੰਧਰਾਤੇ ਦਾ ਇਲਾਜ ਕੀਤਾ ਜਾਂਦਾ ਹੈ।

1. ਜੇਕਰ ਇਹ ਦੂਰ ਦੀ ਨਜ਼ਰ ਘੱਟ ਹੋਣ ਕਰਕੇ ਹੈ। ਜਿਸ ਵਿੱਚ ਦੂਰ ਦੀਆਂ ਚੀਜਾ ਵੇਖਣ ਵਿਚ ਪਰੇਸ਼ਾਨੀ ਆਉਦੀ ਹੈ। ਘੱਟ ਰੋਸ਼ਨੀ ਵਾਲੀਆਂ ਜਗਾਵਾਂ ਤੇ ਚੀਜਾ ਧੁੰਦਲੀਆਂ ਨਜਰ ਆਉਂਦੀਆਂ ਹਨ। ਅਤੇ ਘੱਟ ਰੋਸ਼ਨੀ ਵਿਚ ਨਹੀਂ ਦਿਖਾਈ ਦਿੰਦਾ। ਇਸ ਵਿੱਚ ਨਜਰ ਨੂੰ ਠੀਕ ਕਰਨ ਲਈ ਅੱਖਾਂ ਦਾ ਆਪਰੇਸ਼ਨ ਜਾਂ ਫਿਰ ਨਜਰ ਵਾਲੀਆਂ ਐਨਕਾਂ ਲਗਾ ਕੇ ਇਸਨੂੰ ਠੀਕ ਕੀਤਾ ਜਾ ਸਕਦਾ ਹੈ।
2. ਜੇਕਰ ਮੋਤੀਆਬਿੰਦ ਦੇ ਕਾਰਨ ਅੱਖਾਂ ਦੇ ਲੈਨਜਾਂ ਵਿੱਚ ਧੰਦਲਾਪਣ ਆ ਜਾਵੇ ਤਾਂ ਵੀ ਅੰਧਰਾਤਾ ਹੋ ਸਕਦਾ ਹੈ। ਇਸਨੂੰ ਠੀਕ ਕਰਨ ਲਈ ਮੋਤੀਆਬਿੰਦ ਦਾ ਆਪਰੇਸ਼ਨ ਕੀਤਾ ਜਾਂਦਾ ਹੈ।
3. ਜੇਕਰ ਅੰਧਰਾਤੇ ਦਾ ਕਾਰਨ "ਰੈਟੀਨਾਇਟਸ ਪਿਗਮੈਨਟੋਸਾ" ਹੈ ਤਾਂ ਇਸਦਾ ਪੂਰੀ ਤਰਾਂ ਇਲਾਜ ਨਹੀਂ ਕੀਤਾ ਜਾ ਸਕਦਾ। ਪਰ ਇਸ ਬਿਮਾਰੀ ਨੂੰ ਅੱਗੇ ਵੱਧਣ ਤੋਂ ਰੋਕਿਆ ਜਾ ਸਕਦਾ ਹੈ। ਵਿਟਾਮਿਨ ਏ ਭਰਪੂਰ ਭੋਜਨ ਖਾਣ ਨਾਲ ਇਸਨੂੰ ਵੱਧਣ ਤੋਂ ਰੋਕਿਆ ਜਾ ਸਕਦਾ ਹੈ।
4. ਜੇਕਰ ਅੰਧਰਾਤਾ ਵਿਟਾਮਿਨ ਏ ਦੀ ਕਮੀ ਕਾਰਨ ਹੈ। ਤਾਂ ਵਿਟਾਮਿਨ ਏ ਭਰਪੂਰ ਭੋਜਨ ਪਦਾਰਥ ਜਿਵੇਂ ਦੁੱਧ ਅਤੇ ਦੁੱਧ ਤੋਂ ਬਣੇ ਪਦਾਰਧ, ਮੱਛੀ ਦਾ ਤੇਲ ਆਦਿ ਇਹਨਾਂ ਦਾ ਸੇਵਨ ਕਰਨ ਨਾਲ ਇਸਨੂੰ ਪੂਰੀ ਤਰ੍ਹਾਂ ਠੀਕ ਕੀਤਾ ਜਾ ਸਕਦਾ ਹੈ। ਇਸ ਤੋਂ ਇਲਾਵਾ ਵਿਟਾਮਿਨ ਏ ਸ਼ਕਰਕੰਦੀ, ਹਰੀਆਂ ਪੱਤੇਦਾਰ ਸਬਜੀਆਂ, ਗਾਜਰਾਂ, ਟਮਾਟਰ ਆਦਿ ਵਿੱਚ ਵੀ ਮਿਲਦਾ ਹੈ ਅਤੇ ਵਿਟਾਮਿਨ ਏ ਦੀਆਂ ਗੋਲੀਆਂ ਵੀ ਲਈਆ ਜਾ ਸਕਦੀਆਂ ਹਨ।
5. ਅੰਧਰਾਤੇ ਦੀ ਰੋਗੀ ਬੱਚੇ ਨੂੰ ਸੱਟਾਂ ਤੋਂ ਬਚਾਉਣਾ ਚਾਹੀਦਾ ਹੈ ਕਿਉਂਕਿ ਰੋਸ਼ਨੀ ਵਿੱਚ ਬੱਚੇ ਨੂੰ ਦਿਖਾਈ ਨਹੀਂ ਦਿੰਦਾ ਅਤੇ ਹਾਦਸਾ ਹੋਣ ਦਾ ਖਤਰਾ ਵੱਧ ਜਾਂਦਾ ਹੈ।

5.7.5 **ਗੁਹਾਰਨੀ (ਸਟਾਈ)**

ਇਹ ਪਪੋਟਿਆਂ (ਆਈ ਲੈਸ਼ਿਜ) ਦਾ ਰੋਗ ਹੈ। ਜਿਸ ਵਿੱਚ ਪਪੋਟੇ ਜਾਂ ਝਿਮਣੀ ਦੀ ਜੜ੍ਹ ਵਿੱਚ ਤੇਲ ਗ੍ਰੰਥੀ ਵਿੱਚ ਇੰਨ-ਫੈਕਸ਼ਨ ਹੋਣ ਕਾਰਨ ਹੁੰਦਾ ਹੈ।

ਕਾਰਨ

1. ਇਹ ਜਿਆਦਾਤਰ "ਸਟਾਈਫੈਲੋਕੋਕਸ ਔਰਿਅਸ" ਬੈਕਟੀਰੀਆਂ ਦੀ ਇੰਨਫੈਕਸ਼ਨ ਕਾਰਨ ਹੁੰਦੀ ਹੈ।
2. ਤੇਲ ਗ੍ਰੰਥੀਆਂ ਦੇ ਬਲਾੱਕ (ਬੰਦ) ਹੋਣ ਕਾਰਨ।
3. ਸਫਾਈ ਨਾ ਰੱਖਣ ਕਰਕੇ।
4. ਇੱਕ ਦੂਸਰੇ ਦਾ ਤੌਲੀਆ, ਰੁਮਾਲ ਵਰਤਣ ਨਾਲ।

ਚਿੰਨ੍ਹ ਅਤੇ ਲੱਛਣ

1. ਝਿਮਣੀ ਦੀ ਜੜ੍ਹ ਤੇ ਫਿੰਨਸੀ ਬਣਨਾ
2. ਪਪੋਟਿਆ ਦੀ ਸੋਜ
3. ਅੱਖਾਂ ਵਿੱਚ ਦਰਦ
4. ਅੱਖਾਂ ਲਾਲ ਹੋਣਾ।
5. ਅੱਖਾਂ ਵਿਚੋਂ ਜਿਆਦਾ ਪਾਣੀ ਵਗਣਾ
6. ਅੱਖਾਂ ਦੇ ਬਾਹਰਲੇ ਪਾਸੇ ਪੱਪੜੀਆਂ ਬਣਨਾ
7. ਅੱਖਾਂ ਵਿੱਚ ਜਲਣ
8. ਰੋਸ਼ਨੀ ਪ੍ਰਤਿ ਸੰਵੇਦਨਸ਼ੀਲਤਾ ਵੱਧਣਾ
9. ਅੱਖਾਂ ਝਮੱਕਣ ਸਮੇਂ ਪਰੇਸ਼ਾਨੀ ਜਾਂ ਅਸਹਿਜ ਮਹਿਸੂਸ ਹੋਣਾ।

ਇਲਾਜ ਅਤੇ ਰੋਕਥਾਮ

1. ਗੁਹਾਰਨੀ ਨੂੰ ਹੋਣ ਤੋਂ ਰੋਕਣ ਲਈ ਸਾਫ ਸਫਾਈ ਦਾ ਖਾਸ ਧਿਆਨ ਰੱਖਣਾ ਚਾਹੀਦਾ ਹੈ। ਹੱਥਾਂ ਨੂੰ ਚੰਗੀ ਤਰ੍ਹਾਂ ਸਾਫ ਰੱਖਣਾ ਚਾਹੀਦਾ ਹੈ।
2. ਅੱਖਾਂ ਨੂੰ ਸਾਫ ਰੱਖਣਾ ਚਾਹੀਦਾ ਹੈ ਅਤੇ ਕਿਸੇ ਦਾ ਤੌਲੀਆ ਜਾਂ ਰੁਮਾਲ ਦਾ ਇਸਤੇਮਾਲ ਨਹੀਂ ਕਰਨਾ ਚਾਹੀਦਾ।
3. ਅੱਖਾਂ ਨੂੰ ਮਲਣਾ ਨਹੀਂ ਚਾਹੀਦਾ।
4. ਜਦੋਂ ਫਿਨਸੀ ਬਣਨੀ ਸ਼ੁਰੂ ਹੀ ਹੋਣੀ ਹੋਵੇ, ਉਦੋਂ ਹੀ ਉਸ ਉਪਰ ਕੱਪੜੇ ਨਾਲ ਦਿਨ ਵਿੱਚ 3 ਤੋਂ 6 ਵਾਰ 5-10 ਮਿੰਟਾਂ ਲਈ ਸੇਕ ਦਿਓ।
5. ਗੁਹਾਰਨੀ ਨੂੰ ਵੱਧਣ ਤੋਂ ਰੋਕਣ ਲਈ ਕਲੋਰਮਫੈਨੀਕੋਲ ਜਾਂ ਅਮਾੱਕਸੀਸਲਿਨ ਦਿੱਤੀ ਜਾ ਸਕਦੀ ਹੈ। ਅਰਿਥਰੋਮਾਇਸਨ ਮਲਮ ਵੀ ਲਗਾਈ ਜਾ ਸਕਦੀ ਹੈ।
6. ਇਸ ਤੋਂ ਇਲਾਵਾ ਦਰਦ ਨੂੰ ਘਟਾਉਣ ਲਈ "ਅਸਿਟਾਅਮਾਇਨੋਫਿਨ" ਦੀਆਂ ਗੋਲੀਆਂ ਦਿੱਤੀਆਂ ਜਾਂਦੀਆਂ ਹਨ।
7. ਇਸ ਦੌਰਾਨ ਅੱਖਾਂ ਵਿੱਚ ਕੁਝ ਵੀ ਹੋਰ ਲਗਾਉਣ ਤੋਂ ਪਰਹੇਜ਼ ਕਰਨਾ ਚਾਹੀਦਾ ਹੈ।
8. ਜੇਕਰ ਗੁਹਾਰਨੀ ਠੀਕ ਨਾ ਹੋਵੇ ਤਾਂ ਆਖਿਰ ਵਿੱਚ ਅੱਖਾਂ ਦੇ ਡਾਕਟਰ ਦੁਆਰਾ ਇਸਨੂੰ ਆਪਰੇਸ਼ਨ ਨਾਲ ਕੱਢ ਦਿੱਤਾ ਜਾਂਦਾ ਹੈ।

5.7.6 ਦੂਰ ਦੀ ਨਜਰ ਦਾ ਕਮਜੋਰ ਹੋਣਾ

ਆਮ ਤੌਰ ਤੇ ਰੋਸ਼ਨੀ ਅੱਖ ਦੇ ਲੈਨਜ ਵਿੱਚ ਲੰਘ ਕੇ ਰੈਟੀਨਾ ਤੱਕ ਪਹੁੰਚਦੀ ਹੈ। ਪਰ ਜਦੋਂ ਰੋਸ਼ਨੀ ਰੈਟੀਨਾ ਤੇ ਫੋਕਸ ਨਹੀਂ ਕਰ ਪਾਉਦੀ ਅਤੇ ਰੋਸ਼ਨੀ ਰੈਟੀਨਾ ਤੋਂ ਪਹੁੰਚਣ ਤੋਂ ਪਹਿਲਾ ਹੀ ਫੋਕਸ ਹੋ ਜਾਂਦੀ ਹੈ। ਇਸ ਕਾਰਨ ਦੂਰ ਦੀਆਂ ਚੀਜਾਂ ਧੁੰਦਲੀਆਂ ਦਿਖਾਈ ਦੇਣੀਆ ਸ਼ੁਰੂ ਹੋ ਜਾਂਦੀਆਂ ਹਨ ਅਤੇ ਨੇੜੇ ਦੀਆਂ ਚੀਜਾਂ ਸਾਫ ਦਿਖਾਈ ਦਿੰਦੀਆਂ ਹਨ। ਜਿਸਨੂੰ "ਮਾਇਓਪੀਆ" ਵੀ ਕਿਹਾ ਜਾਂਦਾ ਹੈ।

ਕਾਰਨ

1. ਅੱਖਾਂ ਦੀ ਪੁਤਲੀ ਦਾ ਅਕਾਰ ਵੱਧ ਜਾਂਦਾ ਹੈ
2. ਕਾਰਨੀਆ ਅਤੇ ਲੈਨਜ ਦੀ ਵਕਰਤਾ ਦੇ ਵੱਧ ਜਾਣ ਕਰਕੇ
3. ਅਣੁਵਾਸ਼ਿਤ।

ਚਿੰਨ੍ਹ ਅਤੇ ਲੱਛਣ

1. ਦੂਰ ਦੀਆਂ ਚੀਜਾਂ ਧੁੰਦਲੀਆਂ ਨਜਰ ਆਉਣਾ।
2. ਸਿਰ ਦਰਦ ਹੋਣਾ।
3. ਅੱਖਾਂ ਦਾ ਜਲਦੀ ਥੱਕ ਜਾਣਾ।
4. ਟੀ.ਬੀ. ਜਾਂ ਬਲੈਕਬੋਰਡ ਤੇ ਲਿਖੇ ਸ਼ਬਦਾਂ ਨੂੰ ਪੜ੍ਹਨ ਵਿੱਚ ਪਰੇਸ਼ਾਨੀ।
5. ਬਾਅਦ ਵਿੱਚ ਭੈਂਗਾਪਣ ਵੀ ਹੋ ਸਕਦਾ ਹੈ।

ਇਲਾਜ

1. ਮਾਇਓਪੀਆਂ ਨੂੰ ਅੱਖਾਂ ਚੈੱਕ ਕਰਾ ਕੇ ਰੋਗੀ ਦੀ ਨਜਰ ਦੇ ਅਨੁਸਾਰ ਨਜਰ ਵਾਲੀਆਂ ਐਨਕਾਂ ਲਗਾ ਕੇ ਜਾਂ ਲੈਨਸ ਲਗਾ ਕੇ ਠੀਕ ਕੀਤਾ ਜਾਂਦਾ ਹੈ।
2. ਇਸ ਤੋਂ ਇਲਾਵਾ ਕਾਰਨ ਦੇ ਅਨੁਸਾਰ ਅੱਖਾਂ ਦਾ ਆਪਰੇਸਨ ਕੀਤਾ ਜਾ ਸਕਦਾ ਹੈ। ਜਿਵੇਂ ਕਿ "ਫੋਟੋਰਫਰੈਕਟਿਵ ਕੇਰੈਕਟਮੀ" "ਲੇਜਰ ਅਸਿਸਟਡ ਇਨ ਸੀਟੂ ਕੈਰਾਟੋਮੈਲਿਐਸਿਸ" ਆਦਿ। ਇਹਨਾਂ ਆਪਰੇਸ਼ਨਾਂ ਦੁਆਰਾ ਕਾਰਨੀਆ ਨੂੰ ਦੁਬਾਰਾ ਸਹੀ ਆਕਾਰ ਦਿੱਤਾ ਜਾਂਦਾ ਹੈ।
   (i) **ਲੇਜਰ ਅਸਿਸਟਡ ਇੰਨ ਸੀਟੂ ਕੈਰਾਟੋਮੈਲਿਐਸਿਸ :** ਇਹ ਸਭ ਤੋਂ ਜਿਆਦਾ ਕੀਤਾ ਜਾਣ ਵਾਲਾ ਆਪਰੇਸ਼ਨ ਹੈ। ਇਸ ਵਿੱਚ ਕਾਰਨੀਆ ਦੀ ਪਰਤ ਉਪਰ ਕੱਟ (ਚੀਰਾ) ਲਗਾਇਆ ਜਾਂਦਾ ਹੈ ਅਤੇ ਲੇਜਰ ਨਾਲ ਕਾਰਨੀਆ ਦੇ ਟਿਸ਼ੂ ਨੂੰ ਹਟਾ ਦਿੱਤਾ ਜਾਂਦਾ ਹੈ ਅਤੇ ਫਿਰ ਉਸ ਪਰਤ ਨੂੰ ਫਿਰ ਉਸਦੀ ਜਗ੍ਹਾਂ ਤੇ ਲਗਾ ਦਿੱਤਾ ਜਾਂਦਾ ਹੈ। ਜਿਸ ਨਾਲ ਕਾਰਨੀਆਂ ਦੀ ਗੋਲਾਈ ਨੂੰ ਠੀਕ ਕੀਤਾ ਜਾਂਦਾ ਹੈ।
   (ii) **ਫੋਟੋਰਫਰੈਕਟਿਵ ਕੇਰੈਕਟਮੀ :** ਇਸ ਵਿੱਚ ਲੇਜਰ ਨਾਲ ਕਾਰਨੀਆ ਦੇ ਟਿਸ਼ੂ ਨੂੰ ਹਟਾਇਆ ਜਾਂਦਾ ਹੈ ਅਤੇ ਕਾਰਨੀਆਂ ਦੀ ਵਕਰਤਾ (ਘਮਾਉ) ਨੂੰ ਠੀਕ ਕੀਤਾ ਜਾਂਦਾ ਹੈ। ਅਤੇ ਇਸ ਨਾਲ ਰੋਸ਼ਨੀ ਰੈਟੀਨਾ ਤੇ ਫੋਕਸ ਹੋਣ ਲੱਗ ਜਾਂਦੀ ਹੈ।
   (iii) **ਇੰਮਪਲਾਂਟੇਸ਼ਨ :** ਇਸ ਵਿੱਚ ਕਾਰਨੀਆਂ ਦੇ ਆਕਾਰ ਨੂੰ ਠੀਕ ਕਰਨ ਲਈ ਕਾਰਨੀਅਲ ਰਿੰਗਸ ਪਾ ਦਿੱਤੇ ਜਾਂਦੇ ਹਨ। ਜਿਸ ਨਾਲ ਕਾਰਨੀਆਂ ਦਾ ਆਕਾਰ ਠੀਕ ਕੀਤਾ ਜਾਂਦਾ ਹੈ। ਜੇਕਰ ਕੋਈ ਸਮੱਸਿਆ ਪੇਸ਼ ਆਵੇ ਤਾਂ ਇਹਨਾਂ ਰਿੰਗਸ ਨੂੰ ਹਟਾ ਦਿੱਤਾ ਜਾਂਦਾ ਹੈ।

5.7.7 ਨੇੜੇ ਦੀ ਨਜਰ ਦਾ ਕਮਜੋਰ ਹੋਣਾ (ਹਾਇਪਰਓਪਿਆ)

ਇਸ ਵਿੱਚ ਰੋਸ਼ਨੀ ਰੈਟੀਨਾ ਤੇ ਫੋਕਸ ਹੋਣ ਦੀ ਜਗ੍ਹਾ ਰੈਟੀਨਾ ਦੇ ਪਿਛੇ ਜਾ ਕੇ ਫੋਕਸ ਹੁੰਦੀ ਹੈ। ਇਸ ਕਾਰਨ ਦੂਰ ਦੀਆਂ ਚੀਜਾਂ ਸਾਫ ਦਿਖਾਈ ਦਿੰਦੀਆਂ ਹਨ ਅਤੇ ਨੇੜੇ ਦੀਆਂ ਚੀਜਾਂ ਫੋਕਸ ਵਿੱਚ ਨਹੀਂ ਆਉਦੀਆਂ ਅਤੇ ਸਾਫ ਦਿਖਾਈ ਨਹੀਂ ਦਿੰਦੀਆਂ। ਇਸਨੂੰ ਹਾਇਪਰਓਪਿਆ ਕਿਹਾ ਜਾਂਦਾ ਹੈ।

ਕਾਰਨ

1. ਅਣੁਵਾਸ਼ਿਕ
2. ਕਾਰਨੀਆ ਦੀ ਵਕਰਤਾ ਘੱਟ ਜਾਂਦੀ ਹੈ।

ਚਿੰਨ੍ਹ ਅਤੇ ਲੱਛਣ

1. ਸਿਰ ਦਰਦ

2. ਨੇੜੇ ਦੀਆਂ ਚੀਜਾਂ ਨੂੰ ਵੇਖਣ ਵਿੱਚ ਪਰੇਸ਼ਾਨੀ।
3. ਅੱਖਾਂ ਦਾ ਪੜ੍ਹਦੇ ਸਮੇਂ ਜਲਦੀ ਥੱਕ ਜਾਣਾ।

ਇਲਾਜ : ਮਾਇਓਪੀਆਂ ਦੇ ਇਲਾਜ ਅਤੇ ਇਸਦਾ ਇਲਾਜ ਇਕੋ ਜਿਹੇ ਹਨ।

5.7.8 ਮੋਤੀਆਬਿੰਦ

ਲੈਨਜ ਦੇ ਧੁੰਦਲੇਪਣ ਨੂੰ ਮੋਤੀਆਬਿੰਦ ਕਿਹਾ ਜਾਂਦਾ ਹੈ।

ਕਾਰਨ : ਮੋਤੀਆਬਿੰਦ ਦੀ ਸ਼ੁਰੂਆਤ 45 ਸਾਲ ਦੀ ਉਮਰ ਤੋਂ ਬਾਅਦ ਹੁੰਦੀ ਹੈ ਪਰ ਕਈ ਵਾਰ ਮੋਤੀਆਬਿੰਦ ਬੱਚਿਆਂ ਵਿੱਚ ਵੀ ਪਾਇਆ ਜਾਂਦਾ ਹੈ। ਜਿਸਦੇ ਕਾਰਨ ਹੇਠ ਲਿਖੇ ਹਨ :

1. ਗਰਭਵਤੀ ਔਰਤਾਂ ਵਿੱਚ TORCH ਇੰਨਫੈਕਸ਼ਨ ਕਰਕੇ
2. ਸ਼ੱਕਰ ਰੋਗ
3. ਖੂਨ ਵਿੱਚ ਕੈਲਸ਼ੀਅਮ ਦੀ ਕਮੀ
4. ਪ੍ਰਸੂਤ ਦੌਰਾਨ ਸੱਟਾ
5. ਕੁਝ ਦਵਾਈਆਂ ਜਿਵੇਂ ਸਟੀਰੋਇਡਸ
6. ਅਣੁਵਾਸ਼ਿਕ ਬੀਮਾਰੀ ਜਿਵੇਂ ਡਾਊਨ ਸਿੰਡਰਮ, ਟਰਨਰ ਸਿੰਡਰਮ।

ਲੱਛਣ

1. ਸ਼ੁਰੂ ਵਿੱਚ ਧੁੰਦਲਾ ਦਿਖਾਈ ਦਿੰਦਾ ਹੈ ਅਤੇ ਬਾਅਦ ਵਿੱਚ ਦਿਖਣਾ ਬੰਦ ਹੋ ਜਾਂਦਾ ਹੈ।
2. ਜਿਆਦਾ ਪ੍ਰਕਾਸ਼ ਪ੍ਰਤਿ ਸੰਵੇਦਨਸ਼ੀਲਤਾ ਦਾ ਵੱਧਣਾ।

ਇਲਾਜ : ਮੋਤੀਆਬਿੰਦ ਦਾ ਇਲਾਜ ਆਪਰੇਸ਼ਨ ਦੁਆਰਾ ਕੀਤਾ ਜਾ ਸਕਦਾ ਹੈ।

1. **ਕੈਟਾਰੈਕਟ ਐਕਸਟਰੈਕਸ਼ਨ :** ਇਹ ਦੋ ਤਰੀਕਿਆ ਨਾਲ ਸੰਭਵ ਹੈ। ਇਸ ਵਿਚ ਧੁੰਦਲੇ ਲੈਨਜ ਨੂੰ ਕੱਢ ਕੇ ਸਹੀ ਲੈਨਜ ਲਗਾ ਦਿੱਤਾ ਜਾਂਦਾ ਹੈ।
   (a) **ਇੰਨਟਰਾਕੈਪਸੁਲਰ :** ਇਸ ਵਿੱਚ ਲੈਨਜ ਅਤੇ ਉਸਦੇ ਦੁਆਲੇ ਕੈਪਸੂਲ ਨੂੰ ਹਟਾ ਦਿੱਤਾ ਜਾਂਦਾ ਹੈ ਅਤੇ ਹੋਰ ਲੈਨਜ ਨੂੰ ਉਸਦੀ ਜਗ੍ਹਾ ਫਿਟ ਕੀਤਾ ਜਾਂਦਾ ਹੈ।
   (b) **ਐਕਸਟਰਾ ਕੈਪਸੁਲਰ :** ਇਸ ਵਿਚ ਲੈਨਜ ਨੂੰ ਹਟਾ ਲਿਆ ਜਾਂਦਾ ਹੈ ਅਤੇ ਲੈਨਜ ਨੂੰ ਫਿਰ ਉਸੇ ਕੈਪਸੁਲ ਵਿੱਚ ਫਿਟ ਕੀਤਾ ਜਾਂਦਾ ਹੈ। ਇਸ ਵਿੱਚ ਕੈਪਸੁਲ ਨੂੰ ਨਹੀਂ ਕੱਢਿਆ ਜਾਂਦਾ।
2. **ਫੇਕੋਅਮੱਲਸੀਫਿਕੇਸ਼ਨ :** ਇਹ ਮੋਤੀਆਬਿੰਦ ਦੇ ਇਲਾਜ ਕਰਨ ਦਾ ਸਭ ਤੋਂ ਜਿਆਦਾ ਕੀਤਾ ਜਾਣ ਵਾਲਾ ਆਪਰੇਸ਼ਨ ਹੈ। ਇਸ ਵਿੱਚ ਅਲਟਰਾਸਾਉਡ ਤਰੰਗਾਂ ਦੁਆਰਾ ਲੈਨਜ ਨੂੰ ਤੋੜ ਕੇ ਬਾਹਰ ਕੱਢ ਲਿਆ ਜਾਂਦਾ ਹੈ ਅਤੇ ਨਵਾਂ ਲੈਨਜ ਉਸਦੀ ਜਗ੍ਹਾਂ ਲਗਾ ਦਿੱਤਾ ਜਾਂਦਾ ਹੈ।

ਅੱਖਾਂ ਸੰਬੰਧੀ ਸਮੱਸਿਆਵਾਂ ਤੋਂ ਬੱਚਣ ਲਈ ਸਾਵਧਾਨੀਆਂ

1. ਪੜ੍ਹਨ ਲਿਖਣ ਸਮੇਂ ਕਿਤਾਬ ਅਤੇ ਅੱਖਾਂ ਵਿਚਲੀ ਦੂਰੀ ਉਚਿਤ ਹੋਣੀ ਚਾਹੀਦੀ ਹੈ।
2. ਘੱਟ ਜਾਂ ਬਹੁਤ ਜਿਆਦਾ ਤੇਜ਼ ਰੋਸ਼ਨੀ ਵਿੱਚ ਨਹੀਂ ਪੜ੍ਹਨਾ ਚਾਹੀਦਾ।
3. ਰੋਸ਼ਨੀ ਸਿੱਧੀ ਅੱਖਾਂ ਵਿੱਚ ਨਹੀਂ ਪੈਣੀਆਂ ਚਾਹੀਦੀਆਂ।
4. ਚਲਦੇ ਹੋਏ ਵਾਹਨ ਵਿੱਚ ਜਾਂ ਲੇਟ ਕੇ ਨਹੀਂ ਪੜ੍ਹਨਾ ਚਾਹੀਦਾ।

5. ਅੱਖਾਂ ਵਿੱਚ ਕਿਸੇ ਵੀ ਤਰ੍ਹਾਂ ਦੀ ਪਰੇਸ਼ਾਨੀ ਹੋਣ ਤੇ ਤੁਰੰਤ ਡਾਕਟਰ ਕੋਲੋਂ ਚੈਕਅੱਪ ਕਰਵਾਉਣਾ ਚਾਹੀਦਾ ਹੈ।
6. ਜਿਆਦਾ ਦੇਰ ਤੱਕ ਟੀ.ਵੀ. ਨਹੀਂ ਵੇਖਣਾ ਚਾਹੀਦਾ।

5.8 ਪੋਸ਼ਣ ਸੰਬੰਧੀ ਰੋਗ

ਪੋਸ਼ਟਿਕ ਆਹਾਰ ਬੱਚਿਆਂ ਲਈ ਬਹੁਤ ਜਰੂਰੀ ਹੈ। ਜਿਸ ਨਾਲ ਬੱਚਿਆਂ ਦਾ ਵਾਧਾ ਅਤੇ ਵਿਕਾਸ ਸਹੀ ਢੰਗ ਨਾਲ ਅਤੇ ਵਧੀਆ ਹੁੰਦਾ ਹੈ। ਜੇਕਰ ਬੱਚਿਆਂ ਨੂੰ ਪੋਸ਼ਟਿਕ ਆਹਾਰ ਨਾ ਦਿੱਤਾ ਜਾਵੇ ਤਾਂ ਬੱਚਿਆਂ ਦੇ ਵਾਧੇ ਅਤੇ ਵਿਕਾਸ ਵਿੱਚ ਪਰੇਸ਼ਾਨੀਆਂ ਆਉਦੀਆਂ ਹਨ ਅਤੇ ਉਹਨਾਂ ਨੂੰ ਕਈ ਬੀਮਾਰੀਆਂ ਦਾ ਸਾਹਮਣਾ ਕਰਨਾ ਪੈ ਸਕਦਾ ਹੈ। ਜੋ ਕਿ ਹੇਠ ਲਿਖੀਆਂ ਹਨ :

1. ਕੁਪੋਸ਼ਣ
   (a) ਮਰਾਸਮਸ
   (b) ਕਵਾਸ਼ਿਓਕਰ
2. ਵਿਟਾਮਿਨ A ਦੀ ਕਮੀ
3. ਵਿਟਾਮਿਨ B ਦੀ ਕਮੀ (ਵਿਟਾਮੀਨ B_1 ਦੀ ਕਮੀ ਕਾਰਨ ਬੇਰੀ ਬੇਰੀ)
4. ਵਿਟਾਮਿਨ C ਦੀ ਕਮੀ (ਸਕਰਵੀ)
5. ਵਿਟਾਮਿਨ D ਦੀ ਕਮੀ (ਰਿਕੇਟਸ)
6. ਵਿਟਾਮਿਨ E ਦੀ ਕਮੀ
7. ਵਿਟਾਮਿਨ K ਦੀ ਕਮੀ
8. ਫੋਲਿਕ ਐਸਿਡ ਦੀ ਕਮੀ।

5.8.1 ਕੁਪੋਸ਼ਣ

ਸਰੀਰ ਵਿੱਚ ਕਿਸੇ ਵੀ ਪ੍ਰਕਾਰ ਦੀ ਪੋਸ਼ਕ ਤੱਤਾਂ ਦੀ ਕਮੀ ਜਾਂ ਜਿਆਦਾ ਮਾਤਰਾ ਵਿੱਚ ਹੋਣ ਕਰਕੇ ਹੋਣ ਵਾਲੇ ਨਤੀਜਿਆਂ ਨੂੰ ਕੁਪੋਸ਼ਣ ਕਿਹਾ ਜਾਂਦਾ ਹੈ।

ਸਾਡੇ ਦੇਸ਼ ਵਿੱਚ ਕੁਪੋਸ਼ਣ ਗਰਭ ਦੇ ਸਮੇਂ ਪੋਸ਼ਟਿਕ ਆਹਾਰ ਨਾ ਲੈਣ ਕਰਕੇ ਬੱਚੇ ਦੇ ਭਾਰ ਘੱਟ ਹੋਣ ਤੋਂ ਹੀ ਸ਼ੁਰੂ ਹੋ ਜਾਂਦਾ ਹੈ। ਗਰਭਵਤੀ ਔਰਤਾਂ, ਦੁੱਧ ਪਿਲਾਉਣ ਵਾਲੀਆ ਮਹਿਲਾਵਾਂ ਅਤੇ ਬੱਚਿਆਂ ਉਪਰ ਕੁਪੋਸ਼ਣ ਦਾ ਪ੍ਰਭਾਵ ਜਿਆਦਾ ਪੈਦਾ ਹੈ। ਸਾਡੇ ਦੇਸ਼ ਵਿੱਚ 5 ਸਾਲ ਦੀ ਉਮਰ ਦੇ 60-70% ਬੱਚਿਆਂ ਦਾ ਭਾਰ ਉਹਨਾਂ ਦੀ ਉਮਰ ਮੁਤਾਬਿਕ ਘੱਟ ਹੁੰਦਾ ਹੈ।

ਕਾਰਨ

1. ਗਰੀਬੀ, ਜਨਸੰਖਿਆ ਵਿੱਚ ਵਾਧਾ ਅਤੇ ਪੌਸ਼ਟਿਕ ਆਹਾਰ ਨਾ ਲੈਣਾ।
2. ਗਰਭਵਤੀ ਔਰਤਾਂ ਦੀ ਮਾੜੀ ਸਿਹਤ ਅਤੇ ਪੋਸ਼ਟਿਕ ਆਹਾਰ ਨਾ ਲੈਣਾ ਅਤੇ ਘੱਟ ਵਜਨੀ ਬੱਚੇ ਦਾ ਜਨਮ ਹੋਣਾ।
3. ਸਿਹਤ ਸੇਵਾਵਾਂ ਵਿੱਚ ਕਮੀ।
4. ਅਨਪੜ੍ਹਤਾ।
5. ਗਲਤ ਰਹਿਣ ਸਹਿਣ ਅਤੇ ਖਾਣਪੀਣ ਦਾ ਤਰੀਕਾ।
6. ਬੱਚਿਆਂ ਨੂੰ ਮਾਂ ਦਾ ਦੁੱਧ ਅਤੇ ਪੂਰਕ ਆਹਾਰ ਠੀਕ ਸਮੇਂ ਨਾ ਮਿਲਣਾ।
7. ਸਮਾਜਿਕ ਰੀਤੀ ਰਿਵਾਜ ਅਤੇ ਗਲਤ ਧਾਰਨਾਵਾਂ ਅਤੇ ਅੰਧ ਵਿਸਵਾਸ।

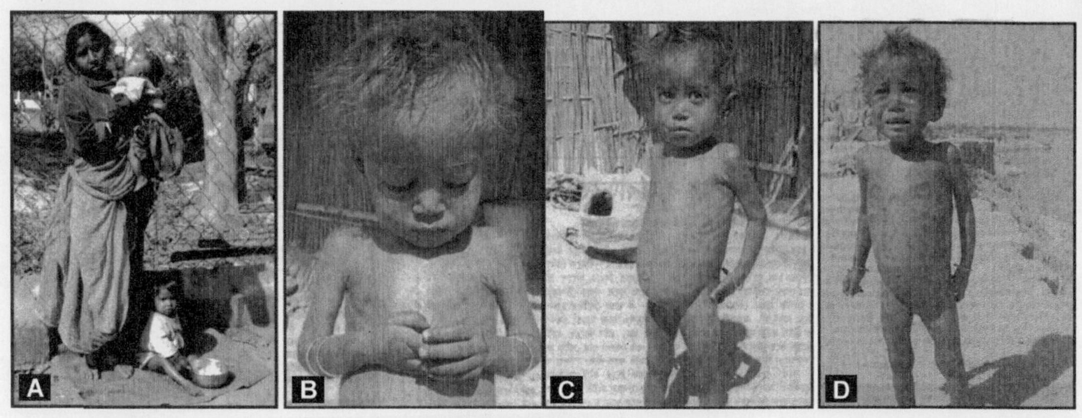

Figs 5.5A to D: ਕੁਪੋਸ਼ਣ

ਕੁਪੋਸ਼ਣ ਦੀਆਂ ਕਿਸਮਾਂ : ਕੁਪੋਸ਼ਣ ਮੁੱਖ ਰੂਪ ਵਿੱਚ 3 ਪ੍ਰਕਾਰ ਦਾ ਹੁੰਦਾ ਹੈ।

1. ਮਾਇਲਡ (ਗ੍ਰੇਡ I-ਉਮਰ ਮੁਤਾਬਿਕ ਭਾਰ ਦਾ 71-80%)
2. ਮੋਡਰੇਟ (ਗ੍ਰੇਡ II-ਉਮਰ ਮੁਤਾਬਿਕ ਭਾਰ ਦਾ 61-70%)
3. ਸੀਵੀਅਰ (ਗ੍ਰੇਡ III-ਉਮ ਮੁਤਾਬਿਕ ਭਾਰ ਦਾ 51-60%)
   (ਗ੍ਰੇਡ IV-ਉਮਰ ਮੁਤਾਬਿਕ ਭਾਰ ਦਾ 50% ਤੋਂ ਘੱਟ)

ਕੁਪੋਸਣ ਦੇ ਸ਼ਿਕਾਰ ਮਾਇਲਡ ਅਤੇ ਮੋਡਰੇਟ ਸ਼੍ਰੇਣੀ ਵਿੱਚ ਆਉਣ ਵਾਲੇ ਬੱਚੇ ਜਿਆਦਾਤਰ ਸਮਾਜ ਵਿੱਚ ਲੁਕੇ ਰਹਿ ਜਾਂਦੇ ਹਨ। ਸੀਵੀਅਰ ਸ਼੍ਰੇਣੀ ਦੇ 2-3% ਬੱਚੇ ਹੀ ਇਲਾਜ ਕਰਵਾਉਣ ਲਈ ਹਸਪਤਾਲਾਂ ਵਿੱਚ ਦਾਖਲ ਕਰਵਾਏ ਜਾਂਦੇ ਹਨ। ਜਿਵੇਂ ਆਈਸਬਰਗ (ਤਾਜੇ ਪਾਣੀ ਦੀ ਬਰਫ) ਪਾਣੀ ਉਪਰ ਤੈਰਦੀ ਹੈ ਅਤੇ ਉਸਦਾ ਸਿਰਫ ਉਪਰਲਾ ਛੋਟਾ ਜਿਹਾ ਹਿੱਸਾ ਹੀ ਬਾਹਰ ਤੈਰਦਾ ਦਿਖਾਈ ਦਿੰਦਾ ਹੈ ਬਾਕੀ ਉਸਦਾ ਸਾਰਾ ਭਾਗ ਪਾਣੀ ਹੇਠਾਂ ਰਹਿੰਦਾ ਹੈ। ਉਸੇ ਤਰ੍ਹਾਂ ਬਹੁਤ ਘੱਟ ਕੁਪੋਸ਼ਣ ਦੇ ਸ਼ਿਕਾਰ ਬੱਚੇ ਹਸਪਤਾਲਾਂ ਵਿੱਚ ਇਲਾਜ ਲਈ ਦਾਖਲ ਨਹੀਂ ਹੁੰਦੇ ਹਨ।

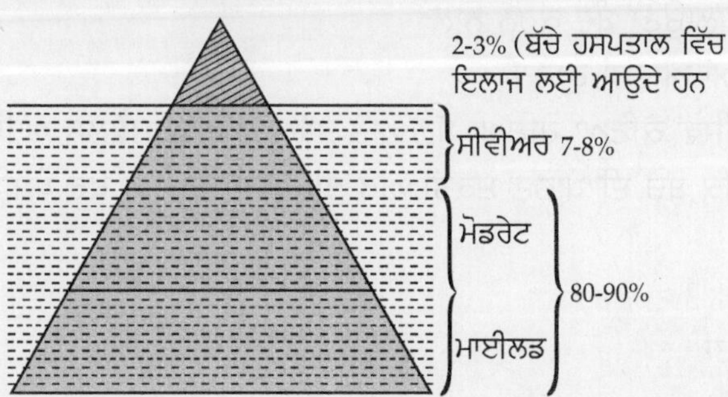

ਕੁਪੋਸ਼ਣ ਦਾ ਚੱਕਰ : ਸਰੀਰ ਦੀ ਰੋਗਾਂ ਨਾਲ ਲੜਣ ਦੀ ਸ਼ਕਤੀ ਕਮਜੋਰ ਹੋ ਜਾਣ ਕਾਰਣ ਰੋਗਾਣੂ ਜਿਵੇਂ ਬੈਕਟੀਰੀਆ, ਵਾਇਰਸ ਆਦਿ ਸਰੀਰ ਤੇ ਹਮਲਾ ਕਰਕੇ ਕਈ ਤਰ੍ਹਾਂ ਦੀਆਂ ਬੀਮਾਰੀਆਂ ਪੈਦਾ ਕਰਦੇ ਹਨ। ਜਿਵੇਂ ਕਿ ਉਲਟੀਆਂ, ਦਸਤ ਲੱਗਣਾ, ਬੁਖਾਰ ਹੋਣਾ ਜਾਂ ਹੋਰ ਕਈ ਤਰ੍ਹਾਂ ਦੀਆਂ ਸਮੱਸਿਆਵਾਂ ਸਾਹਮਣੇ ਆ ਸਕਦੀਆਂ ਹਨ। ਬੱਚੇ ਨੂੰ ਚੰਗੀ ਤਰ੍ਹਾਂ ਭੁੱਖ ਨਹੀਂ ਲੱਗਦੀ ਅਤੇ ਪੋਸ਼ਕ ਤੱਤਾਂ ਦੀ ਹੋਰ ਕਮੀ ਹੋ ਜਾਂਦੀ ਹੈ। ਜਿਸ ਕਾਰਨ ਬੱਚਾ ਕੁਪੋਸ਼ਣ ਦਾ ਸ਼ਿਕਾਰ ਹੋ ਜਾਂਦਾ ਹੈ।

ਕੁਪੋਸ਼ਣ ਦੇ ਸ਼ਿਕਾਰ ਬੱਚੇ ਵਿੱਚ ਰੋਗ ਪ੍ਰਤਿਰੋਧਕ ਸ਼ਕਤੀ ਹੋਰ ਘੱਟ ਜਾਂਦੀ ਹੈ ਅਤੇ ਬੱਚਾ ਜਿਆਦਾਤਰ ਬੀਮਾਰ ਰਹਿੰਦਾ ਹੈ ਅਤੇ ਇਹ ਚੱਕਰ ਚਲਦਾ ਰਹਿੰਦਾ ਹੈ।

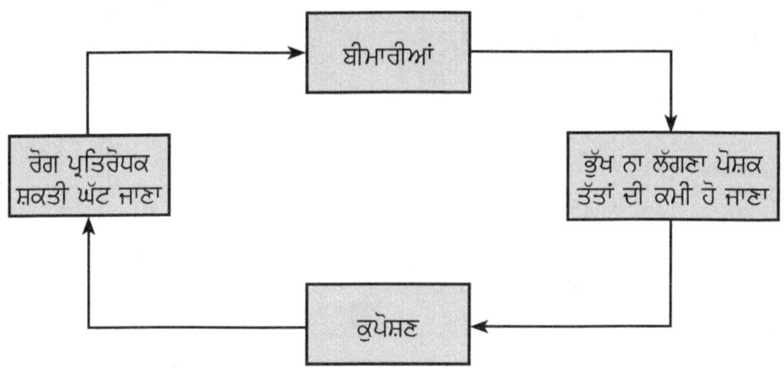

ਕੁਪੋਸ਼ਣ ਦਾ ਚੱਕਰ

ਕੁਪੋਸ਼ਣ ਕਾਰਨ ਬੱਚੇ ਬਹੁਤ ਸਾਰੀਆਂ ਬੀਮਾਰੀਆਂ ਦਾ ਸ਼ਿਕਾਰ ਹੋ ਸਕਦੇ ਹਨ। ਇਸ ਲਈ ਕੁਪੋਸ਼ਣ ਦੇ ਸ਼ਿਕਾਰ ਬੱਚੇ ਦਾ ਇਲਾਜ ਕਰਵਾਉਣਾ ਬਹੁਤ ਜਰੂਰੀ ਹੈ ਅਤੇ ਬੱਚਿਆਂ ਦੇ ਮਾਤਾ ਪਿਤਾ ਨੂੰ ਪੋਸ਼ਟਿਕ ਆਹਾਰ ਬਾਰੇ ਜਾਣਕਾਰੀ ਦੇਣੀ ਚਾਹੀਦੀ ਹੈ। ਕੁਪੋਸ਼ਣ ਦੇ ਦੋ ਮੁੱਖ ਪ੍ਰਕਾਰ ਹਨ : ਮਰਾਸਮਸ ਅਤੇ ਕਵਾਸ਼ਿਓਕਰ ਇਹਨਾਂ ਤੋਂ ਇਲਾਵਾ ਵੀ ਪੋਸ਼ਟਿਕ ਤੱਤਾਂ ਦੇ ਅਧਾਰ ਤੇ ਬਹੁਤ ਸਾਰੀਆਂ ਬੀਮਾਰੀਆਂ ਬੱਚਿਆਂ ਨੂੰ ਹੋ ਸਕਦੀਆਂ ਹਨ।

ਮਰਾਸਮਸ (ਸੋਕਾ) : ਇਹ ਕੁਪੋਸ਼ਣ ਦੀ ਇਕ ਕਿਸਮ ਹੈ ਜੋ ਕਿ ਬੱਚੇ ਦਾ ਠੀਕ ਢੰਗ ਨਾਲ ਊਰਜਾ ਭਰਪੂਰ ਅਤੇ ਪੋਸ਼ਟਿਕ ਅਹਾਰ ਨਾ ਲੈਣ ਕਰਕੇ ਹੁੰਦਾ ਹੈ। ਇਸ ਵਿੱਚ ਬੱਚੇ ਦਾ ਭਾਰ ਉਮਰ ਮੁਤਾਬਿਕ ਭਾਰ ਨਾਲੋਂ 40% ਘੱਟ ਹੋ ਜਾਂਦਾ ਹੈ ਅਤੇ ਸਰੀਰ ਦੀ ਚਰਬੀ ਬਿਲਕੁਲ ਖਤਮ ਹੋ ਜਾਂਦੀ ਹੈ।

ਕਾਰਨ

1. ਜਲਦੀ ਮਾਂ ਦਾ ਦੁੱਧ ਪਿਲਾਉਣਾ ਬੰਦ ਕਰਨ ਨਾਲ
2. ਗਲਤ ਖਾਣ ਪੀਣ ਦੀਆਂ ਆਦਤਾਂ ਕਾਰਨ
3. ਜਮਾਂਦਰੂ ਬੀਮਾਰੀਆਂ ਜਿਵੇਂ ਕੱਟਿਆ ਹੋਇਆ ਬੁੱਲ ਅਤੇ ਤਾਲੂ, ਹਾਈਡਰੋਸਫੈਲਸ ਆਦਿ।
4. ਇੰਨਫੈਕਸ਼ਨ ਜਿਹੜੀ ਕਿ ਬੱਚੇ ਦੀ ਪਾਚਣ ਸ਼ਕਤੀ ਅਤੇ ਭੁੱਖ ਘਟਾ ਦਿੰਦੀ ਹੈ ਪਰ ਪੋਸ਼ਟਿਕ ਆਹਾਰਾਂ ਦੀ ਲੋੜ ਵੱਧ ਜਾਂਦੀ ਹੈ।
5. ਉਲਟੀਆਂ ਅਤੇ ਦਸਤ
6. ਗਰੀਬੀ ਅਤੇ ਅਨਪੜ੍ਹਤਾ

ਚਿੰਨ ਅਤੇ ਲੱਛਣ

1. ਬੱਚਾ ਬਹੁਤ ਪਤਲਾ ਹੋ ਜਾਂਦਾ ਹੈ।
2. ਚਮੜੀ ਤੇ ਝੁਰੜੀਆਂ ਪੈ ਜਾਂਦੀਆਂ ਹਨ।
3. ਚਿਹਰਾ ਬੁੱਢਿਆਂ ਵਰਗਾ ਹੋ ਜਾਂਦਾ ਹੈ।

4. ਪੇਟ ਫੁਲ ਜਾਂਦਾ ਹੈ।
5. ਹੱਡੀਆਂ ਤੇ ਪਤਲੀ ਚਮੜੀ ਦੀ ਪਰਤ ਰਹਿ ਜਾਂਦੀ ਹੈ ਅਤੇ ਜੋੜ ਸਾਫ ਦਿਖਾਈ ਦੇਣ ਲੱਗ ਜਾਂਦੇ ਹਨ।
6. ਅੱਖਾਂ ਡੂੰਘੀਆਂ ਹੋ ਜਾਂਦੀਆਂ ਹਨ ਅਤੇ ਬੱਚਾ ਸੁਸਤ ਰਹਿੰਦਾ ਹੈ।
7. ਬੱਚੇ ਦੇ ਸਰੀਰ ਦਾ ਤਾਪਮਾਨ ਘੱਟ ਅਤੇ ਨਬਜ ਹੌਲੀ ਹੋ ਜਾਂਦੀ ਹੈ।
8. ਪਾਚਣ ਸ਼ਕਤੀ ਅਤੇ ਭੁੱਖ ਵੀ ਘੱਟ ਜਾਂਦੀ ਹੈ।

ਇਲਾਜ ਅਤੇ ਰੋਕਥਾਮ

1. ਬੱਚੇ ਦੀ ਖੁਰਾਕ, ਖਾਣ ਪੀਣ ਦੀਆਂ ਆਦਤਾਂ, ਪੁਰਾਣੀਆਂ ਆਦਤਾਂ ਅਤੇ ਹੋਰ ਸ਼ਿਕਾਇਤਾਂ ਬਾਰੇ ਜਾਣਕਾਰੀ ਲੈਣੀ ਚਾਹੀਦੀ ਹੈ ਅਤੇ ਕਾਰਨ ਮੁਤਾਬਿਕ ਇਲਾਜ ਕਰਨਾ ਚਾਹੀਦਾ ਹੈ।
2. ਜੇਕਰ ਬੱਚਾ ਖਾ ਸਕਦਾ ਹੈ ਤਾਂ ਉਸਨੂੰ ਥੋੜ੍ਹਾ ਥੋੜ੍ਹਾ ਕਰਕੇ ਥੋੜ੍ਹੀ ਥੋੜ੍ਹੀ ਦੇਰ ਬਾਅਦ ਖਵਾਉਣਾ ਚਾਹੀਦਾ ਹੈ ਜੋ ਕਿ ਉਹ ਪਚਾ ਸਕੇ।
3. ਜੇਕਰ ਬੱਚਾ ਮੂੰਹ ਰਾਹੀਂ ਨਹੀਂ ਖਾ ਸਕਦਾ ਹੋਵੇ ਤਾਂ ਉਸਨੂੰ ਨੱਕ ਦੀ ਨਾਲੀ ਰਾਹੀਂ ਫੀਡ ਕਰਨਾ ਚਾਹੀਦਾ ਹੈ।
4. ਬੱਚੇ ਦਾ ਤਾਪਮਾਨ ਚੈਕ ਕਰਦੇ ਰਹਿਣਾ ਚਾਹੀਦਾ ਹੈ।
5. ਬੱਚੇ ਦਾ ਭਾਰ ਰੋਜ ਮਾਪਣਾ ਚਾਹੀਦਾ ਹੈ ਤਾਂ ਕਿ ਬੱਚੇ ਦੀ ਹਾਲਤ ਦਾ ਸਹੀ ਅਨੁਮਾਨ ਲਗਾਇਆ ਜਾ ਸਕੇ।
6. ਬੱਚੇ ਨੂੰ ਕਿਸੇ ਵੀ ਤਰ੍ਹਾਂ ਦੀ ਇੰਨਫੈਕਸ਼ਨ ਤੋਂ ਬਚਾ ਕੇ ਰੱਖਣਾ ਚਾਹੀਦਾ ਹੈ। ਜੇਕਰ ਇੰਨਫੈਕਸ਼ਨ ਹੋਵੇ ਤਾਂ ਉਸਦਾ ਇਲਾਜ ਠੀਕ ਤਰੀਕੇ ਨਾਲ ਸਹੀ ਸਮੇ ਤੇ ਸ਼ੁਰੂ ਕਰ ਦੇਣਾ ਚਾਹੀਦਾ ਹੈ।
7. ਬੱਚੇ ਨੂੰ ਉਸਦੀ ਲੋੜ ਮੁਤਾਬਿਕ ਵਿਟਾਮਿਨ ਅਤੇ ਮਿਨਰਲ ਭਰਪੂਰ ਭੋਜਨ ਦੇਣਾ ਚਾਹੀਦਾ ਹੈ। ਇਸ ਤੋਂ ਇਲਾਵਾ ਉਸਦੀਆਂ ਪ੍ਰੋਟੀਨ ਅਤੇ ਉਰਜਾ ਦੀ ਲੋੜ ਦੇ ਹਿਸਾਬ ਨਾਲ ਉਸਨੂੰ ਭੋਜਨ ਦਿੱਤਾ ਜਾਣਾ ਚਾਹੀਦਾ ਹੈ।

ਰੋਕਥਾਮ

1. ਗਰਭ ਦੇ ਦੌਰਾਨ ਹੀ ਮਹਿਲਾਵਾਂ ਨੂੰ ਪੋਸ਼ਟਿਕ ਆਹਾਰ ਅਤੇ ਸਹੀ ਮਾਤਰਾ ਵਿੱਚ ਆਇਰਨ ਅਤੇ ਫੋਲਿਕ ਐਸਿਡ ਚਾਹੀਦਾ ਹੈ।
2. ਬੱਚੇ ਨੂੰ ਉਸਦੇ ਜਨਮ ਤੋਂ 6 ਮਹੀਨੇ ਬਾਅਦ ਤੱਕ ਸਿਰਫ ਮਾਂ ਦਾ ਦੁੱਧ ਹੀ ਪਿਲਾਉਣਾ ਚਾਹੀਦਾ ਹੈ।
3. 6 ਮਹੀਨੇ ਬਾਅਦ ਪੂਰਕ ਆਹਾਰ ਬੱਚੇ ਨੂੰ ਦੇਣਾ ਸ਼ੁਰੂ ਕਰ ਦੇਣਾ ਚਾਹੀਦਾ ਹੈ ਅਤੇ ਨਾਲ ਨਾਲ ਮਾਂ ਦਾ ਦੁੱਧ 2 ਸਾਲ ਤੱਕ ਜਾਰੀ ਰੱਖਣਾ ਚਾਹੀਦਾ ਹੈ।
4. ਬੱਚੇ ਨੂੰ ਪੋਸ਼ਟਿਕ ਆਹਾਰ ਦੇਣਾ ਚਾਹੀਦਾ ਹੈ। ਜਿਸ ਵਿੱਚ ਊਰਜਾ, ਪ੍ਰੋਟੀਨ ਅਤੇ ਸਾਰੇ ਪੋਸ਼ਟਿਕ ਤੱਤ ਸਹੀ ਮਾਤਰਾ ਵਿੱਚ ਹੋਣੇ ਚਾਹੀਦੇ ਹਨ।
5. ਬੱਚਿਆਂ ਨੂੰ ਦਸਤ, ਉਲਟੀਆਂ ਆਦਿ ਬੀਮਾਰੀਆਂ ਤੋਂ ਬਚਾ ਕੇ ਰੱਖਣਾ ਚਾਹੀਦਾ ਹੈ ਅਤੇ ਜੇਕਰ ਹੋ ਜਾਣ ਤਾਂ ਇਸਦਾ ਇਲਾਜ ਕਰਵਾਉਣਾ ਚਾਹੀਦਾ ਹੈ।
6. ਬੱਚੇ ਨੂੰ ਸਹੀ ਸਮੇਂ ਤੇ ਟੀਕੇ ਲਗਵਾਉਣੇ ਚਾਹੀਦੇ ਹਨ ਤਾਂ ਕਿ ਬੀਮਾਰੀਆਂ ਤੋਂ ਬਚਿਆ ਜਾ ਸਕੇ।

ਕਵਾਸ਼ਿਓਕਰ : ਇਹ ਰੋਗ ਮੁੱਖ ਰੂਪ ਵਿੱਚ ਘੱਟ ਪ੍ਰੋਟੀਨ ਅਤੇ ਊਰਜਾ ਭਰਪੂਰ ਭੋਜਨ ਨਾ ਲੈਣ ਕਰਕੇ ਹੁੰਦਾ ਹੈ। ਇਹ ਵੀ ਕੁਪੋਸ਼ਣ ਦੀ ਇੱਕ ਪ੍ਰਕਾਰ ਹੈ। ਇਹ ਜਿਆਦਾਤਰ 6 ਮਹੀਨੇ ਦੇ ਬੱਚੇ ਤੋਂ ਲੈ ਕੇ 5 ਸਾਲ ਦੇ ਬੱਚਿਆਂ ਵਿੱਚ ਪਾਇਆ ਜਾਂਦਾ ਹੈ।

ਕਾਰਨ

1. ਗਲਤ ਖਾਣ ਪੀਣ ਦੀਆਂ ਆਦਤਾਂ।
2. ਪੂਰਕ ਖੁਰਾਕ ਲੇਟ ਸ਼ੁਰੂ ਕਰਨਾ।
3. ਘੱਟ ਪ੍ਰੋਟੀਨ ਅਤੇ ਘੱਟ ਕੈਲੋਰੀ ਵਾਲਾ ਆਹਾਰ ਲੈਣਾ।
4. ਲੰਬੇ ਸਮੇਂ ਤੱਕ ਚੱਲਣ ਵਾਲੀਆਂ ਇੰਨਫੈਕਸਨ।
5. ਜਿਆਦਾ ਦਸਤ ਲੱਗਣਾ ਅਤੇ ਪੇਟ ਵਿਚ ਕੀੜੇ ਹੋਣਾ।
6. ਹੋਰ ਬੀਮਾਰੀਆਂ ਜਿਵੇਂ ਨੈਫਰੋਸਿਸ ਆਦਿ।

ਚਿੰਨ੍ਹ ਅਤੇ ਲੱਛਣ

1. ਬੱਚਾ ਸੁਸਤ, ਚਿੜਚਿੜਾ ਹੋ ਜਾਂਦਾ ਹੈ।
2. ਮਾਸਪੇਸ਼ੀਆਂ ਢਿੱਲੀਆਂ ਪੈ ਜਾਂਦੀਆ ਹਨ।
3. ਉਲਟੀਆਂ ਅਤੇ ਦਸਤ ਲੱਗਣਾ।
4. ਬੱਚੇ ਦਾ ਵਾਧਾ ਸਹੀ ਤਰੀਕੇ ਨਾਲ ਨਾ ਹੋਣਾ।
5. ਵਾਲਾਂ ਦਾ ਰੰਗ ਲਾਲ ਜਾਂ ਸੁਰਮਈ ਹੋ ਜਾਂਦਾ ਹੈ ਅਤੇ ਵਾਲ ਪਤਲੇ ਅਤੇ ਘੱਟ ਲਚਕੀਲੇ ਹੋ ਜਾਂਦੇ ਹਨ।
6. ਚਮੜੀ ਖੁਸ਼ਕ ਹੋ ਜਾਂਦੀ ਹੈ ਅਤੇ ਰੰਗ ਵੀ ਉੱਡ ਜਾਂਦਾ ਹੈ।
7. ਹੱਥ ਪੈਰ ਸੁਜ ਜਾਂਦੇ ਹਨ।
8. ਖੂਨ ਦੀ ਕਮੀ ਹੋ ਜਾਂਦੀ ਹੈ।
9. ਬੱਚੇ ਨੂੰ ਭੁੱਖ ਨਹੀਂ ਲੱਗਦੀ।

ਇਲਾਜ ਅਤੇ ਰੋਕਥਾਮ

1. ਬੱਚੇ ਦੀ ਖੁਰਾਕ ਅਤੇ ਉਸਦੀਆਂ ਖਾਣ ਪੀਣ ਬਾਰੇ ਜਾਣਕਾਰੀ ਲੈਣੀ ਚਾਹੀਦੀ ਹੈ ਤਾਂ ਕਿ ਇਸਦੇ ਮੁਤਾਬਿਕ ਇਲਾਜ ਕੀਤਾ ਜਾ ਸਕੇ।
2. ਬੱਚੇ ਦੀਆਂ ਹੋਰ ਘੱਟ ਪੁਸ਼ਟ ਆਹਾਰ ਸੰਬੰਧੀ ਬੀਮਾਰੀਆਂ ਬਾਰੇ ਜਾਣਨ ਲਈ ਬੱਚੇ ਦਾ ਨਿਰੀਖਣ ਕਰਨਾ ਚਾਹੀਦਾ ਹੈ।
3. ਬੱਚੇ ਦਾ ਜਿਆਦਾਤਰ ਤਾਪਮਾਨ ਘੱਟ ਰਹਿੰਦਾ ਹੈ ਅਤੇ ਜਿਆਦਾ ਵੀ ਘੱਟ ਸਕਦਾ ਹੈ। ਇਸ ਲਈ ਸਮੇਂ ਸਮੇਂ ਤਾਪਮਾਨ ਚੈਕ ਕਰਦੇ ਰਹਿਣਾ ਚਾਹੀਦਾ ਹੈ ਅਤੇ ਉਸਨੂੰ ਸਹੀ ਬਣਾਈ ਰੱਖਣ ਲਈ ਯਤਨ ਕਰਨੇ ਚਾਹੀਦੇ ਹਨ।
4. ਬੱਚੇ ਨੂੰ ਜੇਕਰ ਕਿਸੇ ਵੀ ਤਰ੍ਹਾਂ ਦੀ ਇੰਨਫੈਕਸ਼ਨ ਹੈ ਤਾਂ ਉਸਨੂੰ ਡਾਕਟਰ ਦੇ ਦੱਸੇ ਅਨੁਸਾਰ ਦਵਾਈ ਦੇਣੀ ਚਾਹੀਦੀ ਹੈ।
5. ਚਮੜੀ ਦੀ ਦੇਖਭਾਲ ਬਹੁਤ ਜਰੂਰੀ ਹੈ ਕਿਉਂਕਿ ਚਮੜੀ ਦੀ ਇੰਨਫੈਕਸ਼ਨ ਹੋ ਸਕਦੀ ਹੈ। ਚਮੜੀ ਖੁਸ਼ਕ ਹੋਣ ਕਾਰਨ ਖਰਾਬ ਵੀ ਹੋ ਸਕਦੀ ਹੈ। ਚਮੜੀ ਨੂੰ ਜਿਆਦਾ ਨਮੀ ਅਤੇ ਮਿੱਟੀ ਤੋਂ ਬਚਾਉਣਾ ਚਾਹੀਦਾ ਹੈ ਖਾਸ ਤੌਰ ਤੇ ਸੁੱਜੀ ਹੋਏ ਚਮੜੀ ਦੇ ਹਿੱਸਿਆਂ ਨੂੰ ਜਿਆਦਾ ਦੇਖਭਾਲ ਦੀ ਲੋੜ ਹੁੰਦੀ ਹੈ।
6. ਬੱਚੇ ਨੂੰ ਥੋੜੇ ਸਮੇਂ ਬਾਅਦ ਥੋੜ੍ਹਾ ਥੋੜ੍ਹਾ ਖਿਲਾਉਣਾ ਚਾਹੀਦਾ ਹੈ। ਜੇਕਰ ਬੱਚਾ ਮੂੰਹ ਰਾਹੀ ਨਹੀਂ ਖਾ ਸਕਦਾ ਤਾਂ ਨੱਕ ਦੀ ਨਾਲੀ ਰਾਹੀਂ ਉਸਨੂੰ ਖੁਰਾਕ ਦਿੱਤੀ ਜਾਂਦੀ ਹੈ। ਬੱਚੇ ਦੀ ਖੁਰਾਕ ਵਿੱਚ ਸਾਰੇ ਪੋਸ਼ਟਿਕ ਤੱਤ ਹੋਣੇ ਚਾਹੀਦੇ ਹਨ।

ਸ਼ੁਰੂ ਵਿੱਚ ਘੱਟ ਪ੍ਰੋਟੀਨ ਤੋਂ ਸ਼ੁਰੂ ਕਰਕੇ ਜਿਨ੍ਹਾਂ ਦਾ ਬੱਚਾ ਖਾ ਸਕੇ ਓਨਾ ਹੀ ਦੇਣਾ ਚਾਹੀਦਾ ਹੈ। ਬਾਅਦ ਵਿਚ ਇਸਦੀ ਮਾਤਰਾ ਵਧਾਈ ਜਾ ਸਕਦੀ ਹੈ। ਇਕੋਂ ਵਾਰ ਜਿਆਦਾ ਪੋਸ਼ਟਿਕ ਤੱਤਾ ਵਾਲਾ ਭੋਜਨ ਦੇਣ ਨਾਲ ਬੱਚੇ ਦੇ ਜਿਗਰ ਵਿੱਚ ਸੋਜ ਪੈ ਸਕਦੀ ਹੈ ਅਤੇ ਦਸਤ ਵੀ ਲੱਗ ਸਕਦੇ ਹਨ। ਉਦਾਹਰਣ ਵਜੋਂ ਬੱਚੇ ਨੂੰ ਪਹਿਲੇ ਦਿਨ ਤੋਂ ਸਪਰੇਟੇ ਦੁੱਧ ਤੋਂ ਸ਼ੁਰੂ ਕਰਕੇ ਆਮ ਚਰਬੀ ਵਾਲਾ ਦੁੱਧ ਦੇਣਾ ਸ਼ੁਰੂ ਕਰਨਾ ਚਾਹੀਦਾ ਹੈ।

7. ਕਿਸੇ ਹੋਰ ਪੋਸ਼ਕ ਤੱਤ ਦੀ ਜੇਕਰ ਘਾਟ ਹੈ ਤਾਂ ਉਸਨੂੰ ਵੀ ਪੂਰਾ ਕੀਤਾ ਜਾਣਾ ਚਾਹੀਦਾ ਹੈ।
8. ਜਦੋਂ ਬੱਚਾ ਭੋਜਨ ਪਚਾਉਣ ਲੱਗੇ ਤਾਂ ਉਸਨੂੰ ਪ੍ਰੋਟੀਨ ਭਰਪੂਰ ਭੋਜਨ ਦੇਣਾ ਚਾਹੀਦਾ ਹੈ ਜਿਵੇਂ ਕਿ ਦੁੱਧ, ਤੋਂ ਬਣੇ ਪਦਾਰਥ, ਮੂੰਗਫਲੀ ਆਦਿ।
9. ਬੱਚੇ ਵਿੱਚ ਖੂਨ ਦੀ ਕਮੀ ਨੂੰ ਪੂਰਾ ਕਰਨ ਲਈ ਆਇਰਨ ਅਤੇ ਫੋਲਿਕ ਐਸਿਡ ਦੀਆਂ ਗੋਲੀਆਂ ਦਿੱਤੀਆਂ ਜਾਣੀਆਂ ਚਾਹੀਦੀਆ ਹਨ।
10. ਬੱਚੇ ਦੀ ਮਾਪਿਆਂ ਨੂੰ ਸਮੇਂ ਸਮੇਂ ਬਾਅਦ ਚੈਕਅੱਪ ਕਰਵਾਉਣ ਬਾਰੇ ਅਤੇ ਬੱਚੇ ਦੀ ਸਹੀ ਦੇਖਭਾਲ ਬਾਰੇ ਸਿੱਖਿਆ ਦੇਣੀ ਚਾਹੀਦੀ ਹੈ।

5.8.2 **ਵਿਟਾਮਿਨ ਏ ਦੀ ਘਾਟ**

ਵਿਟਾਮਿਨ A ਦੀ ਕਮੀ ਦੇ ਕਾਰਨ :

1. ਆਹਾਰ ਵਿੱਚ ਵਿਟਾਮਿਨ A ਦੀ ਕਮੀ
2. ਖਸਰਾ ਰੋਗ
3. ਲੰਬੇ ਸਮੇਂ ਤੱਕ ਦਸਤ ਰੋਗ
4. ਕੁਪੋਸ਼ਣ
5. ਪਾਚਣ ਕਿਰਿਆ ਸੰਬੰਧਿਤ ਰੋਗ।

ਚਿੰਨ੍ਹ ਅਤੇ ਲੱਛਣ

ਅੱਖਾਂ ਦੇ ਲੱਛਣ :

1. ਅੰਧਰਾਤਾ (ਰਾਤ ਨੂੰ ਦਿਖਾਈ ਨਾ ਦੇਣਾ)
2. ਅੰਦਰਸ (ਕੰਨਜੈਕਟਾਇਵਾ) ਦਾ ਬਹੁਤ ਖੁਸ਼ਕ ਹੋਣਾ।
3. ਅਖਾਂ ਦੇ ਸਧਾਰਣ ਚਿੱਟੇ ਭਾਗ ਦਾ ਰੰਗ ਭੂਰਾ ਅਤੇ ਮਿੱਟੀ ਵਰਗਾ ਹੋ ਜਾਂਦਾ ਹੈ।
4. ਚਿੱਟੇ ਅੰਡਾਕਾਰ ਜਾਂ ਤਿਕੋਣੇ ਦਾਗ ਆਮ ਤੌਰ ਤੇ ਅੱਖ ਦੇ ਚਿੱਟੇ ਭਾਗ ਦੇ ਉਪਰਲੇ ਹਿੱਸੇ ਤੇ ਵੇਖੇ ਜਾ ਸਕਦੇ ਹਨ।
5. ਅੰਦਰਸ ਵਿੱਚ ਚਮਕ ਨਹੀਂ ਰਹਿੰਦੀ।
6. ਵਿਅਕਤੀ ਰੋਸ਼ਨੀ ਸਾਹਮਣੇ ਖੜ੍ਹਾ ਨਹੀਂ ਹੋ ਸਕਦਾ।
7. **ਕੈਰੇਟੋਮਲੇਸ਼ੀਆ :** ਕਾਰਨੀਆਂ ਤੇ ਦਾਗ ਜਾਂ ਜਖਮ ਹੋ ਸਕਦੇ ਹਨ ਅਤੇ ਫੈਲ ਸਕਦਾ ਹੈ ਜਿਸ ਕਾਰਨ ਇੰਨਫੈਕਸ਼ਨ ਹੋ ਸਕਦੀ ਹੈ ਅਤੇ ਅੱਖ ਸੁਜ ਸਕਦੀ ਹੈ ਅਤੇ ਸਾਰੀ ਅੱਖ ਖਰਾਬ ਹੋ ਜਾਂਦੀ ਹੈ ਅਤੇ ਅੰਨਾਪਣ ਵੀ ਹੋ ਸਕਦਾ ਹੈ।

ਹੋਰ ਲੱਛਣ

1. ਸਰੀਰ ਦਾ ਵਿਕਾਸ ਘੱਟ ਹੁੰਦਾ ਹੈ।
2. ਭੁੱਖ ਘੱਟ ਲੱਗਣੀ।

3. ਚਮੜੀ ਖੁਰਦਰੀ ਅਤੇ ਖੁਸ਼ਕ ਹੋ ਜਾਂਦੀ ਹੈ।
4. ਰੋਗ ਪ੍ਰਤਿਰੋਧਕ ਸ਼ਕਤੀ ਘੱਟ ਜਾਂਦੀ ਹੈ।

ਵਿਟਾਮਿਨ ਏ ਦੀ ਘਾਟ ਦੀ ਰੋਕਥਾਮ

1. ਵਿਟਾਮਿਨ ਏ ਵਾਲੇ ਸੋਮਿਆਂ ਦੇ ਭੋਜਨ ਦਿਓ।
2. ਗਾਜਰ, ਮੇਥੀ ਦੇ ਪੱਤੇ, ਹਲਵਾ ਕੱਦੂ, ਮੂਲੀ ਦੇ ਪੱਤੇ, ਸ਼ਲਗਮ ਦੇ ਪੱਤੇ, ਪਾਲਕ, ਸਰੋਂ ਦੇ ਪੱਤੇ, ਪੁਦੀਨੇ ਦੇ ਪੱਤੇ, ਅਰਬੀ, ਕਰੀ ਪੱਤਾ, ਬੰਦ ਗੋਭੀ ਆਦਿ ਵਿੱਚ ਵਿਟਾਮਿਨ ਏ ਹੁੰਦਾ ਹੈ।
3. ਫਲਾਂ ਵਿੱਚ ਪਕੇ ਹੋਏ ਅੰਬ, ਸੰਤਰਾ, ਪੱਕਿਆ ਹੋਇਆ ਪਪੀਤਾ ਅਤੇ ਪਕੇ ਟਮਾਟਰ।
4. ਪਸ਼ੂਆਂ ਤੋਂ ਦੁੱਧ, ਘਿਓ, ਮੱਛੀ ਦਾ ਤੇਲ, ਅੰਡਾ, ਮੱਖਣ ਪਨੀਰ ਪਾਊਡਰ ਵਾਲਾ ਦੁੱਧ ਆਦਿ ਵਿੱਚ ਵੀ ਵਿਟਾਮਿਨ ਏ ਮਿਲਦਾ ਹੈ।
5. ਛੋਟੇ ਬੱਚੇ (ਬਾਲ) ਨੂੰ 1500 IU ਵਿਟਾਮਿਨ ਏ ਮਿਲਣਾ ਚਾਹੀਦਾ ਹੈ।
6. ਥੋੜੇ ਵੱਡੇ ਬੱਚੇ ਲਈ 2000 IU ਵਿਟਾਮਿਨ ਏ ਜਰੂਰੀ ਹੈ। 6 ਮਹੀਨੇ ਦੀ ਉਮਰ ਤੋਂ ਲੈ ਕੇ 5 ਸਾਲ ਦੀ ਉਮਰ ਦੇ ਬੱਚਿਆਂ ਨੂੰ ਹਰ ਛੇ ਮਹੀਨਿਆਂ ਬਾਅਦ 2 ml ਵਿਟਾਮਿਨ ਏ ਦੇਣਾ ਚਾਹੀਦਾ ਹੈ।

ਇਲਾਜ

1. ਜੇਕਰ ਬਹੁਤ ਜਿਆਦਾ ਵਿਟਾਮਿਨ ਏ ਦੀ ਕਮੀ ਹੋ ਗਈ ਹੈ ਤਾਂ 2,00,000 IU ਦਾ ਟੀਕਾ ਹਰ ਰੋਜ 10 ਦਿਨਾਂ ਲਈ ਲਗਾਉਣਾ ਚਾਹੀਦਾ ਹੈ। (1 ਸਾਲ ਤੋਂ ਵੱਧ ਉਮਰ ਦੇ ਬੱਚੇ ਲਈ)।
2. ਛੇ ਮਹੀਨਿਆਂ ਤੋਂ ਘੱਟ ਉਮਰ ਦੇ ਬੱਚੇ ਲਈ – 50,000 IU
3. ਛੇ ਮਹੀਨੇ ਤੋਂ 12 ਮਹੀਨੇ ਦੇ ਬੱਚੇ ਲਈ – 1 ਲੱਖ IU
4. 1 ਸਾਲ ਤੋਂ ਵੱਧ ਉਮਰ ਦੇ ਬੱਚੇ ਲਈ – 2 ਲੱਖ IU
5. ਜੇਕਰ ਅੱਖ ਦੀ ਇੰਨਫੈਕਸ਼ਨ ਹੈ ਤਾਂ ਐਂਟੀਬਾਉਟਿਕ ਦਵਾਇਆਂ ਅੱਖਾਂ ਵਿਚ ਡਾਕਟਰ ਦੇ ਦੱਸੇ ਅਨੁਸਾਰ ਪਾਉਣੀਆਂ ਚਾਹੀਦੀਆ ਹਨ।

5.8.3 ਵਿਟਾਮਿਨ ਬੀ (ਥਾਇਆਮਿਨ) ਦੀ ਘਾਟ (ਬੇਰੀ ਬੇਰੀ)

ਵਿਟਾਮਿਨ ਬੀ 1 ਨੂੰ ਥਾਇਆਮਿਨ ਵੀ ਕਿਹਾ ਜਾਂਦਾ ਹੈ। ਸਾਰੇ ਵਿਟਾਮਨ ਬੀ ਸਰੀਰ ਵਿੱਚ ਮੌਜੂਦ ਕਾਰਬੋਹਾਈਡਰੇਟ ਨੂੰ ਗੁਲੂਕੋਜ਼ ਵਿੱਚ ਬਦਲਣ ਵਿੱਚ ਮਦਦ ਕਰਦੇ ਹਨ। ਵਿਟਾਮਿਨ ਬੀ 1 ਦੀ ਕਮੀ ਨਾਲ ਮੁੱਖ ਰੂਪ ਵਿੱਚ "ਬੇਰੀ ਬੇਰੀ" ਨਾਮ ਦਾ ਇੱਕ ਰੋਗ ਹੋ ਜਾਂਦਾ ਹੈ। ਜਿਸ ਵਿੱਚ ਹੱਥਾਂ ਪੈਰਾਂ ਵਿਚ ਝੁਣਝੁਣਾਹਟ ਅਤੇ ਜਲਣ ਹੁੰਦੀ ਹੈ। ਸਾਹ ਲੈਣ ਵਿੱਚ ਤਕਲੀਫ, ਘਬਰਾਹਟ, ਅੱਖਾਂ ਦੀ ਹਿਲਜੁਲ ਤੇ ਨਿਯੰਤਰਣ ਨਹੀਂ ਰਹਿੰਦਾ।

ਕਾਰਨ

1. ਗੁਰਦੇ ਦਾ ਰੋਗ
2. ਪੋਸ਼ਟਿਕ ਆਹਾਰ ਨਾ ਲੈਣਾ
3. ਸਮਾਜਿਕ ਅਤੇ ਆਰਥਿਕ ਪੱਧਰ ਨੀਵਾਂ ਹੋਣਾ
4. ਭੁੱਖਮਰੀ

ਲੱਛਣ

ਮੁੱਖ ਰੂਪ ਵਿੱਚ ਇਸ ਦੀ ਕਮੀ ਕਾਰਨ ਬੇਰੀ ਬੇਰੀ ਰੋਗ ਹੋ ਜਾਂਦਾ ਹੈ। ਜਿਸ ਦੀਆਂ ਦੋ ਪ੍ਰਕਾਰ ਹਨ :

1. ਸੁੱਕਾ ਬੇਰੀ ਬੇਰੀ (ਡਰਾਈ ਬੇਰੀ ਬੇਰੀ)
2. ਸਿੱਲਾ ਬੇਰੀ ਬੇਰੀ (ਵੈੱਟ ਬੇਰੀ ਬੇਰੀ)

ਸੁੱਕੇ ਬੇਰੀ ਬੇਰੀ ਦੇ ਲੱਛਣ ਮੁੱਖ ਰੂਪ ਨਾਲ ਨਾੜੀ ਪ੍ਰਣਾਲੀ ਦੇ ਨਾਲ ਸੰਬੰਧਿਤ ਹੁੰਦੇ ਹਨ। ਜਿਹੜੇ ਹੇਠ ਲਿਖੇ ਹਨ :

1. ਚਲਣ ਫਿਰਨ ਵਿੱਚ ਪਰੇਸ਼ਾਨੀ
2. ਕਮਜੋਰੀ
3. ਸਾਫ ਨਾ ਬੋਲ ਪਾਉਣਾ
3. ਉਲਟੀਆਂ
5. ਸੰਤੁਲਨ ਅਤੇ ਤਾਲਮੇਲ ਠੀਕ ਨਾ ਹੋਣਾ
6. ਬਾਹਾਂ ਅਤੇ ਲੱਤਾਂ ਸੁੰਨ ਹੋਣਾ
7. ਭਾਰ ਘੱਟਣਾ
8. ਭੁੱਖ ਨਾ ਲੱਗਣਾ
9. ਸਿਰ ਦਰਦ

ਗਿਲੇ ਬੇਰੀ ਬੇਰੀ ਦੇ ਲੱਛਣ ਦਿਲ ਦੇ ਨਾਲ ਸਬੰਧਿਤ ਹੁੰਦੇ ਹਨ :

1. ਸਾਹ ਲੈਣ ਵਿੱਚ ਪਰੇਸ਼ਾਨੀ
2. ਲੇਟੇ ਹੋਏ ਸਾਹ ਲੈਣ ਵਿੱਚ ਤਕਲੀਫ
3. ਲੱਤਾਂ ਵਿੱਚ ਦਰਦ ਅਤੇ ਸੋਜ ਪੈਣੀ
4. ਧੜਕਨ ਵੱਧਣੀ (ਟੈਕੀਕਾਰਡਿਆ)।

ਇਲਾਜ

1. ਵਿਟਾਮਿਨ ਬੀ 1 ਦੀ ਕਮੀ ਹੋਣ ਤੇ ਰੋਗੀ ਨੂੰ ਵਿਟਾਮਿਨ ਬੀ 1 ਭਰਪੂਰ ਭੋਜਨ ਦੇਣਾ ਚਾਹੀਦਾ ਹੈ।
2. 10 mg (ਥਾਇਆਮਿਨ) ਵਿਟਾਮਿਨ ਬੀ 1 ਦਾ ਟੀਕਾ ਤਰੁੰਤ ਲਗਾਓ।
3. ਇਹ ਟੀਕਾ 10 ਮਿਲੀ ਗ੍ਰਾਮ ਸਵੇਰੇ ਅਤੇ ਸ਼ਾਮ ਨੂੰ 3 ਦਿਨ ਤੱਕ ਰੋਗੀ ਨੂੰ ਲਗਾਓ।
4. 10 ਮਿਲੀਗ੍ਰਾਮ ਵਿਟਾਮਿਨ ਬੀ 1 ਰੋਗੀ ਨੂੰ ਰੋਜਾਨਾ ਘੱਟ ਤੋਂ ਘੱਟ ਡੇਢ ਮਹੀਨੇ ਲਈ ਦੇਣਾ ਚਾਹੀਦਾ ਹੈ।

ਰੋਕਥਾਮ

1. ਇਸਦੀ ਰੋਕਥਾਮ ਲਈ ਪੌਸ਼ਟਿਕ ਆਹਾਰ ਲੈਣਾ ਬਹੁਤ ਜਰੂਰੀ ਹੈ। ਜਿਸ ਵਿੱਚ ਪੋਸ਼ਕ ਤੱਤ ਮੌਜੂਦ ਹੋਣ।
2. ਇਸਦੇ ਲਈ ਵਿਟਾਮਿਨ B_1 ਭਰਪੂਰ ਭੋਜਨ ਜਿਵੇਂ ਹਰੀਆਂ ਪੱਤੇਦਾਰ ਸਬਜੀਆ, ਮੀਟ, ਨਿਰੀ ਕਣਕ (ਆਟਾ ਜਾਂ ਦਲੀਆ), ਚਾਵਲ, ਫਲੀਆਂ, ਦਾਲਾਂ, ਅਖਰੋਟ, ਬਾਦਾਮ ਆਦਿ ਲੈਣੇ ਚਾਹੀਦੇ ਹਨ।

5.8.4 ਵਿਟਾਮਿਨ B_2 (ਰਾਇਬੋਫਲੇਵਿਨ) ਦੀ ਘਾਟ

ਵਿਟਾਮਿਨ B_2 ਜਾਂ ਰਾਇਬੋਫਲੇਵਿਨ ਸਾਡੇ ਸਰੀਰ ਦੀਆਂ ਬਹੁਤ ਸਾਰੀਆ ਕਿਰਿਆਵਾਂ ਲਈ ਜਰੂਰੀ ਹੈ। ਇਸਦੀ ਘਾਟ ਦਾ ਕਾਰਨ ਪੋਸ਼ਟਿਕ ਆਹਾਰ ਨਾ ਲੈਣਾ ਹੈ। ਇਸ ਕਾਰਨ ਹੇਠ ਲਿਖੇ ਲੱਛਣ ਸਾਹਮਣੇ ਆਉਦੇ ਹਨ :

1. ਮੂੰਹ ਵਿੱਚ ਛਾਲੇ ਹੋਣਾ ਅਤੇ ਬੁੱਲਾਂ ਦੇ ਕਿਨਾਰੇ ਫੱਟਣਾ (ਕੀਲੋਸਿਸ)
2. ਮੂੰਹ ਅਤੇ ਗਲੇ ਦੀ ਇੰਨਫੈਕਸ਼ਨ ਹੋਣਾ
3. ਰੋਸ਼ਨੀ ਪ੍ਰਤਿ ਜਿਆਦਾ ਸੰਵੇਦਨਸ਼ੀਲ ਹੋਣਾ
4. ਜੀਭ ਲਾਲ ਹੋਣੀ ਅਤੇ ਸੋਜ ਪੈਣੀ
5. ਅੱਖਾਂ ਲਾਲ ਹੋਣਾ।

ਇਲਾਜ

1. ਸ਼ੁਰੂ ਵਿੱਚ ਰਾਇਬੋਫਲੇਵਿਨ ਦਾ ਟੀਕਾ 2 ਮਿਲੀਗ੍ਰਾਮ ਲਗਾਇਆ ਜਾਂਦਾ ਹੈ।
2. ਉਸ ਤੋਂ ਬਾਅਦ ਜਰੂਰਤ ਅਨੁਸਾਰ 5 ਤੋਂ 10 ਮਿਲੀਗ੍ਰਾਮ ਰਾਇਬੋਫਲੇਵਿਨ 7 ਦਿਨਾਂ ਲਈ ਦੇਣਾ ਚਾਹੀਦਾ ਹੈ।

ਰੋਜਾਨਾ ਲਈ ਰਾਇਬੋਫਲੇਟਿਨ ਦੀ - ਜਰੂਰਤ (ਉਮਰ ਮੁਤਾਬਿਕ) ਹੁੰਦੀ ਹੈ।

6 ਮਹੀਨੇ ਦੇ ਬੱਚੇ ਲਈ - 0.3 ਮਿਲੀਗ੍ਰਾਮ

1-12 ਮਹੀਨੇ - 0.4 ਮਿਲੀਗ੍ਰਾਮ

1-3 ਸਾਲ - 0.5 ਮਿਲੀਗ੍ਰਾਮ

4-8 ਸਾਲ - 0.6 ਮਿਲੀਗ੍ਰਾਮ

9-13 ਸਾਲ - 0.9 ਮਿਲੀਗ੍ਰਾਮ

14 ਸਾਲ ਦੇ ਲੜਕਿਆ ਲਈ - 1.3 ਮਿਲੀਗ੍ਰਾਮ

14 ਸਾਲ ਦੀ ਲੜਕੀਆਂ ਲਈ - 1 ਮਿਲੀਗ੍ਰਾਮ

ਵਿਟਾਮਿਨ ਬੀ 2 ਦੀ ਰੋਕਥਾਮ ਲਈ ਖੁਰਾਕ

ਇਸਦੇ ਰੋਕਥਾਮ ਲਈ ਮੀਟ, ਖੁੰਬਾਂ, ਬਦਾਮ, ਅਨਾਜ ਹਰੀਆਂ ਪੱਤੇਦਾਰ ਸਬਜੀਆਂ ਖਾਣੀਆਂ ਚਾਹੀਦੀਆਂ ਹਨ। ਇਹਨਾਂ ਵਿਚ ਵਿਟਾਮਿਨ ਬੀ 2 ਜਾਂ ਰਾਇਬੋਫਲੇਵਿਨ ਹੁੰਦਾ ਹੈ ਜੋ ਕਿ ਰੋਜਾਨਾ ਦੀਆਂ ਵਿਟਾਮਿਨ ਬੀ 1 ਦੀਆਂ ਜਰੂਰਤਾਂ ਨੂੰ ਪੂਰਾ ਕਰਦਾ ਹੈ।

5.8.5 **ਵਿਟਾਮਿਨ ਬੀ 3 (ਨਾਇਸਿਨ) ਦੀ ਕਮੀ**

ਵਿਟਾਮਿਨ ਬੀ 3 (ਨਾਇਸਿਨ) ਦੀ ਕਮੀ ਭੋਜਨ ਵਿੱਚ ਵਿਟਾਮਿਨ ਬੀ 3 ਘੱਟ ਲੈਣ ਕਾਰਨ ਹੁੰਦਾ ਹੈ। ਪੋਸ਼ਟਿਕ ਆਹਾਰ ਨਾ ਲੈਣਾ ਵਿਟਾਮਿਨ ਬੀ 3 ਦੀ ਘਾਟ ਦਾ ਕਾਰਨ ਹੈ। ਵਿਟਾਮਿਨ ਬੀ 3 ਸਰੀਰ ਵਿਚ ਪ੍ਰੋਟੀਨ, ਕਾਰਬੋਹਾਈਡ੍ਰੇਟ ਦੇ ਪਾਚਣ ਕਿਰਿਆ ਖੂਨ ਦੇ ਦੌਰੇ, ਨਾੜੀ ਪ੍ਰਣਾਲੀ ਦੇ ਕੰਮ ਲਈ ਅਤੇ ਇੰਨਸੁਲਿਨ ਬਣਾਉਣ ਲਈ ਬਹੁਤ ਜਰੂਰੀ ਹੈ। ਇਸਦੀ ਘਾਟ ਦੇ ਹੇਠ ਲਿਖੇ ਲੱਛਣ ਹਨ :

1. ਪਰਤਦਾਰ ਜੀਭ
2. ਖੂਨ ਦੀ ਕਮੀ
3. ਖੂਨ ਵਿੱਚ ਸ਼ੂਗਰ (ਸ਼ੱਕਰ) ਦੀ ਕਮੀ
4. ਸਿਰ ਦਰਦ
5. ਦਸਤ ਲੱਗਣਾ

6. ਯਾਦਾਸ਼ਤ ਕਮਜੋਰ ਹੋਣਾ
7. ਉਲਟੀਆਂ
8. ਚਮੜੀ ਦੀ ਇੰਨਫੈਕਸ਼ਨ
9. ਭੁੱਖ ਨਾ ਲੱਗਣੀ
10. ਉਦਾਸੀਨਤਾ।

ਇਸਦੀ ਕਮੀ ਨਾਲ ਪਲੈਗਰਾ ਨਾਮ ਦਾ ਰੋਗ ਹੋ ਜਾਂਦਾ ਹੈ। ਜਿਸ ਦੇ ਮੁੱਖ 3 ਲੱਛਣ ਹਨ :

1. ਡਾਈਰਿਆ (ਦਸਤ ਲੱਗਣਾ)
2. ਡੀਮੈਨਸ਼ਿਆ
3. ਡਰਮੈਟਾਈਟਸ

ਇਲਾਜ ਅਤੇ ਰੋਕਥਾਮ

1. ਵਿਟਾਮਿਨ ਬੀ 3 ਦੀ ਘਾਟ ਨੂੰ ਪੂਰਾ ਕਰਨ ਲਈ ਵਿਟਾਮਿਨ ਬੀ 3 ਭਰਪੂਰ ਭੋਜਨ ਖਾਣਾ ਚਾਹੀਦਾ ਹੈ। ਬਰੋਕਲੀ, ਚਿਕਨ, ਅੰਡੇ, ਮੱਛੀ, ਹਰੀਆਂ ਪੱਤੇਦਾਰ ਸਬਜੀਆਂ, ਦਾਲਾਂ, ਦੁੱਧ, ਖੁੰਭਾਂ, ਸ਼ਕਰਕੰਦੀ ਟਮਾਟਰ, ਅਨਾਜ ਜਿਵੇਂ ਕਣਕ, ਚਾਵਲ, ਗਾਜਰਾਂ ਆਦਿ ਵਿੱਚ ਵਿਟਾਮਿਨ ਬੀ 3 ਆਮ ਪਾਇਆ ਜਾ ਸਕਦਾ ਹੈ।
2. ਨਾਇਸਿਨ 50-100 ਮਿਲੀਗ੍ਰਾਮ ਰੋਜਾਨਾ 2 ਹਫਤਿਆਂ ਤੱਕ ਲੈਣਾ ਚਾਹੀਦਾ ਹੈ।

5.8.6 ਵਿਟਾਮਿਨ ਬੀ 5 (ਪੈਂਟੋਥੀਨਿਕ ਐਸਿਡ) ਦੀ ਕਮੀ

ਇਹ ਇੱਕ ਜਰੂਰੀ ਵਿਟਾਮਿਨ ਹੈ ਜੋ ਕੇ ਛੋਟੀ ਆਂਦਰ ਵਿੱਚ ਬੈਕਟੀਰੀਆ ਦੁਆਰਾ ਬਣਾਇਆ ਜਾਂਦਾ ਹੈ। ਇਸ ਲਈ ਇਸਦੀ ਕਮੀ ਬਹੁਤ ਘੱਟ ਪਾਈ ਜਾਂਦੀ ਹੈ। ਪਰ ਕੁਪੋਸ਼ਣ ਦੇ ਸ਼ਿਕਾਰ ਰੋਗੀਆਂ ਵਿੱਚ ਇਸਦੀ ਕਮੀ ਪਾਈ ਜਾ ਸਕਦੀ ਹੈ।

ਲੱਛਣ

ਇਸਦੀ ਜਾਂ ਘਾਟ ਦੇ ਲੱਛਣ ਹੇਠ ਲਿਖੇ ਹਨ :

1. ਹੱਥਾਂ ਅਤੇ ਪੈਰਾਂ ਵਿੱਚ ਜਲਣ, ਸੁੰਨ ਹੋਣਾ ਅਤੇ ਤਾਲਮੇਲ ਘੱਟ ਜਾਣਾ
2. ਸਰੀਰ ਦੀਆਂ ਮਾਸਪੇਸ਼ੀਆਂ ਵਿੱਚ ਦਰਦ ਹੋਣਾ, ਝੁਣਝੁਣਾਹਟ ਅਤੇ ਸੁੰਨ ਹੋਣਾ
3. ਚਿੜਚਿੜਾਹਟ ਅਤੇ ਥਕਾਵਟ ਰਹਿਣੀ
4. ਦਸਤ ਰੋਗ, ਉਲਟੀਆਂ
5. ਖੂਨ ਵਿਚ ਸ਼ੂਗਰ (ਸ਼ੱਕਰ) ਦੀ ਕਮੀ।

ਇਲਾਜ ਅਤੇ ਰੋਕਥਾਮ

1. ਇਸਦੇ ਇਲਾਜ ਅਤੇ ਰੋਕਥਾਮ ਲਈ ਵਿਟਾਮਿਨ ਬੀ 5 ਯੁਕਤ ਖੁਰਾਕ ਲੈਣੀ ਚਾਹੀਦੀ ਹੈ। ਜੋ ਕਿ ਬਰੋਕਲੀ, ਗੋਭੀ, ਟਮਾਟਰ, ਦਾਲਾਂ, ਅੰਡੇ, ਚਿਕਨ, ਮਟਰ, ਸੋਇਆਬੀਨ। ਦੁੱਧ, ਸ਼ਕਰਕੰਦੀ, ਸਰੋਂ ਦੇ ਬੀਜ਼, ਨਿਰੀ ਕਣਕ, ਖੁੰਭਾਂ, ਖੀਰੇ ਆਦਿ ਵਿੱਚ ਮਿਲਦਾ ਹੈ।
2. ਇਸਦੀ ਰੋਕਥਾਮ ਲਈ ਹੇਠ ਲਿਖੇ ਅਨੁਸਾਰ ਵਿਟਾਮਨ ਬੀ 5 ਰੋਜਾਨਾ ਲੈਣਾ ਚਾਹੀਦਾ ਹੈ।
   - 6 ਮਹੀਨੇ ਦੇ ਬੱਚੇ ਲਈ – 1.7 ਮਿਲੀਗ੍ਰਾਮ

- 7 ਮਹੀਨੇ ਦੇ ਬੱਚੇ ਲਈ ਤੋਂ 1 ਸਾਲ ਦੇ ਬੱਚੇ ਲਈ – 1.8 ਮਿਲੀਗ੍ਰਾਮ
- 1-3 ਸਾਲ ਦੇ ਬੱਚੇ ਲਈ – 2 ਮਿਲੀਗ੍ਰਾਮ
- 4-8 ਸਾਲ ਦੇ ਬੱਚੇ ਲਈ – 3 ਮਿਲੀਗ੍ਰਾਮ
- 9-3 ਸਾਲ ਦੇ ਬੱਚੇ ਲਈ – 4 ਮਿਲੀਗ੍ਰਾਮ
- 14-18 ਸਾਲ ਦੇ ਕਿਸ਼ੋਰਾਂ ਲਈ – 5 ਮਿਲੀਗ੍ਰਾਮ

3. ਵਿਟਾਮਿਨ ਬੀ 5 ਪੈਂਟੋਥੀਨਿਕ ਐਸਿਡ ਅਤੇ ਕੈਲਸ਼ੀਅਮ ਪੈਂਥੋਨੇਟ ਦੇ ਨਾਮ ਨਾਲ ਮਿਲਦਾ ਹੈ। ਜਿਆਦਾ ਘਾਟ ਵਿੱਚ ਲੱਛਣਾਂ ਦੇ ਮੁਤਾਬਿਕ ਇਸਦੀ ਮਾਤਰਾ ਲੈਣੀ ਚਾਹੀਦੀ ਹੈ।

5.8.7 **ਵਿਟਾਮਿਨ ਬੀ 6 (ਪਾਈਰੀਡੋਕਸਿਨ) ਦੀ ਘਾਟ**

ਵਿਟਾਮਿਨ ਬੀ 6 ਜਾਂ ਪਾਈਰੀਡੋਕਸਨ ਪ੍ਰੋਟੀਨ, ਕਾਰਬੋਹਾਈਟ੍ਰੇਟਸ ਅਤੇ ਫੈਟ ਦੇ ਪਚਣ ਵਿੱਚ ਮਦਦ ਕਰਦਾ ਹੈ। ਵਿਟਾਮਿਨ ਬੀ 6 ਦੀ ਕਮੀ ਜਾਂ ਘਾਟ ਵੀ ਬਹੁਤ ਘੱਟ ਪਾਈ ਜਾਂਦੀ ਹੈ। ਇਸਦੀ ਘਾਟ ਦਾ ਕਾਰਨ ਵੀ ਪੋਸ਼ਟਿਕ ਆਹਾਰ ਨਾ ਲੈਣਾ ਹੈ।

ਲੱਛਣ

1. ਦਸਤ ਲੱਗਣਾ
2. ਖੂਨ ਦੀ ਕਮੀ
3. ਬੱਚੇ ਦੇ ਵਾਧੇ ਅਤੇ ਵਿਕਾਸ ਵਿੱਚ ਰੁਕਾਵਟ ਆਉਣੀ
4. ਕੰਨਵਲਜ਼ਨ (ਦੌਰੇ ਪੈਣਾ)
5. ਜੀਭ ਪੱਕਣਾ
6. ਚਮੜੀ ਦੀ ਇੰਨਫੈਕਸ਼ਨ
7. ਸੰਵੇਦਨ ਤੰਤਰਿਕਾ ਸੰਬੰਧੀ ਰੋਗ
8. ਪਾਚਨ ਪ੍ਰਣਾਲੀ ਸੰਬੰਧੀ ਮੁਸਕਿਲਾਂ।

ਇਲਾਜ

1. ਵਿਟਾਮਿਨ ਬੀ 6 ਦੀ ਘਾਟ ਦੇ ਇਲਾਜ ਲਈ ਬੱਚੇ ਦੀ ਉਮਰ ਮੁਤਾਬਿਕ ਉਸਨੂੰ ਵਿਟਾਮਨ ਬੀ 6 ਦੀ ਮਾਤਰਾ ਦੇਣੀ ਚਾਹੀਦੀ ਹੈ। ਇਸ ਲਈ 9-13 ਸਾਲ ਦੇ ਬੱਚਿਆਂ ਨੂੰ 60 ਮਿਲੀਗ੍ਰਾਮ ਅਤੇ 4-8 ਸਾਲ ਦੇ ਬੱਚਿਆਂ 40 ਗ੍ਰਾਮ ਅਤੇ 1 ਤੋਂ 3 ਸਾਲ ਦੇ ਬੱਚਿਆਂ ਨੂੰ 30 ਮਿਲੀਗ੍ਰਾਮ ਤੋਂ ਵੱਧ ਰੋਜਾਨਾ ਵਿਟਾਮਿਨ ਬੀ 5 ਨਹੀਂ ਦੇਣੀ ਚਾਹੀਦੀ।
2. ਇਸਦੇ ਲਈ ਮਾਸਪੇਸ਼ੀਆਂ ਵਿਚ 5 ਮਿਲੀਗ੍ਰਾਮ ਪਾਇਰੀਡੋਕਸਿਨ ਦਾ ਟੀਕਾ ਵੀ ਲਗਾਇਆ ਜਾ ਸਕਦਾ ਹੈ।
3. ਉਸ ਤੋਂ ਬਾਅਦ 2 ਹਫਤਿਆਂ ਲਈ ਇਹ ਮੂੰਹ ਰਾਹੀ ਦਿੱਤੀ ਜਾਣੀ ਚਾਹੀਦੀ ਹੈ।

ਵਿਟਾਮਿਨ ਬੀ 6 (ਪਾਈਰੀਡੋਕਸਿਨ) ਦੀ ਰੋਕਥਾਮ ਲਈ ਖੁਰਾਕ : ਕੇਲੇ, ਸ਼ਕਰਕੰਦੀ, ਮਟਰ, ਮੱਛੀ, ਬੰਦ ਗੋਭੀ, ਮੀਟ, ਫਲੀਆਂ, ਤਰਬੂਜ ਅੰਡੇ, ਅਖਰੋਟ, ਦਾਲਾਂ ਆਲੂ, ਛਿਲਕਾ ਸਮੇਤ ਕਣਕ ਆਦਿ ਤੋਂ ਵਿਟਾਮਿਨ ਬੀ 6 ਮਿਲਦਾ ਹੈ।

5.8.8 **ਵਿਟਾਮਿਨ ਬੀ 12 ਦੀ ਘਾਟ**

ਵਿਟਾਮਿਨ ਬੀ 12 ਦੇ ਸਾਡੇ ਸਰੀਰ ਵਿੱਚ ਜਰੂਰੀ ਕੰਮ ਹੁੰਦੇ ਹਨ। ਇਸਦਾ ਮੁੱਖ ਕੰਮ ਸਰੀਰ ਵਿਚ ਰਕਤ ਕਣ ਬਣਾਉਣਾ ਹੈ। ਵਿਟਾਮਿਨ ਬੀ 12 ਦੀ ਘਾਟ ਦਾ ਕਾਰਨ ਕੁਪੋਸ਼ਣ ਜਾਂ ਫਿਰ ਸਰੀਰ ਦੁਆਰਾ ਪਾਚਣ ਪ੍ਰਣਾਲੀ ਦੀਆਂ ਸਮੱਸਿਆਵਾਂ ਕਾਰਨ ਵਿਟਾਮਿਨ B12 ਭੋਜਨ ਵਿਚੋਂ ਨਾ ਸੋਖ ਪਾਉਣਾ ਹੈ।

ਲੱਛਣ

1. ਕਮਜੋਰੀ, ਥਕਾਵਟ
2. ਧੜਕਣ ਵੱਧਣਾ
3. ਚਮੜੀ ਦਾ ਪੀਲਾ ਰੰਗ
4. ਪੱਕੀ ਜੀਭ
5. ਮਸੂੜਿਆਂ ਵਿਚੋਂ ਖੂਨ ਆਉਣਾ
6. ਭਾਰ ਘੱਟਣਾ ਅਤੇ ਪੇਟ ਖਰਾਬ ਹੋਣਾ
7. ਦਸਤ ਜਾਂ ਕਬਜ।

ਜੇਕਰ ਇਸਦੀ ਘਾਟ ਨੂੰ ਪੂਰਾ ਨਾ ਕੀਤਾ ਜਾਵੇ ਤਾਂ ਹੇਠ ਲਿਖੇ ਲੱਛਣ ਸਾਹਮਣੇ ਆ ਸਕਦੇ ਹਨ :

1. ਹੱਥਾਂ ਪੈਰਾਂ ਵਿੱਚ ਝੁਣਝੁਣਾਹਟ ਮਹਿਸੂਸ ਹੋਣੀ
2. ਚਲਣ ਫਿਰਨ ਵਿੱਚ ਪਰੇਸ਼ਾਨੀ
3. ਯਾਦਾਸ਼ਤ ਘੱਟਣਾ
4. ਸਰੀਰ ਕੰਬਣਾ।

ਇਲਾਜ

ਇਸਦੀ ਘਾਟ ਦੇ ਇਲਾਜ ਲਈ ਵਿਟਾਮਿਨ ਬੀ 12 ਦੇ 15-30 ਮਿਲੀਗ੍ਰਾਮ ਦੇ ਟੀਕੇ ਹਫਤੇ ਵਿੱਚ ਤਿੰਨ ਵਾਰ ਇੱਕ ਮਹੀਨੇ ਜਾਂ 4 ਹਫਤਿਆਂ ਲਈ ਲਗਾਉਣੇ ਚਾਹੀਦੇ ਹਨ।

ਰੋਕਥਾਮ ਲਈ ਖੁਰਾਕ

ਮੀਟ, ਅੰਡੇ, ਦੁੱਧ, ਪਨੀਰ ਅਤੇ ਮੱਛੀ ਆਦਿ ਇਸਦੇ ਸ੍ਰੋਤ ਹਨ।

5.8.9 ਵਿਟਾਮਿਨ ਬੀ 9 ਜਾਂ ਫੋਲਿਕ ਐਸਿਡ ਦੀ ਕਮੀ

ਫੋਲਿਕ ਐਸਿਡ ਖੂਨ ਬਣਨ ਲਈ ਬਹੁਤ ਜਰੂਰੀ ਹੈ। ਜੇਕਰ ਫੋਲਿਕ ਐਸਿਡ ਦੀ ਕਮੀ ਹੋ ਜਾਵੇ ਤਾਂ ਖੂਨ ਦੀ ਕਮੀ ਹੋ ਜਾਂਦੀ ਹੈ। ਇਸਦਾ ਮੁੱਖ ਕਾਰਨ ਭੋਜਨ ਵਿੱਚ ਠੀਕ ਮਾਤਰਾ ਵਿੱਚ ਫੋਲਿਕ ਐਸਿਡ ਨਾ ਲੈਣਾ ਹੈ। ਗਰਭਵਤੀ ਔਰਤਾਂ ਵਿੱਚ ਵੀ ਇਸਦੀ ਕਮੀ ਆਮ ਪਾਈ ਜਾਂਦੀ ਹੈ।

ਲੱਛਣ

1. ਥਕਾਵਟ
2. ਸਿਰਦਰਦ
3. ਰੰਗ ਪੀਲਾ ਪੈਣਾ
4. ਜੀਭ ਤੇ ਛਾਲੇ
5. ਖੂਨ ਦੀ ਕਮੀ
6. ਚਿੜਚਿੜਾਹਟ

7. ਭੁੱਖ ਘੱਟ ਲੱਗਣੀ

ਇਲਾਜ

1. ਫੋਲਿਕ ਐਸਿਡ ਦੀ ਘਾਟ ਵਿੱਚ 5 ਮਿਲੀਗ੍ਰਾਮ ਫੋਲਿਕ ਐਸਿਡ ਮਾਸਪੇਸ਼ੀਆਂ ਵਿੱਚ ਟੀਕਾ ਲਗਾ ਕੇ ਜਾਂ ਮੂੰਹ ਰਾਹੀਂ 3 ਹਫਤਿਆਂ ਲਈ ਦੇਣਾ ਚਾਹੀਦਾ ਹੈ।
2. ਇਸਦੀ ਘਾਟ ਦੌਰਾਨ ਜਾਂ ਰੋਕਥਾਮ ਲਈ ਫੋਲਿਕ ਐਸਿਡ ਯੁਕਤ ਭੋਜਨ ਖਾਣਾ ਚਾਹੀਦਾ ਹੈ। ਇਹ ਪੱਤੇਦਾਰ ਸਬਜੀਆਂ, ਦੁੱਧ, ਸੰਤਰਾ, ਪਾਲਕ, ਬਰੋਕਲੀ, ਫੁਲਗੋਭੀ ਆਦਿ ਵਿੱਚ ਆਮ ਪਾਇਆ ਜਾਂਦਾ ਹੈ।

5.8.10 **ਵਿਟਾਮਿਨ ਸੀ (ਐਸਕੋਰਬਿਕ ਐਸਿਡ) ਦੀ ਕਮੀ (ਸਕਰਵੀ)**

ਵਿਟਾਮਿਨ ਸੀ ਸਰੀਰ ਦੇ ਵਾਧੇ ਅਤੇ ਵਿਕਾਸ ਲਈ ਜਰੂਰੀ ਹੈ। ਇਹ ਹੱਡਿਆਂ ਦੰਦਾਂ ਦੀ ਮਰੁੰਮਤ ਕਰਨ ਵਿੱਚ ਮਦਦ ਕਰਦਾ ਹੈ। ਜਖਮਾਂ ਨੂੰ ਠੀਕ ਕਰਨ ਵਿੱਚ ਵੀ ਮਦਦ ਕਰਦਾ ਹੈ। ਇਸਦੀ ਕਮੀ ਵਿੱਚ ਹੱਡੀਆਂ ਵੀ ਕਮਜੋਰ ਹੋ ਜਾਂਦੀਆਂ ਹਨ ਅਤੇ ਜਲਦੀ ਟੁੱਟਣ ਦਾ ਖਤਰਾ ਰਹਿੰਦਾ ਹੈ।

ਕਾਰਨ

1. ਪੋਸ਼ਟਿਕ ਆਹਾਰ ਨਾ ਲੱਣਾ
2. ਕਿਸੇ ਵੀ ਤਰਾਂ ਦੀ ਇੰਨਫੈਕਸਨ
3. ਖਰਾਬ ਪਾਚਣ ਸ਼ਕਤੀ ਆਦਿ।

ਲੱਛਣ

ਇਸਦੇ ਕਾਰਨ "ਸਕਰਵੀ" ਰੋਗ ਹੋ ਜਾਂਦਾ ਹੈ। ਜਿਸਦੇ ਲੱਛਣ ਹੇਠ ਲਿਖੇ ਹਨ :

1. ਬੱਚਿਆਂ ਵਿਚ ਜਿਆਦਾ ਚਿੜਚਿੜਾਪਣ, ਜਿਆਦਾ ਰੋਣਾ, ਹੱਥਾਂ ਪੈਰਾਂ ਵਿਚ ਛੂਹਣ ਨਾਲ ਦਰਦ ਹੋਣੀ।
2. ਡੱਡੂ ਵਰਗੀ ਅਵਸਥਾ (ਪੁਜ਼ੀਸ਼ਨ) ਵਿੱਚ ਰਹਿਣਾ ਜਾਂ ਲੇਟਣਾ।
3. ਮਸੂੜਿਆਂ ਦਾ ਸੁਜ ਜਾਣਾ ਅਤੇ ਖੂਨ ਆਉਣਾ।
4. ਦੰਦ ਢਿੱਲੇ ਹੋ ਜਾਣਾ ਅਤੇ ਦੰਦਾਂ ਡਿਗ ਜਾਣਾ।
5. ਛਾਤੀ ਦੀ ਹੱਡੀ ਉਭਰ ਹੋਏ ਮਣਕਿਆਂ ਵਾਂਗ ਹੋ ਜਾਂਦੀ ਹੈ।
6. ਜਖਮ ਜਲਦੀ ਠੀਕ ਨਾ ਹੋਣਾ।
7. ਖੂਨ ਦੀ ਕਮੀ।

ਇਲਾਜ

1. ਵਿਟਾਮਿਨ ਸੀ (ਐਸਕੋਰਬਿਕ ਐਸਿਡ) ਦੀ ਕਮੀ ਨੂੰ ਪੂਰਾ ਕਰਨ ਲਈ 15-30 ਦਿਨਾਂ ਲਈ 100-500 ਮਿਲੀਗ੍ਰਾਮ ਪ੍ਰਤਿ ਦਿਨ ਗੋਲੀ ਦੇਣੀ ਚਾਹੀਦੀ ਹੈ।
2. ਇਸ ਦੇ ਨਾਲ ਨਾਲ ਵਿਟਾਮਿਨ ਸੀ ਯੁਕਤ ਭੋਜਨ ਦੇਣਾ ਚਾਹੀਦਾ ਹੈ। ਵਿਟਾਮਿਨ ਸੀ ਸੰਤਰੇ, ਅਮਰੂਦ, ਬਰੋਕਲੀ, ਗੋਭੀ, ਪਪੀਤਾ, ਸਟਰੋਬੇਰੀ, ਟਮਾਟਰ, ਅੰਬ, ਧਨੀਆ, ਤਰਬੂਜ, ਪਾਲਕ, ਸ਼ਕਰਕੰਦੀ ਆਦਿ ਤੋਂ ਮਿਲਦਾ ਹੈ।

5.8.11 **ਵਿਟਾਮਿਨ ਡੀ ਦੀ ਘਾਟ (ਰਿਕੇਟਸ)**

ਵਿਟਾਮਿਨ ਡੀ ਦੀ ਘਾਟ 6 ਮਹੀਨੇ ਤੋਂ ਦੋ ਸਾਲ ਦੇ ਬੱਚਿਆਂ ਵਿਚ ਆਮ ਪਾਈ ਜਾਂਦੀ ਹੈ। ਇਹ ਮਜਬੂਤ ਹੱਡੀਆਂ ਲਈ ਬਹੁਤ ਜਰੂਰੀ ਹੈ। ਇਹ ਖੁਰਾਕ ਵਿਚੋਂ ਕੈਲਸ਼ੀਅਮ ਦੀ ਵਰਤੋਂ ਕਾਰਨ ਵਿੱਚ ਮਦਦ ਕਰਦਾ ਹੈ। ਇਸਦੀ ਘਾਟ ਨਾਲ ਬੱਚੇ ਦੀਆਂ ਹੱਡੀਆਂ ਕਮਜੋਰ ਹੋ ਜਾਂਦੀਆਂ ਹਨ। ਇਸ ਦੀ ਘਾਟ ਕਾਰਨ "ਰਿਕੇਟਸ" ਰੋਗ ਹੋ ਜਾਂਦਾ ਹੈ।

ਕਾਰਨ

1. ਖੁਰਾਕ ਵਿੱਚ ਵਿਟਾਮਿਨ ਡੀ ਦੀ ਕਮੀ
2. ਧੁੱਪ ਵਿੱਚ ਘੱਟ ਨਿਕਲਣਾ
3. ਆਂਤੜੀਆਂ, ਗੁਰਦਿਆਂ ਦੇ ਰੋਗ।

ਲੱਛਣ

1. ਦੰਦ ਦੇਰ ਨਾਲ ਨਿਕਲਣੇ
2. ਦੰਦਾਂ ਨੂੰ ਕੀੜੇ ਲੱਗਣਾ (ਡੈਂਟਲ ਕੇਰੀਜ਼)
3. ਫੋਨਟੇਨਿਲ ਦੇਰ ਨਾਲ ਬੰਦ ਹੋਣਾ
4. ਚਿੜਚਿੜਾਪਣ
5. ਵਿਕਾਸ ਅਤੇ ਵਾਧੇ ਵਿੱਚ ਰੁਕਾਵਟ।

ਹੱਡੀਆਂ ਦੇ ਸੰਬੰਧਿਤ ਲੱਛਣ :

1. ਮੱਥੇ ਦਾ ਅੱਗੇ ਨੂੰ ਉਭਰਨਾ
2. ਲੱਤਾਂ ਟੇਢੀਆ ਹੋਣਾ ਅਤੇ ਲੱਤਾਂ ਸਰੀਰ ਦਾ ਭਾਰ ਨਹੀਂ ਸੰਭਾਲਦੀਆਂ
3. ਪਸਲੀਆਂ ਦਾ ਉਭਰਨਾ ਅਤੇ ਪਸਲੀਆਂ ਦੇ ਸਿਰੇ ਮਣਕੇ ਦੀ ਤਰ੍ਹਾਂ ਹੋ ਜਾਂਦੇ ਹਨ
4. ਲੰਮੀਆਂ ਹੱਡੀਆਂ (ਬਾਹਵਾਂ ਅਤੇ ਲੱਤਾਂ ਦੀਆਂ ਹੱਡੀਆਂ ਦਾ ਸਿਰਿਆਂ ਤੋਂ ਜਿਆਦਾ ਚੌੜਾ ਹੋਣਾ
5. ਛਾਤੀ ਦੀ ਹੱਡੀ ਬਾਹਰ ਨੂੰ ਉਭਰਨ ਕਾਰਨ
6. ਬੱਚੇ ਦੀ ਛਾਤੀ ਕਬੂਤਰ ਵਰਗੀ ਹੋ ਜਾਂਦੀ ਹੈ
7. ਗੁੱਟ ਅਤੇ ਗਿੱਟਿਆਂ ਦੇ ਜੋੜ ਵੱਧ ਜਾਂਦੇ ਹਨ
8. ਕੁਬੜਾਪਣ
9. ਪੇਟ ਫੁੱਲ ਜਾਂਦਾ ਹੈ
10. ਕੰਨਵਲਜ਼ਨ।

ਇਲਾਜ

1. ਵਿਟਾਮਿਨ ਡੀ 6,00,000 IU ਮੂੰਹ ਜਾਂ ਟੀਕੇ ਦੁਆਰਾ ਇੱਕ ਵਾਰ ਦਿੱਤੇ ਜਾਂਦੇ ਹਨ। ਇਸਦੇ ਨਾਲ ਨਾਲ ਕੈਲਸ਼ੀਅਮ ਅਤੇ ਫੋਸਫੋਰਸ ਵੀ ਦਿੱਤੇ ਜਾਂਦੇ ਹਨ। 3-4 ਹਫਤਿਆਂ ਬਾਅਦ ਜੇਕਰ ਜਰੂਰਤ ਹੋਵੇ ਤਾਂ ਉਪਰੋਕਤ ਖੁਰਾਕ ਦੁਬਾਰਾ ਦਿੱਤੀ ਜਾਂਦੀ ਹੈ।

2. ਹੱਡੀਆਂ ਦੀਆਂ ਵਿਕਰੀਤੀਆਂ ਲਈ ਹੱਡੀਆਂ ਦੇ ਡਾਕਟਰ ਨਾਲ ਮਿਲਣਾ ਚਾਹੀਦਾ ਹੈ।
3. ਵਿਟਾਮਿਨ ਡੀ ਯੁਕਤ ਆਹਾਰ ਦੀ ਮਾਤਰਾ ਵਧਾ ਦੇਣੀ ਚਾਹੀਦੀ ਹੈ।
4. ਬੱਚੇ ਨੂੰ ਸਵੇਰੇ ਸ਼ਾਮ ਕੁਝ ਸਮੇਂ ਲਈ ਧੁੱਪ ਵਿੱਚ ਛੱਡਣਾ ਚਾਹੀਦਾ ਹੈ। ਕਿਉਂਕਿ ਧੁੱਪ ਤੋਂ ਵਿਟਾਮਿਨ ਡੀ ਪ੍ਰਾਪਤ ਹੁੰਦਾ ਹੈ।

ਘਾਟ ਦੀ ਰੋਕਥਾਮ ਲਈ ਖੁਰਾਕ

ਬੱਚਿਆਂ ਨੂੰ ਰੋਜਾਨਾ 200 IU ਦੀ ਜਰੂਰਤ ਹੁੰਦੀ ਹੈ। ਇਸਦੀ ਘਾਟ ਨੂੰ ਰੋਕਣ ਵਾਸਤੇ ਵਿਟਾਮਿਨ ਡੀ ਦੇ ਸੋਮਿਆਂ ਵਾਲੇ ਭੋਜਨ ਘਿਉ, ਮਲਾਈ ਵਾਲਾ ਦੁੱਧ, ਅੰਡੇ, ਕਲੇਜੀ, ਬਕਰੇ ਦਾ ਮੀਟ, ਚਰਬੀ ਵਾਲੀ ਮੱਛੀ, ਲਿਵਰ ਆਇਲ, ਸ਼ਾਰਕ ਦਾ ਤੇਲ ਦਿਉ।

5.8.12 **ਵਿਟਾਮਿਨ ਈ ਦੀ ਘਾਟ**

ਵਿਟਾਮਿਨ ਈ ਦੀ ਘਾਟ ਬਹੁਤ ਘੱਟ ਪਾਈ ਜਾਂਦੀ ਹੈ। ਇਹ ਜਿਆਦਾਤਰ ਪੋਸ਼ਟਿਕ ਆਹਾਰ ਨਾ ਲੈਣ ਕਰਕੇ ਨਹੀਂ ਸਗੋਂ ਹੋਰ ਕਾਰਨਾਂ ਕਰਕੇ ਹੁੰਦਾ ਹੈ। ਜਿਵੇਂ ਖੁਰਾਕ ਵਿਚੋਂ ਚਰਬੀ ਨਾ ਸੋਖ ਪਾਉਣਾ, ਘੱਟ ਭਾਰ ਅਤੇ ਸਮੇਂ ਤੋਂ ਪਹਿਲਾਂ ਹੋਏ ਬੱਚਿਆਂ ਵਿੱਚ ਅਤੇ ਚਰਬੀ ਦੀ ਪਾਚਣ ਕਿਰਿਆ ਵਿੱਚ ਪਰੇਸ਼ਾਨੀਆਂ ਕਾਰਨ ਇਸਦੀ ਘਾਟ ਹੋ ਸਕਦੀ ਹੈ।

ਲੱਛਣ

1. ਸਮੇਂ ਤੋਂ ਪਹਿਲਾਂ ਜਨਮ ਲੈਣ ਵਾਲੇ ਬੱਚਿਆਂ ਵਿੱਚ ਖੂਨ ਦੀ ਕਮੀ ਹੋਣਾ
2. ਸਰੀਰ ਵਿੱਚ ਸੋਜ ਅਤੇ ਮਾਸਪੇਸੀਆਂ ਕਮਜੋਰ ਹੋਣਾ
3. ਵਾਧੇ ਅਤੇ ਵਿਕਾਸ ਵਿੱਚ ਰੁਕਾਵਟ
4. ਪਾਚਣ ਸ਼ਕਤੀ ਕਮਜੋਰ ਹੋਣਾ।

ਇਲਾਜ

1. ਵਿਟਾਮਿਨ ਦੀ 100 ਮਿਲੀਗ੍ਰਾਮ/ਕਿਲੋਗ੍ਰਾਮ ਇਕ ਜਾਂ ਦੋ ਵਾਰ 15 ਦਿਨਾਂ ਲਈ ਦੇਣਾ ਚਾਹੀਦਾ ਹੈ।
2. ਵਿਟਾਮਿਨ ਦੀ ਭਰਪੂਰ ਭੋਜਨ ਦੀ ਮਾਤਰਾ ਵਧਾ ਦੇਣੀ ਚਾਹੀਦੀ ਹੈ। ਜਿਵੇਂ ਕਿ ਸਰੋ ਦੇ ਬੀਜ਼, ਲੌਂਗਾਂ ਦਾ ਤੇਲ, ਬਦਾਮ, ਅੰਬ, ਟਮਾਟਰ, ਪਾਲਕ, ਸੋਇਆਬੀਨ ਆਦਿ।

5.8.13 **ਵਿਟਾਮਿਨ ਕੇ ਦੀ ਘਾਟ**

ਵਿਟਾਮਿਨ ਕੇ ਦੀ ਘਾਟ ਕਾਰਨ ਬੱਚਿਆਂ ਦੀਆਂ ਸਰੀਰਕ ਕਿਰਿਆਵਾਂ ਵਿੱਚ ਪਰੇਸ਼ਾਨੀਆਂ ਆ ਸਕਦੀਆਂ ਹਨ। ਇਹ ਆਂਤੜੀਆਂ ਵਿਚ ਮੌਜੂਦ ਬੈਕਟੀਰੀਆ ਦੁਆਰਾ ਬਣਾਂਈ ਜਾਂਦੀ ਹੈ। ਪਰ ਰੋਜਾਨਾ ਲੋੜਾਂ ਨੂੰ ਪੂਰਾ ਕਰਨ ਲਈ ਖੁਰਾਕ ਵਿੱਚ ਲੈਣਾ ਵੀ ਜਰੂਰੀ ਹੈ।

ਕਾਰਨ

1. ਵਿਟਾਮਿਨ ਕੇ ਦਾ ਘੱਟ ਨਿਰਮਾਣ ਹੋਣਾ।
2. ਵਿਟਾਮਿਨ ਕੇ ਸਰੀਰ ਦੁਆਰਾ ਨਾ ਸੋਖ ਪਾਉਣਾ ਜੋ ਕਿ ਆਂਤੜੀਆਂ ਦੀਆਂ ਬੀਮਾਰੀਆਂ ਕਾਰਨ ਹੋ ਸਕਦਾ ਹੈ।
3. ਖੁਰਾਕ ਵਿਚ ਵਿਟਾਮਿਨ ਕੇ ਯੁਕਤ ਆਹਾਰ ਦੀ ਕਮੀ।

ਲੱਛਣ

1. ਸਰੀਰ ਵਿਚੋਂ ਖ਼ੂਨ ਵਗਣਾ- ਨਾਤੂ, ਆਤੜੀਆਂ, ਨੱਕ ਆਦਿ ਵਿਚੋਂ ਖ਼ੂਨ ਵਗਣਾ
2. ਛੋਟਾ ਕੱਟ ਲਗਣ ਤੇ ਵੀ ਬਹੁਤ ਜਿਆਦਾ ਖ਼ੂਨ ਵਗਣਾ।
3. ਪਿਸ਼ਾਬ ਅਤੇ ਮਲ ਨਾਲ ਵੀ ਖ਼ੂਨ ਆਉਣਾ।

ਇਲਾਜ

1. ਵਿਟਾਮਿਨ ਕੇ ਦਾ ਟੀਕਾ ਨਵੇ ਜਨਮੇਂ ਬੱਚੇ ਨੂੰ 1 ਮਿਲੀਗ੍ਰਾਮ ਮਾਸਪੇਸ਼ੀਆਂ ਵਿੱਚ ਲਗਾਉਣਾ ਚਾਹੀਦਾ ਹੈ।
2. ਬੱਚਿਆਂ ਵਿੱਚ 2.5-5 ਮਿਲੀਗ੍ਰਾਮ ਮਾਸਪੇਸ਼ੀਆਂ ਵਿੱਚ ਟੀਕਾ ਲਗਾਉਣਾ ਚਾਹੀਦਾ ਹੈ।

5.8.14 ਖ਼ੂਨ ਦੀ ਕਮੀ (ਅਨੀਮੀਆ)

ਖੁਰਾਕ ਵਿੱਚ ਲਗਾਤਾਰ ਆਇਰਨ (Iron) ਦੀ ਕਮੀ ਹੋਣ ਕਾਰਨ ਰਕਤ ਕਣ ਨਹੀਂ ਬਣਦੇ ਅਤੇ ਅਨੀਮੀਆ ਹੋ ਜਾਂਦਾ ਹੈ। ਇਹ ਹਰੇਕ ਉਮਰ ਦੇ ਬੱਚਿਆਂ ਨੂੰ ਹੋ ਸਕਦਾ ਹੈ। ਪਰ ਸਭ ਤੋਂ ਜਿਆਦਾ ਇਸ ਨਾਲ ਸਕੂਲੀ ਬੱਚੇ ਅਤੇ ਕੁਪੋਸ਼ਿਤ ਬੱਚੇ ਪ੍ਰਭਾਵਿਤ ਹੁੰਦੇ ਹਨ। ਇਸਦਾ ਪ੍ਰਭਾਵ ਬੱਚੇ ਦੀ ਸਰੀਰਕ, ਮਾਨਸਿਕ ਵਿਕਾਸ ਤੇ ਪੈਦਾ ਹੈ ਅਤੇ ਰੋਗ ਪ੍ਰਤਿਰੋਧਕ ਸ਼ਕਤੀ ਵੀ ਘੱਟ ਜਾਂਦੀ ਹੈ। ਵਿਸ਼ਵ ਸਿਹਤ ਸੰਸਥਾ (WHO) ਮੁਤਾਬਿਕ ਅਨੀਮਿਆ ਦਾ ਨਿਰਧਾਰਣ ਹੇਠ ਲਿਖੇ ਤਰੀਕੇ ਨਾਲ ਕੀਤਾ ਜਾ ਸਕਦਾ ਹੈ।

ਉਮਰ	ਹੀਮੋਗਲੋਬਿਨ (ਗ੍ਰਾਮ/ਡੈ ਲੀਟਰ)
1. ਉਮਰ 6 ਮਹੀਨੇ ਤੋਂ 5 ਸਾਲ	< 11
2. ਉਮਰ 5 ਸਾਲ ਤੋਂ 14 ਸਾਲ	< 12

ਅਨੀਮੀਆ ਦੇ ਪ੍ਰਕਾਰ

ਹੀਮੋਗਲੋਬਿਨ ਦੀ ਮਾਤਰਾ ਅਨੁਸਾਰ ਇਸਦੀਆਂ ਹੇਠ ਲਿਖੀਆਂ ਸ਼੍ਰੇਣੀਆਂ (ਪ੍ਰਕਾਰ) ਹਨ :

1. **ਮਾਈਲਡ :** ਜਦੋਂ ਹੀਮੋਗਲੋਬਿਨ ਦੀ ਮਾਤਰਾ ਘੱਟ ਤੋਂ ਘੱਟ ਪੱਧਰ ਦੇ 80% ਤੋਂ 100% ਦੇ ਵਿਚਕਾਰ ਹੋਣ।
2. **ਮੌਡਰੇਟ :** ਜਦੋਂ ਹੀਮੋਗਲੋਬਿਨ ਦੀ ਮਾਤਰਾ ਘੱਟ ਤੋਂ ਘੱਟ ਪੱਧਰ ਦੇ 60% ਤੋਂ 80% ਦੇ ਵਿਚਕਾਰ ਹੋਣ।
3. **ਸੀਵੀਅਰ :** ਜਦੋਂ ਹੀਮੋਗਲੋਬਿਨ ਦੀ ਮਾਤਰਾ ਘੱਟ ਤੋਂ ਘੱਟ ਪੱਧਰ ਦੇ 60% ਤੋਂ ਵੀ ਘੱਟ ਹੋਣ।

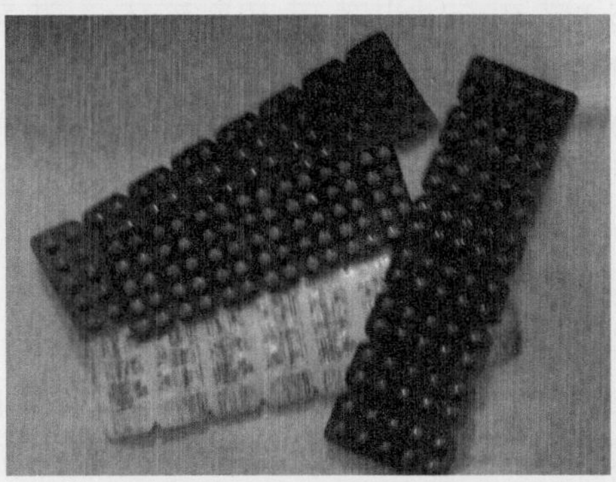

Fig. 5.6: ਆਇਰਨ ਦੀਆਂ ਗੋਲੀਆਂ

ਕਾਰਨ

1. ਜਿਆਦਾ ਖ਼ੂਨ ਵੱਗਣ ਕਾਰਨ- ਜਿਵੇਂ ਸੱਟ ਲੱਗਣਾ, ਮੂੰਹ ਜਾਂ ਨੱਕ ਵਿਚੋਂ ਖ਼ੂਨ ਆਉਣਾ, ਹੀਮੋਫਿਲਿਆ ਆਦਿ।
2. ਪੋਸ਼ਕ ਤੱਤਾਂ ਦੀ ਕਮੀ ਕਾਰਨ- ਕੁਪੋਸ਼ਣ, ਆਇਰਨ ਦੀ ਕਮੀ, ਫੋਲਿਕ ਐਸਿਡ ਦੀ ਕਮੀ, ਵਿਟਾਮਿਨ ਬੀ 12, ਪਾਇਰੀਡਾੱਕਸਨ, ਥਾਇਰੋਕਸਿਨ ਹਾਰਮੋਨ ਦੀ ਕਮੀ ਕਾਰਨ।
3. ਰਕਤ ਕਣ ਬਣਨ ਵਿੱਚ ਰੁਕਾਵਟ ਦੇ ਕਾਰਨ।
4. ਰਕਤ ਕਣਾਂ ਦੇ ਅਸਧਾਰਨ ਤਰੀਕੇ ਨਾਲ ਟੁੱਟਣ ਕਰਕੇ- ਮਲੇਰਿਆ, ਥੈਲੀਸੀਮੀਆਂ, ਕਾਲਾ ਅਜ਼ਾਰ, ਬਲੱਡ ਗਰੁੱਪ ਇੰਨਕੈਮਪੈਟੇਬਿਲਿਟੀ ਕਾਰਨ।
5. ਆਂਤੜੀਆਂ ਦੇ ਕੀੜੇ ਖਾਸ ਤੌਰ ਤੇ ਹੁੱਕ ਵਰਮ।
6. ਪਾਚਣ ਕਿਰਿਆ ਸੰਬੰਧੀ ਬਿਮਾਰੀਆਂ ਲੰਬੇ ਸਮੇਂ ਤੱਕ ਦਸਤ ਰੋਗ।

ਲੱਛਣ

ਅਨੀਮੀਆ ਦੇ ਲੱਛਣ ਹੇਠ ਲਿਖੇ ਹਨ :

1. ਛੇਤੀ ਥੱਕ ਜਾਣਾ ਅਤੇ ਕਮਜੋਰੀ ਮਹਿਸੂਸ ਹੋਣਾ
2. ਚਮੜੀ ਅਤੇ ਨਹੁੰਆਂ ਵਿੱਚ ਲਾਲੀ ਨਾ ਹੋਣਾ
3. ਨੀਚੇਵਾਲੇ ਬੁੱਲ੍ਹ ਦਾ ਅੰਦਰੋਂ ਘੱਟ ਲਾਲ ਹੋਣਾ
4. ਅੱਖ ਦੀ ਪਲਕ ਹੇਠਲੀ ਨੂੰ ਖਿੱਚ ਕੇ ਵੇਖਣ ਤੇ ਅੰਦਰੋਂ ਘੱਟ ਲਾਲ ਦੱਸਣਾ
5. ਭੁੱਖ ਘੱਟ ਲੱਗਣਾ
6. ਚੱਕਰ ਆਉਣਾ
7. ਬਾਰ ਬਾਰ ਇੰਨਫੈਕਸਨ ਹੋਣੀ ਜਿਵੇਂ ਦਸਤ, ਨਿਮੋਨੀਆ ਆਦਿ
8. ਧੜਕਣ ਤੇਜ ਹੋਣਾ ਅਤੇ ਸਾਹ ਲੈਣ ਵਿਚ ਪਰੇਸ਼ਾਨੀ
9. ਹੱਥਾਂ ਅਤੇ ਪੈਰਾਂ ਵਿੱਚ ਸੋਜ।

ਇਲਾਜ ਅਤੇ ਰੋਕਥਾਮ

1. ਜੇਕਰ ਅਨੀਮੀਆ ਆਇਰਨ ਅਤੇ ਫੋਲਿਕ ਐਸਿਡ ਦੀ ਕਮੀ ਕਾਰਨ ਹੈ ਤਾਂ ਬੱਚੇ ਨੂੰ ਆਇਰਨ ਦੀਆਂ ਗੋਲੀਆਂ ਦਿੱਤੀਆਂ ਜਾਣੀਆਂ ਚਾਹੀਦੀਆਂ ਹਨ।
2. ਅਨੀਮੀਆਂ ਦੇ ਕਾਰਨ ਦੇ ਹਿਸਾਬ ਨਾਲ ਉਸਦਾ ਕਾਰਨ ਪਤਾ ਕਰਕੇ ਅਨੀਮੀਆ ਦਾ ਇਲਾਜ ਕੀਤਾ ਜਾਣਾ ਚਾਹੀਦਾ ਹੈ। ਜਿਵੇਂ ਜੇਕਰ ਅਨੀਮੀਆਂ ਆਂਤੜੀਆ ਦੇ ਕੀੜਿਆਂ ਕਰਕੇ ਹੈ ਤਾਂ ਉਹਨਾਂ ਦਾ ਇਲਾਜ ਕਰਨਾ ਚਾਹੀਦਾ ਹੈ।
3. ਜੇਕਰ ਅਨੀਮੀਆ ਮਲੇਰੀਆ, ਕਾਲਾ ਅਜ਼ਾਰ ਆਦਿ ਬਿਮਾਰੀਆ ਕਰਕੇ ਹੈ ਤਾਂ ਉਸਦੇ ਇਲਾਜ ਨਾਲ ਅਨੀਮੀਆ ਨੂੰ ਦੂਰ ਕੀਤਾ ਜਾ ਸਕਦਾ ਹੈ।
4. ਬੱਚਿਆਂ ਨੂੰ ਰੋਜਾਨਾ 20-25 ਮਿਲੀਗ੍ਰਾਮ ਆਇਰਨ ਦੀ ਜਰੂਰਤ ਹੁੰਦੀ ਹੈ। ਇਸਦੀ ਘਾਟ ਨੂੰ ਰੋਕਣ ਵਾਸਤੇ ਆਇਰਨ ਦੇ ਸੋਮਿਆ ਵਾਲਾ ਭੋਜਨ : ਬਾਜਰਾ, ਜਵਾਰ, ਕਣਕ, ਚਾਵਲ, ਰੋਗੀ, ਬੰਗਾਲੀ ਛੋਲੇ, ਕਾਲੇ ਛੋਲੇ, ਲੋਬੀਆ, ਮੂੰਗ, ਮਟਰ, ਅਰਹਰ ਦੀ ਦਾਲ, ਚਲਾਈ, ਗੋਭੀ, ਗਾਜਰ ਦੇ ਪੱਤੇ, ਕਚਾਲੂ ਅਤੇ ਪੱਤੇ, ਧਨੀਏ ਦੇ ਪੱਤੇ, ਮੇਥੀ, ਸਰਸੋਂ, ਸ਼ਲਗਮ, ਅੰਡਾ, ਪਾਲਕ, ਚੁਕੰਦਰ, ਗੁੜ ਅਤੇ ਮੱਝ ਦਾ ਦੁੱਧ ਦਿਉ।

5. ਬੱਚਿਆਂ ਨੂੰ ਸੰਤੁਲਿਤ ਆਹਾਰ ਦੇਣਾ ਚਾਹੀਦਾ ਹੈ।
6. ਸਰੀਰ ਦੇ ਸਫਾਈ ਅਤੇ ਸ਼ੋਚਾਲਿਆ ਦੇ ਉਪਯੋਗ ਤੋਂ ਬਾਅਦ ਚੰਗੀ ਤਰਾਂ ਸਫਾਈ ਰੱਖਣੀ ਚਾਹੀਦੀ ਹੈ। ਤਾਂ ਕਿ ਆਂਤੜੀਆਂ ਕੇ ਕੀੜਿਆਂ ਤੋਂ ਹੋਣ ਵਾਲੇ ਅਨੀਮੀਆਂ ਤੋਂ ਬੱਚਿਆ ਜਾ ਸਕੇ।
7. ਗਰਭ ਅਵਸਥਾ ਦੌਰਾਨ ਆਇਰਨ ਅਤੇ ਫੋਲਿਕ ਐਸਿਡ ਦੀਆਂ ਗੋਲੀਆਂ ਦੇਣੀਆਂ ਚਾਹੀਦੀਆਂ ਹਨ। ਇਹ ਗੋਲੀਆਂ ਹਸਪਤਾਲ ਵਿੱਚ ਮੁਫਤ ਦਿੱਤੀਆਂ ਜਾਂਦੀਆਂ ਹਨ।
8. ਬੱਚਿਆਂ ਨੂੰ 6 ਮਹੀਨਿਆਂ ਤੱਕ ਸਿਰਫ ਮਾਂ ਦਾ ਦੁੱਧ ਹੀ ਪਿਲਾਉਣਾ ਚਾਹੀਦਾ ਹੈ। ਅਤੇ 2 ਸਾਲ ਤੱਕ ਮਾਂ ਦਾ ਦੁੱਧ ਪੂਰਕ ਖੁਰਾਕ ਦੇ ਨਾਲ ਦੇਣਾ ਚਾਹੀਦਾ ਹੈ।

5.9 ਸਕੂਲੀ ਬੱਚਿਆਂ ਲਈ ਸਿਹਤ ਸਿਖਿਆ (ਸਕੂਲ ਹੈਲਥ ਐਜੁਕੇਸ਼ਨ ਫਾੱਰ ਚਿਲਡਰਨ)

ਸਿਹਤ ਸਿੱਖਿਆ ਸਕੂਲਾਂ ਵਿੱਚ ਇਕ ਆਮ ਵਿਸ਼ਾ ਹੋਣਾ ਚਾਹੀਦਾ ਹੈ। ਦੇਸ਼ ਦੇ ਸਕੂਲੀ ਬੱਚਿਆਂ ਦੀ ਸਿਹਤ ਵਿੱਚ ਵਾਧਾ ਕਰਨ ਲਈ ਬਹੁਤ ਜਰੂਰੀ ਹੈ। ਸਿਹਤ ਸਿੱਖਿਆ ਬੱਚਿਆਂ ਨੂੰ ਰੋਜਾਨਾ ਅਤੇ ਲਗਾਤਾਰ ਦੇਣੀ ਚਾਹੀਦੀ ਹੈ ਤਾਂ ਕਿ ਉਨਾਂ ਦੀ ਵ੍ਰਿਧੀ ਅਤੇ ਵਿਕਾਸ ਚੰਗੀ ਤਰ੍ਹਾਂ ਹੋਵੇ। ਸਕੂਲੀ ਸਿਹਤ ਸਿੱਖਿਆਂ ਦੌਰਾਨ ਬੱਚਿਆਂ ਨੂੰ ਕੇਵਲ ਵਾਤਾਵਰਨ ਅਤੇ ਨਿੱਜੀ ਸਿਹਤ ਸਿੱਖਿਆ ਸੰਬੰਧੀ ਹੀ ਨਹੀਂ ਜਾਣਕਾਰੀ ਦੇਣੀ ਚਾਹੀਦੀ ਬਲਕਿ ਸਿਹਤ ਸਿੱਖਿਆ ਦੁਆਰਾ ਲਿੰਗ ਜਾਗਰੂਕਤਾ ਅਤੇ ਪਰਿਵਾਰਕ ਜੀਵਨ ਬਾਰੇ ਪੂਰੀ ਸਿੱਖਿਆ ਦੇਣੀ ਚਾਹੀਦੀ ਹੈ। ਇਨਾਂ ਵਿਸ਼ਿਆਂ ਨੂੰ ਸਕੂਲੀ ਬੱਚਿਆਂ ਦੇ ਕੋਰਸ ਦਾ ਹਿੱਸਾ ਬਣਾਉਣਾ ਚਾਹੀਦਾ ਹੈ ਅਤੇ ਟੀਚਰ ਹੀ ਇਨਾਂ ਵਿਸ਼ਿਆਂ ਤੇ ਬੱਚਿਆਂ ਨੂੰ ਸਿਹਤ ਸਿੱਖਿਆ ਦੇ ਸਕਦੀ ਹੈ। ਸਕੂਲੀ ਬੱਚਿਆਂ ਨੂੰ ਸਿਹਤ ਸਿੱਖਿਆ ਹੇਠ ਲਿਖੇ ਢੰਗਾਂ ਦੁਆਰਾ ਦਿੱਤੀ ਜਾ ਸਕਦੀ ਹੈ :

1. ਸਕੂਲ ਦੇ ਸਿਹਤਮੰਦ ਮਾਹੌਲ ਵਿੱਚ, ਸਕੂਲੀ ਬੱਚਿਆਂ ਨੂੰ ਸਿਹਤ ਸਿੱਖਿਆ ਸੰਬੰਧੀ ਜਾਗਰੂਕ ਕਰਵਾਇਆ ਜਾ ਸਕਦਾ ਹੈ।
2. ਅਧਿਆਪਕਾਂ ਨੂੰ ਸਿਹਤ ਅਤੇ ਸਰੀਰਕ ਸਾਫ ਸਫਾਈ ਪ੍ਰਤਿ ਸਿਖਲਾਈ ਦੇ ਕੇ ਸਕੂਲੀ ਬੱਚਿਆਂ ਨੂੰ ਹੋਣ ਵਾਲੀਆਂ ਕਈ ਬੀਮਾਰੀਆਂ ਦੀ ਰੋਕਥਾਮ ਕੀਤੀ ਜਾ ਸਕਦੀ ਹੈ।
3. ਸਿਹਤ ਟੀਚਿੰਗ ਦੁਆਰਾ।
4. ਅਧਿਆਪਕਾਂ ਅਤੇ ਮਾਤਾ ਪਿਤਾ ਵਿਚਕਾਰ ਤਾਲ-ਮੇਲ ਜਾਂ ਮੀਟਿੰਗ ਦੁਆਰਾ ਮਾਂ-ਬਾਪ ਨੂੰ ਬੱਚਿਆਂ ਦੀ ਸਿਹਤ ਸੰਬੰਧੀ ਸਮੱਸਿਆਵਾਂ ਦੇ ਇਲਾਜ ਬਾਰੇ ਸੰਪੂਰਨ ਸਿੱਖਿਆ ਜਾਂ ਜਾਣਕਾਰੀ ਦਿੱਤੀ ਜਾ ਸਕਦੀ ਹੈ।

5.9.1 ਸਿਹਤ ਸਿੱਖਿਆਂ ਨੂੰ ਆਯੋਜਿਤ ਕਰਨ ਦੇ ਢੰਗ

1. ਟੀਚਿੰਗ ਅਤੇ ਬਹਿਸ ਦੁਆਰਾ।
2. ਵਧੀਆਂ ਆਦਤਾਂ ਅਤੇ ਤੰਦਰੁਸਤ ਜੀਵਨ ਸ਼ੈਲੀ ਦੁਆਰਾ।
3. ਫੀਲਡ ਵਿਜ਼ਿਟ ਅਤੇ ਡਿਮੋਸਟ੍ਰੇਸ਼ਨ ਦੁਆਰਾ।

5.9.2 ਸਕੂਲੀ ਬੱਚਿਆਂ ਨੂੰ ਸਿਹਤ ਸਿੱਖਿਆ ਹੇਠ ਲਿਖੇ ਵਿਸ਼ਿਆ ਤੇ ਦਿੱਤੀ ਜਾ ਸਕਦੀ ਹੈ

1. ਟੀਕਾਕਰਨ ਦੀ ਜਰੂਰਤ ਬਾਰੇ (ਨੀਡ ਫਾੱਰ ਇੰਮੋਨਾਈਜੇਸ਼ਨ)
2. ਨਿਜੀ ਸਾਫ ਸਫਾਈ ਬਾਰੇ
3. ਸੁਰੱਖਿਅਤ ਪਾਣੀ ਬਾਰੇ
4. ਕਸਰਤ ਦੀ ਮਹੱਤਤਾ ਬਾਰੇ

5. ਮੱਖੀਆਂ ਅਤੇ ਮੱਛਰਾਂ ਨੂੰ ਕੰਟਰੋਲ ਕਰਨ ਬਾਰੇ
6. ਤੰਦਰੁਸਤ ਸਕੂਲੀ ਵਾਤਾਵਰਨ ਬਾਰੇ
7. ਖੰਘਣ ਅਤੇ ਛਿੱਕਣ ਸਮੇਂ ਰੁਮਾਲ ਦੀ ਵਰਤੋਂ ਕਰਨ ਦੀ ਮਹੱਤਤਾ ਬਾਰੇ ਸਿਹਤ ਸਿੱਖਿਆ।
8. ਚਮੜੀ, ਵਾਲਾਂ, ਦੰਦਾਂ ਦੀ ਸਫਾਈ ਅਤੇ ਸਾਫ ਸੁਥਰੇ ਕੱਪੜੇ ਪਾਉਣ ਸੰਬੰਧੀ।
9. ਵੱਡੇ ਸਕੂਲੀ ਬੱਚਿਆਂ ਨੂੰ ਸੈਕਸ ਸੰਬੰਧੀ ਸਿੱਖਿਆ, ਵੱਧਦੀ ਜਨਸੰਖਿਆ ਉਪਰ ਕੰਟਰੋਲ ਅਤੇ ਪਰਿਵਾਰ ਨਿਯੋਜਨ ਆਦਿ ਵਿਸ਼ਿਆ ਸੰਬੰਧੀ ਸਿਹਤ ਸਿੱਖਿਆ ਦਿੱਤੀ ਜਾ ਸਕਦੀ ਹੈ।

5.10 ਟੀਚਰਾਂ/ਮਾਤਾ ਪਿਤਾ/ਬੱਚਿਆਂ ਦੇ ਨਾਲ ਜਰੂਰਤਾਂ ਦੇ ਆਧਾਰ ਤੇ ਸਿਹਤ ਸੰਬੰਧੀ ਜਾਣਕਾਰੀ ਅਤੇ ਵਿਚਾਰ ਵਟਾਦਰਾ (ਨੀਡ ਬੇਸਡ ਸ਼ੇਅਰਿੰਗ ਆੱਫ ਹੈਲਥ ਇੰਨਫਾਰਮੇਸ਼ਨ ਵਿਦ ਟੀਚਰਜ਼/ਪੇਰੰਟਸ/ਚਿਲਡਰਨ)

ਕਸਰਤ ਸਰੀਰ ਦੇ ਵਿਕਾਸ ਲਈ ਬਹੁਤ ਮਹੱਤਵਪੂਰਨ ਹੈ। ਹੈਲਥ ਕੌਂਸਲਿੰਗ ਸਕੂਲੀ ਬੱਚਿਆਂ ਦੀ ਉਮਰ ਅਤੇ ਲਿੰਗ ਦੇ ਆਧਾਰ ਤੇ ਹੀ ਕੀਤੀ ਜਾਂਦੀ ਹੈ। ਟੀਚਰਾਂ, ਬੱਚਿਆਂ ਅਤੇ ਮਾਤਾ ਪਿਤਾ ਨਾਲ ਹੇਠ ਲਿਖੀਆਂ ਸਿਹਤ ਸੰਬੰਧੀ ਜਰੂਰਤਾਂ ਬਾਰੇ ਵਿਚਾਰ-ਵਟਾਂਦਰਾ ਜਾਂ ਕੌਂਸਲਿੰਗ ਕੀਤੀ ਜਾ ਸਕਦੀ ਹੈ।

1. ਬੱਚਿਆਂ ਦੀ ਸੰਪੂਰਨ ਸਰੀਰਕ ਵ੍ਰਿਧੀ ਅਤੇ ਵਿਕਾਸ ਲਈ ਮਾਂ-ਬਾਪ, ਟੀਚਰਾਂ ਅਤੇ ਬੱਚਿਆਂ ਨੂੰ ਕਸਰਤ ਦੀ ਮਹੱਤਤਾ ਅਤੇ ਖੇਡ ਮੈਦਾਨ ਬਾਰੇ ਜਾਣਕਾਰੀ ਦੇਣੀ ਚਾਹੀਦੀ ਹੈ। ਜਿਥੇ ਜਾ ਕੇ ਬੱਚੇ ਖੇਡ ਕੁੱਦ ਸਕਦੇ ਹਨ।
2. ਸਰੀਰਕ ਤੌਰ ਤੇ ਅਪੰਗ ਅਤੇ ਮੰਦ ਬੁੱਧੀ ਵਾਲੇ ਬੱਚਿਆਂ ਲਈ ਚਲਾਏ ਗਏ ਵਿਸ਼ੇਸ਼ ਸਕੂਲਾਂ ਬਾਰੇ ਮਾਤਾ-ਪਿਤਾ ਅਤੇ ਟੀਚਰਾਂ ਨੂੰ ਜਾਗਰੂਕ ਕਰਵਾ ਕੇ, ਇਨਾਂ ਬੱਚਿਆਂ ਦੀ ਸਹੀ ਦੇਖਭਾਲ ਕੀਤੀ ਜਾ ਸਕਦੀ ਹੈ।
3. ਸਕੂਲੀ ਬੱਚਿਆਂ ਵਿੱਚ ਵੱਧ ਰਹੀਆਂ ਨਸ਼ਿਆਂ ਦੀ ਆਦਤ, ਅਸੰਤੁਸ਼ਟੀ ਅਤੇ ਬਚਪਨ ਵਿੱਚ ਜੁਰਮ ਕਰਨ ਦੀ ਆਦਤਾਂ ਆਦਿ ਨੂੰ ਸੁਧਾਰਨ ਲਈ ਮਾਤਾ ਪਿਤਾ ਅਤੇ ਟੀਚਰਾਂ ਨੂੰ ਕੌਂਸਲਿੰਗ ਦੁਆਰਾ ਬੱਚਿਆਂ ਦੀਆਂ ਵੱਖ-ਵੱਖ ਲੋੜਾਂ ਨੂੰ ਸਮਝਣ ਸੰਬੰਧੀ ਜਾਣਕਾਰੀ ਦੇਣੀ ਚਾਹੀਦੀ ਹੈ।
4. ਕੰਮ ਕਰਨ ਦੇ ਪੀਰੀਅਡ ਦੌਰਾਨ ਵਿਦਿਆਰਥੀਆਂ ਨੂੰ ਆਰਾਮ ਆਦਿ ਕਰਨ ਬਾਰੇ ਜਾਣਕਾਰੀ ਦੇਣੀ ਚਾਹੀਦੀ ਹੈ ਤਾਂ ਕਿ ਉਹ ਆਪਣੀਆਂ ਸਰੀਰਕ ਲੋੜਾਂ ਨੂੰ ਵੀ ਪੂਰਾ ਕਰ ਸਕਣ ਅਤੇ ਥਕਾਵਟ ਤੋਂ ਬਚਾਅ ਕਰ ਸਕਣ।
5. ਅਧਿਆਪਕਾਂ ਦੁਆਰਾ ਅਪਾਹਜ ਜਾਂ ਮੰਦ ਬੁੱਧੀ ਬੱਚਿਆਂ ਨੂੰ ਵਿਸ਼ੇਸ਼ ਟ੍ਰੇਨਿੰਗ ਪ੍ਰਦਾਨ ਕਰਕੇ ਆਤਮ-ਨਿਰਭਰ ਬਣਾਇਆ ਜਾ ਸਕਦਾ ਹੈ। ਕੌਂਸਲਿੰਗ ਦੁਆਰਾ ਇਨਾਂ ਬੱਚਿਆਂ ਨੂੰ ਜੀਵਨ ਵਿੱਚ ਅਪੰਗਤਾ ਨੂੰ ਸਵੀਕਾਰ ਕਰਨ ਵਿੱਚ ਮਦਦ ਕੀਤੀ ਜਾ ਸਕਦੀ ਹੈ।
6. ਅਪਾਹਜ ਬੱਚਿਆਂ ਦੀ ਸਿੱਖਿਆਂ ਤੇ ਜਰੂਰਤਾਂ ਸੰਬੰਧੀ ਮਾਤਾ-ਪਿਤਾ ਤੇ ਟੀਚਰਾਂ ਨੂੰ ਪੂਰੀ ਤਰ੍ਹਾਂ ਜਾਗਰੂਕ ਕਰਨਾ ਚਾਹੀਦਾ ਹੈ ਤਾਕਿ ਅਪਾਹਜ ਬੱਚੇ ਵਿੱਚ ਆਮ ਜੀਵਨ ਬਤੀਤ ਕਰ ਸਕਣ। ਇਨਾਂ ਬੱਚਿਆਂ ਦੀਆਂ ਜਰੂਰਤਾਂ ਨੂੰ ਪੂਰਾ ਕਰਨ ਲਈ ਸਿਹਤ ਅਤੇ ਸਮਾਜਿਕ ਕਰਮਚਾਰੀਆਂ, ਭਲਾਈ ਅਤੇ ਸਿੱਖਿਆ ਸੰਸਥਾਵਾਂ ਆਦਿ ਨੂੰ ਇੱਕਠੇ ਕੰਮ ਕਰਨਾ ਚਾਹੀਦਾ ਹੈ।
7. ਬੌਣੇਪਣ ਦਾ ਸਿਕਾਰ ਬੱਚਿਆਂ ਦੇ ਮਾਂ-ਬਾਪ ਨੂੰ ਇਨਾਂ ਬੱਚਿਆਂ ਦੀਆਂ ਜਰੂਰਤਾਂ ਪ੍ਰਤੀ ਜਾਗਰੂਕ ਕਰਵਾਉਣਾ ਚਾਹੀਦਾ ਹੈ ਅਤੇ ਵਿਸ਼ੇਸ਼ ਸਕੂਲਾਂ ਵਿੱਚ ਰੈਫਰ ਕਰ ਦੇਣਾ ਚਾਹੀਦਾ ਹੈ।
8. ਮਾਤਾ-ਪਿਤਾ, ਟੀਚਰਾਂ ਅਤੇ ਸਕੂਲੀ ਬੱਚਿਆਂ ਨੂੰ ਮਨੋ-ਵਿਗਿਆਨਿਕ ਸੇਵਾਵਾਂ ਦੀ ਮਹੱਤਤਾ ਬਾਰੇ ਜਾਣਕਾਰੀ ਦੇਣੀ ਚਾਹੀਦੀ ਹੈ, ਕਿਉਂਕਿ ਇਨਾਂ ਸੇਵਾਵਾਂ ਦੁਆਰਾ ਬੱਚੇ ਵਿੱਚ ਸਿਆਣਪ, ਜਿੰਮਵਾਰੀ ਦਾ ਅਹਿਸਾਸ ਅਤੇ ਇੱਕ ਵਧੀਆ ਭਵਿੱਖ ਦਾ ਅਹਿਸਾਸ ਕਰਵਾਇਆ ਜਾ ਸਕਦਾ ਹੈ।

9. ਅੰਨ੍ਹੇ ਬੱਚਿਆਂ ਨੂੰ ਸ਼ੁਰੂ ਤੋਂ ਹੀ ਵਿਸ਼ੇਸ਼ ਸਕੂਲਾਂ ਵਿੱਚ ਰੈਫਰ ਕਰ ਦੇਣਾ ਚਾਹੀਦਾ ਹੈ ਅਤੇ ਮਾਤਾ-ਪਿਤਾ, ਟੀਚਰਾਂ ਆਦਿ ਨੂੰ ਇਨਾਂ ਵਿਸ਼ੇਸ਼ ਸਕੂਲਾਂ ਆਦਿ ਬੱਚਿਆਂ ਦੀ ਜਾਣਕਾਰੀ ਦੇਣੀ ਚਾਹੀਦੀ ਹੈ।
10. ਜੇਕਰ ਮੰਦ ਬੁੱਧੀ ਬੱਚਿਆਂ ਨੂੰ ਟੀਚਰਾਂ ਅਤੇ ਮਾਤਾ-ਪਿਤਾ ਦੀ ਦੇਖ-ਰੇਖ ਹੇਠ ਵਿਸ਼ੇਸ਼ ਟ੍ਰੇਨਿੰਗ ਦਿੱਤੀ ਜਾਵੇ ਤਾਂ ਕੁੱਝ ਬੱਚੇ ਆਤਮ-ਨਿਰਭਰ ਹੋ ਸਕਦੇ ਹਨ ਅਤੇ ਕੁੱਝ ਬੱਚੇ ਪ੍ਰੈਕਟੀਕਲ ਕੰਮ ਵੀ ਸਿੱਖ ਸਕਦੇ ਹਨ। ਜਿਵੇਂ- ਕੁਰਸੀਆਂ ਬੁਣਨਾ ਤੇ ਮੋਮਬੱਤੀਆਂ ਬਣਾਉਣਾ ਆਦਿ।

5.11 ਸਕੂਲ ਹੈਲਥ ਰਿਕਾਰਡ

ਸਕੂਲ ਵਿੱਚ ਹਰ ਬੱਚੇ ਦਾ ਸਿਹਤ ਰਿਕਾਰਡ ਮੌਜੂਦ ਹੋਣਾ ਚਾਹੀਦਾ ਹੈ ਅਤੇ ਪੂਰੀ ਤਰ੍ਹਾਂ ਸੰਭਾਲ ਕੇ ਰੱਖਣਾ ਚਾਹੀਦਾ ਹੈ। ਇਸ ਹੈਲਥ ਰਿਕਾਰਡ ਦੇ ਕਾਰਡ ਵਿੱਚ ਜਾਣਕਾਰੀ ਬਿਲਕੁਲ ਸਾਫ਼-ਸਾਫ਼ ਦਿੱਤੀ ਜਾਣੀ ਚਾਹੀਦੀ ਹੈ ਜੋ ਕਿ ਹੇਠ ਲਿਖੇ ਅਨੁਸਾਰ ਹੈ :

1. ਸਕੂਲੀ ਬੱਚਿਆਂ ਦੀ ਪਛਾਣ ਸੰਬੰਧੀ ਜਾਣਕਾਰੀ, ਉਦਾਹਰਨ : ਬੱਚੇ ਦਾ ਨਾਮ, ਜਨਮ ਮਿਤੀ ਅਤੇ ਘਰ ਦਾ ਪਤਾ ਆਦਿ। ਹੈਲਥ ਰਿਕਾਰਡ ਜਾ ਕਾਰਡ ਤੇ ਸਾਫ਼-ਸਾਫ਼ ਲਿਖਿਆ ਹੋਣਾ ਚਾਹੀਦਾ ਹੈ।
2. ਪੂਰਵ ਸਿਹਤ ਸੰਬੰਧੀ ਜਾਣਕਾਰੀ।
3. ਬੱਚਿਆਂ ਦੀ ਸਰੀਰਕ ਜਾਂਚ ਪੜਤਾਲ ਅਤੇ ਵੱਖ-ਵੱਖ ਟੈਸਟਾਂ ਦੀਆਂ ਰਿਪੋਰਟਾਂ ਦਾ ਪੂਰਾ ਰਿਕਾਰਡ ਰੱਖਣਾ ਚਾਹੀਦਾ ਹੈ।
4. ਸਕੂਲ ਹੈਲਥ ਰਿਕਾਰਡ ਵਿੱਚ ਬੱਚਿਆਂ ਵਿੱਚ ਵੱਖ-ਵੱਖ ਬਿਮਾਰੀਆਂ ਅਤੇ ਇਲਾਜ ਸੰਬੰਧੀ ਪੂਰੀ ਜਾਣਕਾਰੀ ਮੌਜੂਦ ਹੋਣੀ ਚਾਹੀਦੀ ਹੈ।
5. ਸਕੂਲੀ ਬੱਚਿਆਂ ਵਿੱਕ ਪੁਸ਼ਟ ਆਹਾਰ ਦੀ ਘਾਟ ਕਰਨ ਬਿਮਾਰੀਆਂ ਤੇ ਇਲਾਜ ਸੰਬੰਧੀ ਜਾਣਕਾਰੀ ਰਿਕਾਰਡ ਵਿੱਚ ਸ਼ਾਮਿਲ ਹੋਣੀ ਚਾਹੀਦੀ ਹੈ।
6. ਸਕੂਲ ਹੈਲਥ ਰਿਕਾਰਡ ਵਿੱਚ ਹਰ ਮਹੀਨੇ ਬੱਚਿਆਂ ਦੇ ਲਏ ਗਏ ਬੱਲਡ ਪ੍ਰੈਸ਼ਰ, ਭਾਰ, ਕੱਦ ਅਤੇ ਲੜਕੀਆਂ ਦੀ ਮਹਾਂਵਾਰੀ ਸੰਬੰਧੀ ਪੂਰੀ ਜਾਣਕਾਰੀ ਮੌਜੂਦ ਹੋਣੀ ਚਾਹੀਦੀ ਹੈ।

ਹੈਲਥ ਰਿਕਾਰਡ ਦੇ ਲਾਭ

1. ਸਕੂਲ ਸਿਹਤ ਰਿਕਾਰਡ ਜਾਂ ਕਾਰਡ ਡਾਕਟਰਾਂ, ਮਾਤਾ-ਪਿਤਾ ਅਤੇ ਸਕੂਲ ਹੈਲਥ ਨਰਸ ਨੂੰ ਮਹੱਤਵਪੂਰਨ ਜਾਣਕਾਰੀ ਪ੍ਰਦਾਨ ਕਰਦੇ ਹਨ।
2. ਸਕੂਲੀ ਬੱਚਿਆਂ ਵਿੱਚ ਬਿਮਾਰੀ ਕਾਰਨ ਹੋਣ ਵਾਲੀਆਂ ਮੁਸ਼ਕਿਲਾਂ ਦਾ ਸਮੇਂ ਸਿਰ ਪਤਾ ਲਗਾਇਆ ਜਾ ਸਕਦਾ ਹੈ।
3. ਸਕੂਲੀ ਬੱਚਿਆਂ ਦੇ ਸਿਹਤ ਪੱਧਰ ਨੂੰ ਉੱਚਾ ਚੁੱਕਣ ਵਿੱਚ ਵੀ ਹੈਲਥ ਰਿਕਾਰਡ ਸਹਾਇਤਾ ਕਰਕੇ ਹਨ।
4. ਸਕੂਲ ਹੈਲਥ ਰਿਕਾਰਡ ਦੁਆਰਾ ਸਕੂਲੀ ਬੱਚਿਆਂ ਦੀਆਂ ਸਿਹਤ ਸੰਬੰਧੀ ਸਮੱਸਿਆਵਾਂ ਬਾਰੇ ਸਮੇਂ ਇਹ ਜਾਣਕਾਰੀ ਪ੍ਰਾਪਤ ਕੀਤੀ ਜਾ ਸਕਦੀ ਹੈ।
5. ਸਕੂਲ ਹੈਲਥ ਰਿਕਾਰਡ, ਸਕੂਲੀ ਬੱਚਿਆਂ, ਘਰ ਅਤੇ ਕਮਿਊਨਿਟੀ ਵਿੱਚ ਤਾਲਮੇਲ ਸਥਾਪਿਤ ਕਰਨ ਵਿੱਚ ਮਦਦ ਕਰਦੇ ਹਨ।
6. ਸਕੂਲ ਹੈਲਥ ਰਿਕਾਰਡ ਅਤੇ ਰਿਪੋਰਟਾਂ ਦੇ ਆਧਾਰ ਤੇ ਸਕੂਲੀ ਬੱਚਿਆਂ ਨੂੰ ਸਕੂਲੀ ਸਿਹਤ ਸੇਵਾਵਾਂ ਪ੍ਰਦਾਨ ਕੀਤੀਆਂ ਜਾ ਸਕਦੀਆਂ ਹਨ।

7. ਸਕੂਲ ਹੈਲਥ ਰਿਕਾਰਡ ਦੁਆਰਾ ਸਕੂਲੀ ਬੱਚਿਆਂ ਵਿਚ ਹੋ ਰਹੀ ਵ੍ਰਿਧੀ ਤੇ ਵਿਕਾਸ ਬਾਰੇ ਪੂਰੀ ਜਾਣਕਾਰੀ ਦਾ ਜਾਇਜਾ ਲੈ ਸਕਦੇ ਹਨ।
8. ਵੱਖਰੇ ਵੱਖਰੇ ਸਕੂਲ ਪ੍ਰੋਗਰਾਮ ਜਾਂ ਸਕੂਲ ਹੈਲਥ ਪ੍ਰੋਗਰਾਮ ਆਯੋਜਿਤ ਕੀਤੇ ਜਾ ਸਕਦੇ ਹਨ।
9. ਸਕੂਲ ਹੈਲਥ ਰਿਕਾਰਡ ਤੋਂ ਪ੍ਰਾਪਤ ਜਾਣਕਾਰੀ ਦੁਆਰਾ ਸਕੂਲੀ ਬੱਚਿਆਂ ਨੂੰ ਵੱਖ-ਵੱਖ ਵਿਸ਼ਿਆਂ ਤੇ ਸਿਹਤ ਸਿੱਖਿਆ ਦਿੱਤੀ ਜਾ ਸਕਦੀ ਹੈ ਜਿਵੇਂ ਕਿ ਨਿਜੀ ਸਾਫ ਸਫਾਈ, ਟੀਕਾਕਰਣ ਆਦਿ।

REVIEW QUESTIONS

Short answer questions:

Q1. ਸਕੂਲੀ ਸਿਹਤ ਸੇਵਾਵਾਂ ਦੇ ਕੀ ਉਦੇਸ਼ ਹਨ?

Hint: ਸਕੂਲੀ ਸਿਹਤ ਸੇਵਾਵਾਂ ਦੇ ਉਦੇਸ਼ਾ ਬਾਰੇ ਲਿਖੋ।

Q2. ਸਕੂਲੀ ਬੱਚਿਆਂ ਨੂੰ ਕਿਹੜੀਆਂ ਸਿਹਤ ਸਮੱਸਿਆਵਾਂ ਦਾ ਸਾਹਮਣਾ ਕਰਨਾ ਪੈਂਦਾ ਹੈ?

Hint: ਸਕੂਲੀ ਬੱਚਿਆਂ ਦੀਆਂ ਸਿਹਤ ਸਮੱਸਿਆਵਾਂ ਬਾਰੇ ਲਿਖੋ।

Q3. ਕੰਨਜਕਟਿਵਾਇਟਸ ਕੀ ਹੁੰਦਾ ਹੈ?

Hint: ਕੰਨਜਕਟਿਵਾਇਟਸ (ਅੰਦਰਸ ਦੀ ਸੋਜ) ਬਾਰੇ ਲਿਖੋ।

Q4. ਮਾਇਓਪੀਆ ਅਤੇ ਹਾਈਪਰਓਪੀਆ ਵਿਚ ਕੀ ਅੰਤਰ ਹੈ?

Hint: ਮਾਇਓਪੀਆ (ਦੂਰ ਦੀ ਨਜਰ ਕਮਜੋਰ ਹੋਣਾ) ਅਤੇ ਹਾਈਪਰਓਪੀਆ (ਨੇੜੇ ਦੀ ਨਜਰ ਕਮਜੋਰ ਹੋਣਾ) ਵਿਚ ਅੰਤਰ ਲਿਖੋ।

Q5. ਟਰਾਇਕੋਮਾ ਕੀ ਹੁੰਦਾ ਹੈ?

Hint: ਟਰਾਇਕੋਮਾ ਬਾਰੇ ਲਿਖੋ।

Q6. ਭੈਂਗਾਪਣ ਕੀ ਹੁੰਦਾ ਹੈ?

Hint: ਭੈਂਗਾਪਣ ਬਾਰੇ ਲਿਖੋ।

Q7. ਕੁਪੋਸ਼ਣ ਅਤੇ ਉਸਦੀਆਂ ਕਿਸਮਾਂ ਕੀ ਹਨ?

Hint: ਕੁਪੋਸ਼ਣ ਅਤੇ ਉਸਦੀਆਂ ਕਿਸਮਾਂ ਮਰਾਸਮਸ ਅਤੇ ਕਵਾਸ਼ਿਓਕਰ ਬਾਰੇ ਲਿਖੋ।

Q8. ਬੇਰੀ ਬੇਰੀ ਰੋਗ ਅਤੇ ਉਸਦੀਆਂ ਕਿਸਮਾਂ ਕੀ ਹਨ?

Hint: ਬੇਰੀ ਬੇਰੀ ਅਤੇ ਉਸਦੀਆਂ ਕਿਸਮਾਂ ਸੁੱਕਾ ਬੇਰੀ ਬੇਰੀ ਅਤੇ ਗਿੱਲਾ ਬੇਰੀ ਬੇਰੀ ਲਿਖੋ।

Q9. ਰਿਕੇਟਸ ਰੋਗ ਕੀ ਹੈ?

Hint: ਰਿਕੇਟਸ ਰੋਗ ਬਾਰੇ ਲਿਖੋ।

Q10. ਅਨੀਮੀਆ ਕੀ ਹੈ ਅਤੇ ਇਸਦੇ ਕਿਹੜੇ ਕਿਹੜੇ ਪ੍ਰਕਾਰ ਹਨ?

Hint: ਅਨੀਮੀਆ ਬਾਰੇ ਅਤੇ ਇਸਦੇ ਮਾਈਲਡ, ਮੋਡਰੇਟ ਅਤੇ ਸੀਵੀਅਰ ਅਨੀਮੀਆ ਬਾਰੇ ਲਿਖੋ।

Long answer type questions:

Q1. ਸਕੂਲੀ ਬੱਚਿਆਂ ਦੀ ਦੇਖਭਾਲ ਲਈ ਚਲਾਏ ਜਾਣ ਵਾਲੇ ਪ੍ਰੋਗਰਾਮ ਕਿਹੜੇ ਹਨ?

Hint: ਸਕੂਲੀ ਬੱਚਿਆਂ ਦੀ ਦੇਖਭਾਲ ਲਈ ਚਲਾਏ ਜਾਣ ਵਾਲੇ ਪ੍ਰੋਗਰਾਮਾਂ ਬਾਰੇ ਲਿਖੋ।

Q2. ਵਧੀਆ ਸਕੂਲੀ ਵਾਤਾਵਰਨ ਲਈ ਕਿਹੜੀਆਂ ਗੱਲਾਂ ਦਾ ਧਿਆਨ ਰੱਖਣਾ ਚਾਹੀਦਾ ਹੈ?

Hint: ਵਧੀਆ ਸਕੂਲੀ ਵਾਤਾਵਰਨ ਬਾਰੇ ਲਿਖੋ।

Q3. ਸਕੂਲੀ ਬੱਚਿਆਂ ਦੀ ਸਿਹਤ ਜਾਂਚ ਬਾਰੇ ਵਿਸਤਾਰ ਨਾਲ ਲਿਖੋ।

Hint: ਸਕੂਲੀ ਬੱਚਿਆਂ ਦੀ ਸਿਹਤ ਜਾਂਚ ਬਾਰੇ ਲਿਖੋ।

Q4. ਦੰਦਾਂ ਦੀਆਂ ਬਿਮਾਰੀਆਂ ਅਤੇ ਉਹਨਾਂ ਦੇ ਇਲਾਜ ਅਤੇ ਰੋਕਥਾਮ ਬਾਰੇ ਵਿਸਤਾਰ ਨਾਲ ਲਿਖੋ।

Hint: ਦੰਦਾਂ ਦੀਆਂ ਬਿਮਾਰੀਆਂ ਅਤੇ ਇਲਾਜ ਅਤੇ ਰੋਕਥਾਮ ਬਾਰੇ ਲਿਖੋ।

Q5. ਪੋਸ਼ਣ ਸੰਬੰਧੀ ਰੋਗਾਂ ਬਾਰੇ ਵਿਸਤਾਰ ਨਾਲ ਲਿਖੋ।

Hint: ਪੋਸ਼ਣ ਸੰਬੰਧੀ ਰੋਗਾਂ ਬਾਰੇ ਲਿਖੋ।

Q6. ਸਕੂਲ ਹੈਲਥ ਰਿਕਾਰਡ ਅਤੇ ਇਹਨਾਂ ਦੇ ਲਾਭ ਬਾਰੇ ਵਿਸਤਾਰ ਨਾਲ ਲਿਖੋ।

Hint: ਸਕੂਲ ਹੈਲਥ ਰਿਕਾਰਡ ਅਤੇ ਇਹਨਾਂ ਦੇ ਲਾਭਾਂ ਬਾਰੇ ਲਿਖੋ।

Q7. ਸਕੂਲੀ ਬੱਚਿਆਂ ਨੂੰ ਦਿੱਤੀ ਜਾਣ ਵਾਲੀ ਸਿਹਤ ਸਿੱਖਿਆ ਬਾਰੇ ਵਿਸਤਾਰ ਨਾਲ ਲਿਖੋ।

Hint: ਸਕੂਲੀ ਸਿਹਤ ਸਿੱਖਿਆ ਬਾਰੇ ਲਿਖੋ।

Multiple choice questions:

Q1. ਕਵਾਸ਼ਿਓਕਰ ਰੋਗ ਕਿਸਦੀ ਕਮੀ ਕਾਰਨ ਹੁੰਦਾ ਹੈ?

(a) ਪ੍ਰੋਟੀਨ ਦੀ ਕਮੀ ਕਾਰਨ (b) ਵਿਟਾਮਨ ਦੀ ਕਮੀ ਕਾਰਨ

(c) ਪ੍ਰੋਟੀਨ ਅਤੇ ਊਰਜਾ ਦੀ ਕਮੀ ਕਾਰਨ (d) ਊਰਜਾ ਦੀ ਕਮੀ ਕਾਰਨ

Q2. ਵਿਟਾਮਿਨ ਸੀ ਦਾ ਇਹਨਾਂ ਵਿਚੋਂ ਕਿਹੜਾ ਸ੍ਰੋਤ ਹੈ?

(a) ਸੰਤਰਾ (b) ਕੇਲਾ

(c) ਹਰੀਆਂ ਸਬਜੀਆਂ (d) ਬਾਦਾਮ

Q3. ਬੇਰੀ ਬੇਰੀ ਰੋਗ ਕਿਸ ਵਿਟਾਮਿਨ ਦੀ ਕਮੀ ਕਾਰਨ ਹੁੰਦਾ ਹੈ?

(a) ਵਿਟਾਮਿਨ ਸੀ (b) ਵਿਟਾਮਿਨ ਡੀ

(c) ਵਿਟਾਮਿਨ ਏ (d) ਵਿਟਾਮਿਨ ਬੀ 1

Q4. ਇਹਨਾਂ ਵਿਚੋਂ ਕਿਹੜਾ ਕਵਾਸ਼ਿਓਕਰ ਦਾ ਲੱਛਣ ਹੈ?

(a) ਵਾਲਾਂ ਦਾ ਰੰਗ ਨਾਲ ਜਾਂ ਸੁਰਮਈ ਹੋ ਜਾਂਦਾ ਹੈ (b) ਭਾਰ ਵੱਧਣਾ

(c) ਸਿਰ ਦਰਦ (d) ਬੁਖਾਰ ਹੋਣਾ

Q5. ਇਹਨਾਂ ਵਿਚੋਂ ਕਿਹੜਾ ਵਿਟਾਮਿਨ ਡੀ ਦੀ ਕਮੀ ਦਾ ਲੱਛਣ ਹੈ?

(a) ਹੱਥਾਂ ਪੈਰਾਂ ਵਿੱਚ ਜਲਣ (b) ਮਾਸਪੇਸ਼ੀਆਂ ਵਿੱਚ ਦਰਦ

(c) ਲੱਤਾਂ ਟੇਢੀਆਂ ਹੋਣਾ (d) ਬੁਖਾਰ ਰਹਿਣਾ

ANSWERS (Multiple Choice Questions)

1. (c) 2. (a) 3. (d) 4. (a) 5. (c)

CHAPTER 6

ਕਿਸ਼ੋਰਾਂ ਦੀ ਦੇਖਭਾਲ
(Care of Adolescents)

ਸ਼ਬਦਾਵਲੀ (Key Terms)

- **ਗੋਨਾਡ :** ਗੋਨਾਡ ਉਹ ਅੰਗ ਹੈ ਜੋ ਗਮੀਟ (gamete) ਬਣਾਉਦਾ ਹੈ। ਆਦਮੀਆਂ ਵਿੱਚ ਟੈਸਟੀਜ਼ ਅਤੇ ਔਰਤਾਂ ਵਿੱਚ ਓਵਰੀਜ ਗੋਨਾਡ ਹਨ।
- **ਗਮੀਟ (gamete) :** ਗਮੀਟ ਪ੍ਰਜਣਨ ਸੈੱਲ ਹਨ ਜਿਹੜੇ ਦੂਸਰੇ ਸੈੱਲ ਨਾਲ ਮਿਲ ਕੇ ਨਵਾਂ ਸੈੱਲ ਬਣਾਉਦੇ ਹਨ। ਜਿਸਨੂੰ "ਜਾਇਗੋਟ" ਕਿਹਾ ਜਾਂਦਾ ਹੈ।
- **ਟੈਕਟੀਜ :** ਇਹ ਆਦਮੀਆਂ ਵਿੱਚ ਮੌਜੂਦ ਗ੍ਰੰਥੀਆਂ ਹਨ। ਜਿਹੜੀਆਂ ਕਿ ਸੈਕਸ ਹਾਰਮੋਨ "ਟੈਸਟੋਸਟੀਰੋਨ" ਅਤੇ ਸ਼ੁਕਰਾਣੂ ਬਣਾਉਦੀਆਂ ਹਨ।
- **ਅੰਡਕੋਸ (ਓਵਰੀਜ) :** ਇਹ ਔਰਤਾਂ ਦੀਆਂ ਪ੍ਰਜਣਨ ਗ੍ਰੰਥੀਆਂ ਹਨ ਜੋ ਕਿ ਬੱਚੇਦਾਨੀ ਦੇ ਦੋਵੇਂ ਪਾਸੇ ਮੌਜੂਦ ਹੁੰਦੀਆਂ ਹਨ ਜਿਹੜੀਆਂ ਅੰਡੇ ਬਣਾਉਦੀਆਂ ਹਨ।
- **ਸਕਰੋਟਮ :** ਸਕਰੋਟਮ ਉਹ ਥੈਲੀ ਹੈ ਜਿਸ ਵਿੱਚ ਟੈਸਟੀਜ ਮੌਜੂਦ ਹੁੰਦੀਆਂ ਹਨ। ਸਕਰੋਟਮ ਨੂੰ ਅੰਡਕੋਸ ਦੀ ਥੈਲੀ ਵੀ ਕਿਹਾ ਜਾਂਦਾ ਹੈ।
- **ਲਿਬੀਆ :** ਲਿਬੀਆ ਔਰਤਾਂ ਦੇ ਜਣਨ ਅੰਗਾਂ ਦਾ ਹਿੱਸਾ ਹੈ। ਇਸਦੇ ਦੋ ਜੋੜੇ ਹੁੰਦੇ ਹਨ। ਬਾਹਰਲੇ ਪਾਸੇ ਲਿਬੀਆ ਨੂੰ "ਲਿਬੀਆ ਮੈਜੋਰਾ" ਅਤੇ ਅੰਦਰਲੇ ਪਾਸੇ ਵਾਲੇ ਨੂੰ ਲਿਬੀਆ ਮੈਨੋਰਾ ਕਿਹਾ ਜਾਂਦਾ ਹੈ।
- **ਮਹਾਵਾਰੀ :** ਲਗਭਗ ਮਹੀਨੇ ਬਾਅਦ ਖੂਨ ਦੇ ਬੱਚੇਦਾਨੀ ਵਿਚੋਂ ਨਿਕਲਣ ਦੀ ਕਿਰਿਆ ਨੂੰ ਕਿਹਾ ਜਾਂਦਾ ਹੈ। ਜੋ ਕਿ ਕਿਸ਼ੋਰ ਅਵਸਥਾ ਤੋਂ ਲੈ ਕੇ 45-50 ਸਾਲ ਦੀ ਉਮਰ ਤੱਕ ਰਹਿੰਦਾ ਹੈ।
- **ਈਸਟਰੋਜਨ :** ਈਸਟਰੋਜਨ ਮਹਿਲਾਵਾਂ/ਔਰਤਾਂ ਵਿਚ ਪਾਇਆ ਜਾਣ ਵਾਲਾ ਹਾਰਮੋਨ ਹੈ ਜੋ ਮਾਸਿਕ ਧਰਮ ਚੱਕਰ ਬਣਾਈ ਰੱਖਣ ਅਤੇ ਪ੍ਰਜਣਨ ਲਈ ਲਾਭਦਾਇਕ ਹੈ।
- **ਕੌਂਸਲਿੰਗ :** ਕਿਸੇ ਵੀ ਵਿਅਕਤੀ (ਕੌਂਸਲਰ) ਦੁਆਰਾ ਦੂਸਰੇ ਵਿਅਕਤੀ ਨੂੰ ਉਸਦੀ ਸਮੱਸਿਆ ਜਿਵੇਂ ਭਵਨਾਤਮਿਕ, ਵਿਵਹਾਰਿਕ ਸੰਬੰਧੀ ਸਮੱਸਿਆ ਆਦਿ ਲਈ ਮਦਦ ਦੇ ਕੇ ਉਸਦੀ ਸਮੱਸਿਆ ਨੂੰ ਸੁਲਝਾਉਣ ਨੂੰ ਕੌਂਸਲਿੰਗ ਕਿਹਾ ਜਾਂਦਾ ਹੈ।

ਕਿਸ਼ੋਰ ਅਵਸਥਾ, ਬਾਲ ਅਵਸਥਾ ਅਤੇ ਯੁਵਾ ਅਵਸਥਾ ਦੇ ਵਿਚਕਾਰ ਆਉਣ ਵਾਲੀ ਬਹੁਤ ਸੰਵੇਦਨਸ਼ੀਲ ਅਵਸਥਾ ਹੁੰਦੀ ਹੈ। 10 ਤੋਂ 19 ਸਾਲ ਦੀ ਉਮਰ ਨੂੰ ਕਿਸ਼ੋਰ ਅਵਸਥਾ ਕਿਹਾ ਜਾਂਦਾ ਹੈ। ਇਸ ਅਵਸਥਾ ਦੌਰਾਨ ਸਰੀਰ ਵਿਚ ਮਾਨਸਿਕ, ਸਰੀਰਕ, ਭਵਨਾਤਮਿਕ ਅਤੇ ਜਣਨ ਅੰਗਾਂ ਵਿੱਚ ਪਰਿਵਰਤਨ ਹੁੰਦੇ ਹਨ। ਆਤਮ ਨਿਰਭਰਤਾ, ਵ੍ਰਿਧੀ ਤੇ ਵਿਕਾਸ ਅਤੇ ਲਿੰਗ ਭੇਦ ਅਜਿਹੇ ਕਾਰਕਾਂ ਦੀ ਕਿਸ਼ੋਰ ਅਵਸਥਾ ਵਿੱਚ ਹੀ ਸ਼ੁਰੂਆਤ ਹੁੰਦੀ ਹੈ। ਕਿਸ਼ੋਰਾਂ ਦੀਆਂ ਸਿਹਤ ਅਤੇ ਮਾਨਸਿਕਤਾ ਨਾਲ ਸੰਬੰਧਿਤ ਕਈ ਮੁਸਕਿਲਾਂ ਆ ਸਕਦੀਆਂ ਹਨ ਜਿਨਾਂ ਨੂੰ ਕੌਂਸਲਿੰਗ ਦੁਆਰਾ ਠੀਕ ਕੀਤਾ ਜਾ ਸਕਦਾ ਹੈ। ਕਿਸ਼ੋਰਾਂ ਵਿੱਚ ਇਹਨਾਂ ਨੂੰ ਜਾਣਨ ਦੀ ਉਤਸੁਕਤਾ ਹੁੰਦੀ ਹੈ ਪਰ ਸਮਾਜਿਕ ਅਤੇ ਰੂੜੀਵਾਦੀ ਵਿਚਾਰਾਂ ਕਰਕੇ ਉਹਨਾਂ ਨੂੰ ਇਸ ਬਾਰੇ

ਪਤਾ ਨਹੀਂ ਲੱਗਦਾ ਅਤੇ ਊਰਜਾ ਭਰਪੂਰ ਕਿਸੋਰ ਆਪਣੇ ਰਸਤੇ ਤੋਂ ਭਟਕ ਜਾਂਦੇ ਹਨ। ਆਪਣੀ ਉਤਸੁਕਤਾ ਦੀ ਪੂਰਤੀ ਲਈ ਉਹ ਨਵੇਂ ਨਵੇਂ ਪ੍ਰਯੋਗ ਕਰਨਾ ਸ਼ੁਰੂ ਕਰ ਦਿੰਦੇ ਹਨ। ਜਿਵੇਂ ਤੇਜੀ ਨਾਲ ਵਾਹਨ ਚਲਾਉਣਾ, ਸਿਗਰਟ ਪੀਣੀ, ਨਸ਼ੀਲੇ ਪਦਾਰਥਾਂ ਦਾ ਸੇਵਨ ਕਰਨਾ, ਸੈਕਸ ਕਿਰਿਆਵਾਂ ਅਤੇ ਅਸਮਾਜਿਕ ਕੰਮਾਂ ਵਿੱਚ ਭਾਗ ਲੈਣਾ ਆਦਿ।

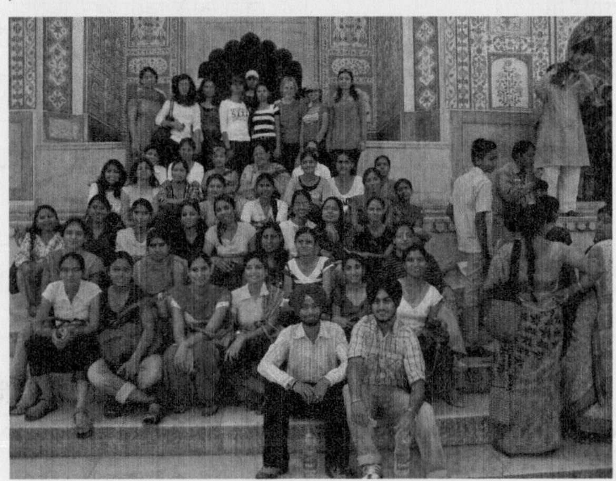

Fig. 6.1: ਸਿਹਤਮੰਦ ਕਿਸ਼ੋਰ ਕਿਸ਼ੋਰੀਆਂ

6.1 ਕਿਸ਼ੋਰ ਅਵਸਥਾ ਦੌਰਾਨ ਕਿਸ਼ੋਰਾਂ ਦੀ ਸਰੀਰਕ ਵ੍ਰਿਧੀ (ਫਿਜ਼ਿਕਲ ਗਰੋਥ ਡਿਊਰਿੰਗ ਅਡੋਲੀਸੈਂਸ)

ਕਿਸ਼ੋਰ ਅਵਸਥਾ ਵਿੱਚ ਕਿਸ਼ੋਰਾਂ ਦਾ ਬਹੁਤ ਤੇਜੀ ਨਾਲ ਵ੍ਰਿਧੀ ਅਤੇ ਵਿਕਾਸ ਹੁੰਦਾ ਹੈ। ਇਸ ਅਵਸਥਾ ਦੌਰਾਨ ਅੰਦਰੂਨੀ ਅੰਗਾਂ ਅਤੇ ਹੱਡੀਆਂ ਦੀ ਵ੍ਰਿਧੀ ਅਤੇ ਵਿਕਾਸ ਬਹੁਤ ਤੇਜੀ ਨਾਲ ਹੁੰਦਾ ਹੈ। ਇਹ ਸਾਰੇ ਬਦਲਾਅ ਜਣਨ ਅੰਗਾਂ, ਗੋਨਾਡ ਦੇ ਵਿਕਾਸ ਅਤੇ ਸੈਕੰਡਰੀ ਸੈਕਸ ਵਿਸ਼ੇਸਤਾਵਾਂ ਨਾਲ ਸੰਬੰਧਿਤ ਹੁੰਦੇ ਹਨ :

1. ਕਿਸ਼ੋਰ ਅਵਸਥਾ ਦੌਰਾਨ ਕਿਸ਼ੋਰ ਲੜਕੇ ਅਤੇ ਲੜਕੀਆਂ ਵਿੱਚ ਲਗਭਗ 25% ਕੱਦ ਅਤੇ 50% ਭਾਰ ਵਿੱਚ ਵਾਧਾ ਹੁੰਦਾ ਹੈ।
2. ਲੜਕੀਆਂ ਦੇ ਕੱਦ ਵਿੱਚ ਵਾਧਾ 12 ਤੋਂ 14 ਸਾਲ ਦੀ ਉਮਰ ਵਿੱਚ ਹੋਣਾ ਸ਼ੁਰੂ ਹੋ ਜਾਂਦਾ ਹੈ। ਜਦਕਿ ਲੜਕਿਆਂ ਵਿੱਚ ਕੱਦ ਵਿੱਚ ਵਾਧਾ 12 ਤੋਂ 14 ਸਾਲ ਦੀ ਉਮਰ ਵਿੱਚ ਹੋਣਾ ਸ਼ੁਰੂ ਹੋ ਜਾਂਦਾ ਹੈ। ਲੜਕੀਆਂ ਵਿੱਚ ਇਹ ਵਾਧਾ ਲੜਕਿਆਂ ਤੋਂ ਦੋ ਸਾਲ ਪਹਿਲਾਂ ਹੋ ਜਾਂਦਾ ਹੈ।
3. ਯੌਵਨ ਅਵਸਥਾ ਦੇ ਕਾਰਨ ਲੜਕਿਆਂ ਦਾ ਸਰੀਰ ਬਹੁਤ ਜਿਆਦਾ ਸੁਡੋਲ ਹੁੰਦਾ ਹੈ ਅਤੇ ਲੜਕੀਆਂ ਵਿੱਚ ਚਰਬੀ ਜਮਾ ਹੋਣੀ ਸ਼ੁਰੂ ਹੋ ਜਾਂਦੀ ਹੈ।
4. ਕਿਸ਼ੋਰ ਲੜਕਿਆਂ ਦਾ ਵ੍ਰਿਧੀ ਦਾ ਸਮਾਂ ਜਿਆਦਾ ਹੁੰਦਾ ਹੈ।
5. ਲੜਕਿਆਂ ਵਿੱਚ ਲੜਕੀਆਂ ਦੇ ਮੁਕਾਬਲੇ ਕਿਸ਼ੋਰ ਅਵਸਥਾ ਤੋਂ ਪਹਿਲਾਂ ਵ੍ਰਿਧੀ ਦੋ ਸਾਲ ਜਿਆਦਾ ਹੁੰਦੀ ਹੈ ਜਿਸਦੇ ਕਾਰਨ ਮੁੰਡਿਆਂ ਦਾ ਕੱਦ ਲਗਭਗ 9 ਸੈਂਟੀਮੀਟਰ ਜਿਆਦਾ ਹੁੰਦਾ ਹੈ।
6. ਕਿਸ਼ੋਰ ਅਵਸਥਾ ਤੋਂ ਪਹਿਲਾਂ ਵ੍ਰਿਧੀ ਦੌਰ ਦੇ ਲੰਬੇ ਹੋਣ ਕਾਰਨ ਲੜਕਿਆਂ ਦੀਆਂ ਲੱਤਾਂ ਜਿਆਦਾ ਲੰਬੀਆਂ ਹੁੰਦੀਆਂ ਹਨ।
7. ਲੜਕੇ ਅਤੇ ਲੜਕੀਆਂ ਵਿੱਚ ਸੈਕਸਿਉਅਲ ਵ੍ਰਿਧੀ ਦੀ ਪਹਿਲੀ ਨਿਸ਼ਾਨੀ ਲੜਕੀਆਂ ਵਿੱਚ ਛਾਤੀਆਂ ਵਿੱਚ ਵਾਧਾ ਅਤੇ ਲੜਕਿਆਂ ਵਿੱਚ ਟੈਸਟੀਜ਼ ਦਾ ਵਿਕਾਸ ਹੁੰਦਾ ਹੈ।

6.1.1 ਕਿਸ਼ੋਰ ਅਵਸਥਾ ਵਿੱਚ ਸਰੀਰਕ ਪਰਿਵਰਤਨ

ਲੜਕਿਆਂ ਵਿੱਚ	ਲੜਕੀਆਂ ਵਿੱਚ
1. ਤੇਜੀ ਨਾਲ ਵ੍ਰਿਧੀ ਅਤੇ ਵਿਕਾਸ ਹੁੰਦਾ ਹੈ।	1. ਤੇਜੀ ਨਾਲ ਵ੍ਰਿਧੀ ਅਤੇ ਵਿਕਾਸ ਹੁੰਦਾ ਹੈ।
2. ਚਮੜੀ ਤੇਲੀ ਹੋ ਜਾਂਦੀ ਹੈ।	2. ਚਮੜੀ ਤੇਲੀ ਹੋ ਜਾਂਦੀ ਹੈ।
3. ਮਾਸਪੇਸ਼ੀਆਂ ਦਾ ਵਿਕਾਸ ਹੁੰਦਾ ਹੈ।	3. ਛਾਤੀਆਂ ਦਾ ਵਾਧਾ ਹੁੰਦਾ ਹੈ।
4. ਆਵਾਜ ਭਾਰੀ ਹੋ ਜਾਂਦੀ ਹੈ।	4. ਚੂਲੇ ਚੌੜੇ ਹੋ ਜਾਂਦੇ ਹਨ।
5. ਛਾਤੀ ਅਤੇ ਬਗਲਾਂ ਤੇ ਵਾਲ ਆ ਜਾਂਦੇ ਹਨ ਅਤੇ ਦਾੜੀ ਮੁੱਛਾ ਆਉਣੀਆਂ ਸ਼ੁਰੂ ਹੋ ਜਾਂਦੀਆਂ ਹਨ।	5. ਬਗਲਾਂ ਤੇ ਵਾਲ ਆ ਜਾਂਦੇ ਹਨ।
6. ਪਿਉਬਕ ਹੇਅਰ (ਜਣਨ ਅੰਗਾਂ ਤੇ ਵਾਲ) ਆ ਜਾਂਦੇ ਹਨ।	6. ਜਣਨ ਅੰਗਾਂ ਤੇ ਵਾਲ ਆ ਜਾਂਦੇ ਹਨ।
7. ਛਾਤੀ ਅਤੇ ਮੋਢੇ ਚੌੜੇ ਹੋ ਜਾਂਦੇ ਹਨ।	7. ਸਰੀਰ ਸੁਡੌਲ ਹੋ ਜਾਂਦਾ ਹੈ।
8. ਜਣਨ ਅੰਗ ਜਿਵੇਂ ਪੈਨਿਸ, ਟੈਸਟੀਜ਼ ਦੇ ਅਕਾਰ ਵਿੱਚ ਵ੍ਰਿਧੀ ਹੁੰਦੀ ਹੈ।	8. ਲੜਕੀਆਂ ਵਿੱਚ ਬਾਹਰਲੇ ਜਣਨ ਅੰਗਾਂ ਜਿਵੇਂ ਛਾਤੀਆਂ, ਲਿ-ਬੀਆ ਆਦਿ ਦੇ ਅਕਾਰ ਵਿੱਚ ਵ੍ਰਿਧੀ ਹੁੰਦੀ ਹੈ।
9. ਸ਼ੁਕਰਾਣੂ ਬਣਨੇ ਸ਼ੁਰੂ ਹੋ ਜਾਂਦੇ ਹਨ ਅਤੇ ਇਹਨਾਂ ਦਾ ਅਚਾਨਕ ਨਿਕਾਸ ਹੋਣਾ ਸ਼ੁਰੂ ਹੋ ਜਾਂਦਾ ਹੈ।	9. ਮਾਸਿਕ ਧਰਮ ਆਉਣਾ ਸ਼ੁਰੂ ਹੋ ਜਾਂਦਾ ਹੈ।
10. ਚਿਹਰੇ ਉਪਰ ਮੁਹਾਂਸੇ ਆਉਣੇ ਸ਼ੁਰੂ ਹੋ ਜਾਂਦੇ ਹਨ।	10. ਚਿਹਰੇ ਉਪਰ ਮੁਹਾਂਸੇ ਆਉਣੇ ਸ਼ੁਰੂ ਹੋ ਜਾਂਦੇ ਹਨ।
11. ਸੈਕਸੂਅਲ ਇੱਛਾ ਪੈਦਾ ਹੋ ਜਾਂਦੀ ਹੈ।	11. ਸੈਕਸੂਅਲ ਇੱਛਾ ਪੈਦਾ ਹੋ ਜਾਂਦੀ ਹੈ।

6.1.2 ਲੜਕਿਆਂ ਵਿੱਚ ਬਦਲਾਅ

ਸਰੀਰਕ ਬਦਲਾਅ	ਉਮਰ
1. ਟੈਸਟੀਜ ਅਤੇ ਅੰਡਕੋਸ਼ ਦੀ ਥੈਲੀ ਦੇ ਅਕਾਰ ਵਿੱਚ ਵਾਧਾ।	10-13.5 ਸਾਲ
2. ਪਿਉਬਕ ਵਾਲਾ ਵਿੱਚ ਵਾਧਾ।	10-15 ਸਾਲ
3. ਸਰੀਰਕ ਵ੍ਰਿਧੀ ਅਤੇ ਵਿਕਾਸ।	10.5-16.5 ਸਾਲ
4. ਪੈਨਿਸ ਦੇ ਅਕਾਰ ਵਿੱਚ ਵਾਧਾ।	11-14.5 ਸਾਲ
5. ਅਵਾਜ ਵਿੱਚ ਭਾਰੀਪਣ ਆਉਣਾ।	11-14.5 ਸਾਲ
6. ਮੂੰਹ ਤੇ ਵਾਲ ਆਉਣੇ ਅਤੇ ਬਗਲਾਂ ਤੇ ਬਾਲ ਆਉਣੇ। ਮੁਹਾਸੇ ਹੋਣਾ।	ਪਿਊਬਕ ਵਾਲਾਂ ਆਉਣ ਤੋਂ 2 ਸਾਲ ਬਾਅਦ ਉਸ ਸਮੇਂ ਜਦੋਂ ਬਗਲਾਂ ਤੇ ਆ ਜਾਣ।

1. **ਜਣਨ ਅੰਗਾਂ ਵਿੱਚ ਬਦਲਾਅ ਅਤੇ ਪਿਉਬਿਕ ਹੇਅਰ :** ਅੰਡਕੋਸ਼ ਦੀ ਥੈਲੀ (ਸਕਰੋਟਮ) ਦਾ ਆਕਾਰ ਵੱਧਣਾ ਸ਼ੁਰੂ ਹੋ ਜਾਂਦਾ ਹੈ। ਅਤੇ ਪਿਉਬਕ ਹੇਅਰ (ਵਾਲ) ਆਉਣੇ ਸ਼ੁਰੂ ਹੋ ਜਾਂਦੇ ਹਨ। ਵਾਲ ਪੈਨਿਸ ਦੇ ਹੇਠਲੇ ਹਿੱਸੇ ਤੇ ਆਉਣੇ ਸ਼ੁਰੂ ਹੋ ਜਾਂਦੇ ਹਨ। ਪੈਨਿਸ ਦਾ ਅਕਾਰ ਵੀ ਵੱਧਣਾ ਸ਼ੁਰੂ ਹੋ ਜਾਂਦਾ ਹੈ। ਅੰਡਕੋਸ ਦੀ ਥੈਲੀ (ਸਕਰੋਟਮ) ਦੀ ਚਮੜੀ ਦਾ ਰੰਗ ਗੂੜ੍ਹਾ ਹੁੰਦਾ ਹੈ ਅਤੇ ਪੈਨਿਸ ਦੀ ਚੌੜਾਈ ਵਿੱਚ ਵਾਧਾ ਹੁੰਦਾ ਹੈ। ਕਿਸ਼ੋਰਅਵਸਥਾ ਦੌਰਾਨ ਟੈਸਟੀਜ, ਸਕਰੋਟਮ ਅਤੇ ਪੈਨਿਸ ਦੀ ਵ੍ਰਿਧੀ ਅਤੇ ਵਿਕਾਸ ਹੁੰਦਾ ਹੈ।

   ਪਿਉਬਕ ਹੇਅਰ (ਵਾਲਾ) ਦੀ ਪਿਗਮਿਨਟੇਸ਼ਨ ਵਿੱਚ ਜਿਆਦਾ ਵਾਧਾ ਹੁੰਦਾ ਹੈ। ਪਿਉਬਕ ਵਾਲ ਘੁੰਗਰਾਲੇ ਅਤੇ ਫੈਲਣੇ ਸ਼ੁਰੂ ਹੋ ਜਾਂਦੇ ਹਨ। ਪਿਉਬਕ ਹੇਅਰ ਦੀ ਬਣਤਰ ਵਿੱਚ ਵ੍ਰਿਧੀ ਹੁੰਦੀ ਹੈ ਅਤੇ ਆਲੇ ਦੁਆਲੇ ਦੇ ਖੇਤਰ ਵਿੱਚ ਵੀ ਵਾਲ ਆਉਣ ਲੱਗ ਜਾਂਦੇ ਹਨ।

2. **ਸਰੀਰਕ ਵ੍ਰਿਧੀ ਅਤੇ ਵਿਕਾਸ :** ਕਿਸ਼ੋਰ ਅਵਸਥਾ ਦੌਰਾਨ ਬਹੁਤ ਤੇਜੀ ਨਾਲ ਸਰੀਰਕ ਵ੍ਰਿਧੀ ਅਤੇ ਵਿਕਾਸ ਹੁੰਦਾ ਹੈ। ਇਕ ਸਾਲ ਵਿੱਚ ਇਸ ਅਵਸਥਾ ਦੌਰਾਨ 4.1 ਇੰਚ ਲੰਬਾਈ ਵੱਧ ਸਕਦੀ ਹੈ। ਸਭ ਤੋਂ ਪਹਿਲਾਂ ਹੱਥ ਪੈਰ ਅਤੇ ਬਾਅਦ ਵਿੱਚ ਲੱਤਾਂ, ਬਾਹਵਾ ਦਾ ਵਿਕਾਸ ਹੁੰਦਾ ਹੈ। ਉਸਤੋਂ ਬਾਅਦ ਮੋਢਿਆਂ ਦੀ ਚੌੜਾਈ ਵੱਧਦੀ ਹੈ।
3. **ਆਵਾਜ ਵਿੱਚ ਭਾਰੀਪਨ :** ਕਿਸ਼ੋਰ ਅਵਸਥਾ ਵਿੱਚ ਆਵਾਜ ਵਿੱਚ ਭਾਰੀਪਣ ਆ ਜਾਂਦਾ ਹੈ।
4. **ਸਰੀਰਕ ਵਾਲ :** ਸਭ ਤੋਂ ਪਹਿਲਾਂ ਮੂੰਹ ਤੇ ਵਾਲ ਆਉਣੇ ਸ਼ੁਰੂ ਹੋ ਜਾਂਦੇ ਹਨ। ਚਿਹਰੇ ਤੇ ਮੁੱਛਾਂ ਅਤੇ ਦਾੜ੍ਹੀ ਆਉਣੀ ਸ਼ੁਰੂ ਹੋ ਜਾਂਦੀ ਹੈ ਇਹ ਬੁੱਲਾਂ ਦੇ ਉਪਰਲੇ ਪਾਸੇ ਤੋਂ ਸ਼ੁਰੂ ਹੋ ਕੇ ਉਸਦੇ ਨਿਚਲੇ ਪਾਸੇ ਅਤੇ ਬਾਅਦ ਵਿੱਚ ਚਿਹਰੇ ਦੇ ਦੋਵਾਂ ਪਾਸਿਆ ਅਤੇ ਠੋਡੀ ਤੇ ਆਉਣੇ ਸ਼ੁਰੂ ਹੁੰਦੇ ਹਨ।
5. **ਮੁਹਾਂਸੇ :** ਤੇਲ ਗ੍ਰੰਥੀਆਂ ਦਾ ਵਿਕਾਸ ਵੀ ਹੋਣਾ ਸ਼ੁਰੂ ਹੋ ਜਾਂਦਾ ਹੈ ਅਤੇ ਚਮੜੀ ਵੀ ਤੇਲੀ ਹੋ ਜਾਂਦੀ ਹੈ। ਜਿਸ ਕਾਰਨ ਚਿਹਰੇ ਤੇ ਮੁਹਾਂਸੇ ਹੋਣੇ ਸ਼ੁਰੂ ਹੋ ਜਾਂਦੇ ਹਨ।
6. ਰਾਤ ਨੂੰ ਅਚਾਨਕ ਸ਼ੁਕਰਾਣੂਆਂ ਦਾ ਨਿਕਾਸ ਹੁੰਦਾ ਹੈ।
7. ਮੋਢਿਆਂ ਦੀ ਚੌੜਾਈ ਵੱਧ ਜਾਂਦੀ ਹੈ। ਮਾਸਪੇਸ਼ੀਆਂ ਵੀ ਮਜਬੂਤ ਹੋਣ ਲੱਗਦੀਆਂ ਹਨ ਅਤੇ ਭਾਰ ਵੱਧਣਾ ਸ਼ੁਰੂ ਹੋ ਜਾਂਦਾ ਹੈ।
8. ਸਰੀਰ ਵਿੱਚ ਸੈਕਸ ਹਾਰਮੋਨ ਜਿਆਦਾ ਬਣਨੇ ਸ਼ੁਰੂ ਹੋ ਜਾਂਦੇ ਹਨ। ਜਿਸ ਕਾਰਨ ਸੈਕਸਿਉਲ ਭਾਵਨਾਵਾਂ ਪੈਦਾ ਹੋ ਜਾਂਦੀਆਂ ਹਨ ਅਤੇ ਇਹ ਹਾਰਮੋਨ ਪਸੀਨੇ ਵਾਲੀਆਂ ਗ੍ਰੰਥੀਆਂ ਨੂੰ ਵੀ ਪ੍ਰਭਾਵਿਤ ਕਰਦੇ ਹਨ ਜਿਸ ਕਾਰਨ ਅਜਿਹੇ ਰਸਾਇਣ ਬਣਦੇ ਹਨ ਜਿਸ ਕਾਰਨ ਸਰੀਰ ਦੀ ਬਦਬੂ ਪੈਦਾ ਹੋ ਸਕਦੀ ਹੈ ਅਤੇ ਕਿਸ਼ੋਰਾਂ ਨੂੰ ਜਿਆਦਾ ਪਸੀਨਾ ਆਉਦਾ ਹੈ।

6.1.3 ਲੜਕੀਆਂ ਵਿੱਚ ਬਦਲਾਅ

1. **ਛਾਤੀਆਂ ਦਾ ਵਿਕਾਸ ਅਤੇ ਪਿਉਬਕ ਹੇਅਰ :** ਸਭ ਤੋਂ ਪਹਿਲਾਂ ਲੜਕਿਆਂ ਵਿੱਚ ਛਾਤੀਆਂ ਦਾ ਵਿਕਾਸ ਹੁੰਦਾ ਹੈ ਇਸਦੇ ਨਾਲ ਨਾਲ ਪ੍ਰਾਇਮਰੀ ਸੈਕਸ ਅੰਗ ਜਿਵੇਂ ਲਿਬੀਆ ਦਾ ਵੀ ਵਿਕਾਸ ਹੁੰਦਾ ਹੈ। ਸੈਕੇਂਡਰੀ ਸੈਕਸ ਅੰਗ ਜਿਵੇਂ ਛਾਤੀਆਂ ਦਾ ਵਿਕਾਸ ਹੁੰਦਾ ਹੈ ਅਤੇ ਬਾਅਦ ਵਿੱਚ ਏਰੀਔਲਾ ਦੇ ਵਿਆਸ ਵਿੱਚ ਵਾਧਾ ਹੁੰਦਾ ਹੈ।

   ਲਿਬੀਆ ਦੇ ਦੋਵੇਂ ਪਾਸੇ ਵਾਲਾਂ ਦੀ ਵ੍ਰਿਧੀ ਹੁੰਦੀ ਹੈ। ਵਾਲ ਜਿਆਦਾ ਅਤੇ ਘੁੰਗਰਾਲੇ ਹੋਣੇ ਸ਼ੁਰੂ ਹੋ ਜਾਂਦੇ ਹਨ। ਵਾਲ ਆਲੇ ਦੁਆਲੇ ਦੇ ਖੇਤਰ ਵਿੱਚ ਵੀ ਮੌਜੂਦ ਹੁੰਦੇ ਹਨ ਅਤੇ ਬਾਅਦ ਵਿੱਚ ਪੱਟਾਂ ਦੇ ਵਿਚਕਾਰਲੇ ਹਿੱਸੇ ਵਿੱਚ ਵੀ ਫੈਲ ਜਾਂਦੇ ਹਨ।
2. **ਸਰੀਰਕ ਵਾਧਾ ਅਤੇ ਵਿਕਾਸ :** ਲੜਕਿਆਂ ਵਾਂਗ ਲੜਕੀਆਂ ਦਾ ਵੀ ਕਿਸ਼ੋਰ ਅਵਸਥਾ ਦੌਰਾਨ ਵ੍ਰਿਧੀ ਅਤੇ ਵਿਕਾਸ ਜਿਆਦਾ ਤੇਜੀ ਨਾਲ ਹੁੰਦਾ ਹੈ। ਹਰੇਕ ਸਾਲ 3.5 ਵਿੱਚ ਦੀ ਲੰਬਾਈ ਦਾ ਵਾਧਾ ਹੋ ਸਕਦਾ ਹੈ।
3. ਪਿਉਬਕ ਹੇਅਰ (ਵਾਲ) ਦੇ ਨਾਲ ਨਾਲ ਬਗਲਾਂ ਅਤੇ ਲੱਤਾਂ ਤੇ ਵਾਲ ਵੀ 9-10 ਸਾਲ ਦੀ ਉਮਰ ਵਿੱਚ ਆਉਣੇ ਸ਼ੁਰੂ ਹੋ ਜਾਂਦੇ ਹਨ।
4. **ਮਾਸਿਕ ਧਰਮ :** ਛਾਤੀਆਂ ਦੇ ਵਿਕਾਸ ਅਤੇ ਪਿਉਬਕ ਹੇਅਰ ਆਉਣ ਤੋਂ ਲਗਭਗ 2 ਸਾਲ ਬਾਅਦ ਮਾਸਿਕ ਧਰਮ ਆਉਣਾ ਜਾਂ ਮਾਹਵਾਰੀ ਆਉਣੀ ਸ਼ੁਰੂ ਹੋ ਜਾਂਦਾ ਹੈ। ਇਹ 10 ਸਾਲ ਦੀ ਉਮਰ ਤੋਂ 15 ਸਾਲ ਦੀ ਉਮਰ ਤੱਕ ਕਦੀ ਵੀ ਸ਼ੁਰੂ ਹੋ ਸਕਦੀ ਹੈ।
5. **ਜਣਨ ਅੰਗਾਂ ਵਿੱਚ ਬਦਲਾਅ :** ਬੱਚੇਦਾਨੀ, ਅੰਡਕੋਸ਼ ਦੇ ਆਕਾਰ ਵਿੱਚ ਵੀ ਵਾਧਾ ਹੁੰਦਾ ਹੈ। ਯੋਨੀ ਦੀ ਮਿਉਕਸ ਝਿੱਲੀ ਮੋਟੀ ਹੋ ਜਾਂਦੀ ਹੈ। ਚਿੱਟੇ ਰੰਗ ਦਾ ਰਸਾਵ ਸੈਕਸ ਹਾਰਮੋਨ ਦੇ ਪ੍ਰਭਾਵ ਕਾਰਨ ਨਿਕਲਣਾ ਸ਼ੁਰੂ ਹੋ ਜਾਂਦਾ ਹਨ।
6. **ਸਰੀਰਕ ਬਣਤਰ ਵਿੱਚ ਤਬਦੀਲੀ :** ਇਸ ਅਵਸਥਾ ਦੌਰਾਨ ਸੈਕਸ ਹਾਰਮੋਨ "ਈਸਟਰੋਜਨ" ਦੇ ਕਰਕੇ ਸਰੀਰਕ ਬਣਤਰ ਵਿੱਚ ਤਬਦੀਲੀ ਆਉਦੀ ਹੈ। ਪੇਡੂ ਅਤੇ ਚੂਲੇ ਦਾ ਹੇਠਲੇ ਪਾਸਾ ਚੌੜਾ ਹੋ ਜਾਂਦਾ ਹੈ। ਚਰਬੀ ਲੜਕਿਆਂ ਦੇ

ਮੁਕਾਬਲੇ ਲੜਕੀਆਂ ਵਿੱਚ ਵੱਧ ਜਾਂਦੀ ਹੈ। ਇਹ ਸਮਾਨ ਰੂਪ ਵਿੱਚ ਛਾਤੀਆਂ, ਚੂਲੇ, ਪੱਟ ਅਤੇ ਬਾਹਵਾਂ ਦੇ ਉਪਰਲੇ ਪਾਸੇ ਵੰਡੀ ਜਾਂਦੀ ਹੈ।

7. **ਮੁਹਾਂਸੇ ਹੋਣਾ ਅਤੇ ਸਰੀਰ ਦੀ ਦੁਰਗੰਧ :** ਐਨਡਰੋਜਨ ਹਾਰਮੋਨ ਕਰਕੇ ਜਿਆਦਾ ਪਸੀਨਾ ਆਉਣਾ ਸ਼ੁਰੂ ਹੋ ਜਾਂਦਾ ਹੈ ਅਤੇ ਸਰੀਰ ਤੋਂ ਪਸੀਨੇ ਦੀ ਬਦਬੂ ਪਹਿਲਾਂ ਨਾਲੋਂ ਜਿਆਦਾ ਵੱਧ ਜਾਂਦੀ ਹੈ। ਤੇਲ ਗ੍ਰੰਥੀਆਂ ਵਿਚੋਂ ਤੇਲ ਵੀ ਜਿਆਦਾ ਨਿਕਲਣਾ ਸ਼ੁਰੂ ਹੋ ਜਾਂਦਾ ਹੈ ਅਤੇ ਇਸ ਕਾਰਨ ਮੁਹਾਂਸੇ ਹੋਣਾ ਸ਼ੁਰੂ ਹੋ ਜਾਂਦੇ ਹਨ।

6.2 ਲੜਕੀਆਂ ਅਤੇ ਲੜਕਿਆਂ ਵਿੱਚ ਭਵਨਾਤਮਿਕ ਅਤੇ ਵਿਵਹਾਰਿਕ ਤਬਦੀਲੀਆਂ (ਇਮੋਸ਼ਨਲ ਐਂਡ ਬਿਹੇਵਰਲ ਚੇਂਜ਼ਸ ਇਨ ਗਰਲਜ਼ ਐਂਡ ਬੁਆਇਜ)

ਕਿਸ਼ੋਰ ਅਵਸਥਾ ਦੌਰਾਨ ਲੜਕੇ ਅਤੇ ਲੜਕੀਆਂ ਵਿੱਚ ਸਰੀਰਕ ਬਦਲਾਅ ਜਾਂ ਤਬਦੀਲੀਆਂ ਦੇ ਨਾਲ ਨਾਲ ਵਿਵਹਾਰਿਕ ਅਤੇ ਭਵਨਾਤਮਿਕ ਤਬਦੀਲੀਆਂ ਵੀ ਆ ਜਾਂਦੀਆਂ ਹਨ। ਜੋ ਕਿ ਹੇਠ ਲਿਖੀਆਂ ਹਨ :

6.2.1 ਵਿਵਹਾਰਿਕ ਤਬਦੀਲੀਆਂ

1. ਕਿਸ਼ੋਰ ਅਵਸਥਾ ਦੌਰਾਨ ਬੱਚੇ ਆਪਣੀ ਅਲੱਗ ਪਹਿਚਾਣ ਬਣਾਉਣਾ ਸ਼ੁਰੂ ਕਰ ਦਿੰਦੇ ਹਨ। ਉਹ ਆਪਣੀਆਂ ਸਮੱਸਿਆਵਾਂ ਨੂੰ ਆਪ ਹੱਲ ਕਰਨ ਅਤੇ ਹਰ ਸਿਹਤਮੰਦ ਪ੍ਰਤਿਯੋਗਤਾ ਵਿੱਚ ਭਾਗ ਲੈਣ ਲਈ ਹਮੇਸ਼ਾ ਤਿਆਰ ਰਹਿੰਦੇ ਹਨ।
2. ਉਹ ਆਤਮ ਨਿਰਭਰ ਹੋਣਾ ਪਸੰਦ ਕਰਦੇ ਹਨ ਅਤੇ ਆਪਣੇ ਫੈਸਲੇ ਆਪ ਲੈਣਾ ਚਾਹੁੰਦੇ ਹਨ। ਜੇਕਰ ਮਾਤਾ-ਪਿਤਾ ਰੋਕ ਟੋਕ ਕਰਨ ਤਾਂ ਉਹ ਵਿਦਰੋਹੀ ਵਿਚਾਰਾਂ ਵਾਲੇ ਬਣ ਸਕਦੇ ਹਨ ਅਤੇ ਮਾਤਾ ਪਿਤਾ ਨਾਲੋਂ ਸੰਬੰਧਾਂ ਨੂੰ ਤੋੜ ਸਕਦੇ ਹਨ।
3. ਉਹ ਆਪਣੇ ਆਪ ਨੂੰ ਜਿਆਦਾ ਜਿੰਮੇਵਾਰ ਮਹਿਸੂਸ ਕਰਦੇ ਹਨ। ਉਹ ਆਪਣੀਆਂ ਪਰਿਵਾਰਿਕ ਅਤੇ ਸੱਭਿਆਚਾਰਕ ਜਿੰਮੇਵਾਰੀਆਂ ਨੂੰ ਸਮਝਣ ਲੱਗ ਪੈਂਦੇ ਹਨ।
4. ਇਸ ਅਵਸਥਾ ਵਿੱਚ ਬੱਚੇ ਊਰਜਾ ਭਰਪੂਰ ਹੁੰਦੇ ਹਨ ਅਤੇ ਉਹਨਾਂ ਵਿੱਚ ਹਰ ਚੀਜ ਨੂੰ ਜਾਣਨ ਦੀ ਇੱਛਾ ਹੁੰਦੀ ਹੈ। ਇਸ ਲਈ ਉਹ ਨਵੇਂ ਨਵੇਂ ਪ੍ਰਯੋਗ ਕਰਦੇ ਹਨ ਅਤੇ ਬੁਰੀਆਂ ਆਦਤਾਂ ਜਿਵੇਂ ਸਿਗਰਟ, ਸ਼ਰਾਬ ਪੀਣਾ, ਤੇਜੀ ਨਾਲ ਵਾਹਨ ਚਲਾਉਣਾ ਆਦਿ ਦੇ ਸ਼ਿਕਾਰ ਹੋ ਸਕਦੇ ਹਨ।
5. ਉਹ ਠੀਕ ਅਤੇ ਗਲਤ ਬਾਰੇ ਜਿਆਦਾ ਸੋਚਣਾ ਸ਼ੁਰੂ ਕਰ ਦਿੰਦੇ ਹਨ।
6. ਕਿਸ਼ੋਰਾਂ ਦਾ ਆਪਣੇ ਦੋਸਤਾਂ ਮਿਤਰਾਂ ਨਾਲ ਲਗਾਅ ਵੱਧ ਜਾਂਦਾ ਹੈ ਅਤੇ ਜਿਆਦਾ ਸਮਾਂ ਉਹ ਆਪਣੇ ਦੋਸਤਾਂ ਨਾਲ ਜਿਆਦਾ ਸਮਾਂ ਬਤੀਤ ਕਰਦੇ ਹਨ।
7. ਹਾਰਮੋਨ ਅਤੇ ਸਰੀਰਕ ਬਦਲਾਵਾਂ ਦੇ ਕਾਰਨ ਕਿਸ਼ੋਰਾਂ ਦੀ ਸੈਕਸ ਪ੍ਰਤਿ ਇੱਛਾ ਬਹੁਤ ਜਿਆਦਾ ਤੇਜ ਹੋ ਜਾਂਦੀ ਹੈ ਅਤੇ ਇਸ ਕਾਰਨ ਉਹਨਾਂ ਦੇ ਵਿਵਹਾਰ ਵਿੱਚ ਵੀ ਤਬਦੀਲੀ ਆਉਂਦੀ ਹੈ।
8. ਲੜਕਿਆਂ ਦੇ ਕੱਦ, ਭਾਰ, ਪੈਨਿਸ ਦੇ ਆਕਾਰ, ਵਾਲਾਂ ਦੀ ਵ੍ਰਿਧੀ ਅਤੇ ਬਦਲਾਉ ਆਉਣ ਕਾਰਨ ਉਹ ਵਿਵਹਾਰਿਕ ਰੂਪ ਵਿੱਚ ਆਪਣੇ ਆਪ ਨੂੰ ਵੱਡਾ ਮਹਿਸੂਸ ਕਰਨ ਲੱਗ ਪੈਂਦੇ ਹਨ।
9. ਲੜਕੀਆਂ ਦੇ ਸਰੀਰ ਵਿੱਚ ਤਬਦੀਲੀਆਂ ਆਉਣ ਕਾਰਨ ਜਿਵੇਂ ਛਾਤੀਆਂ ਦੇ ਵਿਕਾਸ, ਮਹਾਵਾਰੀ ਸ਼ੁਰੂ ਹੋਣ ਆਦਿ ਕਾਰਨ ਉਹ ਆਪਣੇ ਆਪ ਨੂੰ ਸੰਪੂਰਨ ਔਰਤ ਸਮਝਣ ਲੱਗ ਪੈਦੀਆਂ ਹਨ ਅਤੇ ਜਿੰਮੇਵਾਰ ਸਮਝਣ ਲੱਗ ਜਾਂਦੀਆਂ ਹਨ।

6.2.2 ਭਵਨਾਤਮਿਕ ਤਬਦੀਲੀਆਂ

1. ਕਿਸ਼ੋਰ ਵਿੱਚ ਜਿਆਦਾਤਰ ਦਿਨ ਵਿੱਚ ਕਈ ਵਾਰ ਵਰਤਾਅ ਬਦਲਦਾ ਹੈ, ਕਦੀ ਬਹੁਤ ਤਣਾਅ ਅਤੇ ਕਦੀ ਬਹੁਤ ਖੁਸ਼ ਰਹਿੰਦੇ ਹਨ।
2. ਕਿਸ਼ੋਰ ਅਕਸਰ ਦਿਨ ਵਿੱਚ ਸੁਪਨੇ ਵੇਖਦੇ ਹਨ।
3. ਉਹਨਾਂ ਵਿੱਚ ਮਜਬੂਤ ਭਾਵਨਾਵਾਂ ਪੈਦਾ ਹੋ ਜਾਂਦੀਆਂ ਹਨ ਅਤੇ ਬਾਕੀਆਂ ਦੀਆਂ ਭਾਵਨਾਵਾਂ ਪ੍ਰਤਿ ਵੀ ਸੰਵੇਦਨਸ਼ੀਲ ਹੋ ਜਾਂਦੇ ਹਨ।
4. ਕਿਸੋਰਾਂ ਵਿੱਚ ਤੇਜ ਸੈਕਸਿਉਲ ਅਤੇ ਉਤੇਜਿਕ ਪ੍ਰਵਿਰਤੀ ਪੈਦਾ ਹੁੰਦੀ ਹੈ ਜਿਸਨੂੰ ਕਿਸ਼ੋਰਾਂ ਦੀ ਮਾਨਸਿਕ ਪ੍ਰੇਰਣਾ ਵੀ ਕੰਟਰੋਲ ਨਹੀਂ ਕਰ ਪਾਉਂਦੀ।
5. ਕਿਸ਼ੋਰਾਂ ਵਿੱਚ ਮਾਨਸਿਕ ਅਸਥਿਰਤਾ ਪੈਦਾ ਹੋ ਜਾਂਦੀ ਹੈ।
6. ਉਹਨਾਂ ਵਿੱਚ ਆਪਣੇ ਤੋਂ ਵਿਪਰੀਤ (ਉਲਟ) ਲਿੰਗ ਲਈ ਆਕਰਸ਼ਣ ਪੈਦਾ ਹੋ ਜਾਂਦਾ ਹੈ।
7. ਕਿਸ਼ੋਰਾਂ ਵਿੱਚ ਭਵਨਾਤਮਿਕ ਅਸਥਿਰਤਾ, ਚਿੜਚਿੜਾਪਣ, ਉਤਸੁਕਤਾ ਪੈਦਾ ਹੋ ਜਾਂਦੀ ਹੈ। ਛੋਟੀ ਛੋਟੀ ਗੱਲਾਂ ਤੇ ਜਿਆਦਾ ਭਾਵੁਕ ਹੋ ਜਾਂਦੇ ਹਨ ਅਤੇ ਗੁੱਸਾ ਜਿਆਦਾ ਆਉਂਦਾ ਹੈ।
8. ਕਿਸ਼ੋਰ ਫੈਸ਼ਨ ਵਿੱਚ ਜਿਆਦਾ ਦਿਲਚਸਪੀ ਲੈਂਦੇ ਹਨ।
9. ਕਿਸ਼ੋਰ ਆਪਣੀਆਂ ਸਰੀਰਕ ਤਬਦੀਲੀਆਂ ਪ੍ਰਤਿ ਜਿਆਦਾ ਜਾਗਰੂਕ ਹੋ ਜਾਂਦੇ ਹਨ। ਉਹਨਾਂ ਦੀ ਸਰੀਰਕ ਤਬਦੀਲ-ਿਆਂ ਦਾ ਅਸਰ ਉਹਨਾਂ ਦੇ "ਆਤਮ-ਸਨਮਾਨ" ਤੇ ਪੈਂਦਾ ਹੈ।

6.3 ਕਿਸ਼ੋਰ ਅਵਸਥਾ ਦੀਆਂ ਵਿਸ਼ੇਸ਼ ਜਰੂਰਤਾਂ

ਕਿਸ਼ੋਰ ਅਵਸਥਾ ਦੌਰਾਨ ਬਹੁਤ ਸਾਰੀਆਂ ਸਰੀਰਕ ਤਬਦੀਲੀਆਂ ਕਾਰਨ ਕਿਸ਼ੋਰਾਂ ਵਿੱਚ ਮਾਨਸਿਕ ਅਤੇ ਵਿਵਹਾਰਿਕ ਤਬਦੀਲੀਆਂ ਵੀ ਆਉਦੀਆਂ ਹਨ। ਉਹਨਾਂ ਦੀਆਂ ਤਬਦੀਲੀਆਂ ਦੇ ਅਨੁਸਾਰ ਜਰੂਰਤਾਂ ਵੀ ਬਦਲਦੀਆਂ ਹਨ। ਇਸ ਕਰਕੇ ਕਿਸ਼ੋਰਾਂ ਦੀਆਂ ਵਿਸ਼ੇਸ਼ ਜਰੂਰਤਾਂ ਨੂੰ ਪੂਰਾ ਕਰਨਾ ਚਾਹੀਦਾ ਹੈ। ਕਿਸ਼ੋਰ ਤੋਂ ਬਾਲਗਪਣ ਵਿੱਚ ਪਰਿਵਰਤਨ ਦਾ ਸਮਾਂ ਮਾਨਸਿਕ ਸਿਹਤ ਲਈ ਇਕ ਤੂਫਾਨ ਸੂਚਕ ਅਤੇ ਖਤਰਿਆਂ ਨਾਲ ਭਰਪੂਰ ਹੁੰਦਾ ਹੈ। ਜਿਹੜਾ ਕਿ ਨੌਜਵਾਨਾਂ ਵਿਚ ਖਾਸ ਕਰਕੇ ਲੜਕਿਆਂ ਵਿੱਚ, ਲਾਪਰਵਾਹੀ ਵਿੱਚ, ਮਾਨਸਿਕ ਬਿਮਾਰੀ ਦੇ ਤੌਰ ਤੇ ਪ੍ਰਗਟ ਹੁੰਦਾ ਹੈ। ਕਿਸ਼ੋਰਾਂ ਦੀਆਂ ਵਿਸ਼ੇਸ਼ ਜਰੂਰਤਾਂ ਹੇਠ ਲਿਖੀਆਂ ਹਨ :

1. ਕਿਸ਼ੋਰਾਂ ਵਿੱਚ ਆਪਣੇ ਵਿਚਾਰਾਂ ਅਤੇ ਰਹਿਣ ਸਹਿਣ ਵਿੱਚ ਅਜਾਦੀ ਦੀ ਇੱਛਾ ਹੁੰਦੀ ਹੈ। ਉਹ ਕਿਸੇ ਵੀ ਤਰ੍ਹਾਂ ਦੀ ਰੋਕ ਟੋਕ ਪਸੰਦ ਨਹੀਂ ਕਰਦੇ। ਉਹਨਾਂ ਨੂੰ ਲੋੜ ਮੁਤਾਬਿਕ ਆਪਣੇ ਫੈਸਲੇ ਲੈਣ ਦੇ ਲਈ ਅਜਾਦ ਕਰ ਦੇਣਾ ਚਾਹੀਦਾ ਹੈ ਤਾਂ ਜੋ ਠੀਕ ਢੰਗ ਨਾਲ ਬੱਚੇ ਦਾ ਮਾਨਸਿਕ ਵਿਕਾਸ ਹੋ ਸਕੇ।
2. ਕਿਸ਼ੋਰ ਅਵਸਥਾ ਵਿੱਚ ਕਿਸ਼ੋਰਾਂ ਨੂੰ ਇਹ ਇੱਛਾ ਹੁੰਦੀ ਹੈ ਕਿ ਦੂਸਰੇ ਉਸਦੀਆਂ ਲੋੜਾਂ ਨੂੰ ਮਹਿਸੂਸ ਕਰਨ।
3. ਕਿਸ਼ੋਰਾਂ ਨੂੰ ਇਹ ਇੱਛਾ ਹੁੰਦੀ ਹੈ ਕਿ ਦੂਸਰੇ ਉਹਨਾਂ ਨੂੰ ਪਿਆਰ ਕਰਨ ਅਤੇ ਪਸੰਦ ਕਰਨ। ਇਸ ਅਵਸਥਾ ਦੌਰਾਨ ਉਹਨਾਂ ਨੂੰ ਪਿਆਰ ਦਿੱਤਾ ਜਾਣਾ ਚਾਹੀਦਾ ਹੈ ਅਤੇ ਉਹਨਾਂ ਨੂੰ ਪ੍ਰੋਤਸਾਹਿਤ ਕੀਤਾ ਜਾਣਾ ਚਾਹੀਦਾ ਹੈ ਤਾਂ ਕਿ ਉਹਨਾਂ ਦਾ ਆਤਮ-ਸਨਮਾਨ ਨੂੰ ਵਧਾਇਆ ਜਾ ਸਕੇ।
4. ਕਿਸ਼ੋਰ ਅਵਸਥਾ ਦੌਰਾਨ ਕਿਸ਼ੋਰਾਂ ਵਿੱਚ ਵਿਰੋਧੀ ਸੈਕਸ ਨਾਲ ਸਹੀ ਢੰਗ ਨਾਲ ਐਡਜਸਟ ਕਰਨ ਦੀ ਇੱਛਾ ਹੁੰਦੀ ਹੈ। ਇਹ ਸਭ ਹਾਰਮੋਨਾਂ ਦੇ ਵੱਧਣ ਕਾਰਨ ਹੁੰਦਾ ਹੈ।
5. ਕਿਸ਼ੋਰਾਂ ਵਿੱਚ ਆਪਣੇ ਬਜ਼ੁਰਗਾਂ ਅਤੇ ਪੂਰਵਜਾਂ ਵਲੋਂ ਕਾਇਮ ਕੀਤੇ ਪੁਰਾਣੇ ਰੀਤੀ ਰਿਵਾਜਾਂ ਤੇ ਅੰਧ ਵਿਸ਼ਵਾਸ਼ ਨੂੰ ਮੁੜ ਵਿਚਾਰਨ ਦੀ ਇੱਛਾ ਹੁੰਦੀ ਹੈ। ਕਿਉਂਕਿ ਉਹਨਾਂ ਦੀ ਨਵੀਂ ਸੋਚ ਅਤੇ ਵਿਗਿਆਨਕ ਜਾਣਕਾਰੀ ਇਹਨਾਂ ਅੰਧਵਿਸ਼ਵਾਸ਼ਾਂ ਤੇ ਯਕੀਨ ਨਹੀਂ ਕਰਦੀ।

6. ਕਿਸ਼ੋਰ ਅਵਸਥਾ ਦੌਰਾਨ ਕਿਸ਼ੋਰਾਂ ਨੂੰ ਜਣਨ ਅੰਗਾਂ ਵਿੱਚ ਹੋਣ ਵਾਲੀ ਅਤੇ ਵਿਕਾਸ ਤੇ ਤਬਦੀਲੀਆਂ ਜਾਣਨ ਦੀ ਉਤਸੁਕਤਾ ਹੁੰਦੀ ਹੈ।
7. ਕਿਸ਼ੋਰਾਂ ਨੂੰ ਆਪਣੀ ਸ਼ਖਸ਼ੀਅਤ ਬਾਰੇ ਜਾਣਨ ਦੀ ਇੱਛਾ ਹੁੰਦੀ ਹੈ। ਉਹਨਾਂ ਨੂੰ ਆਪਣੇ ਫੈਸਲੇ ਲੈਣ ਵਿੱਚ ਆਜਾਦੀ ਦੇ ਕੇ ਉਹਨਾਂ ਦੀ ਸ਼ਖਸੀਅਤ ਬਾਰੇ ਜਾਣਨ ਵਿੱਚ ਮਦਦ ਕੀਤੀ ਜਾ ਸਕਦੀ ਹੈ।
8. ਕਿਸ਼ੋਰਾਂ ਵਿੱਚ ਆਪਣੇ ਦੋਸਤਾਂ ਮਿੱਤਰਾਂ ਨਾਲ ਜਿਆਦਾ ਸਮਾਂ ਬਿਤਾਉਣ ਦੀ ਇੱਛਾ ਹੁੰਦੀ ਹੈ। ਉਹ ਆਪਣੇ ਦੋਸਤਾਂ ਨਾਲ ਰਹਿਣਾ ਜਿਆਦਾ ਪਸੰਦ ਕਰਦੇ ਹਨ।

6.4 ਕਿਸ਼ੋਰਾਂ ਲਈ ਸੈਕਸ (ਯੋਨ) ਸਿੱਖਿਆ (ਸੈਕਸ ਐਜ਼ੂਕੇਸ਼ਨ ਫਾੱਰ ਅਡੋਲਿਸੈਂਟਸ)

ਕਿਸ਼ੋਰ ਨਾ ਹੀ ਬੱਚਿਆਂ ਦੀ ਸ਼੍ਰੇਣੀ ਵਿੱਚ ਆਉਂਦੇ ਹਨ ਅਤੇ ਨਾ ਹੀ ਉਹਨਾਂ ਨੂੰ ਬਾਲਗ ਕਿਹਾ ਜਾ ਸਕਦਾ ਹੈ। ਇਸ ਅਵਸਥਾ ਦੌਰਾਨ ਉਹਨਾਂ ਦੇ ਸਰੀਰ ਵਿੱਚ ਹਾਰਮੋਨਾਂ ਦਾ ਪੱਧਰ ਵੱਧਣ ਕਾਰਨ ਸਰੀਰਕ ਬਦਲਾਅ ਅਤੇ ਪ੍ਰਜਣਨ ਅੰਗਾਂ ਦੇ ਵਿਕਸਿਤ ਹੋਣ ਕਾਰਨ ਉਹਨਾਂ ਵਿੱਚ ਕਈ ਤਰ੍ਹਾਂ ਦੇ ਸਵਾਲ ਅਤੇ ਉਤਸੁਕਤਾ ਪੈਦਾ ਹੋ ਜਾਂਦੀ ਹੈ। ਕਿਸ਼ੋਰਾਂ ਵਿੱਚ ਯੌਨ (ਸੈਕਸ) ਇੱਛਾ ਵੀ ਜਿਆਦਾ ਹੁੰਦੀ ਹੈ ਇਸ ਲਈ ਉਹਨਾਂ ਨੂੰ ਸੈਕਸ ਸਿੱਖਿਆ ਦੇਣੀ ਜਰੂਰੀ ਹੁੰਦੀ ਹੈ। ਜੇ ਇਹ ਸਿੱਖਿਆ ਨਾ ਦਿੱਤੀ ਜਾਵੇ ਤਾਂ ਉਹਨਾਂ ਦੇ ਵਿਕਾਸ ਵਿੱਚ ਰੁਕਾਵਟ ਦੇ ਨਾਲ ਨਾਲ ਗਲਤ ਆਦਤਾਂ ਅਤੇ ਗਲਤ ਧਾਰਨਾਵਾਂ ਦਾ ਸਿਕਾਰ ਹੋ ਕੇ ਆਪਣੇ ਤੋਂ ਭਟਕ ਸਕਦਾ ਹੈ ਜਿਸ ਕਾਰਨ ਉਸ ਵਿੱਚ ਉਦਾਸੀਨਤਾ, ਅਤੇ ਹੀਣ ਭਾਵਨਾ ਪੈਦਾ ਹੋ ਜਾਂਦੀ ਹੈ। ਇਸ ਦੇ ਨਾਲ ਨਾਲ ਉਹਨਾਂ ਦੀਆਂ ਸਮੱਸਿਆਵਾਂ ਵੱਧ ਸਕਦੀਆਂ ਹਨ। ਇਸ ਲਈ ਇਸ ਅਵਸਥਾ ਦੌਰਾਨ ਸੈਕਸ ਸਿੱਖਿਆ ਦੇਣੀ ਬਹੁਤ ਹੀ ਜਰੂਰੀ ਹੈ।

6.4.1 ਕਿਸ਼ੋਰ ਅਵਸਥਾ ਦੌਰਾਨ ਸੈਕਸ ਸਿੱਖਿਆ ਦੇ ਉਦੇਸ਼ ਅਤੇ ਮਹੱਤਤਾ

ਕਿਸ਼ੋਰਾਂ ਨੂੰ ਸੈਕਸ ਸਿੱਖਿਆ ਦੇਣ ਦੇ ਹੇਠ ਲਿਖੇ ਫਾਇਦੇ ਅਤੇ ਉਦੇਸ਼ ਹਨ :

1. ਸੈਕਸ ਸਿੱਖਿਆ ਸੁਰੱਖਿਅਤ ਸੈਕਸ ਆਦਤਾਂ ਬਾਰੇ ਜਾਣੂ ਕਰਵਾ ਕੇ ਸੈਕਸ ਸੰਬੰਧਾਂ ਦੁਆਰਾ ਫੈਲਣ ਵਾਲੀਆਂ ਬੀਮ-ਾਰੀਆਂ ਨੂੰ ਹੋਣ ਤੋਂ ਬਚਾਉਦੀ ਹੈ।
2. ਸੈਕਸ ਸੰਬੰਧੀ ਸਕਾਰਾਤਮਕ ਸੋਚ ਦਾ ਵਿਕਾਸ ਕਰਦੀ ਹੈ।
3. ਸੈਕਸ ਸਿੱਖਿਆ ਯੋਨ ਸ਼ੋਸ਼ਣ ਹੋਣ ਤੋਂ ਬਚਾਉਦੀ ਹੈ।
4. ਸੈਕਸ ਸੰਬੰਧੀ ਬਣਾਏ ਗਏ ਗਲਤ ਵਿਚਾਰਾਂ ਅਤੇ ਅੰਧ ਵਿਸ਼ਵਾਸ਼ਾ ਅਤੇ ਗਲਤ ਧਾਰਨਾਵਾਂ ਦਾ ਖਤਮ ਕਰਨਾ।
5. ਸੈਕਸਿਊਅਲ ਸਿਹਤ ਵਿੱਚ ਵ੍ਰਿਧੀ ਅਤੇ ਵਿਕਾਸ।
6. ਸੈਕਸ ਕੌਂਸਲਿੰਗ ਪ੍ਰਦਾਨ ਕਰਨ ਲਈ ਵੀ ਸੈਕਸ ਸਿੱਖਿਆ ਮਹੱਤਵਪੂਰਨ ਯੋਗਦਾਨ ਪਾਉਂਦੀ ਹੈ।
7. ਸੈਕਸ ਤੇ ਅਧਾਰਿਤ ਹੋਣ ਵਾਲੇ ਭੇਦ ਭਾਵ ਨੂੰ ਖਤਮ ਕਰਨ ਲਈ ਅਤੇ ਇਸਤਰੀ ਅਤੇ ਪੁਰਸ ਵਿਚਾਲੇ ਵਧੀਆਂ ਸੰਬੰਧ ਬਣਾਉਣ ਲਈ ਸੈਕਸ ਸਿੱਖਿਆ ਦਿੱਤੀ ਜਾਂਦੀ ਹੈ।
8. ਸੈਕਸ ਸਿੱਖਿਆ ਦੁਆਰਾ ਸੈਕਸਿਉਅਲ ਵਰਤਾਉ ਸੰਬੰਧੀ ਜਾਣਕਾਰੀ ਪ੍ਰਦਾਨ ਕੀਤੀ ਜਾਂਦੀ ਹੈ।

6.4.2 ਸੈਕਸ ਸਿੱਖਿਆਂ ਦੀ ਵਿਵਸਥਾ ਅਤੇ ਵਿਸ਼ੇ

1. ਸੈਕਸ ਸਿੱਖਿਆ ਕਿਸ਼ੋਰਾਂ ਦੀ ਉਮਰ ਅਤੇ ਦਿਲਚਸਪੀ ਮੁਤਾਬਿਕ ਦਿੱਤੀ ਜਾਣੀ ਚਾਹੀਦੀ ਹੈ।
2. ਇਸ ਵਿੱਚ ਸੈਕਸ ਅਤੇ ਸੈਕਸਿਉਅਲ ਵਿਵਹਾਰ ਸੰਬੰਧੀ ਸਵਾਲਾਂ ਦੇ ਸਾਫ ਸਾਫ ਜਵਾਬ ਦਿੱਤੇ ਜਾਣੇ ਚਾਹੀਦੇ ਹਨ।
3. ਸੈਕਸ ਸਿੱਖਿਆ ਮਾਤਾ ਪਿਤਾ, ਅਧਿਆਪਕਾਂ ਜਾਂ ਸਕੂਲ ਹੈਲਥ ਨਰਸ ਦੁਆਰਾ ਦਿੱਤੀ ਜਾ ਸਕਦੀ ਹੈ।

4. ਮੇਲ ਅਤੇ ਫੀਮੇਲ ਦੇ ਜਣਨ ਅੰਗ ਪ੍ਰਣਾਲੀ ਬਾਰੇ ਜਾਣਕਾਰੀ ਦਿੱਤੀ ਜਾਂਦੀ ਹੈ।
5. ਕਿਸ਼ੋਰ ਅਵਸਥਾ ਅਤੇ ਉਸ ਨਾਲ ਸੰਬੰਧਿਤ ਮੁਸ਼ਕਿਲਾਂ ਬਾਰੇ ਜਾਣਕਾਰੀ ਦਿੱਤੀ ਜਾਂਦੀ ਹੈ।
6. ਸੈਕਸਿਊਅਲ ਵਿਕਾਸ ਦੇ ਪੜ੍ਹਾਅ ਅਤੇ ਆਮ ਸੈਕਸਿਊਅਲ ਵਰਤਾਉ ਬਾਰੇ ਜਾਣਕਾਰੀ ਦਿੱਤੀ ਜਾਂਦੀ ਹੈ।
7. ਲੜਕੀਆਂ ਨੂੰ ਛਾਤੀਆਂ ਦੇ ਆਪਣੇ ਆਪ ਚੈਕ ਅੱਪ ਅਤੇ ਲੜਕਿਆਂ ਨੂੰ ਟੈਸਟੀਜ ਦੇ ਆਪਣੇ ਆਪ ਚੈਕ ਅੱਪ ਕਰਨ ਬਾਰੇ ਵੀ ਸਿੱਖਿਆ ਦਿੱਤੀ ਜਾਂਦੀ ਹੈ।
8. ਵਿਰੋਧੀ ਸੈਕਸ ਪ੍ਰਤਿ ਸਕਾਰਤਮਕ ਅਤੇ ਸਿਹਤਮੰਦ ਖਿਚਾਉ ਸੰਬੰਧੀ ਜਾਣਕਾਰੀ ਤੇ ਸਿੱਖਿਆ ਦਿੱਤੀ ਜਾਂਦੀ ਹੈ।
9. ਸੈਕਸਿਊਅਲ ਕਮੀਆਂ ਅਤੇ ਜਣਨ ਅੰਗਾਂ ਵਿੱਚ ਕੋਈ ਵੀ ਤਕਲੀਫ ਸੰਬੰਧੀ ਸਿੱਖਿਆ ਪ੍ਰਦਾਨ ਕੀਤੀ ਜਾਂਦੀ ਹੈ।
10. ਜੀਵਨ ਦਾ ਵੱਖ ਵੱਖ ਭਾਗਾਂ ਦੌਰਾਨ ਸੈਕਸਿਉਅਲ ਵਿਵਹਾਰ ਬਾਰੇ ਜਾਣਕਾਰੀ ਦਿੱਤੀ ਜਾ ਸਕਦੀ ਹੈ।
11. ਸੈਕਸ ਸੰਬੰਧਾਂ ਦੁਆਰਾ ਫੈਲਣ ਵਾਲੀਆਂ ਬਿਮਾਰੀਆਂ ਬਾਰੇ ਜਾਣਕਾਰੀ ਦਿੱਤੀ ਜਾ ਸਕਦੀ ਹੈ ਉਦਾਰਹਨ ਵਜੋ AIDS।
12. ਸਮਾਜ ਦੀਆਂ ਸੈਕਸ ਸੰਬੰਧੀ ਧਾਰਨਾਵਾਂ, ਕਾਨੂੰਨ, ਧਾਰਮਿਕ ਮਨਜੂਰੀਆਂ ਅਤੇ ਰੁਕਾਵਟਾਂ ਬਾਰੇ ਵੀ ਕਿਸ਼ੋਰਾਂ ਨੂੰ ਜਾਣਕਾਰੀ ਦਿੱਤੀ ਜਾ ਸਕਦੀ ਹੈ।
13. ਕਿਸ਼ੋਰਾਂ ਨੂੰ ਗਰਭ ਨਿਰੋਧਕ ਤਰੀਕਿਆ ਬਾਰੇ ਜਾਣਕਾਰੀ ਦਿੱਤੀ ਜਾ ਸਕਦੀ ਹੈ।
14. ਜੀਵਨ ਸਾਥੀ ਦੇ ਚੁਣਾਵ, ਫੈਮਿਲੀ ਕੌਂਸਲਿੰਗ ਅਤੇ ਪ੍ਰਜਣਨ ਸੰਬੰਧੀ ਜਾਣਕਾਰੀ ਜਾਂ ਸਿੱਖਿਆ ਦਿੱਤੀ ਜਾ ਸਕਦੀ ਹੈ।

6.5 ਕੌਂਸਲਿੰਗ

ਕੌਂਸਲਿੰਗ ਇਕ ਅਜਿਹੀ ਕਿਰਿਆ ਹੈ ਜਿਸ ਦੌਰਾਨ ਇਕ ਵਿਅਕਤੀ ਨੂੰ ਉਸਦੀਆਂ ਸਮੱਸਿਆਵਾਂ ਦੇ ਹੱਲ ਲੱਭਣ ਵਿਚ ਸਹਾਇਤਾ ਦਿੱਤੀ ਜਾਂਦੀ ਹੈ। ਕੌਂਸਲਿੰਗ, ਕਿਸੋਰ ਅਵਸਥਾ ਦਾ ਇੱਕ ਮਹੱਤਵਪੂਰਨ ਵਿਸ਼ਾ ਹੈ। ਕਿਸ਼ੋਰਾਂ ਨੂੰ ਬਹੁਤ ਸਾਰੀਆਂ ਸਮੱਸਿਆਵਾਂ ਦਾ ਸਾਹਮਣਾ ਕਰਨਾ ਪੈਦਾ ਹੈ। ਉਨਾਂ ਦੀਆਂ ਸਮੱਸਿਆਵਾਂ ਨੂੰ ਹੱਲ ਕਰਨ ਲਈ ਕੌਂਸਲਿੰਗ ਕੀਤੀ ਜਾਂਦੀ ਹੈ। ਇਸ ਨਾਲ ਕਿਸ਼ੋਰਾਂ ਦੇ ਵਿਵਹਾਰ ਵਿੱਚ ਤਬਦੀਲੀ ਲਿਆਦੀ ਜਾ ਸਕਦੀ ਹੈ। ਸੈਕਸ ਕੌਂਸਲਿੰਗ ਨਰਸਿੰਗ ਹੋਮਸ, ਸਕੂਲਾਂ ਗਾਈਡੈਂਸ ਕਲੀਨਕ, ਮੈਟਰਨਲ ਕਲੀਨਿਕ ਆਦਿ ਵਿੱਚ ਦਿੱਤੀ ਜਾ ਸਕਦੀ ਹੈ। ਕਿਸ਼ੋਰ ਅਵਸਥਾ ਦੌਰਾਨ ਕਿਸ਼ੋਰਾਂ ਨੂੰ ਹੇਠ ਲਿਖੇ ਵਿਸ਼ਿਆਂ ਬਾਰੇ ਕੌਂਸਲਿੰਗ ਦੁਆਰਾ ਗਾਈਡ ਕੀਤਾ ਜਾ ਸਕਦਾ ਹੈ।

1. ਕੌਂਸਲਿੰਗ ਦੁਆਰਾਂ ਕਿਸ਼ੋਰਾਂ ਦੀਆਂ ਭਾਵਨਾਤਮਿਕ, ਵਿਵਹਾਰਿਕ ਕਠਿਨਾਈਆਂ ਨੂੰ ਸੁਲਝਾਇਆ ਜਾ ਸਕਦਾ ਹੈ।
2. ਕਿਸੋਰਾਂ ਨੂੰ ਕਿਸ਼ੋਰ ਅਵਸਥਾ ਦੌਰਾਨ ਆਉਣ ਵਾਲੀਆਂ ਸਰੀਰਕ ਤਬਦੀਲੀਆ ਬਾਰੇ ਕੌਂਸਲਿੰਗ ਦੁਆਰਾ ਸਮਝਇਆ ਜਾ ਸਕਦਾ ਹੈ।
3. ਬੱਚਿਆਂ ਦੀ ਸੈਕਸ ਪ੍ਰਤਿ ਉਤਸੁਕਤਾ ਅਤੇ ਸੈਕਸ ਗੇਮਸ ਪ੍ਰਤਿ ਦਿਲਚਸਪੀ ਨੂੰ ਕੌਂਸਲਿੰਗ ਦੁਆਰਾ ਕੰਟਰੋਲ ਵਿੱਚ ਲਿਆਦਾ ਜਾ ਸਕਦਾ ਹੈ ਅਤੇ ਸਹੀ ਗਾਈਡੈਂਸ ਦਿੱਤੀ ਜਾ ਸਕਦੀ ਹੈ।
4. ਕਿਸ਼ੋਰਾਂ ਦੇ ਵਿਰੋਧੀ ਸੈਕਸ ਪ੍ਰਤਿ ਦਿਲਚਸਪੀ ਅਤੇ ਸਵਾਲਾਂ ਨੂੰ ਕੌਂਸਲਿੰਗ ਨਾਲ ਸੁਲਝਾਇਆ ਜਾ ਸਕਦਾ ਹੈ।
5. ਕਿਸ਼ੋਰਾਂ ਨੂੰ ਕੌਂਸਲਿੰਗ ਦੁਆਰਾ ਸੈਕਸ ਨਾਲ ਸੰਬੰਧਿਤ ਅਲੱਗ ਅਲੱਗ ਬਿਮਾਰੀਆਂ ਜਿਵੇਂ AIDS (ਏਡਜ਼) ਆਦਿ ਬਾਰੇ ਜਾਣਕਾਰੀ ਦਿੱਤੀ ਜਾ ਸਕਦੀ ਹੈ।
6. ਕੌਂਸਲਿੰਗ ਦੁਆਰਾ ਸੈਕਸ ਸੰਬੰਧੀ ਬਿਮਾਰੀਆਂ ਤੋਂ ਬੱਚਣ ਲਈ ਜਾਣਕਾਰੀ ਦਿੱਤੀ ਜਾ ਸਕਦੀ ਹੈ।
7. ਮਾਤਾ ਪਿਤਾ ਵਿਚਕਾਰ ਵਧੀਆ ਤਾਲਮੇਲ ਜਾਂ ਰਿਸਤੇ ਦੀ ਘਾਟ ਕਾਰਨ ਕਿਸ਼ੋਰਾਂ ਨੂੰ ਹੋਣ ਵਾਲੀਆਂ ਸਮੱਸਿਆਵਾਂ ਬਾਰੇ ਕੌਂਸਲਿੰਗ ਦੁਆਰਾ ਜਾਣੂ ਕਰਵਾਇਆ ਜਾ ਸਕਦਾ ਹੈ।

8. ਕਿਸ਼ੋਰ ਅਵਸਥਾ ਦੌਰਾਨ ਇਕੱਲਾਪਣ ਮਹਿਸੂਸ ਕਰਨਾ, ਆਪਣੇ ਸਾਥੀਆ ਨਾਲ ਸੈਕਸਿਉਅਲ ਪ੍ਰਯੋਗ, ਸਰੀਰਕ ਕਮੀਆਂ ਅਤੇ ਭਵਨਾਤਮਿਕ ਸਮੱਸਿਆਵਾਂ ਬਾਰੇ ਕਿਸ਼ੋਰਾਂ ਨੂੰ ਕੌਂਸਲਿੰਗ ਦੁਆਰਾ ਸਹੀ ਢੰਗ ਨਾਲ ਗਾਈਡ (ਦੱਸਿਆ) ਕੀਤਾ ਜਾ ਸਕਦਾ ਹੈ ਅਤੇ ਇਲਾਜ ਵੀ ਕੀਤਾ ਜਾ ਸਕਦਾ ਹੈ।
9. ਕੌਂਸਲਿੰਗ ਦੁਆਰਾ ਕਿਸ਼ੋਰਾਂ ਦੇ ਸੁਭਾਅ ਜਾਂ ਰਵੱਈਏ ਵਿੱਚ ਬਦਲਾਅ ਲਿਆਦਾ ਜਾ ਸਕਦਾ ਹੈ।
10. ਕਿਸ਼ੋਰਾਂ ਨੂੰ ਸਿੱਖਿਆ, ਕਿਸੇ ਵੀ ਪ੍ਰੋਫੈਸ਼ਨ ਨੂੰ ਚਣਨ, ਆਪਣਾ ਜੀਵਨ ਸਾਥੀ ਚੁਣਨ ਅਤੇ ਭਵਿੱਖ ਸੰਬੰਧੀ ਸੋਚ ਆਦਿ ਬਾਰੇ ਕੌਂਸਲਿੰਗ ਦੁਆਰਾ ਗਾਈਡ ਕੀਤਾ ਜਾ ਸਕਦਾ ਹੈ।
11. ਕੌਂਸਲਿੰਗ ਦੁਆਰਾ ਸਮੱਸਿਆਵਾਂ ਦਾ ਸਮੇਂ ਸਿਰ ਹੱਲ ਕੀਤਾ ਜਾ ਸਕਦਾ ਹੈ ਅਤੇ ਕਿਸ਼ੋਰਾਂ ਦੀਆਂ ਮੁਸ਼ਕਿਲਾਂ ਨੂੰ ਘਟਾਇਆ ਜਾ ਸਕਦਾ ਹੈ।
12. ਕਿਸ਼ੋਰਾਂ ਨੂੰ ਕੌਂਸਲਿੰਗ ਦੁਆਰਾ ਸੈਕਸ ਸਿੱਖਿਆ ਪ੍ਰਦਾਨ ਕਰਵਾਈ ਜਰ ਸਕਦੀ ਹੈ।

REVIEW QUESTIONS

Short answer questions:

Q1. ਕਿਸ਼ੋਰ ਅਵਸਥਾ ਵਿੱਚ ਲੜਕੀਆਂ ਵਿੱਚ ਹੋਣ ਵਾਲੇ ਸਰੀਰਕ ਬਦਲਾਵਾਂ ਬਾਰੇ ਲਿਖੋ।

Hint: 6.1.3 ਵੇਖੋ।

Q2. ਕਿਸ਼ੋਰ ਅਵਸਥਾ ਵਿੱਚ ਲੜਕਿਆਂ ਵਿੱਚ ਹੋਣ ਵਾਲੇ ਸਰੀਰਕ ਬਦਲਾਵਾਂ ਬਾਰੇ ਲਿਖੋ।

Hint: 6.1.2 ਵੇਖੋ।

Q3. ਕਿਸ਼ੋਰ ਅਵਸਥਾ ਦੌਰਾਨ ਲੋੜੀਦੀਆਂ ਵਿਸ਼ੇਸ਼ ਜਰੂਰਤਾਂ ਬਾਰੇ ਲਿਖੋ।

Hint: 6.3 ਵੇਖੋ।

Q4. ਕਿਸ਼ੋਰਾਂ ਨੂੰ ਸੈਕਸ ਸਿੱਖਿਆ ਦੇਣੀ ਦਿਉ ਜਰੂਰੀ ਹੈ?

Hint: 6.4.1 ਵੇਖੋ।

Q5. ਕਿਸ਼ੋਰਾਂ ਨੂੰ ਸੈਕਸ ਸਿੱਖਿਆ ਕਿਹੜੇ ਕਿਹੜੇ ਵਿਸ਼ਿਆਂ ਤੇ ਦਿੱਤੀ ਜਾ ਸਕਦੀ ਹੈ?

Hint: 6.4.2 ਵੇਖੋ।

Q6. ਕਿਸ਼ੋਰ ਅਵਸਥਾ ਦੌਰਾਨ ਕਿਸ਼ੋਰਾਂ ਨੂੰ ਕੌਂਸਲਿੰਗ ਦੁਆਰਾ ਕਿਵੇਂ ਗਾਈਡ ਕੀਤਾ ਜਾ ਸਕਦਾ ਹੈ?

Hint: 6.5 ਵੇਖੋ।

Long answer type questions:

Q1. ਕਿਸ਼ੋਰ ਅਵਸਥਾ ਦੌਰਾਨ ਹੋਣ ਵਾਲੀ ਕਿਸ਼ੋਰਾਂ ਦੀ ਸਰੀਰਕ ਵ੍ਰਿਧੀ ਬਾਰੇ ਲਿਖੋ।

Hint: 6.1 ਵੇਖੋ।

Q2. ਕਿਸ਼ੋਰ ਅਵਸਥਾ ਦੌਰਾਨ ਲੜਕੇ ਅਤੇ ਲੜਕੀਆਂ ਵਿੱਚ ਕਿਹੜੀਆਂ ਭਵਨਾਤਮਿਕ ਅਤੇ ਵਿਵਹਾਰਿਕ ਤਬਦੀਲੀਆਂ ਆਉਂਦੀਆਂ ਹਨ?

Hint: 6.2 ਵੇਖੋ।

Q3. ਕਿਸ਼ੋਰ ਅਵਸਥਾ ਦੌਰਾਨ ਦਿੱਤੀ ਜਾਣ ਵਾਲੀ ਸੈਕਸ ਸਿੱਖਿਆ ਬਾਰੇ ਲਿਖੋ।

Hint: 6.4 ਵੇਖੋ।

Multiple choice questions:

Q1. ਲੜਕੀਆਂ ਵਿਚ ਮਾਸਿਕ ਧਰਮ ਆਮ ਤੌਰ ਤੇ ਕਿਸ ਉਮਰ ਤੋਂ ਸ਼ੁਰੂ ਹੋ ਸਕਦਾ ਹੈ?

(a) 10-15 ਸਾਲ
(b) 20-25 ਸਾਲ
(c) 7-12 ਸਾਲ
(d) 16-21 ਸਾਲ

Q2. ਲੜਕੀਆਂ ਵਿੱਚ ਸਰੀਰਕ ਬਣਤਰ ਵਿੱਚ ਤਬਦੀਲੀ ਕਿਸ ਹਾਰਮੋਨ ਦੇ ਕਰਕੇ ਆਉਂਦੀ ਹੈ?

(a) ਟੈਸਟੋਸਟੀਰੋਨ (b) ਈਸਟਰੋਜਨ

(c) ਇੰਨਸੁਲਿੰਨ (d) ਐਪੀਨੈਫਰੀਨ

Q3. ਲੜਕਿਆਂ ਵਿੱਚ ਸਰੀਰਕ ਤਬਦੀਲੀਆ ਜਿਆਦਾਤਰ ਕਿਸ ਹਾਰਮੋਨ ਕਰਕੇ ਆਉਂਦੀਆਂ ਹਨ?

(a) ਨੋਰਐਪੀਨਫਰਿਨ (b) ਟੈਸਟੋਸਟੀਰੋਨ

(c) ਡੋਪਾਮਿਨ (d) ਫੋਲੀਕਲ ਸਟੀਮੁਲੇਟਿੰਗ ਹਾਰਮੋਨ

Q4. ਕਿਸ਼ੋਰ ਅਵਸਥਾ ਦੌਰਾਨ ਜਿਆਦਾ ਮੁਹਾਂਸੇ ਨਿਕਲਣ ਦਾ ਕਾਰਨ ਕੀ ਹੈ?

(a) ਮਿੱਟੀ ਕਾਰਨ

(b) ਚਿਹਰੇ ਦੀ ਘੱਟ ਸਾਫ ਸਫਾਈ

(c) ਹਾਰਮੋਨਾਂ ਕਰਕੇ ਤੇਲ ਗ੍ਰੰਥੀਆਂ ਦਾ ਤੇਲ ਜਿਆਦਾ ਬਣਾਉਣਾ

(d) ਜਿਆਦਾ ਕਰੀਮਾ ਦਾ ਇਸਤੇਮਾਲ

Q5. ਲੜਕਿਆਂ ਦੀ ਆਵਾਜ ਵਿੱਚ ਭਾਰੀਪਣ/ਤਬਦੀਲੀ ਕਿਸ ਉਮਰ ਦੌਰਾਨ ਆਉਂਦੀ ਹੈ?

(a) 11-14.5 ਸਾਲ (b) 15-20 ਸਾਲ

(c) 7-10 ਸਾਲ (d) 16-18 ਸਾਲ

ANSWERS (Multiple Choice Questions)

1. (a) 2. (b) 3. (b) 4. (c) 5. (a)

CHAPTER 7

ਕਿਸ਼ੋਰ ਲੜਕੀਆਂ ਦੀ ਦੇਖਭਾਲ
(Care of Adolescent Girls)

ਸ਼ਬਦਾਵਲੀ (Key Terms)

- **ਸਟਿਲ ਬਰਥ** : 20 ਹਫਤਿਆਂ ਦੇ ਗਰਭਧਾਰਨ ਤੋਂ ਬਾਅਦ ਬੱਚੇ ਦੀ ਬੱਚੇਦਾਨੀ ਵਿੱਚ ਜਾ, ਪ੍ਰਸੂਤ ਸਮੇਂ ਮੌਤ ਨੂੰ ਸਟਿਲ ਬਰਥ ਕਿਹਾ ਜਾਂਦਾ ਹੈ।
- **ਟਾਕਸੀਮੀਆ ਆੱਫ ਪ੍ਰੈਗਨੇਂਸੀ** : ਇਹ ਗਰਭਧਾਰਨ ਵਿੱਚ ਹੋਣ ਵਾਲੀ ਬੀਮਾਰੀ ਹੈ। ਜਿਸ ਵਿੱਚ ਖ਼ੂਨ ਦਾ ਦੌਰਾ ਵੱਧ ਜਾਂਦਾ ਹੈ, ਪਿਸ਼ਾਬ ਵਿੱਚ ਪ੍ਰੋਟੀਨ, ਸਰੀਰ ਵਿੱਚ ਸੋਜ, ਸਿਰਦਰਦ ਆਦਿ ਰਹਿੰਦਾ ਹੈ।
- **ਪਰੀਨੇਟਲ ਕੇਅਰ** : ਗਰਭਵਤੀ ਔਰਤ ਨੂੰ ਗਰਭਪਾਤ ਦੌਰਾਨ ਜਾਣ ਵਾਲੀ ਪ੍ਰਦਾਨ ਕੀਤੀ ਜਾਣ ਵਾਲੀ ਦੇਖਭਾਲ ਨੂੰ ਪਰੀਨੇਟਲ ਕੇਅਰ ਕਿਹਾ ਜਾਂਦਾ ਹੈ।
- **ਗਾਇਨਾਕੋਲੋਜੀ** : ਇਹ ਮੈਡੀਸਨ ਦੀ ਉਹ ਸਾਖਾ ਹੈ ਜੋ ਔਰਤਾਂ ਦੀਆਂ ਬਿਮਾਰੀਆਂ ਅਤੇ ਉਹਨਾਂ ਦੀ ਸਰੀਰਕ ਦੇਖਭਾਲ ਨਾਲ ਸੰਬੰਧ ਰੱਖਦੀ ਹੈ।
- **ਸਰਵਿਕਸ** : ਸਰਵਿਕਸ, ਬੱਚੇਦਾਨੀ ਦਾ ਹੇਠਲਾ, ਘੱਟ ਚੌੜਾ ਹਿੱਸਾ ਹੈ।
- **ਯੂਟੇਰਾਇਨ ਪਰਫੋਰੇਸ਼ਨ** : ਬੱਚੇਦਾਨੀ ਵਿੱਚ ਛੇਦ ਹੋਣ ਨੂੰ ਯੁਟੇਰਾਇਨ ਪਰਫੋਰੇਸ਼ਨ ਕਿਹਾ ਜਾਂਦਾ ਹੈ।
- **ਸੈਪਟੀਸੀਮੀਆ** : ਖ਼ੂਨ ਵਿੱਚ ਬਿਮਾਰੀ ਪੈਦਾ ਕਰਨ ਵਾਲੇ ਜੀਵਾਣੂ ਜਾਂ ਉਹਨਾਂ ਦੇ ਜਹਿਰ (ਟਾੱਕਸਿਨ) ਦੇ ਕਰਕੇ ਬਿਮਾਰੀ ਨੂੰ ਸੈਪਟੀਸੀਮੀਆ ਕਿਹਾ ਜਾਂਦਾ ਹੈ।
- **ਬਾਂਝਪਣ (ਇੰਨਫਰਟਿਲਿਟੀ)** : 12 ਮਹੀਨੇ ਤੋਂ ਅਸੁਰਖਿਅਤ ਸੰਭੋਗ ਕਰਨ ਤੋਂ ਬਾਅਦ ਵੀ ਗਰਭਧਾਰਨ ਨਾ ਕਰ ਪਾਉਣ ਨੂੰ ਬਾਂਝਪਣ ਕਿਹਾ ਜਾਂਦਾ ਹੈ।

7.1 ਮਾਹਵਾਰੀ ਚੱਕਰ

ਮਾਹਵਾਰੀ ਚੱਕਰ ਨੂੰ ਅਸੀ ਦੋ ਹਿੱਸਿਆਂ ਵਿੱਚ ਵੰਡਿਆਂ ਹੁੰਦਾ ਹੈ :

1. ਯੂਟਰਾਈਨ ਚੱਕਰ
2. ਓਵਿਉਲੇਸ਼ਨ ਜਾ ਓਵੇਰਿਅਨ ਚੱਕਰ।

ਯਾਦ ਰੱਖੋ : ਮਾਹਵਾਰੀ ਚੱਕਰ ਔਰਤ ਵਿੱਚ ਜਵਾਨੀ ਫੁੱਟਣ ਸਮੇਂ (Puberty) ਚਾਲੂ ਹੁੰਦਾ ਹੈ ਅਤੇ ਇਹ ਮੀਨੋਪਾਜ਼ (Menopause) ਤੱਕ ਰਹਿੰਦਾ ਹੈ।

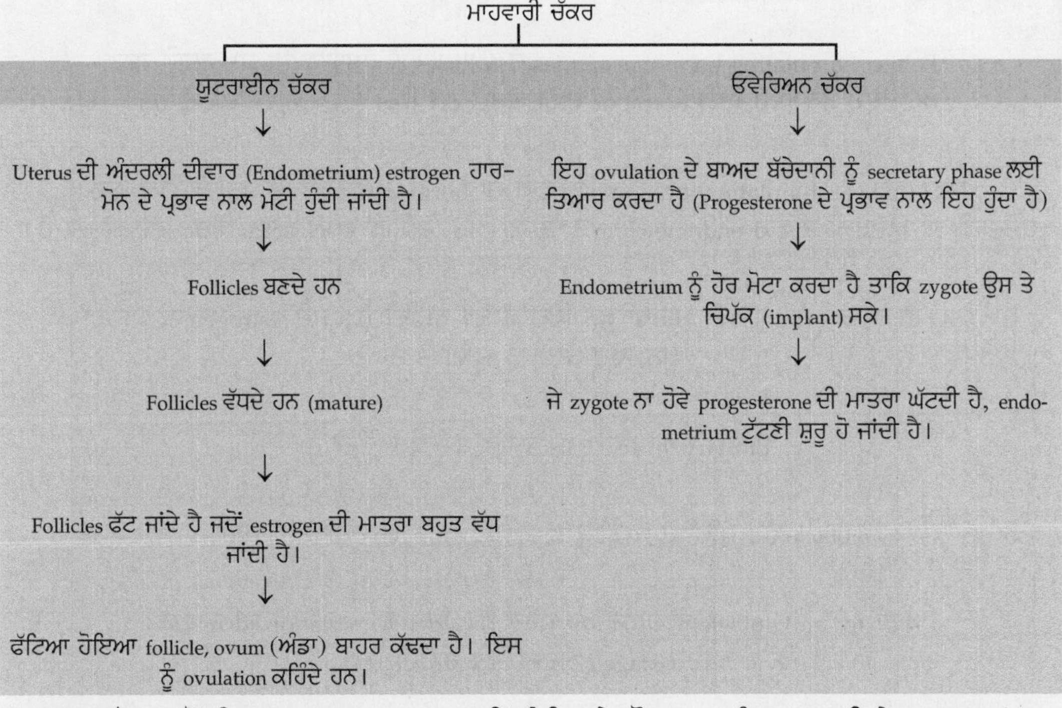

ਯਾਦ ਰਖੋ : ਜਦੋਂ ਮਿਲਾਪ ਜਾਂ fertilization ਨਹੀਂ ਹੁੰਦੀ ਅਤੇ ਔਰਤ ਦਾ ਅੰਡਾ, ਆਦਮੀ ਦੇ ਸ਼ੁਕਰਾਣੂਆਂ ਨਾਲ ਨਹੀਂ ਮਿਲਦਾ, ਉਸ ਸਮੇਂ progestrone ਦਾ ਖੂਨ ਵਿੱਚ level ਜਾ ਮਾਤਰਾ ਘੱਟ ਜਾਂਦੀ ਹੈ ਅਤੇ ਮੋਟੀ ਹੋਈ endometrium ਟੁੱਟਣਾ ਸ਼ੁਰੂ ਕਰ ਦਿੰਦੀ ਹੈ ਜਿਸ ਦਾ ਕਰਕੇ ਮਾਹਵਾਰੀ ਚੱਕਰ ਸ਼ੁਰੂ ਹੋ ਜਾਂਦਾ ਹੈ। ਜੇ fertilization ਹੋ ਜਾਵੇ ਤਾ ਇਹ progestrone ਦੀ ਮਾਤਰਾ ਖੂਨ ਵਿੱਚ ਵਧਾਉਂਦੀ ਹੈ ਅਤੇ ਮਾਹਵਾਰੀ ਚੱਕਰ ਨਹੀਂ ਹੁੰਦਾ। ਇਸ ਲਈ ਜਦੋਂ ਔਰਤ ਗਰਭਵਤੀ ਹੁੰਦੀ ਹੈ ਤਾਂ ਮਾਹਵਾਰੀ ਚੱਕਰ ਨਹੀਂ ਹੁੰਦਾ।

ਮਾਹਵਾਰੀ ਚੱਕਰ ਵਿੱਚ ਚਾਰ ਸਟੇਜਾਂ ਹੁੰਦੀਆਂ ਹਨ :

- Regenerative phase (2 days) ਜਾਂ Pre-ovulatory phase
- Proliferative phase (12 days)
- Secretary phase (12 days)
- Menstrual phase (4 days) ।

1. **Regenerative phase :** ਇਹ menses ਖਤਮ ਹੋਣ ਤੋਂ ਬਾਅਦ ਇੱਕ ਦਮ ਸ਼ੁਰੂ ਹੋ ਜਾਂਦੀ ਹੈ ਅਤੇ ਦੋ ਦਿਨ ਤੱਕ ਰਹਿੰਦੀ ਹੈ। ਇਸ ਦੌਰਾਨ menses ਸਮੇਂ ਜੋ ਟੁੱਟ-ਭੱਜ ਹੋਈ ਹੁੰਦੀ ਹੈ ਉਸ ਦੀ Repair ਹੁੰਦੀ ਹੈ ਕਹਿਣ ਤੋਂ ਭਾਵ ਹੈ ਕੇ ਉਹ ਫਿਰ ਬਣਨੀ ਸ਼ੁਰੂ ਹੋ ਜਾਂਦੀ ਹੈ।
2. **Proliferative phase :** Pituitary gland ਦੀ anterior lobe

↓

hormone ਪੈਦਾ ਕਰਦੀ ਹੈ ਜਿਸਨੂੰ follicle stimulating hormone ਕਹਿੰਦੇ ਹਨ

↓

Follilce stimulating hormone, ovaries ਦੇ follicles ਨੂੰ ਵਧਾਉਣ ਦਾ ਕੰਮ ਕਰਦੇ ਹਨ ਅਤੇ ਇਹ ਸਭ ਇਹ ਇੱਕ hormone ਰਾਹੀ ਕਰਦੇ ਹਨ ਜਿਸ ਨੂੰ estrogen ਕਹਿੰਦੇ ਹਨ।

↓

FSH (follicle stimulating hromone) ਨੂੰ ਵਾਧੇ ਦਾ hormone ਵੀ ਕਹਿੰਦੇ ਹਨ ਕਿਉਂਕਿ ਇਹ ਬੱਚੇਦਾਨੀ ਦੀ ਅੰਦਰਲੀ ਦੀਵਾਰ endometrium, ਛਾਤੀਆਂ ਅਤੇ ਯੋਨੀ ਨੂੰ ਵਧਣ ਫੁਲਣ ਵਿੱਚ ਮਦਦ ਕਰਦਾ ਹੈ।

↓

FSH ਦਾ ਕਰਕੇ estrogen ਦੀ ਮਾਤਰਾ ਖੂਨ ਵਿੱਚ ਵੱਧਦੀ ਰਹਿੰਦੀ ਹੈ। ਜਦੋਂ estrogen ਦੀ ਮਾਤਰਾ ਖੂਨ ਵਿੱਚ ਕਾਫੀ ਹੋ ਜਾਂਦੀ ਹੈ ਤਾਂ

↓

Pitutary ਆਪਣਾ FSH ਭੇਜਣਾ ਬੰਦ ਕਰ ਦਿੰਦੀ ਹੈ।

↓

Follicle ਫੱਟ ਜਾਂਦਾ ਹੈ ਕਿਉਂਕਿ FSH ਹੁਣ estrogen ਨਹੀਂ ਬਣਾ ਰਿਹਾ।

↓

ਅੰਡਾ (ovum), follicle ਤੋਂ ਬਾਹਰ ਆ ਜਾਂਦਾ ਹੈ। ਇਸ ਨੂੰ ovulation ਕਹਿੰਦੇ ਹਨ। ਇਹ stage 12 ਦਿਨਾਂ ਤੱਕ ਰਹਿੰਦੀ ਹੈ।

↓

Secretary phase

3. **Secretary phase :** Follice ਦੇ ਫੱਟਣ ਨਾਲ ਓਵਰੀ ਦੀ ਤਹਿ ਤੇ ਜ਼ਖ਼ਮ ਬਣ ਜਾਂਦਾ ਹੈ ਉਸ ਨੂੰ ਕਾੱਰਪਸ ਲਿਊ-ਟੀਅਮ (corpus leuteum) ਕਹਿੰਦੇ ਹਨ।

Anterior lobe, pituitary ਦੀ ਇੱਕ ਹੋਰ hormone ਬਣਾਉਦੀ ਹੈ। ਜਿਸ ਨੂੰ ਲਿਊਟਨਾਇਜਿੰਗ ਹਾਰਮੋਨ (Leutinizing hormone) ਕਹਿੰਦੇ ਹਨ।

↓

LH ਕਾਰਪਸ ਲਿਊਟੀਅਮ ਦੀ growth ਕਰਦਾ ਹੈ।

↓

ਕਾਰਪਸ ਲਿਊਟੀਅਮ ਇੱਕ ਰਸ ਪੈਦਾ ਕਰਦਾ ਹੈ ਜਿਸਨੂੰ ਪਰੋਜੈਸਟਰੋਨ (progestrone) ਹਾਰਮੋਨ ਕਹਿੰਦੇ ਹਨ।

↓

Progestrone endometrium ਨੂੰ ਹੋਰ ਮੋਟਾ ਕਰਦੀ ਹੈ ਅਤੇ ਉਸਦੀਆਂਖੂਨ ਦੀ ਸ਼ਾਖਾਵਾਂ ਵਿੱਚ (capillaries) ਖੂਨ ਭਰਦਾ ਹੈ ਅਤੇ glands ਵਿੱਚ ਰਸ ਭਰਦਾ ਹੈ।

↓

ਜਦੋਂ progesterone ਦੀ ਮਾਤਰਾ ਖੂਨ ਵਿੱਚ ਕਾਫੀ ਹੋ ਜਾਂਦਾ ਹੈ ਤਾਂ pituitary gland LH ਭੇਜਣਾ ਬੰਦ ਕਰ ਦਿੰਦਾ ਹੈ।

↓

Endometrium ਨੂੰ ਉਤੇਜਨਾ ਨਹੀਂ ਤੇ ਉਹ ਟੁੱਟਣੀ ਸ਼ੁਰੂ ਹੋ ਜਾਂਦੀ ਹੈ।

↓

Menstural phase

4. **Menstrual phase :** ਹੁਣ ਸਰੀਰ ਵਿੱਚ progestrone ਦੋਨਾਂ ਦਾ level down ਜਾ ਘੱਟ ਹੋ ਜਾਂਦਾ ਹੈ।

↓

endometrium ਟੁੱਟਣੀ ਸ਼ੁਰੂ ਹੋ ਜਾਂਦੀ ਹੈ।

↓

ਇਸ ਨੂੰ menstrual flow ਕਹਿੰਦੇ ਹਨ।

↓

ਇਸ ਵਿੱਚ capillaries ਤੋਂ ਖੂਨ, glands ਤੋਂ ਰਸ endometrium ਦੇ ਟੁੱਕੜੇ ਅਤੇ ਮਰਿਆ ਹੋਇਆ ovum ਹੁੰਦਾ ਹੈ।

↓

ਇਹ 4-6 ਦਿਨ ਤੱਕ ਹੁੰਦਾ ਹੈ।

↓

Regenerative stage (ਚੱਕਰ ਦੁਬਾਰਾ ਸ਼ੁਰੂ ਹੋ ਜਾਂਦਾ ਹੈ)

REVIEW OF PHASES

Phase ਦਾ ਨਾਂ	ਦਿਨ	ਮੁੱਖ ਬਦਲਾਵ (events)
• Proliferative phase	6-13	• FSH ਪੈਦਾ ਹੋਣਾ ਸ਼ੁਰੂ ਕਰਦਾ ਹੈ।
		• Follicle mature ਹੁੰਦੇ ਹਨ।
		• Endometrium ਮੋਟਾ ਹੁੰਦਾ ਹੈ।
		• Estrogen ਪੈਦਾ ਹੁੰਦਾ ਹੈ ਅਤੇ ovulation ਹੁੰਦੀ ਹੈ।
• Secretory phase	15-28	• LH ਪੈਦਾ ਹੁੰਦਾ ਹੈ।
		• Corpus luteum ਬਣਦਾ ਹੈ।
		• Progestrone ਪੈਦਾ ਹੁੰਦਾ ਹੈ।
		• Endometrial ਮੋਟਾ ਹੁੰਦਾ ਹੈ ਤੇ glands secretary ਬਣਦੇ ਹਨ।
• Menstruation phase	4-6	• Estrogen ਦੀ ਮਾਤਰਾ ਘੱਟਦੀ ਹੈ ਅਤੇ ਨਾਲ ਹੀ progestrone ਦੀ ਵੀ।
• Regenerative phase	2 days	• Endometrium ਫਿਰ ਬਣਦੀ ਹੈ।

7.1.1 ਮਾਸਿਕ ਧਰਮ ਅੰਗਾਂ ਦੀ ਸਫਾਈ

ਜਣਨ ਇੰਦਰੀਆਂ ਦੀ ਸਾਫ ਸਫਾਈ ਕਿਸ਼ੋਰ ਲੜਕੀਆਂ ਲਈ ਬਹੁਤ ਜਰੂਰੀ ਹੈ। ਮਾਸਿਕ ਧਰਮ ਦੇ ਦਿਨਾਂ ਵਿੱਚ ਜਿਆਦਾ ਸਾਫ ਸਫਾਈ ਦੀ ਲੋੜ ਹੁੰਦੀ ਹੈ। ਇਨਾਂ ਦਿਨਾਂ ਵਿੱਚ ਸਾਫ ਸੁਥਰੇ ਪੈਡਾਂ ਦੀ ਵਰਤੋਂ ਕਰਨੀ ਚਾਹੀਦੀ ਹੈ। ਸੰਤੁਲਿਤ ਭੋਜਨ ਖਾਣਾ ਚਾਹੀਦਾ ਹੈ ਅਤੇ ਇਸ ਦੌਰਾਨ ਜਿਆਦਾ ਸਾਫ ਸਫਾਈ ਰੱਖਣੀ ਚਾਹੀਦੀ ਹੈ।

ਹੇਠ ਲਿਖੀਆਂ ਗੱਲਾਂ ਦਾ ਮਾਸਿਕ ਧਰਮ ਦੌਰਾਨ ਖਾਸ ਧਿਆਨ ਰੱਖਣਾ ਚਾਹੀਦਾ ਹੈ।

1. ਮਾਸਿਕ ਧਰਮ ਦੇ ਦਿਨਾਂ ਵਿੱਚ ਦਿਨ ਵਿੱਚ 2 ਵਾਰ ਨਹਾਉਣਾ ਚਾਹੀਦਾ ਹੈ। ਇਸ ਲਈ ਕੋਸੇ ਪਾਣੀ ਦਾ ਇਸਤੇਮਾਲ ਕਰਨਾ ਵਧੀਆ ਹੁੰਦਾ ਹੈ। ਨਹਾਉਣ ਨਾਲ ਕਿਰਮਾਂ ਨੂੰ ਸਾਫ ਕੀਤਾ ਜਾ ਸਕਦਾ ਹੈ ਇੰਨਫੈਕਸ਼ਨ ਤੋਂ ਬਚਿਆ ਜਾ ਸਕਦਾ ਹੈ।
2. ਮਾਸਿਕ ਧਰਮ ਅੰਗਾਂ ਨੂੰ ਸਾਫ ਕਰਨ ਲਈ ਮਾਈਲਡ ਸਾਬਣ ਵਰਤਣਾ ਚਾਹੀਦਾ ਹੈ।
3. ਨਹਾਉਣ ਲਈ ਗਰਮ ਪਾਣੀ ਨਹੀਂ ਵਰਤਣਾ ਚਾਹੀਦਾ। ਇਸਦੇ ਲਈ ਕੋਸੇ ਪਾਣੀ ਦਾ ਉਪਯੋਗ ਕਰਨਾ ਚਾਹੀਦਾ ਹੈ। ਕਿਉਂਕਿ ਗਰਮ ਪਾਣੀ ਦੇ ਉਪਯੋਗ ਨਾਲ ਬਾਅਦ ਵਿੱਚ ਵਹਾਅ ਵੱਧ ਸਕਦਾ ਹੈ।
4. ਹਮੇਸ਼ਾ ਸਾਫ ਸੁਥਰੇ ਕੀਟਾਣੂ ਰਹਿਤ ਪੈਡਾਂ ਦੀ ਵਰਤੋਂ ਕਰਨੀ ਚਾਹੀਦੀ ਹੈ। ਫਟੇ ਪੁਰਾਣੇ ਅਤੇ ਗੰਦੇ ਕੱਪੜਿਆਂ ਦੇ ਪੈਂਡ ਬਿਲਕੁਲ ਨਹੀਂ ਵਰਤਣੇ ਚਾਹੀਦੇ ਕਿਉਂਕਿ ਅਜਿਹਾ ਕਰਨ ਨਾਲ ਕਈ ਛੂਤ ਦੇ ਰੋਗ ਲੱਗ ਸਕਦੇ ਹਨ ਅਤੇ ਮਹਾਵਾਰੀ ਦੇ ਦਿਨਾਂ ਵਿੱਚ ਛੂਤ ਯੋਨੀ ਅਤੇ ਬੱਚੇਦਾਨੀ ਤੱਕ ਪਹੁੰਚ ਸਕਦੀ ਹੈ।
5. 3-4 ਘੰਟਿਆਂ ਬਾਅਦ ਪੈਡ ਬਦਲਣਾ ਚਾਹੀਦਾ ਹੈ।
6. ਮਹਾਵਾਰੀ ਦੇ ਵਿੱਚ ਫਲ ਅਤੇ ਸੰਤੁਲਿਤ ਭੋਜਨ ਅਤੇ ਤਰਲ ਪਦਾਰਥਾਂ ਦਾ ਸੇਵਨ ਕਰਨਾ ਚਾਹੀਦਾ ਹੈ ਜੋ ਕਿ ਬਹੁਤ ਲਾਭਦਾਇਕ ਹੁੰਦਾ ਹੈ। ਇਨਾਂ ਦਿਨਾਂ ਵਿੱਚ 8-10 ਗਿਲਾਸ ਪਾਣੀ ਪੀਣਾ ਚਾਹੀਦਾ ਹੈ।
7. ਪੈਡ ਨੂੰ ਬਦਲਣ ਤੋਂ ਪਹਿਲਾਂ ਅਤੇ ਬਾਅਦ ਵਿੱਚ ਚੰਗੀ ਤਰ੍ਹਾਂ ਪਾਣੀ ਨਾਲ ਹੱਥ ਧੋਣੇ ਚਾਹੀਦੇ ਹਨ।
8. ਕਿਸੇ ਵੀ ਤਰ੍ਹਾਂ ਦਾ ਪਰਫਿਊਮ (ਇਤਰ), ਪਾਊਡਰ ਯੋਨੀ ਜਾਂ ਉਸਦੇ ਦੁਆਲੇ ਨਹੀਂ ਲਗਾਉਣਾ ਚਾਹੀਦਾ। ਇਹਨਾਂ ਦੇ ਸਿੱਧੇ ਇਨਾਂ ਉਪਰ ਉਪਯੋਗ ਕਰਨ ਨਾਲ ਕੈਂਸਰ ਦਾ ਖਤਰਾ ਹੁੰਦਾ ਹੈ।
9. ਮਹਾਵਾਰੀ ਦੌਰਾਨ ਵਿਅਕਤੀਗਤ ਸਾਫ ਸਫਾਈ ਤੇ ਵਿਸ਼ੇਸ਼ ਧਿਆਨ ਦੇਣਾ ਚਾਹੀਦਾ ਹੈ।
10. ਸਧਾਰਨ ਘਰੇਲੂ ਕੰਮ ਕਰਨੇ ਚਾਹੀਦੇ ਹਨ। ਜਿਆਦਾ ਮਿਹਨਤ ਵਾਲੇ ਕੰਮ ਨਹੀਂ ਕਰਨੇ ਚਾਹੀਦੇ ਅਤੇ ਲੋੜ ਅਨੁਸਾਰ ਆਰਾਮ ਕੀਤਾ ਜਾਣਾ ਚਾਹੀਦਾ ਹੈ।
11. ਕਈ ਵਾਰ ਮਹਾਵਾਰੀ ਦੇ ਦੌਰਾਨ ਬੇਚੈਨੀ, ਕਮਰ ਦਰਦ ਅਤੇ ਹਲਕਾ ਪੇਟ ਦਰਦ ਵੀ ਹੋ ਸਕਦਾ ਹੈ। ਇਸ ਲਈ ਆਰਾਮ ਕਰਨਾ ਚਾਹੀਦਾ ਹੈ।

7.2 ਕਿਸ਼ੋਰ ਲੜਕੀਆਂ ਦੀਆਂ ਪੋਸ਼ਟਿਕ ਆਹਾਰ ਸੰਬੰਧੀ ਜਰੂਰਤਾਂ (ਸਪੇਸ਼ਲ ਨਿਊਟਰੀਸ਼ਨ ਨੀਡਜ)

ਕਿਸ਼ੋਰ ਅਵਸਥਾ ਵਿੱਚ ਬਹੁਤ ਤੇਜੀ ਨਾਲ ਵ੍ਰਿਧੀ ਅਤੇ ਵਿਕਾਸ ਹੁੰਦਾ ਹੈ। ਇਸ ਦੌਰਾਨ ਸਰੀਰਕ ਬਦਲਾਅ ਦੇ ਕਾਰਨ ਪੋਸ਼ਣ ਸੰਬੰਧੀ ਜਰੂਰਤਾਂ ਵੀ ਬਦਲ ਜਾਂਦੀਆਂ ਹਨ। ਭਵਿੱਖ ਵਿੱਚ ਹੋਣ ਵਾਲੀਆਂ ਬਿਮਾਰੀਆਂ ਦੀ ਰੋਕਥਾਮ ਲਈ ਪੋਸ਼ਟਿਕ ਆਹਾਰ ਲੈਣਾ ਬਹੁਤ ਜਰੂਰੀ ਹੁੰਦਾ ਹੈ। ਕਿਸ਼ੋਰ ਲੜਕੀਆਂ ਲਈ ਪੋਸ਼ਟਿਕ ਆਹਾਰ ਲੈਣਾ ਹੋਰ ਜਰੂਰੀ ਹੁੰਦਾ ਹੈ। ਜੇਕਰ ਪੋਸ਼ਣ ਸੰਬੰਧੀ ਜਰੂਰਤਾਂ ਦਾ ਧਿਆਨ ਨਾ ਰੱਖਿਆ ਜਾਵੇ ਤਾਂ ਭਵਿੱਖ ਵਿੱਚ ਲੜਕੀਆਂ ਨੂੰ ਗਰਭ ਸਮੇਂ ਵੀ ਕਾਫੀ ਮੁਸ਼ਕਿਲਾਂ ਦਾ ਸਾਹਮਣਾ ਕਰਨਾ ਪੈ ਸਕਦਾ ਹੈ।

1. **ਉਰਜਾ ਸੰਬੰਧੀ ਲੋੜਾਂ :** ਕਿਸ਼ੋਰਾਂ ਦੀਆਂ ਉਰਜਾ ਸੰਬੰਧੀ ਲੋੜਾਂ ਉਨਾਂ ਦੀਆਂ ਗਤੀਵਿਧੀਆਂ, ਕਿਸ਼ੋਰ ਅਵਸਥਾ ਸੰਬੰਧੀ ਤਬਦੀਲੀਆਂ ਦੇ ਆਧਾਰ ਤੇ ਮਾਪਿਆ ਜਾ ਸਕਦਾ ਹੈ। ਕਿਸ਼ੋਰ ਲੜਕੀਆਂ ਨੂੰ ਲਗਭਗ 2200 ਕੈਲੋਰੀਆਂ ਦੀ

ਪ੍ਰਤਿਦਿਨ ਜਰੂਰਤ ਹੁੰਦੀ ਹੈ। ਇਸ ਲੋੜ ਪੂਰਾ ਕਰਨ ਲਈ ਕਿਸ਼ੋਰ ਲੜਕੀਆਂ ਨੂੰ ਬਹੁਤ ਸਾਰੇ ਸਿਹਤਮੰਦ ਭੋਜਨ ਜਿਵੇਂ ਪ੍ਰੋਟੀਨ ਦੇ ਸਰੋਤ ਘੱਟ ਚਰਬੀ ਵਾਲੇ ਦੁੱਧ ਅਤੇ ਦੁੱਧ ਤੋਂ ਬਣੇ ਪਦਾਰਥ, ਫਲ, ਸਬਜੀਆਂ ਅਦਿ ਖਾਣੇ ਚਾਹੀਦੇ ਹਨ। ਕਿਸ਼ੋਰਾਂ ਦੀ ਖੁਰਾਕ ਵਿੱਚ ਚਰਬੀ ਵਾਲੇ ਭੋਜਨ ਤੋਂ 30% ਤੋਂ ਜਿਆਦਾ ਕੈਲੋਰੀਆਂ ਨਹੀਂ ਹੋਣੀਆਂ ਚਾਹੀਦੀਆਂ।

2. **ਪ੍ਰੋਟੀਨ :** ਪ੍ਰੋਟੀਨ ਮਾਸਪੇਸ਼ੀਆਂ ਦੇ ਵਿਕਾਸ ਅਤੇ ਮੁਰੰਮਤ ਲਈ ਬਹੁਤ ਜਰੂਰੀ ਹਨ। ਕਿਸ਼ੋਰ ਅਵਸਥਾ ਦੌਰਾਨ ਲੜਕੀਆਂ ਨੂੰ 45-60 ਗ੍ਰਾਮ ਪ੍ਰੋਟੀਨ ਦੀ ਪ੍ਰਤਿਦਿਨ ਲੋੜ ਹੁੰਦੀ ਹੈ। ਜਿਆਦਾਤਰ ਪ੍ਰੋਟੀਨ ਚਿਕਨ, ਆਂਡੇ, ਦੁੱਧ ਅਤੇ ਦੁੱਧ ਤੋਂ ਬਣੇ ਪਦਾਰਥ, ਸੋਇਆਬੀਨ ਆਦਿ ਤੋਂ ਮਿਲਦੀ ਹੈ।
3. **ਕੈਲਸ਼ੀਅਮ :** ਜਿਆਦਾਤਰ ਹੱਡੀਆਂ ਦੀ ਵ੍ਰਿਧੀ ਅਤੇ ਵਿਕਾਸ ਕਿਸ਼ੋਰ ਅਵਸਥਾ ਦੌਰਾਨ ਹੀ ਹੁੰਦਾ ਹੈ। ਇਸ ਲਈ ਹੱਡੀਆਂ ਦੇ ਵ੍ਰਿਧੀ ਤੇ ਵਿਕਾਸ ਲਈ ਅਤੇ ਭਵਿੱਖ ਵਿੱਚ ਹੱਡੀਆਂ ਟੁੱਟਣ ਤੋਂ ਬਚਾਉਣ ਲਈ ਕੈਲਸ਼ੀਅਮ ਬਹੁਤ ਜਰੂਰੀ ਹੈ। ਜੇਕਰ ਕੈਲਸ਼ੀਅਮ ਕਿਸ਼ੋਰ ਅਵਸਥਾ ਦੌਰਾਨ ਸਹੀ ਮਾਤਰਾ ਵਿੱਚ ਨਾ ਲਇਆ ਜਾਵੇ ਤਾਂ ਹੱਡੀਆਂ ਕਮਜੋਰ ਹੋ ਸਕਦੀਆਂ ਹਨ ਅਤੇ ਭਵਿੱਖ ਵਿੱਚ ਮੁਸ਼ਕਿਲਾਂ ਦਾ ਸਾਹਮਣਾ ਕਰਨਾ ਪੈ ਸਕਦਾ ਹੈ। ਇਕ ਦਿਨ ਵਿੱਚ 1200 ਮਿਲੀਗ੍ਰਾਮ ਕੈਲਸ਼ੀਅਮ ਦੀ ਲੋੜ ਹੁੰਦੀ ਹੈ। ਕੈਲਸ਼ੀਅਮ ਦੀਆਂ ਜਰੂਰਤਾਂ ਨੂੰ ਪੂਰੀਆਂ ਕਰਨ ਵਾਸਤੇ ਦੁੱਧ ਪਨੀਰ, ਦਹੀ ਆਦਿ ਚਾਹੀਦਾ ਹੈ।
4. **ਆਇਰਨ :** ਆਇਰਨ ਸਾਡੇ ਸਰੀਰ ਲਈ ਬਹੁਤ ਜਰੂਰੀ ਹੈ। ਜਿਸਦੀ ਕਮੀ ਕਾਰਨ ਅਨੀਮੀਆਂ ਹੋ ਸਕਦਾ ਹੈ ਜਿਸ ਕਾਰਨ ਥਕਾਵਟ ਅਤੇ ਕਮਜੋਰੀ ਰਹਿੰਦੀ ਹੈ। ਕਿਸ਼ੋਰ ਅਵਸਥਾ ਦੌਰਾਨ ਸਰੀਰਕ ਵਿਕਾਸ ਅਤੇ ਵ੍ਰਿਧੀ ਕਾਰਨ ਆਇਰਨ ਦੀਆਂ ਜਰੂਰਤਾਂ ਵੀ ਵੱਧ ਜਾਂਦੀਆਂ ਹਨ। ਲੜਕੀਆਂ ਵਿੱਚ ਮਹਾਵਾਰੀ ਦੇ ਦਿਨਾਂ ਵਿੱਚ ਖੂਨ ਦੇ ਜਿਆਦਾ ਵਹਾਅ ਹੋਣ ਕਾਰਨ ਆਇਰਨ ਦੀ ਘਾਟ ਹੋ ਜਾਂਦੀ ਹੈ। ਇਸ ਲਈ ਲੜਕੀਆਂ ਨੂੰ ਆਇਰਨ ਭਰਪੂਰ ਭੋਜਨ ਜਿਵੇਂ ਕਿ ਪਾਲਕ, ਹਰੀਆ ਪੱਤੇਦਾਰ ਸਬਜੀਆਂ, ਰੈਡ ਮੀਟ, ਦਾਲਾਂ, ਫਲੀਆਂ ਆਦਿ ਭੋਜਨ ਵਿੱਚ ਲੈਣੇ ਚਾਹੀਦੇ ਹਨ। 12-15 ਮਿਲੀਗ੍ਰਾਮ ਪ੍ਰਤਿਦਿਨ ਆਇਰਨ ਦੀ ਜਰੂਰਤ ਹੁੰਦੀ ਹੈ।
5. **ਜਿੰਕ :** ਕਿਸ਼ੋਰ ਅਵਸਥਾ ਦੌਰਾਨ ਜਿੰਕ ਬਹੁਤ ਜਰੂਰੀ ਹੁੰਦਾ ਹੈ। ਕਿਉਂਕਿ ਇਹ ਕਿਸ਼ੋਰਾਂ ਦੀ ਵਿਕਾਸ ਅਤੇ ਵ੍ਰਿਧੀ ਲਈ ਅਤੇ ਸੈਕਸਿਊਅਲ ਵਾਧੇ ਲਈ ਬਹੁਤ ਜਰੂਰੀ ਹੈ। ਜਿੰਕ ਪ੍ਰਤਿਦਿਨ 10 ਮਿਲੀਗ੍ਰਾਮ ਤੋਂ 15 ਮਿਲੀਗ੍ਰਾਮ ਚਾਹੀਦਾ ਹੈ। ਜਿੰਕ ਦਾ ਮੁੱਖ ਸ੍ਰੋਤ ਮੀਟ, ਸਮੁੰਦਰੀ ਭੋਜਨ, ਆਂਡੇ ਅਤੇ ਦੁੱਧ ਹਨ।
6. **ਚਰਬੀ :** ਕਿਸ਼ੋਰ ਅਵਸਥਾ ਵਿੱਚ ਚਰਬੀ ਪੂਰੇ ਦਿਨ ਵਿੱਚ ਲੈਣ ਵਾਲੀਆਂ ਕੈਲੋਰੀਆਂ ਦਾ 25-30% ਹੋਣਾ ਚਾਹੀਦਾ ਹੈ। ਇਸ ਤੋਂ ਵੱਧ ਵੀ ਨਹੀਂ ਹੋਣਾ ਚਾਹੀਦਾ ਹੈ।

7.3 ਛੋਟੀ ਉਮਰ ਵਿੱਚ ਵਿਆਹ ਅਤੇ ਇਸਦੇ ਪ੍ਰਭਾਵ (ਅਰਲੀ ਮੈਰਜ ਐਂਡ ਇਟਸ ਅਫੈਕਟਸ)

ਛੋਟੀ ਉਮਰ ਵਿੱਚ ਹੋਣ ਵਾਲੇ ਵਿਆਹ ਨੂੰ "ਬਾਲ ਵਿਆਹ" ਕਿਹਾ ਜਾਂਦਾ ਹੈ। ਜੇਕਰ ਇਹ ਉਮਰ ਤੋਂ ਪਹਿਲਾਂ ਹੋ ਜਾਵੇ ਤਾਂ ਜੋੜੇ ਨੂੰ ਕਈ ਮੁਸ਼ਕਿਲਾਂ ਦਾ ਸਾਹਮਣਾ ਕਰਨਾ ਪੈਂਦਾ ਹੈ। ਬਾਲ ਵਿਆਹ ਇੱਕ ਵਿਸ਼ਵ ਪੱਧਰੀ ਬੁਰਾਈ ਹੈ। ਬਾਲ ਵਿਆਹ ਕਿਸੇ ਵੀ ਦੇਸ਼ ਜਾਂ ਇਲਾਕੇ ਦੇ ਵਿਕਾਸ ਨੂੰ ਦਰਸਾਉਂਦਾ ਹੈ। ਸੰਸਾਰ ਦੇ ਬਹੁਤ ਸਾਰੇ ਹਿੱਸਿਆਂ ਵਿੱਚ ਬਾਲ ਵਿਆਹ ਪਰਿਵਾਰ ਦੀਆਂ ਆਰਥਿਕ ਅਤੇ ਸਮਾਜਿਕ ਜਰੂਰਤਾਂ ਨੂੰ ਪੂਰਾ ਕਰਨ ਲਈ ਕੀਤੇ ਜਾਂਦੇ ਹਨ।

7.3.1 ਛੋਟੀ ਉਮਰ ਵਿੱਚ ਵਿਆਹ ਦੇ ਕਾਰਨ (ਕੌਜ਼ਿਜ਼ ਆੱਫ ਅਰਲੀ ਮੈਰਿਜ਼)

1. ਆਰਥਿਕ ਅਤੇ ਸਮਾਜਿਕ ਪੱਧਰ ਉੱਚਾ ਚੁੱਕਣ ਲਈ।
2. ਲਿੰਗ ਭੇਦਭਾਵ ਦੇ ਕਾਰਨ ਛੋਟੀ ਉਮਰ ਵਿੱਚ ਲੜਕੀਆਂ ਦਾ ਵਿਆਹ ਕਰ ਦਿੱਤਾ ਜਾਂਦਾ ਹੈ।
3. ਧਾਰਮਿਕ ਰੀਤੀ ਰਿਵਾਜ ਅਤੇ ਸਮਾਜਿਕ ਅੰਧ ਵਿਸ਼ਵਾਸ਼।
4. ਅਨਪੜ੍ਹਤਾ ਕਾਰਨ।

5. ਪਰਿਵਾਰ ਦੇ ਬਜ਼ੁਰਗ ਲੋਕਾਂ ਅਤੇ ਸਮੁਦਾਏ ਵਲੋਂ ਦਬਾਅ ਦੇ ਕਾਰਨ ਛੋਟੀ ਉਮਰ ਵਿੱਚ ਵਿਆਹ ਕੀਤਾ ਜਾਂਦਾ ਹੈ।
6. ਛੋਟੀ ਉਮਰ ਦੀ ਵਿਆਹ ਸੰਬੰਧੀ ਲੋਕਾਂ ਦੀਆਂ ਗਲਤ ਧਾਰਨਾਵਾਂ ਇਸਦਾ ਕਾਰਨ ਹਨ।
7. ਕਈਆਂ ਕਮਿਉਨਿਟੀਆਂ ਵਿੱਚ ਲੜਕੀਆਂ ਨੂੰ ਬੋਝ ਸਮਝਿਆ ਜਾਂਦਾ ਹੈ। ਇਸ ਲਈ ਲੜਕੀਆਂ ਦਾ ਵਿਆਹ ਜਲਦੀ ਕਰ ਦਿੱਤਾ ਜਾਂਦਾ ਹੈ।
8. ਛੋਟੀ ਉਮਰ ਵਿੱਚ ਵਿਆਹ ਕਾਰਨ ਪਰਿਵਾਰ ਦਾ ਆਕਾਰ ਵੀ ਜਲਦੀ ਵੱਧ ਜਾਂਦਾ ਹੈ। ਪਰਿਵਾਰ ਦੇ ਮੈਂਬਰਾਂ ਦੇ ਵੱਧਣ ਕਾਰਨ ਕਮਾਈ ਦੇ ਸਾਧਨ ਵੀ ਵੱਧਦੇ ਹਨ। ਇਸ ਲਈ ਲੋਕ ਉਮਰ ਤੋਂ ਪਹਿਲਾਂ ਵਿਆਹ ਆਪਣੀ ਆਰਥਿਕ ਸਥਿਤੀ ਨੂੰ ਠੀਕ ਕਰਨ ਲਈ ਕਰਦੇ ਹਨ।

7.3.2 **ਉਮਰ ਤੋਂ ਪਹਿਲਾ ਵਿਆਹ ਕਰਨ ਦੇ ਪ੍ਰਭਾਵ (ਅਫੈਕਟਸ ਆੱਫ ਅਰਲੀ ਮੈਰਿਜ)**

ਉਮਰ ਤੋਂ ਪਹਿਲਾਂ ਵਿਆਹ ਕਰਨ ਦੇ ਬਹੁਤ ਸਾਰੇ ਦੁਸ਼ਟ ਪ੍ਰਭਾਵ ਹੋ ਸਕਦੇ ਹਨ। ਜੋ ਹੇਠ ਲਿਖੇ ਹਨ :

1. ਛੋਟੀ ਉਮਰ ਵਿੱਚ ਵਿਆਹ ਹੋਣ ਕਾਰਨ ਲੜਕੀਆਂ ਅਤੇ ਲੜਕਿਆਂ ਦੇ ਲਈ ਘਰ ਦੇ ਕੰਮ ਪਹਿਲ ਬਣ ਜਾਂਦੇ ਹਨ ਅਤੇ ਉਹਨਾਂ ਨੂੰ ਮਾਨਸਿਕ ਅਤੇ ਭਵਨਾਤਮਿਕ ਤਣਾਅ ਦਾ ਸਾਹਮਣਾ ਕਰਨਾ ਪੈਂਦਾ ਹੈ। ਜਿਵੇਂ ਕਿ ਜਬਰਦਸਤੀ ਸਰੀਰਕ ਸੰਬੰਧ ਬਣਾਉਣਾ, ਆਜਾਦੀ ਤੇ ਪਾਬੰਧੀ ਜਿਸ ਕਾਰਨ ਵਿਅਕਤੀਗਤ ਵਿਕਾਸ ਵਿੱਚ ਵੀ ਰੁਕਾਵਟ ਆਉਦੀ ਹੈ।
2. ਛੋਟੀ ਉਮਰ ਵਿੱਚ ਵਿਆਹ ਹੋਣ ਕਾਰਨ ਲੜਕੀਆਂ ਦਾ ਠੀਕ ਤਰੀਕੇ ਨਾਲ ਵਿਕਾਸ ਨਹੀਂ ਹੋ ਪਾਉਦਾ।
3. ਬਾਲ ਵਿਆਹ ਕਾਰਨ ਬਹੁਤ ਸਾਰੀਆਂ ਸਿਹਤ ਨਾਲ ਸੰਬੰਧਿਤ ਮੁਸ਼ਕਿਲਾਂ ਜਾਂ ਬਿਮਾਰੀਆਂ ਦਾ ਸਾਹਮਣਾ ਕਰਨਾ ਪੈਂਦਾ ਹੈ। ਕਿਉਂਕਿ ਉਹ ਛੋਟੀ ਉਮਰ ਵਿੱਚ ਗਰਭਵਤੀ ਹੋ ਜਾਂਦੀਆਂ ਹਨ।
4. ਛੋਟੀਆਂ ਲੜਕੀਆਂ ਨੂੰ ਹੀ ਬੱਚਿਆਂ ਨੂੰ ਸੰਭਾਲਣਾ ਅਤੇ ਦੇਖਭਾਲ ਕਰਨੀ ਪੈਂਦੀ ਹੈ। ਇਸ ਕਾਰਨ ਉਹਨਾਂ ਦੇ ਨਾਲ ਨਾਲ ਬੱਚਿਆਂ ਦੀ ਦੇਖਭਾਲ ਵੀ ਠੀਕ ਢੰਗ ਨਾਲ ਨਹੀਂ ਹੁੰਦੀ।
5. ਜਲਦੀ ਵਿਆਹ ਹੋਣ ਕਾਰਨ ਲੜਕੇ ਲੜਕੀਆਂ ਦੀ ਨਿੱਜੀ ਸਖਸੀਅਤ ਅਤੇ ਵਿਦਿਅਕ ਪੱਧਰ ਦਾ ਵਿਕਾਸ ਨਹੀਂ ਹੋ ਪਾਉਂਦਾ।
6. ਬਾਲ ਉਮਰ ਵਿੱਚ ਵਿਆਹ ਦੇ ਕਾਰਨ ਲੜਕੀਆਂ ਵਿੱਚ ਸੈਕਸ ਨਾਲ ਸੰਬੰਧਿਤ ਬੀਮਾਰੀਆਂ ਜਾਂ ਐਸ.ਟੀ.ਡੀ. (sexually transmitted diseases) ਦਾ ਖਤਰਾ ਵੱਧ ਜਾਂਦਾ ਹੈ।
7. ਛੋਟੀ ਉਮਰ ਹੋਣ ਕਾਰਨ ਲੜਕੀਆਂ ਨੂੰ ਘਰੇਲੂ ਹਿੰਸਾ, ਜੁਲਮ ਅਤਿਆਚਾਰ ਦਾ ਸਾਹਮਣਾ ਕਰਨਾ ਪੈਂਦਾ ਹੈ।
8. ਛੋਟੀ ਉਮਰ ਵਿੱਚ ਵਿਆਹ ਹੋਣ ਕਾਰਨ ਲੜਕੀਆਂ ਨੂੰ ਮਾਨਸਿਕ ਅਤੇ ਭਵਨਾਤਮਿਕ ਤਣਾਅ ਦਾ ਸਾਹਮਣਾ ਕਰਨਾ ਪੈਂਦਾ ਹੈ। ਕਿਉਂਕਿ ਉਹਨਾਂ ਦੀ ਉਮਰ ਇੰਨੀ ਵੱਡੀ ਨਹੀਂ ਹੁੰਦੀ ਕਿ ਉਹ ਇਹਨਾਂ ਸਾਰੀਆਂ ਮੁਸ਼ਕਿਲਾਂ ਦਾ ਸਾਹਮਣਾ ਕਰ ਸਕਣ।

ਬਾਲ ਵਿਆਹਾਂ ਤੇ ਰੋਕ ਲਾਉਣ ਲਈ ਸਰਕਾਰਾਂ ਅਤੇ ਸਮਾਜਿਕ ਸੰਸਥਾਵਾਂ ਨਿਯਮ, ਕਾਨੂੰਨ, ਨੀਤੀਆਂ ਬਣਾ ਰਹੇ ਹਨ ਅਤੇ ਇਹਨਾਂ ਨੂੰ ਸਮਾਜ ਤੇ ਲਾਗੂ ਕੀਤਾ ਗਿਆ ਹੈ। ਜਿਸ ਕਾਰਨ ਬਾਲ ਵਿਆਹ ਹੋਣੇ ਘੱਟੇ ਹਨ ਪਰ ਇਸਨੂੰ ਪੂਰੀ ਤਰ੍ਹਾਂ ਖਤਮ ਕਰਨ ਲਈ ਇਹਨਾਂ ਕਾਨੂੰਨਾਂ ਨੂੰ ਸਖਤੀ ਨਾਲ ਲਾਗੂ ਕੀਤਾ ਜਾਣਾ ਚਾਹੀਦਾ ਹੈ ਤਾਂ ਇਸ ਬੁਰਾਈ ਨੂੰ ਪੂਰੀ ਤਰ੍ਹਾਂ ਖਤਮ ਕੀਤਾ ਜਾ ਸਕੇ।

7.4 **ਕਿਸ਼ੋਰਾਂ ਵਿੱਚ ਗਰਭ ਅਵਸਥਾ (ਅਡੋਲੀਸੈਟ ਪਰੈਗਨੈਂਸੀ)**

ਕਿਸ਼ੋਰ ਅਵਸਥਾ ਵਿੱਚ ਗਰਭਧਾਰਨ ਪਿਊਬਰਟੀ (ਜਵਾਨੀ) ਦੇ ਸ਼ੁਰੂ ਹੋਣ ਜਾ ਮਾਸਿਕ ਧਰਮ ਸ਼ੁਰੂ ਹੋਣ ਤੋਂ ਪਹਿਲਾਂ ਜਾਂ ਬਾਅਦ ਵਿੱਚ 19 ਸਾਲ ਦੀ ਉਮਰ ਤੋਂ ਪਹਿਲਾਂ ਹੋ ਸਕਦਾ ਹੈ। ਪੂਰੇ ਸੰਸਾਰ ਵਿੱਚ 16 ਮਿਲੀਅਨ 15-19 ਸਾਲ ਦੀਆਂ ਕਿਸ਼ੋਰ

ਲੜਕੀਆਂ ਅਤੇ 2 ਮਿਲੀਅਨ 15 ਸਾਲ ਤੋਂ ਘੱਟ ਉਮਰ ਦੀਆਂ ਲੜਕੀਆਂ ਬੱਚਿਆਂ ਜਨਮ ਦਿੰਦੀਆਂ ਹਨ। ਇਹਨਾਂ ਵਿੱਚੋਂ 95% ਲੜਕੀਆਂ ਘੱਟ ਜਾਂ ਠੀਕ-ਠਾਕ ਆਮਦਨ ਵਾਲੇ ਦੇਸ਼ਾ ਦੀਆਂ ਹੁੰਦੀਆਂ ਹਨ।

ਕਿਸ਼ੋਰ ਅਵਸਥਾ ਵਿੱਚ ਗਰਭਧਾਰਨ ਕਾਰਨ ਗਰਭਵਤੀ ਲੜਕੀਆਂ ਨੂੰ ਬਹੁਤ ਸਾਰੀਆਂ ਮੁਸ਼ਕਿਲਾਂ ਦਾ ਸਾਹਮਣਾ ਕਰਨਾ ਪੈਂਦਾ ਹੈ। ਗਰਭਵਤੀ ਹੋਣ ਕਾਰਨ ਉਹ ਆਪਣੀ ਪੜ੍ਹਾਈ ਵੀ ਪੂਰੀ ਨਹੀਂ ਕਰ ਪਾਉਦੀਆ, ਉਹਨਾਂ ਦੇ ਸਾਖਰਤਾ ਪੱਧਰ ਤੇ ਪ੍ਰਭਾਵ ਪੈਂਦਾ ਹੈ। ਇਸ ਦੇ ਨਾਲ ਨਾਲ ਹੋਰ ਕਈ ਸਰੀਰਕ ਮੁਸ਼ਕਿਲਾਂ ਦਾ ਵੀ ਸਾਹਮਣਾ ਕਰਨਾ ਪੈਂਦਾ ਹੈ। ਛੋਟੀ ਉਮਰ ਦੀਆਂ ਮਾਵਾਂ ਸਰੀਰਕ ਤੌਰ ਤੇ ਪੂਰੀ ਤਰ੍ਹਾਂ ਵਿਕਸਿਤ ਨਹੀਂ ਹੋਈਆਂ ਹੁੰਦੀਆਂ। ਉਹਨਾਂ ਦੇ ਪੇਡੂ (ਪੈਲਵਿਸ) ਵਿਕਾਸ ਵੀ ਠੀਕ ਤਰ੍ਹਾਂ ਨਹੀਂ ਹੋਇਆ ਹੁੰਦਾ। ਜਿਸ ਕਾਰਨ ਪ੍ਰਸੂਤ ਵਿੱਚ ਰੁਕਾਵਟਾਂ ਅਤੇ ਪ੍ਰਸੂਤ ਦਾ ਸਮਾਂ ਕਾਫੀ ਲੰਬਾ ਹੋ ਸਕਦਾ ਹੈ। ਜਿਸ ਕਾਰਨ ਬਹੁਤ ਸਾਰੀਆਂ ਮੁਸ਼ਕਿਲਾਂ ਦਾ ਸਾਹਮਣਾ ਕਰਨਾ ਪੈਂਦਾ ਹੈ। ਕਿਸ਼ੋਰ ਅਵਸਥਾ ਦੌਰਾਨ ਵਿਕਾਸ ਅਤੇ ਵ੍ਰਿਧੀ ਲਈ ਠੀਕ ਮਾਤਰਾ ਵਿੱਚ ਕੈਲੋਰੀਆਂ ਅਤੇ ਪੌਸ਼ਟਿਕ ਆਹਾਰ ਦੀ ਲੋੜ ਹੁੰਦੀ ਹੈ। ਇਸਦਾ ਨਾਲ ਬੱਚੇ ਦੀ ਵਿਕਾਸ ਅਤੇ ਵ੍ਰਿਧੀ ਲਈ ਵੀ ਜਿਆਦਾ ਪੋਸ਼ਟਿਕ ਆਹਾਰ ਦੀ ਲੋੜ ਹੈਦੀ ਹੈ। ਇਸ ਕਰਕੇ ਮਾਂ ਅਤੇ ਬੱਚੇ ਵਿਚਕਾਰ ਪੌਸ਼ਟਿਕ ਆਹਾਰ ਅਤੇ ਭੋਜਨ ਵਿੱਚ ਕੈਲੋਰੀਆਂ ਦੀ ਖਿਚੋਤਾਣ ਲੱਗੀ ਰਹਿੰਦੀ ਹੈ। ਇਸ ਕਾਰਨ ਜਿਆਦਾਤਰ ਬੱਚਿਆਂ ਦਾ ਭਾਰ ਘੱਟ ਹੁੰਦਾ ਹੈ। ਇਸ ਲਈ ਮਾਂ ਅਤੇ ਬੱਚੇ ਦੀ ਸਹੀ ਦੇਖਭਾਲ ਕਰਨੀ ਚਾਹੀਦੀ ਹੈ ਤਾਕਿ ਗਰਭਧਾਰਨ ਕਾਰਨ ਹੋਣ ਵਾਲੀਆਂ ਸਮੱਸਿਆਵਾਂ ਦੀ ਰੋਕਥਾਮ ਕੀਤੀ ਜਾ ਸਕੇ।

7.4.1 **ਕਿਸ਼ੋਰ ਅਵਸਥਾ ਦੌਰਾਨ ਗਰਭ ਧਾਰਨ ਦੇ ਕਾਰਨ (ਕੋਜ਼ਿਜ ਆੱਫ ਅਡੋਲੀਸੈਂਸ ਪਰੈਗਨੇਂਸੀ)**

ਕਿਸ਼ੋਰ ਅਵਸਥਾ ਦੌਰਾਨ ਗਰਭ ਧਾਰਨ ਦੇ ਬਹੁਤ ਸਾਰੇ ਕਾਰਨ ਹੋ ਸਕਦੇ ਹਨ। ਜਿਹੜੇ ਕਿ ਹੇਠ ਲਿਖੇ ਅਨੁਸਾਰ ਹਨ :

1. ਸੁਰੱਖਿਅਤ ਸਰੀਰਕ ਸੰਬੰਧਾਂ ਬਾਰੇ ਜਾਣਕਾਰੀ ਨਾ ਹੋਣਾ।
2. ਮਾਪਿਆਂ ਦੇ ਮਾਰਗਦਰਸ਼ਨ ਦੀ ਘਾਟ।
3. ਪਰਿਵਾਰ ਨਿਯੋਜਨ ਬਾਰੇ ਜਾਣਕਾਰੀ ਨਾ ਹੋਣਾ।
4. ਦੋਸਤਾਂ ਜਾਂ ਸਹੇਲੀਆਂ ਵਲੋਂ ਦਬਾਅ।
5. ਬਾਲ ਵਿਆਹ
6. ਅਨਪੜ੍ਹਤਾ ਅਤੇ ਵਿਦਿਅਕ ਯੋਗਤਾ ਘੱਟ ਹੋਣ ਕਾਰਨ।
7. ਸਕੂਲਾਂ ਵਿੱਚ ਸੈਕਸ ਸਿੱਖਿਆ ਦਾ ਵਿਸ਼ਾ ਨਾ ਹੋਣਾ।
8. ਘਰੇਲੂ ਹਿੰਸਾ, ਨਸ਼ਿਆਂ ਦੀ ਆਦਤ, ਸਰੀਰਕ ਅਤੇ ਸੈਕਸਿਊਅਲ ਉਤਪੀੜਨ ਦੇ ਕਾਰਨ ਕਿਸ਼ੋਰਾਂ ਦੁਆਰਾ ਗਰਭ ਧਾਰਨ ਵਿੱਚ ਵਾਧਾ।
9. ਗਰੀਬੀ।

7.4.2 **ਕਿਸ਼ੋਰ ਅਵਸਥਾ ਦੌਰਾਨ ਹੋਣ ਵਾਲੀਆਂ ਸਮੱਸਿਆਵਾਂ (ਕੰਪਲੀਕੇਸ਼ਨਸ ਡਿਊ ਟੂ ਪਰੈਗਨੈਂਸੀ ਡਿਊਰਿੰਗ ਐਡੋਲੀਸੈਸ)**

1. ਜਿਆਦਾਤਰ ਕਿਸ਼ੋਰ ਅਵਸਥਾ ਦੌਰਾਨ ਗਰਭਵਤੀ ਹੋਣ ਕਾਰਨ ਗਰਭਪਾਤ ਦਾ ਖਤਰਾ ਬਹੁਤ ਵੱਧ ਜਾਂਦਾ ਹੈ।
2. ਬੱਚਾ ਮਰਿਆ ਹੋਇਆ ਪੈਦਾ ਹੋਣਾ (ਸਟਿਲ ਬਰਥ)।
3. ਜਨਮ ਸਮੇਂ ਬੱਚੇ ਦਾ ਭਾਰ ਘੱਟ ਹੋਣਾ।
4. ਬੱਚੇ ਦਾ ਜਨਮ ਸਮੇਂ ਤੋਂ ਪਹਿਲਾ ਹੋਣਾ।
5. ਖੂਨ ਦੀ ਕਮੀ (ਅਨੀਮੀਆ)।
6. ਮਾਂ ਨੂੰ ਟਾਕਸੀਮੀਆ ਆੱਫ ਪਰੈਗਨੈਂਸੀ ਅਤੇ ਯੋਨੀ ਦੁਆਰ ਦੀ ਲਾਗ ਆਦਿ ਵਰਗੀਆਂ ਕਈ ਸਮੱਸਿਆਵਾਂ ਦਾ ਸਾਹਮਣਾ ਕਰਨਾ ਪੈਂਦਾ ਹੈ।

7. ਜਣਨ ਅੰਗਾਂ ਨੂੰ ਗੰਭੀਰ ਸੱਟਾਂ ਲਗਣਾ।
8. ਖੂਨ ਦਾ ਦੌਰਾ ਵੱਧਣਾ।

7.4.3 ਕਿਸ਼ੋਰ ਅਵਸਥਾ ਦੌਰਾਨ ਪ੍ਰੈਗਨੇਂਸੀ ਦੀ ਦੇਖ-ਰੇਖ (ਮੈਨਜਮੈਂਟ ਆੱਫ ਅਡੋਲੀਮੈਂਟ ਪਰੈਗਨੇਂਸੀ)

ਕਿਸ਼ੋਰ ਅਵਸਥਾ ਦੌਰਾਨ ਗਰਭਧਾਰਨ ਕਰਨ ਵਾਲੀਆਂ ਲੜਕੀਆਂ ਨੂੰ ਜਿਆਦਾ ਦੇਖ-ਰੇਖ ਦੀ ਜਰੂਰਤ ਹੁੰਦੀ ਹੈ। ਇਸ ਉਮਰ ਵਿੱਚ ਉਹਨਾਂ ਦੇ ਵਿਕਾਸ ਅਤੇ ਵ੍ਰਿਧੀ ਕਾਰਨ ਉਹਨਾਂ ਦੀਆਂ ਸਰੀਰਕ ਲੋੜਾਂ ਵਧਦੀਆਂ ਹੁੰਦੀਆਂ ਹਨ ਅਤੇ ਗਰਭ-ਧਾਰਨ ਕਾਰਨ ਇਹ ਜਰੂਰਤ ਦੁਗਣੀਆਂ ਹੋ ਜਾਂਦੀਆਂ ਹਨ। ਇਸ ਲਈ ਕਿਸ਼ੋਰ ਗਰਭਵਤੀ ਲੜਕੀਆਂ ਦੀ ਠੀਕ ਢੰਗ ਨਾਲ ਦੇਖਭਾਲ ਕੀਤੀ ਜਾਣੀ ਚਾਹੀਦੀ ਹੈ।

1. ਕਿਸ਼ੋਰਾਂ ਦੀ ਸਭ ਤੋਂ ਪਹਿਲਾਂ ਇਤਿਹਾਸ (ਹਿਸਟਰੀ) ਬਾਰੇ ਜਾਣਕਾਰੀ ਲੈਣੀ ਚਾਹੀਦੀ ਹੈ। ਇਸ ਵਿੱਚ ਉਸਦੀਆਂ ਹੋਰ ਬੀਮਾਰੀਆਂ, ਪਰਿਵਾਰ, ਕਿਸੇ ਵੀ ਤਰ੍ਹਾਂ ਦੇ ਨਸ਼ੇ ਬਾਰੇ ਘਰ, ਗਰਭਧਾਰਨ ਕਾਰਨ ਸਰੀਰਕ ਅਤੇ ਮਾਨਸਿਕ ਪ੍ਰਭਾਵਾਂ ਆਦਿ ਬਾਰੇ ਪੁਛਣਾ ਚਾਹੀਦਾ ਹੈ।
2. ਇਸ ਦੇ ਨਾਲ ਨਾਲ ਉਸਦੀ ਸੰਪੂਰਨ ਸਰੀਰਕ ਜਾਂਚ ਕਰਨੀ ਚਾਹੀਦੀ ਹੈ। ਇਸ ਵਿੱਚ ਮੁੱਖ ਰੂਪ ਵਿੱਚ ਉਸਦੇ ਪੇਡੂ ਦੀ ਜਾਂਚ ਕਰਨੀ ਚਾਹੀਦੀ ਹੈ। ਕਿਉਂਕਿ ਜੇਕਰ ਇਸਦਾ ਆਕਾਰ ਜੇਕਰ ਛੋਟਾ ਹੋਵੇ ਤਾਂ ਪ੍ਰਸੂਤ ਸਮੇਂ ਮੁਸ਼ਕਿਲ ਆ ਸਕਦੀ ਹੈ।
3. ਕਿਸ਼ੋਰ ਲੜਕੀਆਂ ਨੂੰ ਵਧੀਆ prenatal care ਦੇਣੀ ਚਾਹੀਦੀ ਹੈ ਤਾਕਿ ਉਹ ਸਿਹਤਮੰਦ ਬੱਚੇ ਨੂੰ ਜਨਮ ਦੇ ਸਕਣ।
4. ਇਸ ਤੋਂ ਇਲਾਵਾਂ ਗਰਭਅਵਸਥਾ ਦੌਰਾਨ ਜਰੂਰੀ ਟੈਸਟ ਕਰਵਾਉਣੇ ਚਾਹੀਦੇ ਹਨ। ਜਿਵੇਂ ਕਿ ਬਲੱਡ ਗਰੁੱਪ, ਪਿਸ਼ਾਬ ਦੀ ਜਾਂਚ ਪੜਤਾਲ, ਸੰਪੂਰਨ ਬਲੱਡ ਕਾਊਂਟ, ਐਚ.ਆਈ.ਵੀ. (HIV) ਟੈਸਟ, ਵੀ.ਡੀ.ਆਰ.ਐਲ (VDRL), ਹੀਮੋਗਲੋਬਿਨ ਆਦਿ।
5. ਪੋਸ਼ਣ ਸੰਬੰਧੀ ਜਾਣਕਾਰੀ ਸਿਹਤ ਸਿੱਖਿਆ ਦੁਆਰਾ ਦਿੱਤੀ ਜਾਣੀ ਚਾਹੀਦੀ ਹੈ। ਇਸ ਵਿੱਚ ਉਹਨਾਂ ਦੀਆਂ ਵਧੀਆ ਪੋਸ਼ਣ ਸੰਬੰਧੀ ਲੋੜਾਂ ਬਾਰੇ ਜਾਣੂ ਕਰਵਾਉਣਾ ਚਾਹੀਦਾ ਹੈ।
6. ਗਰਭਵਤੀ ਕਿਸ਼ੋਰ ਲੜਕੀਆਂ ਨੂੰ ਵਧੀਆ ਪੋਸ਼ਣ ਸੰਬੰਧੀ ਲੋੜਾਂ ਸੰਬੰਧੀ ਜਾਣੂ ਕਰਵਾਉਣ ਦੇ ਨਾਲ ਨਾਲ ਉਹਨਾਂ ਨੂੰ ਵੱਖਰੇ ਵੱਖਰੇ ਪੋਸ਼ਕ ਤੱਤਾਂ ਦੇ ਸ੍ਰੋਤਾਂ ਬਾਰੇ ਵੀ ਜਾਣਕਾਰੀ ਦੇਣੀ ਚਾਹੀਦੀ ਹੈ।
7. ਗਰਭਵਤੀ ਕਿਸ਼ੋਰ ਲੜਕੀਆਂ ਨੂੰ ਵਿਟਾਮਿਨ, ਆਇਰਨ, ਕੈਲਸ਼ੀਅਮ ਆਦਿ ਦੀ ਜਿਆਦਾ ਲੋੜ ਹੁੰਦੀ ਹੈ। ਇਸ ਲਈ ਇਹ ਭੋਜਨ ਵਿੱਚ ਸ਼ਾਮਿਲ ਹੋਣੇ ਚਾਹੀਦੇ ਹਨ। ਗਰਭਅਵਸਥਾ ਦੌਰਾਨ ਆਇਰਨ ਅਤੇ ਫੋਲਿਕ ਐਸਿਡ ਦੀ ਕਮੀ ਦੀ ਰੋਕਥਾਮ ਲਈ ਆਇਰਨ ਅਤੇ ਫੋਲਿਕ ਐਸਿਡ ਦੀਆਂ ਗੋਲੀਆਂ ਦਿੱਤੀਆਂ ਜਾਣੀਆਂ ਚਾਹੀਦੀਆਂ ਹਨ।
8. ਗਰਭਅਵਸਥਾ ਦੌਰਾਨ ਉਰਜਾ ਦੀਆਂ ਲੋੜਾਂ 2200 ਤੋਂ 2500 ਕੈਲੋਰੀ ਪ੍ਰਤਿਦਿਨ ਜਰੂਰਤ ਹੁੰਦੀ ਹੈ। ਇਸ ਸੰਬੰਧੀ ਸਿਹਤ ਸਿੱਖਿਆ ਦੇਣੀ ਚਾਹੀਦੀ ਹੈ।
9. ਗਰਭਵਤੀ ਕਿਸ਼ੋਰ ਲੜਕੀਆਂ ਨੂੰ ਠੀਕ ਤਰੀਕੇ ਨਾਲ ਕਸਰਤ ਅਤੇ ਆਰਾਮ ਕਰਨ ਬਾਰੇ ਜਾਣਕਾਰੀ ਦੇਣੀ ਚਾਹੀਦੀ ਹੈ।
10. ਗਰਭ ਅਵਸਥਾ ਦੌਰਾਨ ਕਿਸ਼ੋਰ ਯੁਵਤੀਆਂ ਨੂੰ ਸ਼ਰਾਬ, ਸਿਗਰੇਟ, ਕੋਕੀਨ, ਹੈਰੋਇਨ ਆਦਿ ਦੇ ਬੁਰੇ ਪ੍ਰਭਾਵ ਬਾਰੇ ਜਾਣੂ ਕਰਵਾਉਣਾ ਚਾਹੀਦਾ ਹੈ ਅਤੇ ਇਨ੍ਹਾਂ ਦੇ ਬੱਚੇ ਅਤੇ ਮਾਂ ਉਮਰ ਹੋਣ ਵਾਲੇ ਖਤਰਨਾਕ ਪ੍ਰਭਾਵ ਬਾਰੇ ਸਮਝਾਉਣਾ ਚਾਹੀਦਾ ਹੈ।
11. ਗਰਭਵਤੀ ਕਿਸ਼ੋਰ ਲੜਕੀਆਂ ਨੂੰ ਮਾਨਸਿਕ ਤੌਰ ਤੇ ਤੰਦਰੁਸਤ ਰੱਖਣ ਲਈ ਉਨ੍ਹਾਂ ਦੀ ਕੌਂਸਲਿੰਗ ਕਰਦੇ ਰਹਿਣਾ ਚਾਹੀਦਾ ਹੈ ਅਤੇ ਡਿਲਵਰੀ ਤੋਂ ਬਾਅਦ ਆਉਣ ਵਾਲੀਆਂ ਪਰਿਵਾਰਿਕ ਤਬਦੀਲੀਆਂ ਬਾਰੇ ਜਾਣਕਾਰੀ ਦੇਣੀ ਚਾਹੀਦੀ ਹੈ।

12. ਕਿਸ਼ੋਰ ਲੜਕੀਆਂ ਨੂੰ ਗਰਭ ਨਿਰੋਧਨ ਦੇ ਤਰੀਕਿਆਂ ਬਾਰੇ ਜਾਣਕਾਰੀ ਦਿੱਤੀ ਜਾਣੀ ਚਾਹੀਦੀ ਹੈ।
13. ਕਿਸ਼ੋਰ ਗਰਭਵਤੀ ਯੁਵਤੀਆਂ ਨੂੰ ਐਸ.ਟੀ.ਡੀ (ਸੈਕਸ ਦੁਆਰਾ ਫੈਲਣ ਵਾਲੀਆਂ ਬੀਮਾਰੀਆ) ਅਤੇ ਐਚ.ਆਈ.ਵੀ. (HIV) ਬਾਰੇ ਜਾਣਕਾਰੀ ਦੇਣੀ ਚਾਹੀਦੀ ਹੈ।
14. ਕਿਸ਼ੋਰ ਲੜਕੀਆਂ ਨੂੰ ਨਵਜਾਤ ਬੱਚੇ ਦੀ ਦੇਖਭਾਲ ਅਤੇ ਟੀਕਾਕਰਨ ਬਾਰੇ ਜਾਣਕਾਰੀ ਦਿੱਤੀ ਜਾਣੀ ਚਾਹੀਦੀ ਹੈ।
15. ਕਿਸ਼ੋਰ ਲੜਕੀਆਂ ਨੂੰ ਛਾਤੀ ਦਾ ਦੁੱਧ ਪਿਲਾਉਣ ਸੰਬੰਧੀ (ਬਰੈਸਟ ਫੀਡਿੰਗ) ਸੰਬੰਧੀ ਜਾਣਕਾਰੀ ਦਿੱਤੀ ਜਾਣੀ ਚਾਹੀਦੀ ਹੈ।
16. ਕਿਸ਼ੋਰ ਲੜਕੀਆਂ ਅਤੇ ਉਸਦੇ ਮਾਪਿਆ ਨੂੰ ਜਣੇਪੇ ਤੋਂ ਬਾਅਦ ਦੇਖਭਾਲ ਸੰਬੰਧੀ ਜਾਣਕਾਰੀ ਦਿੱਤੀ ਜਾਣੀ ਚਾਹੀਦੀ ਹੈ। ਉਹਨਾਂ ਨੂੰ ਜਣੇਪੇ ਤੋਂ ਬਾਅਦ ਕੀਤੀਆਂ ਜਾਣ ਵਾਲੀਆਂ ਕਸਰਤਾਂ ਬਾਰੇ ਜਾਣੂ ਕਰਵਾਉਣਾ ਚਾਹੀਦਾ ਹੈ।
17. ਗਰਭਅਵਸਥਾ ਦੌਰਾਨ ਕਿਸੇ ਕਿਸਮ ਦੀਆਂ ਕੋਈ ਵੀ ਦਵਾਈਆਂ ਨਹੀਂ ਲੈਣੀਆਂ ਚਾਹੀਦੀਆਂ ਕਿਉਂਕਿ ਦਵਾਈਆਂ ਨਾਲ ਬੱਚੇ ਉਪਰ ਨੁਕਸਾਨਦਾਇਕ ਪ੍ਰਭਾਵ ਪੈ ਸਕਦੇ ਹਨ।
18. ਕਿਸ਼ੋਰ ਲੜਕੀਆਂ ਦੀ ਵਧੀਆ ਤਰੀਕੇ ਨਾਲ ਦੇਖਭਾਲ ਕਰਨੀ ਚਾਹੀਦੀ ਹੈ ਤਾਕਿ ਉਹਨਾਂ ਨੂੰ ਭਵਿੱਖ ਵਿੱਚ ਕੋਈ ਮੁਸ਼ਕਿਲ ਪੇਸ਼ ਨਾ ਆਵੇ ਅਤੇ ਬਾਅਦ ਵਿੱਚ ਉਹ ਆਪਣੀ ਪੜ੍ਹਾਈ ਜਾਰੀ ਰੱਖ ਸਕਣ।
19. ਉਹਨਾਂ ਨੂੰ ਪੜ੍ਹਾਈ ਦੀ ਮਹੱਤਤਾ ਦੱਸਣੀ ਚਾਹੀਦੀ ਹੈ ਅਤੇ ਪੜ੍ਹਾਈ ਨੂੰ ਜਾਰੀ ਰੱਖਣ ਲਈ ਉਤਸਾਹਿਤ ਕੀਤਾ ਜਾਣਾ ਚਾਹੀਦਾ ਹੈ।

7.4.4 ਅਡੋਲੀਸੈਂਟ ਪ੍ਰੈਗਨੈਂਸੀ ਦੀ ਰੋਕਥਾਮ ਦੇ ਤਰੀਕੇ (ਪਰੀਵੈਨਸ਼ਨ ਆੱਫ ਅਡੋਲੀਸੈਂਟ ਪ੍ਰੈਗਨੈਂਸੀ)

ਅੱਜਕਲ ਬਹੁਤ ਸਾਰੇ ਕਿਸ਼ੋਰ ਦਾ ਸੈਕਸ ਸੰਬੰਧਿਤ ਕਿਰਿਆਵਾਂ ਵਿੱਚ ਹਿੱਸਾ ਲੈਣਾ ਆਮ ਗੱਲ ਹੈ। ਗਰਭ ਨਿਰੋਧਨ ਦੇ ਤਰੀਕਿਆਂ ਬਾਰੇ ਜਾਣਕਾਰੀ ਨਾ ਹੋਣ ਕਾਰਨ ਕਿਸ਼ੋਰ ਲੜਕੀਆਂ ਗਰਭਵਤੀ ਹੋ ਜਾਂਦੀਆ ਹਨ। ਕਿਸ਼ੋਰਾਂ ਨੂੰ sexually active ਹੋਣ ਤੋਂ ਪਹਿਲਾਂ ਉਹਨਾਂ ਦੇ ਸਰੀਰ ਅਤੇ ਉਸਦੇ ਕੰਮ, ਗਰਭਨਿਰੋਧਨ ਆਦਿ ਦੇ ਬਾਰੇ ਜਾਣਕਾਰੀ ਹੋਣੀ ਚਾਹੀਦੀ ਹੈ। ਕਿਸ਼ੋਰ ਅਵਸਥਾ ਦੌਰਾਨ ਗਰਭਧਾਰਨ ਨੂੰ ਹੇਠ ਲਿਖੇ ਤਰੀਕਿਆਂ ਨਾਲ ਰੋਕਿਆ ਜਾ ਸਕਦਾ ਹੈ।

1. ਕਿਸ਼ੋਰਾਂ ਨੂੰ ਸੈਕਸ ਸਿੱਖਿਆ ਦਿੱਤੀ ਜਾਣੀ ਚਾਹੀਦੀ ਹੈ। ਇਸ ਦੁਆਰਾ ਉਹਨਾਂ ਨੂੰ ਜਣਨ ਅੰਗ ਪ੍ਰਣਾਲੀ, ਸੈਕਸਿਊਅਲ ਵਿਕਾਸ, ਵਿਵਹਾਰ ਆਦਿ ਸੰਬੰਧੀ ਜਾਣਕਾਰੀ ਦਿੱਤੀ ਜਾਂਦੀ ਹੈ। ਇਸ ਜਾਣਕਾਰੀ ਦੁਆਰਾ ਉਹਨਾਂ ਦੀ ਸੈਕਸ ਸੰਬੰਧੀ ਸੋਚ ਸਕਾਰਤਮਕ ਬਣਾਈ ਜਾ ਸਕਦੀ ਹੈ ਅਤੇ ਗਰਭਧਾਰਨ ਰੋਕਿਆ ਜਾ ਸਕਦਾ ਹੈ।
2. ਮਾਪਿਆਂ ਨੂੰ ਸੈਕਸ ਸੰਬੰਧੀ ਗੱਲਾਂ ਤੇ ਆਪਣੇ ਬੱਚਿਆਂ ਨਾਲ ਖੁੱਲ ਦੇ ਗੱਲ ਕਰਨੀ ਚਾਹੀਦੀ ਹੈ ਤਾਕਿ ਬੱਚਿਆਂ ਵਿੱਚ ਕਿਸੇ ਵੀ ਤਰ੍ਹਾਂ ਦੀਆਂ ਗਲਤ ਧਾਰਨਾਵਾਂ ਨਾ ਪੈਦਾ ਹੋ ਸਕਣ।
3. ਸਕੂਲਾਂ ਵਿੱਚ ਸੈਕਸ ਸਿੱਖਿਆ ਦਾ ਵਿਸ਼ਾ ਲਾਜਮੀ ਹੋਣਾ ਚਾਹੀਦਾ ਹੈ।
4. ਕਿਸ਼ੋਰਾਂ ਨੂੰ ਸੁਰੱਖਿਅਤ ਸੈਕਸ ਬਾਰੇ ਜਾਣਕਾਰੀ ਦਿੱਤੀ ਜਾਣੀ ਚਾਹੀਦੀ ਹੈ।
5. ਕਿਸ਼ੋਰਾਂ ਨੂੰ ਗਰਭਧਾਰਨ ਤੋਂ ਬੱਚਣ ਲਈ ਗਰਭ ਨਿਰੋਧਕ ਤਰੀਕਿਆਂ ਬਾਰੇ ਜਾਣਕਾਰੀ ਦਿੱਤੀ ਜਾਣੀ ਚਾਹੀਦੀ ਹੈ।
6. ਕਿਸ਼ੋਰਾਂ ਨੂੰ ਸੰਭੋਗ ਨਾ ਕਰਨ ਲਈ ਸਲਾਹ ਦੇਣੀ ਚਾਹੀਦੀ ਹੈ। ਉਹਨਾਂ ਨੂੰ ਜਿੰਨੀ ਦੇਰ ਹੋ ਸਕੇ ਉਨੀ ਦੇਰ ਸੰਭੋਗ ਨਾ ਕਰਨ ਲਈ ਸਲਾਹ ਦੇਣੀ ਚਾਹੀਦੀ ਹੈ ਅਤੇ ਇਸਦੇ ਫਾਇਦਿਆਂ ਬਾਰੇ ਵੀ ਦੱਸਣਾ ਚਾਹੀਦਾ ਹੈ।
7. ਕਿਸ਼ੋਰਾਂ ਨੂੰ ਗਰਭ ਨਿਰੋਧਨ ਦੇ ਤਰੀਕਿਆਂ ਬਾਰੇ ਪੂਰੀ ਜਾਣਕਾਰੀ ਹੋਣੀ ਚਾਹੀਦੀ ਹੈ। ਉਹਨਾਂ ਨੂੰ ਗਰਭ ਨਿਰੋਧਕ ਗੋਲੀਆਂ, ਨਿਰੋਧ ਆਦਿ ਸਾਰੇ ਤਰੀਕਿਆ ਬਾਰੇ ਜਾਣਕਾਰੀ ਹੋਣੀ ਚਾਹੀਦੀ ਹੈ।
8. ਕਿਸ਼ੋਰ ਅਵਸਥਾ ਦੌਰਾਨ ਗਰਭਧਾਰਨ ਕਰਨ ਕਰਕੇ ਹੋਣ ਵਾਲੀਆਂ ਮੁਸ਼ਕਿਲਾਂ ਬਾਰੇ ਕਿਸ਼ੋਰ ਲੜਕੀਆਂ ਨੂੰ ਜਾਣਕਾਰੀ ਦੇ ਕੇ ਕਿਸ਼ੋਰ ਅਵਸਥਾ ਦੌਰਾਨ ਗਰਭਧਾਰਨ ਨੂੰ ਰੋਕਿਆ ਜਾ ਸਕਦਾ ਹੈ।

9. ਕਿਸ਼ੋਰਾਂ ਨੂੰ ਸੈਕਸ ਸੰਬੰਧਿਤ ਹੋਣ ਵਾਲੀਆਂ ਬਿਮਾਰੀਆਂ ਅਤੇ ਉਹਨਾਂ ਦੇ ਰੋਕਥਾਮ ਦੇ ਤਰੀਕਿਆ ਬਾਰੇ ਜਾਣਕਾਰੀ ਦਿੱਤੀ ਜਾਣੀ ਚਾਹੀਦੀ ਹੈ।
10. ਕਿਸ਼ੋਰ ਅਵਸਥਾ ਵਿੱਚ ਗਰਭਵਤੀ ਹੋਣ ਦੇ ਕਾਰਨ ਮਾਂ ਤੇ ਬੱਚਿਆਂ ਦੀ ਮੌਤ ਦਰ ਅਤੇ ਰੋਗਾਂ ਬਾਰੇ ਜਾਣਕਾਰੀ ਦੇ ਕੇ, ਕੁਝ ਹੱਦ ਤੱਕ ਇਸ ਘਟਨਾ ਨੂੰ ਰੋਕਿਆ ਜਾ ਸਕਦਾ ਹੈ।

ਕਿਸ਼ੋਰ ਅਵਸਥਾ ਦੌਰਾਨ ਗਰਭਧਾਰਨ ਦੀ ਰੋਕਥਾਮ ਲਈ ਪ੍ਰੋਗਰਾਮ

ਕਿਸ਼ੋਰ ਅਵਸਥਾ ਦੌਰਾਨ ਗਰਭਧਾਰਨ ਅਤੇ ਸੈਕਸ ਸੰਬੰਧਿਤ ਹੋਣ ਵਾਲੀਆਂ ਬੀਮਾਰੀਆਂ ਦੀ ਰੋਕਥਾਮ ਲਈ ਸੈਕਸ ਸਿਹਤ ਸਿੱਖਿਆ ਅਤੇ ਯੁਵਾ ਅਵਸਥਾ ਦੀ ਤਿਆਰੀ ਸੰਬੰਧੀ ਪ੍ਰੋਗਰਾਮ ਬਣਾਏ ਗਏ ਹਨ। ਜੋ ਕਿ ਹੇਠ ਲਿਖੇ ਹਨ :

1. **ਸਟੇਟ ਪਰਸਨਲ ਰਿਸਪਾੱਸੇਬਿਲੱਟੀ ਐਜ਼ਕੇਸ਼ਨ ਗ੍ਰਾਂਟ ਪ੍ਰੋਗਰਾਮ** (State personal responsibility education grant program) : ਇਹ ਪ੍ਰੋਗਰਾਮ ਵਿੱਚ ਕਿਸ਼ੋਰਾਂ ਵਿੱਚ ਗਰਭਧਾਰਨ ਨੂੰ ਰੋਕਣ ਲਈ ਅਤੇ ਸੰਭੋਗ ਕਿਰਿਆ ਨੂੰ ਕਿਸ਼ੋਰ ਅਵਸਥਾ ਵਿੱਚ ਨਾ ਕਰਨ ਕਈ ਪ੍ਰੋਤਸਾਹਿਤ ਕੀਤਾ ਜਾਂਦਾ ਹੈ। ਜਿਹੜੇ ਕਿਸ਼ੋਰ ਇਹਨਾਂ ਕਿਰਿਆਵਾਂ ਵਿੱਚ ਹਿੱਸਾ ਲੈਂਦੇ ਹਨ ਉਹਨਾਂ ਨੂੰ ਨਿਰੋਧ ਅਤੇ ਹੋਰ ਗਰਭਨਿਰੋਧਕ ਤਰੀਕਿਆ ਬਾਰੇ ਦੱਸਿਆ ਜਾਂਦਾ ਹੈ। ਇਸ ਵਿੱਚ ਕਿਸ਼ੋਰਾਂ ਨੂੰ ਸਿਹਤਮੰਦ ਰਿਸ਼ਤਿਆਂ ਅਤੇ ਗਰਭਨਿਰੋਧਨ ਬਾਰੇ ਜਾਣਕਾਰੀ ਦੇਣ ਦੇ ਨਾਲ ਨਾਲ ਮਾਤਾ ਪਿਤਾ ਨੂੰ ਬੱਚਿਆਂ ਨਾਲ ਖੁੱਲ ਕੇ ਗੱਲ ਕਰਨ ਦੇ ਫਾਇਦਿਆਂ ਬਾਰੇ, ਬੱਚਿਆਂ ਨੂੰ ਪੜ੍ਹਾਈ ਅਤੇ ਉਹਨਾਂ ਦੀ ਭਵਿੱਖ ਵਿੱਚ ਸਫਲਤਾ ਹਾਸਿਲ ਕਰਨ ਦੇ ਤਰੀਕਿਆਂ ਬਾਰੇ ਜਾਣਕਾਰੀ ਦਿੱਤੀ ਜਾਂਦੀ ਹੈ। ਇਸ ਪ੍ਰੋਗਰਾਮ ਵਿੱਚ ਜਿਆਦਾਤਰ 10-19 ਸਾਲ ਦੇ ਕਿਸ਼ੋਰਾਂ, ਗਰਭਵਤੀ ਮਹਿਲਾਵਾਂ ਅਤੇ 21 ਸਾਲ ਤੋਂ ਘੱਟ ਉਮਰ ਦੀਆਂ ਮਾਵਾਂ ਨੂੰ ਸੇਵਾਵਾਂ ਪ੍ਰਦਾਨ ਕੀਤੀਆਂ ਜਾਂਦੀਆਂ ਹਨ।
2. **ਟਰਾਇਬਲ ਪਰਸਨਲ ਰਿਸਪਾੱਸੇਬਿਲਟੀ ਐਜੂਕੇਸ਼ਨ ਗ੍ਰਾਂਟ ਪ੍ਰੋਗਰਾਮ** (Tribal personal responsibility education grant program) : ਇਸ ਪ੍ਰੋਗਰਾਮ ਵਿੱਚ ਵੀ ਸਟੇਟ ਪਰਸਨਲ ਰਿਸਪਾੱਸੇਬਿਲਟੀ ਐਜੁਕੇਸ਼ਨ ਗ੍ਰਾਂਟ ਪ੍ਰੋਗਰਾਮ ਵਾਂਗ ਹੀ ਕਿਸ਼ੋਰਾਂ ਅਵਸਥਾ ਵਿੱਚ ਗਰਭਧਾਰਨ ਨੂੰ ਰੋਕਣ ਲਈ ਸੇਵਾਵਾਂ ਪ੍ਰਦਾਨ ਕੀਤੀਆਂ ਜਾਂਦੀਆਂ ਹਨ। ਇਹ ਸੇਵਾਵਾਂ ਕਬੀਲਿਆਂ ਨੂੰ ਪ੍ਰਦਾਨ ਕੀਤੀਆਂ ਜਾਂਦੀਆਂ ਹਨ। ਉਹਨਾਂ ਨੂੰ ਇਸ ਲਈ ਆਰਥਿਕ ਸਹਾਇਤਾ ਦਿੱਤੀ ਜਾਂਦੀ ਹੈ।
3. **ਪਰਸਨਲ ਰਿਸਪਾੱਸੇਬਿਲਿਟੀ ਐਜੁਕੇਸ਼ਨ ਇੰਨੋਵੇਟਿਵ ਸਟਰੈਟਜ਼ੀਸ ਗ੍ਰਾਂਟ ਪ੍ਰੋਗਰਾਮ** (Personal responsibility education innovative strategies grant program) : ਇਹ ਪ੍ਰੋਗਰਾਮ ਦੁਆਰਾ ਉਹਨਾਂ ਸੰਸਥਾਵਾਂ ਨੂੰ ਆਰਥਿਕ ਸਹਾਇਤਾ ਜਾਂ ਗ੍ਰਾਂਟ ਦਿੱਤੀ ਜਾਂਦੀ ਹੈ ਜੋ ਕਿ (10-19 ਸਾਲ) ਦੇ ਕਿਸ਼ੋਰਾਂ ਵਿੱਚ ਗਰਭਧਾਰਨ ਨੂੰ ਰੋਕਣ, ਪੇਂਡੂ ਇਲਾਕਿਆਂ ਵਿੱਚ, ਉਹ ਖੇਤਰ ਜਿਸ ਵਿੱਚ ਕਿਸ਼ੋਰਾਂ ਵਿੱਚ ਗਰਭਧਾਰਨ ਜਿਆਦਾ ਹੈ; ਉਹਨਾਂ ਵਿੱਚ ਗਰਭਧਾਰਨ ਨੂੰ ਰੋਕਣ ਵਾਸਤੇ ਨਵੀਆਂ ਯੋਜਨਾਵਾਂ ਨਾਲ ਕੰਮ ਕਰਦੀਆਂ ਹਨ। ਇਸ ਵਿੱਚ ਵੀ 21 ਸਾਲ ਤੋਂ ਘੱਟ ਉਮਰ ਦੀਆਂ ਮਾਵਾਂ, ਕਿਸ਼ੋਰ, ਪੇਂਡੂ ਇਲਾਕੇ ਆਦਿ ਨੂੰ ਸੇਵਾਵਾਂ ਪ੍ਰਦਾਨ ਕੀਤੀਆਂ ਜਾਂਦੀਆਂ ਹਨ।
4. **ਸਟੇਟ ਐਬਸਟੀਨੈਂਸ ਗ੍ਰਾਂਟ ਪ੍ਰੋਗਰਾਮ** (State abstinence grant program) : ਇਹ ਪ੍ਰੋਗਰਾਮ ਕਿਸ਼ੋਰਾਂ ਨੂੰ ਸੰਭੋਗ ਤੋਂ ਪਰਹੇਜ ਕਰਕੇ ਹੋਣ ਵਾਲੇ ਸਮਾਜਿਕ, ਮਨੋਵਿਗਿਆਨਕ ਸਿਹਤ ਫਾਇਦਿਆ ਬਾਰੇ ਸਿਹਤ ਸਿੱਖਿਆ ਦਿੰਦੀ ਹੈ। ਇਸ ਪ੍ਰੋਗਰਾਮ ਦਾ ਮੁੱਖ ਮੰਤਵ ਜਿਆਦਾ (ਰਿਸਕ) ਵਾਲੇ ਕਿਸ਼ੋਰਾਂ ਨੂੰ ਗਰਭਧਾਰਨ ਤੋਂ ਰੋਕਣਾ ਹੈ। ਇਹ ਪ੍ਰੋਗਰਾਮ ਐਬਸਟੀਨੈਸ ਐਜੁਕੇਸ਼ਨ ਪ੍ਰੋਗਰਾਮ (ਸੈਕਸ ਸੰਬੰਧਿਤ ਕਿਰਿਆਵਾਂ ਤੋਂ ਪਰਹੇਜ ਕਰਨ ਦੇ ਸੰਬੰਧਿਤ ਸਿਹਤ ਸਿੱਖਿਆ ਪ੍ਰੋਗਰਾਮ) ਚਲਾਉਂਦਾ ਹੈ। ਜਿਸ ਵਿੱਚ ਕਿਸ਼ੋਰਾਂ ਨੂੰ ਦੋਸਤਾਂ ਮਿੱਤਰਾਂ ਦੇ ਦਬਾਅ ਤੋਂ ਬਚਣ ਅਤੇ ਸੈਕਸ ਸੰਬੰਧਿਤ ਹੋਣ ਵਾਲੀਆਂ ਬੀਮਾਰੀਆਂ ਨੂੰ ਬੱਚਣ ਲਈ ਜਾਣਕਾਰੀ ਦਿੱਤੀ ਜਾਂਦੀ ਹੈ।

7.4.5 ਕਿਸ਼ੋਰ ਅਵਸਥਾ ਦੌਰਾਨ ਗਰਭਪਾਤ (ਅਡੋਲੀਸੈਂਟ ਅਬੋਰਸ਼ਨ)

ਕਿਸ਼ੋਰ ਲੜਕੀਆਂ ਵਿੱਚ ਗਰਭਪਾਤ ਦਾ ਮੁੱਖ ਕਾਰਨ ਘੱਟ ਉਮਰ ਵਿੱਚ ਗਰਭਧਾਰਨ ਕਰਨਾ ਹੈ। ਕਿਸ਼ੋਰ ਅਵਸਥਾ ਵਿੱਚ ਹੋਣ ਵਾਲੀਆਂ ਬਹੁਤ ਸਾਰੀਆਂ ਪ੍ਰੈਗਨੇਂਸੀਆਂ ਨੂੰ ਗਰਭਪਾਤ ਦੁਆਰਾ ਹੀ ਸੁਲਝਾਇਆ ਜਾ ਸਕਦਾ ਹੈ। ਸਾਰੇ ਡਾਕਟਰਾਂ ਨੂੰ ਗਰਭਪਾਤ ਕਰਨ ਦਾ ਅਧਿਕਾਰ ਪ੍ਰਾਪਤ ਨਹੀਂ ਹੈ। ਇਹ ਇੱਕ ਰਜਿਸਟਰਡ ਮੈਡੀਕਲ ਪਰੈਕਟੀਸ਼ਨਰ ਜਿਸਨੂੰ ਗਾਈਨਾਕੋਲੋਜੀ ਵਿੱਚ ਤਜਰਬਾ ਹੋਵੇ ਉਹ ਹੀ ਗਰਭਪਾਤ, ਕਰ ਸਕਦਾ ਹੈ।

ਗਰਭਪਾਤ ਕਿਸ ਸਮੇਂ ਕਰਨਾ ਚਾਹੀਦਾ ਹੈ :

1. ਗਰਭ 12 ਹਫਤੇ ਤੋਂ ਉਪਰ ਨਹੀਂ ਹੋਣਾ ਚਾਹੀਦਾ।
2. ਜੇ ਗਰਭ 12 ਹਫਤੇ ਤੋਂ ਉਪਰ ਹੋਵੇ ਪਰੰਤੂ 20 ਹਫਤੇ ਤੋਂ ਘੱਟ ਗੋਵੇ ਤਾਂ ਦੋ ਰਜਿਸਟਰਡ ਮੈਡੀਕਲ ਪ੍ਰੈਕਟੀਸ਼ਨਰ ਦੀ ਸਲਾਹ ਨਾਲ ਗਰਭਪਾਤ ਕੀਤਾ ਜਾਣਾ ਚਾਹੀਦਾ ਹੈ।

ਗਰਭਪਾਤ ਕਰਨ ਦੇ ਤਰੀਕੇ : ਇਹ ਚਾਰ ਤਰੀਕਿਆਂ ਨਾਲ ਕੀਤਾ ਜਾਂਦਾ ਹੈ।

1. **ਮੈਨਸਟਰੂਲ ਰੈਗੂਲੇਸ਼ਨ** : ਇਸ ਵਿੱਚ ਸਰਿੰਜ ਦੁਆਰਾ ਬੱਚੇਦਾਨੀ ਦੇ ਅੰਦਰ ਗਰਭ ਦੇ ਮਾਦੇ ਨੂੰ ਬਾਹਰ ਕੱਢਿਆ ਜਾਂਦਾ ਹੈ ਇਹ ਤਰੀਕਾ 6 ਦਿਨਾਂ ਦੇ ਗਰਭ ਤੋਂ ਲੈ ਕੇ 14 ਦਿਨਾਂ ਦੇ ਗਰਭ ਤੱਕ ਵਰਤਿਆ ਜਾਂਦਾ ਹੈ।
2. **ਡਾਇਲਾਟੇਸ਼ਨ ਐਂਡ ਕਿਊਰੇਟੇਜ** : ਇਹ ਤਰੀਕੇ ਤਿੰਨ ਮਹੀਨੇ ਦੇ ਗਰਭ ਤੱਕ ਲਈ ਵਰਤਿਆ ਜਾਂਦਾ ਹੈ। ਇਸ ਵਿੱਚ ਪਹਿਲਾਂ ਸਰਵਿਕਸ (ਬੱਚੇਦਾਨੀ ਦਾ ਹੇਠਲਾ ਹਿੱਸਾ) ਨੂੰ ਡਾਇਲੇਟ (ਫੈਲਾ ਕੇ ਜਾਂ ਖੋਲ ਕੇ) ਕਰਦੇ ਹਨ ਅਤੇ ਫਿਰ ਗਰਭ ਦੇ ਉਤਪਾਦ ਨੂੰ ਕੱਢਿਆ ਜਾਂਦਾ ਹੈ (ਇਵੇਕੁਇਸ਼ਨ) ਅਤੇ ਬਾਅਦ ਵਿੱਚ ਖੁਰਚ ਖੁਰਚ ਕੇ ਬੱਚੀਆਂ ਹੋਈਆਂ ਝਿੱਲੀਆਂ ਜਿਹੜੀਆਂ ਬੱਚੇਦਾਨੀ ਨਾਲ ਚਿਪਕੀਆਂ ਹੋਈਆਂ ਹਨ, ਉਨਾਂ ਨੂੰ ਕੱਢਿਆ ਜਾਂਦਾ ਹੈ।
3. **ਹਾਈਪਰਟਾਨਿਕ ਸੇਲਾਇਨ ਇਨਫਿਊਜ਼ਨ** : ਇਹ ਸਲਊਸ਼ਨ (ਘੋਲ) ਤਿੰਨ ਮਹੀਨੇ ਦੇ ਗਰਭ ਤੋਂ 6 ਮਹੀਨੇ ਦੇ ਗਰਭ ਲਈ ਵਰਤਿਆ ਜਾਂਦਾ ਹੈ।
4. **ਦਵਾਈਆਂ ਨਾਲ (ਮੈਡੀਕਲ ਤਰੀਕੇ)** : ਇਸ ਵਿੱਚ ਪ੍ਰੋਜੈਸਟੀਰੋਨ 600 ਮਿਲੀਗ੍ਰਾਮ ਇਕੋ ਵਾਰੀ ਦਿੰਦੇ ਹਨ ਜਿਸਦੇ ਨਾਲ 35 ਘੰਟਿਆਂ ਵਿੱਚ ਗਰਭਪਾਤ ਹੋ ਜਾਂਦਾ ਹੈ।

- ਜੇ ਉਪਰਲੇ ਤਰੀਕੇ ਨਾਲ ਨਾ ਹੋਵੇ ਤਾਂ ਪਰੋਸਟਾਗਲੈਨਡਿਨ ਈ-1 ਮਿਥਾਈਲਐਸਰ ਪੈਸਰੀ ਇੱਕ ਮਿਲੀਗ੍ਰਾਮ ਯੋਨੀ ਵਿੱਚ ਰੱਖਦੇ ਹਨ ਤਾਕਿ ਕਿਰਿਆ ਪੂਰੀ ਹੋ ਜਾਵੇ।
- ਇਹ ਤਰੀਕਾ ਤਾਂ ਵਰਤਦੇ ਹਨ ਜਦੋਂ ਗਰਭ 9 ਹਫਤਿਆਂ ਦਾ ਹੋਵੇ।
- ਜੇ ਗਰਭ 8 ਹਫਤਿਆਂ ਦਾ ਹੋਵੇ ਤੇ ਮੀਥੋਟਰੈਕਜ਼ੇਟ ਇੰਟਰ ਮਸਕੁਲਲਰਲੀ ਦਿੰਦੇ ਹਨ ਜਿਸ ਦੇ ਬਾਅਦ ਪਰੋਸਟਾਗਲੈਡਿਨ ਈ-1 ਯੋਨੀ ਵਿੱਚ ਰੱਖਦੇ ਹਨ। ਇਸ ਦੇ ਨਾਲ 3-4 ਘੰਟਿਆਂ ਵਿੱਚ ਗਰਭਪਾਤ ਹੋ ਜਾਂਦਾ ਹੈ।

7.4.6 ਗਰਭਪਾਤ ਦੀਆਂ ਕੰਪਲੀਕੇਸ਼ਨਾਂ

ਗਰਭਪਾਤ ਦੇ ਕਾਰਨ ਕਿਸ਼ੋਰ ਲੜਕੀਆਂ ਨੂੰ ਹੇਠ ਲਿਖੀਆ ਕੰਪਲੀਕੇਸ਼ਨਾਂ ਦਾ ਸਾਹਮਣਾ ਕਰਨਾ ਪੈਂਦਾ ਹੈ।

1. ਯੂਟਰਾਈਨ ਪਰਫੋਰੇਸ਼ਨ (ਬੱਚੇਦਾਨੀ ਵਿੱਚ ਛੇਦ)
2. ਗਰਭ ਦੇ ਭਾਗ ਬੱਚੇਦਾਨੀ ਵਿੱਚ ਅੰਦਰ ਹੀ ਰਹਿ ਜਾਣ
3. ਪੈਲਵਿਸ ਦਾ ਲਾਗ
4. ਹੈਮਰੇਜ਼ (ਖੂਨ ਦਾ ਵਹਾਅ ਬਹੁਤ ਜਿਆਦਾ ਹੁੰਦਾ ਹੈ)
5. ਸੱਟਾਂ ਆਦਿ ਲੱਗ ਸਕਦੀਆਂ ਹਨ

6. ਬਾਂਝਪਣ
7. ਸੈਪਟੀਸੀਆ
8. ਮਾਨਸਿਕ ਤਣਾਉ
9. ਸਕੈਨਡਰੀ ਇੰਨਫਰਵਿਲਿਟੀ (ਟਿਊਬਾਂ ਦੇ ਬੰਦ ਹੋਣ ਨਾਲ)।
10. ਲੰਬੇ ਸਮੇਂ ਲਈ ਪਿੱਠ ਵਿੱਚ ਦਰਦ ਅਤੇ ਪੈਲਵਿਸ ਵਿੱਚ ਦਰਦ।

7.5 ਪਰਿਵਾਰਿਕ ਜੀਵਨ ਦੀ ਤਿਆਰੀ : ਵਿਆਹ ਤੋਂ ਪਹਿਲਾਂ ਹੋਣ ਵਾਲੀ ਕੌਂਸਲਿੰਗ (ਪਰੀਪਿਅਰਿੰਗ ਫਾੱਰ ਫੈਮਿਲੀ ਲਾਇਫ : ਪਰੀਮਰਾਈਟਲ ਕੌਂਸਲਿੰਗ)

ਵਿਆਹ ਤੋਂ ਪਹਿਲਾਂ ਕੌਸਲਿੰਗ ਦੇਣ ਦਾ ਮੁੱਖ ਮੰਤਵ ਜੋੜਿਆਂ ਨੂੰ ਵਿਆਹ ਲਈ ਤਿਆਰ ਕਰਨਾ ਹੈ। ਇਹ ਕੌਂਸਲਿੰਗ ਇਹਨਾਂ ਜੋੜਿਆਂ ਨੂੰ ਵਧੀਆ ਅਤੇ ਸਤੰਸ਼ੁਟ ਅਤੇ ਸਿਹਤਮੰਦ ਰਿਸ਼ਤਾ ਬਣਾਉਣ ਵਿੱਚ ਮਦਦ ਕਰਦੀ ਹੈ। ਵਿਆਹ ਤੋਂ ਪਹਿਲਾਂ ਹੋਣ ਵਾਲੀ ਕੌਂਸਲਿੰਗ ਦੁਆਰਾ ਜੋੜਿਆਂ ਨੂੰ ਇੱਕ ਦੂਸਰੇ ਦੀਆਂ ਕਮੀਆਂ ਦਾ ਪਹਿਲੇ ਪਤਾ ਲੱਗ ਜਾਂਦਾ ਹੈ ਜੋ ਕਮੀਆਂ ਭਵਿੱਖ ਵਿੱਚ ਮੁਸ਼ਕਿਲਾਂ ਬਣ ਸਕਦੀਆਂ ਹਨ।

ਵਿਆਹ ਤੋਂ ਪਹਿਲਾਂ ਕੌਂਸਲਿੰਗ (ਪਰੀਮਰਾਇਟਲ ਕੌਂਸਲਿੰਗ) ਜਿਆਦਾਤਰ ਥੈਰਾਪਿਸਟ ਦੁਆਰਾ ਦਿੱਤੀ ਜਾਂਦੀ ਹੈ ਜਿਨਾਂ ਨੇ ਇਸਦੇ ਲਈ ਲੋੜੀਂਦੀ ਪੜਾਈ ਕੀਤੀ ਹੋਵੇ। ਵਿਆਹ ਤੋਂ ਪਹਿਲਾਂ ਪਰਿਵਾਰਿਕ ਜੀਵਨ ਸਿੱਖਿਆ ਵਿੱਚ ਹੇਠ ਲਿਖੇ ਪੱਖਾਂ ਉਪਰ ਕੌਂਸਲਿੰਗ ਕੀਤੀ ਜਾ ਸਕਦੀ ਹੈ :

1. ਕੌਂਸਲਿੰਗ ਦੁਆਰਾ ਲੜਕੇ ਲੜਕੀਆਂ ਨੂੰ ਉਹਨਾਂ ਦੀਆਂ ਇੱਕ ਦੂਸਰੇ ਬਾਰੇ ਉਮੀਦਾਂ ਬਾਰੇ ਪੁਛਿਆਂ ਜਾਂਦਾ ਹੈ। ਇਹਨਾਂ ਉਪਰ ਖੁੱਲ ਕੇ ਵਿਚਾਰ ਵਟਾਦਰਾ ਕੀਤਾ ਜਾਂਦਾ ਹੈ ਜਿਸ ਕਾਰਨ ਭਵਿੱਖ ਵਿੱਚ ਮੁਸਕਿਲਾਂ ਨਹੀਂ ਆਉਦੀਆਂ।
2. ਕੌਂਸਲਿੰਗ ਦੁਆਰਾ ਪ੍ਰਜਣਨ ਕਿਰਿਆ ਬਾਰੇ ਲੜਕੇ ਅਤੇ ਲੜਕੀਆਂ ਨੂੰ ਵਿਆਹ ਤੋਂ ਪਹਿਲਾਂ ਹੀ ਜਾਣਕਾਰੀ ਦਿੱਤੀ ਜਾਂਦੀ ਹੈ।
3. ਵਿਆਹ ਤੋਂ ਪਹਿਲਾਂ ਕੌਂਸਲਿੰਗ ਦੌਰਾਨ ਲੜਕੇ ਅਤੇ ਲੜਕੀਆਂ ਨੂੰ ਜੀਵਨ ਵਿੱਚ ਆਉਣ ਵਾਲੀਆਂ ਤਬਦੀਲੀਆਂ ਬਾਰੇ ਜਾਣੂੰ ਕਰਵਾਇਆ ਜਾਂਦਾ ਹੈ।
4. ਵਿਆਹ ਤੋਂ ਪਹਿਲਾਂ ਕੌਂਸਲਿੰਗ ਦੌਰਾਨ ਜੋੜੇ ਨੂੰ ਜਣਨ ਪ੍ਰਣਾਲੀ ਦੀਆਂ ਬਿਮਾਰੀਆਂ, ਸੈਕਸ ਸੰਬੰਧਿਤ ਹੋਣ ਵਾਲੀਆਂ ਬੀਮਾਰੀਆਂ ਜਿਵੇਂ ਐਚ.ਆਈ.ਵੀ. (HIV) ਅਤੇ ਏਡਸ (AIDS) ਬਾਰੇ ਜਾਣਕਾਰੀ ਪ੍ਰਦਾਨ ਕੀਤੀ ਜਾਂਦੀ ਹੈ।
5. ਕੌਂਸਲਿੰਗ ਦੌਰਾਨ ਜੋੜੇ ਨੂੰ ਬਹੁਤ ਸਾਰੇ ਸਵਾਲ ਪੁੱਛੇ ਜਾਂਦੇ ਹਨ। ਜਿਸ ਕਾਰਨ ਉਹਨਾਂ ਨੂੰ ਇੱਕ ਦੂਸਰੇ ਦੀਆਂ ਕਮੀਆਂ ਬਾਰੇ ਪਤਾ ਲੱਗਦਾ ਹੈ।
6. ਕੌਂਸਲਿੰਗ ਦੌਰਾਨ ਜੋੜੇ ਨੂੰ ਇੱਕ ਦੂਸਰੇ ਨੂੰ ਜਿਆਦਾ ਸਮਝਣ ਦਾ ਮੌਕਾ ਮਿਲਦਾ ਹੈ ਅਤੇ ਉਹਨਾਂ ਵਿੱਚ ਆਪਸੀ ਤਾਲਮੇਲ ਵੱਧਦਾ ਹੈ।
7. ਕੌਂਸਲਿੰਗ ਦੌਰਾਨ ਜੋੜੇ ਨੂੰ ਇੱਕ ਦੂਸਰੇ ਨਾਲ ਗੱਲਬਾਤ ਕਰਨ ਦਾ ਮੌਕਾ ਮਿਲਦਾ ਹੈ ਅਤੇ ਉਹਨਾਂ ਨੂੰ ਇੱਕ ਦੂਸਰੇ ਦੇ ਗੱਲਬਾਤ ਕਰਨ ਦੇ ਤਰੀਕੇ ਬਾਰੇ ਪਤਾ ਲੱਗਦਾ ਹੈ ਜੋ ਉਹਨਾਂ ਦੀ ਵਿਆਹੁਤਾ ਜਿੰਦਗੀ ਲਈ ਲਾਭਦਾਇਕ ਹੁੰਦਾ ਹੈ।
8. ਕੌਂਸਲਿੰਗ ਦੌਰਾਨ ਜੋੜੇ ਨੂੰ ਆਉਣ ਵਾਲੀ ਜਿੰਦਗੀ ਦੇ ਉਦੇਸਾਂ ਬਾਰੇ ਪੁਛਿਆ ਜਾਂਦਾ ਹੈ ਅਤੇ ਜੋੜੇ ਨੂੰ ਇੱਕ ਦੂਸਰੇ ਦੇ ਉਦੇਸ਼ਾ ਬਾਰੇ ਪਤਾ ਲੱਗ ਜਾਂਦਾ ਹੈ। ਜਿਸ ਨਾਲ ਵਿਆਹ ਤੋਂ ਬਾਅਦ ਤਾਲਮੇਲ ਨਾਲ ਕੰਮ ਕਰਕੇ ਉਹਨਾਂ ਉਦੇਸ਼ਾਂ ਨੂੰ ਹਾਸਿਲ ਕਰਨ ਦੀ ਕੋਸ਼ਿਸ਼ ਕਰਦੇ ਹਨ।
9. ਕੌਂਸਲਿੰਗ ਦੌਰਾਨ ਹਰ ਇੱਕ ਵਿਸ਼ੇ ਤੇ ਵਿਚਾਰ ਵਿਟਾਂਦਰਾ ਕੀਤਾ ਜਾਂਦਾ ਹੈ। ਜਿਸ ਕਾਰਨ ਰਿਸ਼ਤਾ ਮਜਬੂਤ ਬਣਦਾ ਹੈ।

7.6 ਫੀਮੇਲ ਹੈਲਥ ਵਰਕਰ ਏ.ਐਨ.ਐਮ. ਦਾ ਰੋਲ

ਕਿਸ਼ੋਰ ਲੜਕੀਆਂ ਦੀ ਉਚਿਤ ਦੇਖਭਾਲ, ਉਨਾਂ ਦੀ ਸਿਹਤ, ਪ੍ਰਜਣਨ ਸੰਬੰਧੀ ਅਤੇ ਸਿਹਤ ਸੰਬੰਧੀ ਸਮੱਸਿਆਵਾਂ ਦੇ ਹੱਲ ਸੰਬੰਧੀ ਏ.ਐਨ.ਐਮ./ਫੀਮੇਲ ਹੈਲਥ ਵਰਕਰ ਦੀ ਭੂਮਿਕਾ ਬਹੁਤ ਮਹੱਤਵਪੂਰਨ ਹੈ। ਏ.ਐਨ.ਐਮ. ਜਾਂ ਫੀਮੇਲ ਹੈਲਥ ਵਰਕਰ ਨੂੰ ਸਮਾਜ ਵਿੱਚ ਕਿਸ਼ੋਰ ਲੜਕੀਆਂ ਦੇ ਮਾਰਗਦਰਸ਼ਨ ਅਤੇ ਉਹਨਾਂ ਦੀਆਂ ਸਿਹਤ ਸੰਬੰਧੀ ਸਮੱਸਿਆਵਾਂ ਨੂੰ ਹੱਲ ਕਰਨ ਅਤੇ ਰੋਕਥਾਮ ਲਈ ਹੇਠ ਲਿਖੇ ਕੰਮ ਕਰਨੇ ਚਾਹੀਦੇ ਹਨ :

1. ਕਿਸ਼ੋਰ ਲੜਕੀਆਂ ਨੂੰ ਨਿੱਜੀ ਸਾਫ ਸਫਾਈ, ਮਹਾਵਾਰੀ ਅਤੇ ਮਹਾਵਾਰੀ ਦੌਰਾਨ ਸਾਫ ਸਫਾਈ ਬਾਰੇ ਜਾਣਕਾਰੀ ਦਿੰਦੀ ਹੈ।
2. ਏ.ਐਨ.ਐਮ. ਕਿਸ਼ੋਰ ਲੜਕੀਆਂ ਨੂੰ ਉਹਨਾਂ ਦੀ ਸਿਹਤ ਅਤੇ ਸਿਹਤ ਸੰਬੰਧੀ ਹੋਣ ਵਾਲੀਆਂ ਸਮੱਸਿਆਵਾਂ ਬਾਰੇ ਜਾਣੂ ਕਰਵਾਉਂਦੀ ਹੈ ਅਤੇ ਉਹਨਾਂ ਦਾ ਇਲਾਜ ਅਤੇ ਰੋਕਥਾਮ ਵੀ ਕਰਦੀ ਹੈ।
3. ਏ.ਐਨ.ਐਮ. ਕਿਸ਼ੋਰ ਲੜਕੀਆਂ ਨੂੰ ਕਿਸ਼ੋਰ ਅਵਸਥਾ ਦੌਰਾਨ ਹੋਣ ਵਾਲੇ ਸਰੀਰਕ ਅਤੇ ਮਾਨਸਿਕ ਬਦਲਾਅ ਬਾਰੇ ਜਾਣਕਾਰੀ ਦਿੰਦੀ ਹੈ।
4. ਵਿਆਹ ਤੋਂ ਪਹਿਲਾਂ ਉਹ ਕਿਸ਼ੋਰ ਲੜਕੀਆਂ ਦੀ ਕੌਂਸਲਿੰਗ ਕਰਦੀ ਹੈ ਤਾਕਿ ਉਹਨਾਂ ਨੂੰ ਮੁਸ਼ਕਿਲਾਂ ਦਾ ਸਾਹਮਣਾ ਨਾ ਕਰਨਾ ਪਵੇ।
5. ਕਿਸ਼ੋਰ ਲੜਕੀਆਂ ਨੂੰ ਸੈਕਸ ਅਤੇ ਸੈਕਸ ਸੰਬੰਧੀ ਹੋਣ ਵਾਲੀਆਂ ਬਿਮਾਰੀਆਂ ਬਾਰੇ ਜਾਣੂ ਕਰਵਾਉਂਦੀ ਹੈ। ਉਹਨਾਂ ਨੂੰ ਗਰਭ ਨਿਰੋਧਨ ਦੇ ਤਰੀਕਿਆਂ ਬਾਰੇ ਦਸੱਦੀ ਹੈ।
6. ਏ.ਐਨ.ਐਮ. ਕਿਸ਼ੋਰ ਲੜਕੀਆਂ ਨੂੰ ਪੌਸ਼ਟਿਕ ਆਹਾਰ ਲੈਣ ਬਾਰੇ ਅਤੇ ਉਹਨਾਂ ਦੀਆਂ ਪੋਸ਼ਕ ਤੱਤਾਂ ਦੀਆਂ ਜਰੂਰਤਾਂ ਬਾਰੇ ਜਾਣਕਾਰੀ ਦਿੰਦੀ ਹੈ।
7. ਏ.ਐਨ.ਐਮ. ਕਿਸ਼ੋਰ ਲੜਕੀਆਂ ਦੇ ਮਾਤਾ-ਪਿਤਾ ਨੂੰ ਛੋਟੀ ਉਮਰ ਵਿੱਚ ਹੋਣ ਵਾਲੇ ਵਿਆਹ ਕਾਰਨ ਹੋਣ ਵਾਲੀਆਂ ਸਮੱਸਿਆਵਾਂ ਅਤੇ ਪਰੇਸ਼ਾਨੀਆਂ ਬਾਰੇ ਦੱਸਦੀ ਹੈ। ਉਹ ਕਿਸ਼ੋਰ ਲੜਕੀਆਂ ਦੇ ਮਾਤਾ ਪਿਤਾ ਨੂੰ ਛੋਟੀ ਉਮਰ ਵਿਆਹ ਦੇ ਦੁਸ਼ਟ ਪ੍ਰਭਾਵਾਂ ਬਾਰੇ ਦੱਸਦੇ ਹੋਏ ਉਨਾਂ ਨੂੰ ਸਹੀ ਉਮਰ ਵਿੱਚ ਲੜਕੀਆਂ ਦਾ ਵਿਆਹ ਕਰਨ ਦੀ ਸਲਾਹ ਦਿੰਦੀ ਹੈ।
8. ਫੀਮੇਲ ਹੈਲਥ ਵਰਕਰ ਜੱਚਾ ਬੱਚਾ ਦੀ ਸਾਂਭ ਸੰਭਾਲ ਅਤੇ ਬੱਚਿਆਂ ਦੀ ਸੰਭਾਲ ਸੰਬੰਧੀ ਰਿਕਾਰਡ ਤਿਆਰ ਕਰਦੀ ਹੈ ਅਤੇ ਪਲਾਨਿੰਗ ਵਿੱਚ ਇਨਾਂ ਦੀ ਵਰਤੋਂ ਕਰਦੀ ਹੈ।
9. ਕਿਸ਼ੋਰ ਗਰਭਵਤੀ ਲੜਕੀਆਂ ਦੀ ਗਰਭ ਅਵਸਥਾ ਦੌਰਾਨ ਉਹਨਾਂ ਦੇਖਭਾਲ ਕਰਦੀ ਹੈ ਅਤੇ ਰਜਿਸਟ੍ਰੇਸ਼ਨ ਕਰਦੀ ਹੈ।
10. ਈ.ਐਨ.ਐਮ. ਕਿਸ਼ੋਰ ਗਰਭਵਤੀ ਲੜਕੀਆਂ ਦਾ ਟੀਕਾਕਰਣ ਕਰਦੀ ਹੈ ਅਤੇ ਆਇਰਨ ਅਤੇ ਫੋਲਿਕ ਐਸਿਡ ਦੀਆਂ ਗੋਲੀਆਂ ਦਾ ਵਿਤਰਨ ਕਰਦੀ ਹੈ।

REVIEW QUESTIONS

Short answer questions:

Q1. ਮਹਾਵਾਰੀ ਕੀ ਹੈ?

Hint: 7.1 ਵੇਖੋ।

Q2. ਮਹਾਵਾਰੀ ਦੌਰਾਨ ਕਿਹੜੀਆਂ ਗੱਲਾਂ ਦਾ ਖਾਸ ਧਿਆਨ ਰੱਖਣਾ ਚਾਹੀਦਾ ਹੈ।

Hint: 7.1.2 ਵੇਖੋ।

Q3. ਕਿਸ਼ੋਰ ਲੜਕੀਆਂ ਦੀਆਂ ਆਇਰਨ ਸੰਬੰਧੀ ਜਰੂਰਤਾਂ ਲਿਖੋ ਅਤੇ ਇਹਨਾਂ ਲਈ ਆਇਰਨ ਕਿਉਂ ਜਰੂਰੀ ਹੈ?

Hint: 7.2 ਵੇਖੋ।

Q4. ਛੋਟੀ ਉਮਰ ਵਿੱਚ ਵਿਆਹ ਦੇ ਕੀ ਕਾਰਨ ਹੋ ਸਕਦੇ ਹਨ?

Hint: 7.3.1 ਵੇਖੋ।

Q5. ਛੋਟੀ ਉਮਰ ਵਿੱਚ ਵਿਆਹ ਕਰਨ ਦੇ ਕੀ ਪ੍ਰਭਾਵ ਹੁੰਦੇ ਹਨ?

Hint: 7.3.2 ਵੇਖੋ।

Q6. ਕਿਸ਼ੋਰ ਅਵਸਥਾ ਦੌਰਾਨ ਗਰਭਧਾਰਨ ਦੇ ਕਾਰਨਾਂ ਬਾਰੇ ਲਿਖੋ।

Hint: 7.4.1 ਵੇਖੋ।

Q7. ਕਿਸ਼ੋਰ ਅਵਸਥਾ ਦੌਰਾਨ ਗਰਭਧਾਰਨ ਕਾਰਨ ਕਿਸ਼ੋਰ ਲੜਕੀਆਂ ਨੂੰ ਕਿਹੜੀਆਂ ਸਮੱਸਿਆਵਾਂ ਦਾ ਸਾਹਮਣਾ ਕਰਨਾ ਪੈ ਸਕਦਾ ਹੈ।

Hint: 7.4.2 ਵੇਖੋ।

Q8. ਗਰਭਪਾਤ ਦੇ ਤਰੀਕਿਆ ਬਾਰੇ ਲਿਖੋ।

Hint: 7.4.5 ਵੇਖੋ।

Q9. ਕਿਸ਼ੋਰ ਅਵਸਥਾ ਦੌਰਾਨ ਗਰਭਵਤੀ ਕਿਸ਼ੋਰ ਲੜਕੀਆਂ ਦੀਆਂ ਦੇਖਭਾਲ ਕਿਵੇਂ ਕੀਤੀ ਜਾ ਸਕਦੀ ਹੈ?

Hint: 7.4.3 ਵੇਖੋ।

Q10. ਗਰਭਪਾਤ ਦੀਆਂ ਕੰਪਲੀਕੇਸ਼ਨਾਂ ਬਾਰੇ ਲਿਖੋ।

Hint: 7.4.6 ਵੇਖੋ।

Long answer type questions:

Q1. ਮਹਾਵਾਰੀ ਦੌਰਾਨ ਸਾਫ ਸਫਾਈ ਲਈ ਕਿਹੜੀਆਂ ਗੱਲਾਂ ਦਾ ਧਿਆਨ ਰੱਖਣਾ ਚਾਹੀਦਾ ਹੈ?

Hint: 7.1.2 ਵੇਖੋ।

Q2. ਕਿਸ਼ੋਰ ਲੜਕੀਆਂ ਦੀਆਂ ਪੋਸ਼ਟਿਕ ਆਹਾਰ ਸੰਬੰਧੀ ਜਰੂਰਤਾਂ ਬਾਰੇ ਲਿਖੋ।

Hint: 7.2 ਵੇਖੋ।

Q3. ਛੋਟੀ ਉਮਰ ਵਿੱਚ ਵਿਆਹ, ਉਸਦੇ ਕਾਰਨ ਅਤੇ ਪ੍ਰਭਾਵਾਂ ਬਾਰੇ ਵਿਸਥਾਰ ਨਾਲ ਲਿਖੋ।

Hint: 7.3 ਵੇਖੋ।

Q4. ਕਿਸ਼ੋਰ ਅਵਸਥਾ ਦੌਰਾਨ ਗਰਭਧਾਰਨ, ਉਸਦੇ ਕਾਰਨ, ਸਮੱਸਿਆਵਾਂ ਅਤੇ ਦੇਖਭਾਲ ਬਾਰੇ ਵਿਸਥਾਰ ਨਾਲ ਲਿਖੋ।

Hint: 7.4 ਵੇਖੋ।

Q5. ਕਿਸ਼ੋਰ ਅਵਸਥਾ ਦੌਰਾਨ ਗਰਭਧਾਰਨ ਦੀ ਰੋਕਥਾਮ ਦੇ ਤਰੀਕਿਆਂ ਅਤੇ ਗਰਭਪਾਤ ਬਾਰੇ ਲਿਖੋ।

Hint: 7.4.4 ਵੇਖੋ।

Q6. ਫੀਮੇਲ ਹੈਲਥ ਵਰਕਰ/ਏ.ਐਨ.ਐਮ. ਦੇ ਰੋਲ ਵਿਸਥਾਰ ਨਾਲ ਲਿਖੋ।

Hint: 7.6 ਵੇਖੋ।

Q7. ਵਿਆਹ ਤੋਂ ਪਹਿਲਾਂ ਹੋਣ ਵਾਲੀ ਕੌਂਸਲਿੰਗ ਬਾਰੇ ਵਿਸਥਾਰ ਨਾਲ ਲਿਖੋ।

Hint: 7.5 ਵੇਖੋ।

Multiple choice questions:

Q1. ਗਰਭਪਾਤ ਦੌਰਾਨ ਪ੍ਰਦਾਨ ਕੀਤੀ ਜਾਣ ਵਾਲੀ ਦੇਖਭਾਲ ਨੂੰ ਕੀ ਕਿਹਾ ਜਾਂਦਾ ਹੈ?

(a) ਪਰੀਨੇਟਲ ਕੇਅਰ (b) ਇੰਟਰਾਨੇਟਲ ਕੇਅਰ

(c) ਪ੍ਰਾਇਮਰੀ ਹੈਲਥ ਕੇਅਰ (d) ਪੈਰੀਨੇਟਲ ਕੇਅਰ

Q2. ਇੱਕ ਦਿਨ ਵਿੱਚ ਕਿਸ਼ੋਰ ਲੜਕੀਆਂ ਨੂੰ ਕਿੰਨੇ ਕੈਲੋਰੀ ਦੀ ਲੋੜ ਹੁੰਦੀ ਹੈ।

(a) 1200 ਕੈਲੋਰੀ (b) 2200 ਕੈਲੋਰੀ

(c) 1000 ਕੂਲੋਰੀ (d) 1800 ਕੈਲੋਰੀ

Q3. ਬੱਚੇਦਾਨੀ ਵਿੱਚ ਛੇਦ ਹੋਣ ਨੂੰ ਕੀ ਕਿਹਾ ਜਾਂਦਾ ਹੈ?

(a) ਯੂਟੇਰਾਇਨ ਪਰਫੋਰੇਸ਼ਨ (b) ਯੂਟੇਰਾਇੰਨ ਪਰੋਲੈਪਸ

(c) ਇੰਨਫਰਟਿਲਟੀ (d) ਯੂਟੇਰਾਇਨ ਪੋਲਿਪ

Q4. ਕਿਸ਼ੋਰ ਲੜਕੀਆਂ ਨੂੰ ਕਿੰਨੀ ਆਇਰਨ ਦੀ ਜਰੂਰਤ ਹੁੰਦੀ ਹੈ?

(a) 12-15 ਮਿਲੀਗ੍ਰਾਮ (b) 18-20 ਮਿਲੀਗ੍ਰਾਮ

(c) 10-12 ਮਿਲੀਗ੍ਰਾਮ (d) 8-10 ਮਿਲੀਗ੍ਰਾਮ

Q5. ਡਾਇਲਾਟੇਸ਼ਨ ਐਂਡ ਕਿਉਰੇਟੇਜ ਕਿੰਨੇ ਮਹੀਨੇ ਦੇ ਗਰਭ ਤੱਕ ਵਰਤਿਆ ਜਾਂਦਾ ਹੈ?

(a) 3 ਮਹੀਨੇ (b) 6 ਮਹੀਨੇ

(c) 4 ਮਹੀਨੇ (d) 2 ਮਹੀਨੇ

ANSWERS (Multiple Choice Questions)

1. (a) 2. (b) 3. (a) 4. (a) 5. (a)